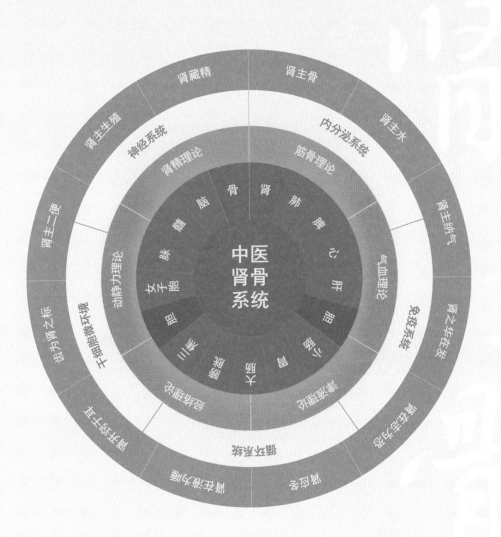

中医
肾骨
系统

肾藏精　肾主骨

肾主生殖　内分泌系统　肾主水

神经系统　肾精理论　筋骨理论

肾主二便　肾之华在骨　肾主纳气

运为肾之标　动静力理论　气血理论

骨细胞微环境　免疫系统

干细胞微环境

脑　髓　骨　肾

脉　　　肺

女　　　脾

子　　　心

胞　　　肝

胆　　　胆

三焦　小肠　胃　大肠　膀胱

"肾主骨"
藏象理论与实践

主　　审　张伯礼　陈凯先　仝小林　施杞

主　　编　王拥军

副 主 编　梁倩倩　唐德志　张　岩　郑洪新

编　　委（按姓氏笔画排序）

王　亮　王　乾　王　晶　王娜妮　王晓赟　王腾腾
王新峦　计姜逊　邓洋洋　石斌豪　卢　盛　申定珠
邢秋娟　刘书芬　刘懿萱　孙　攀　孙　鑫　孙悦礼
孙康晖　李　丹　李　宁　李　佳　李　强　李金龙
李晓锋　李晨光　杨　芳　杨骏杰　杨燕萍　张　岩
张　洪　张　浩　张　琦　张东伟　张伟强　陈锦漫
杭明辉　金镇雄　郑扬康　郑洪新　赵　鹏　赵世天
赵东峰　赵永见　郝银丽　姚　敏　贾友冀　原淳淳
徐　浩　徐创龙　徐国会　唐占英　唐德志　常君丽
崔佳雯　崔学军　笪巍伟　梁倩倩　程　韶　舒　冰
鲁　望　赫明超　翟武杰　薛纯纯

主编秘书　赵东峰　王　晶　王晓赟　原淳淳　张　洪

人民卫生出版社
·北 京·

图书在版编目（CIP）数据

"肾主骨"藏象理论与实践/王拥军主编. —北京：
人民卫生出版社，2023.6
ISBN 978-7-117-35003-7

Ⅰ. ①肾…　Ⅱ. ①王…　Ⅲ. ①中医医学基础　Ⅳ.
①R22

中国国家版本馆 CIP 数据核字（2023）第 115617 号

| 人卫智网 | www.ipmph.com | 医学教育、学术、考试、健康，
购书智慧智能综合服务平台 |
| 人卫官网 | www.pmph.com | 人卫官方资讯发布平台 |

ISBN 978-7-117-35003-7

"肾主骨"藏象理论与实践
"Shenzhugu" Zangxiang Lilun yu Shijian

主　　编：王拥军
出版发行：人民卫生出版社（中继线 010-59780011）
地　　址：北京市朝阳区潘家园南里 19 号
邮　　编：100021
E - mail：pmph @ pmph.com
购书热线：010-59787592　010-59787584　010-65264830
印　　刷：中煤（北京）印务有限公司
经　　销：新华书店
开　　本：889×1194　1/16　印张：20
字　　数：605 千字
版　　次：2023 年 6 月第 1 版
印　　次：2023 年 8 月第 1 次印刷
标准书号：ISBN 978-7-117-35003-7
定　　价：158.00 元

打击盗版举报电话：010-59787491　E-mail：WQ @ pmph.com
质量问题联系电话：010-59787234　E-mail：zhiliang @ pmph.com
数字融合服务电话：4001118166　E-mail：zengzhi @ pmph.com

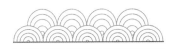

主编简介

王拥军(1965—),上海中医药大学教授,研究员,主任医师,硕士及博士研究生导师,博士后指导老师;北京医院客座教授。

现任上海中医药大学副校长,上海市中医药研究院副院长,国家重点学科(中医骨伤科学)学科带头人,国家中医临床研究基地(骨代谢疾病)负责人,教育部重点实验室(筋骨理论与治法)主任,上海市"重中之重"临床医学中心主任。

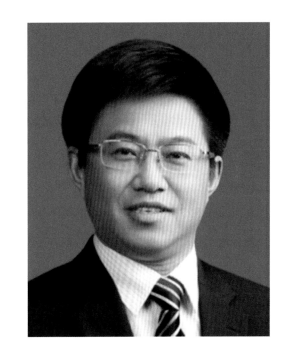

主要从事中医药防治骨代谢疾病、骨衰老疾病的研究。发现"气虚血瘀、肾精亏虚"是骨代谢疾病共同病理基础,表现为慢性炎症刺激、免疫力低下以及骨髓间充质干细胞等干细胞衰老;创立"先调气血、后补肾精"临床治疗原则,实现治疗思路重大创新;建立"益气化瘀法""补肾填精法"临床规范化方案和指南,指导解决"一种病吃一类药,多种病吃一堆药"的临床棘手问题;率先建立"骨衰老中医表型组学",深化"骨衰老"国际标准化分类研究;系统进行骨代谢疾病"病证结合"疗效规律研究,不仅提高了临床疗效,而且回答了中医药是通过抑制慢性炎症、调节免疫微环境功能、调动干细胞增殖与分化延缓骨代谢疾病发生与发展等关键科学问题。

先后主持国家重点研发计划项目、国家重点基础研究发展计划项目、国家自然科学基金重点项目(3项)、国家自然科学基金重大国际(地区)合作研究项目(2项)、国家自然科学基金杰出青年科学基金等科研项目。作为第一和通讯作者共计发表论文618篇,被正面引用10 600多次;其中在JBMR、A&R、Spine、Bone Research 等专业期刊以及 Nature、Cell、Lancet、BMJ 子刊发表 SCI 收录论文149篇,影响因子大于5的106篇,率先在国际建立了骨代谢疾病防治体系;应邀参加国际学术交流或担任大会主席20多次,成为享有国际声誉的骨科专家。

主编、参编专著28部,主编了我国第一本"肾精理论"研究专著《"肾藏精"藏象理论与实践》,担任《中医骨伤科学》《中医骨伤科学临床研究》《实验骨伤科学》等规划教材主编。《中医骨伤科学临床研究》荣获首届全国教材建设奖全国优秀教材(高等教育类)二等奖和首批上海高等教育精品教材。

主持制定骨代谢疾病专家共识及指南22项,国家发明专利授权19项,开发出中药新药及新制剂11项;建立了"骨代谢疾病三级防治体系"和31家培训示范基地,成果在全国200多家医疗机构推广,已有3 200多万人次接受中医药服务;率先建立了50万人"病证结合"骨代谢疾病、衰老性疾病前瞻性队列并长期随访,提高了我国骨代谢疾病的综合防治水平。长期开展中医药"健康精准扶贫"服务,减少了"因病致贫、因病返贫"的发生,把科技创新成果写在祖国大地上,先后荣获全国先进工作者、全国优秀科技工作者和首届医德风范(骨科)卓越成就奖,所带领的"骨健康服务"团队荣获全国首批"全国高校黄大年式教师团队"。作为第一完成人,荣获2项国家科学技术进步奖二等奖、2项上海市科学技术进步奖一等奖、2项中国中西医结合科学技术奖(基础研究类)一等奖、1项中国高校科学技术奖(自然科学类)一等奖以及1项中华医学科技奖(自然科学类)一等奖等奖项。

先后成为国家"973"计划项目首席科学家、国家重点研发计划首席科学家、国家杰出青年科学基金获得者、"长江学者奖励计划"特聘教授、首批"万人计划"百千万工程领军人才、"百千万人才工程"国家级人选、享受国务院政府特殊津贴专家、卫生部有突出贡献中青年专家、中医药传承与创新"百千万"人才工程——岐黄工程首席科学家、上海市领军人才、上海市优秀学科带头人、上海市科技精英等。培养的博士获得"全国百篇优秀博士学位论文奖"以及国家优秀青年科学基金,21人次获得Young Investigator Award 等国际性学术奖。

担任中华中医药学会精准医学分会主任委员、中华中医药学会骨伤科分会副主任委员、世界中医药学会联合会抗衰老专业委员会副会长、中国康复医学会颈椎病专业委员会副主任委员、美国骨骼与矿物质研究协会(ASBMR)委员、美国骨科研究学会(ORS)委员、世界卫生组织基本药物与传统医学技术合作委员会委员;担任 Journal of World Chinese Medicine、中医正骨、中国中医骨伤科杂志、中国骨质疏松杂志副主编。担任国务院学位委员会第八届中医学学科评议组召集人,国家科学技术奖评审专家,教育部、科技部、国家卫生健康委员会、国家自然科学基金委员会评审专家,指导学科建设,提高了我国中医骨伤学等学科整体建设水平。

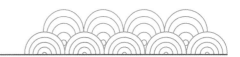

世纪疫情,肆虐全球,造成了人类重大伤亡,重创世界经济社会发展。新冠肺炎对国际格局产生了深刻影响,百年未有之大变局正在加速演进。世界在不经意间跨过了拐点,再也回不到过去了,中国或已经或正在改变着世界。而在疫情防控中,中医药在预防、治疗、康复各个阶段都发挥了重要作用,所筛选、评价和研发的"三药三方",成为了防治新冠肺炎的有力武器,最早提出"转重率"为评价的核心指标并被 WHO 推荐,使中医药成为中国抗击疫情方案的亮点,也是中医药传承精华、守正创新的一次生动实践,并得到 WHO 专家组的充分肯定。以上成绩既是十八大以来党和政府大力支持中医药传承创新发展的成果,也为中医药今后高质量发展迎来了契机。

21 世纪以来,世界范围内老龄化问题日渐突显,而中国未富先老的问题更加突出。《中共中央国务院关于加强新时代老龄工作的意见》指出:"有效应对我国人口老龄化,事关国家发展全局,事关亿万百姓福祉,事关社会和谐稳定,对于全面建设社会主义现代化国家具有重要意义。"如何让老人有获得感、幸福感、安全感是新时代必须回答的社会问题,也是彰显社会主义制度优势的重要工作。而其中,老年群体的健康是重中之重,在养生保健治未病、慢病调治及康复等方面,中医药都有丰富的经验,深受广大群众信任和欢迎,"老吾老,以及人之老",中医药人有责任自觉承担起这个时代的责任。

王拥军教授作为中青年一代中医的卓越代表,勤奋学习多学科知识、勇于开拓,不断进取,取得了突出的成绩,成为同龄人中的佼佼者。特别是他面向国家需求,在国医大师施杞先生长期指导下,带领团队长期深耕在中医老年医学领域,提出"气虚血瘀、肾精亏虚"是老年慢性病的中医病理基础,建立了"先调气血、后补肾精"的临床治疗原则,开拓了临床治疗的新思路,并在实践中创新性提出"肾精亏虚型慢性病"的理念。主持制定中医药防治老年多系统慢性病专家共识 20 余项,探索建立"中国健康服务体系""慢性病三级防治体系",在 2 600 余家医院推广应用,已有数千万人次接受中医药服务,提高了我国老年多系统慢性病的综合防治水平,也为我国慢性病的综合防治提供了示范,并产生了一定的国际影响。

《"肾主骨"藏象理论与实践》这本书是人民卫生出版社出版《"肾藏精"藏象理论与实践》专著之后又一力著,是王拥军教授将"肾本质""肾藏精""肾主骨"等中医药理论指导老年慢性病防治的又一本重要专著,也是团队在"肾本质"理论体系研究中的重要贡献。全书以"肾主骨"理论诞生、发展、丰富、创新为主轴线,理论联系实践,系统诠释了中医"肾主骨"的理论内涵,在现代科学基础阐释中，从复杂系统论、表型组学的角度，结合系统生物学、遗传流行病学、分子细胞学、大数据科学、人工智能等对"肾骨系统""肾脑骨系统"的生理特点、病理机制和临床转化进行跨尺度分析和整体阐释。全书旁征博引，全面阐释，系统论述，观点鲜明，是一册理论联系实践、守正创新的可供借鉴学习之书，也将为我国中西并重老年医学开拓思路、丰富方法、提升整体诊治水平做出贡献，走出一条具有中国特色的老年医学进步之路，服务于健康中国建设，施惠于天下众生。

书将付梓，粗略有感，谨呈上文以为序。

中国工程院院士　国医大师
天津中医药大学　名誉校长　　张伯礼
中国中医科学院　名誉院长
2022 年 9 月于天津团泊湖畔

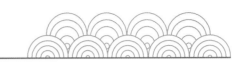
中医药学是世界医学的重要组成部分，是中华文化和人类文明发展的历史长河孕育出来的一颗明珠。围绕国家战略需求及中医药重大科学问题，挖掘整理、传承和创新发展中医药学的精华，对于维护和增强我国和世界人民的健康福祉具有重要意义。在当代，中医药的传承创新发展已成为新时代中国特色社会主义事业的重要内容，是关乎中华民族伟大复兴的一项大事。

经过不懈的努力，中医药事业发展已经取得丰硕成果，但毋庸讳言也还存在一些问题和瓶颈，例如：中医经典理论内涵的科学阐释不足，符合循证医学理念并能充分体现中医药自身规律和特点的中医药研究设计还很缺乏等，制约了中医药的社会和国际认可度，进而极大地影响了中医药的传承、推广和现代化、国际化。习近平总书记强调指出：我们要发展中医药，注重用现代科学解读中医药学原理，走中西医结合的道路。

施杞国医大师、王拥军教授带领团队长期开展"肾藏精""肾主骨"理论的应用和基础研究，在该领域有着非常重要的学术影响力，其领衔编著的《"肾主骨"藏象理论与实践》是我国首部围绕中医"肾主骨"理论开展系统论述的学术著作。

该书从"肾主骨"的理论溯源、"肾主骨"理论在中医学与现代生命科学范畴中的内涵与外延、"肾主骨"理论指导肾骨相关疾病的辨证论治、国内外"肾主骨"理论相关临床和基础研究进展等方面，进行了全面梳理和介绍，让读者对中医"肾主骨"理论能有一个全面系统的科学理解。书中充分结合现代生命科学、现代医学以及多学科理论知识与技术方法，探讨中医"肾主骨"理论的科学本质，还结合团队多年的实践经验和国际学术界前沿进展，进一步提出建立"肾骨系统"和"肾脑骨系统"，将"肾主骨"延伸拓展至"肾脑主骨"，丰富和发展中医理论内涵，实现了自中西医结合名家邝安堃教授和沈自尹院士关于中医"肾本质"的研究之后，中医"肾藏精""肾主骨"理论研究的新发展；也充分契合了国家中医药传承创新发展的战略规划的要求，对于提升中医理论研究的高度、促进中医药现代化和国际化具有重要的意义。

我怀着浓厚的兴趣研读了此书，深感该书对中医"肾主骨"理论及相关研究的介绍和阐释，做到了古今结合、中西并重、博采众长、深入浅出，对于从事中医和中西医结合临床工作者、医学院校师生和科研工作者，是一本很有价值、不可多得的参考书，相信能够对大家有所帮助。

是为序。

中国科学院院士　　　陈凯先
中国中西医结合学会原会长

2022 年夏季于上海

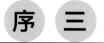 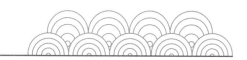

序 三

藏象理论属于中医理论体系的核心内容，藏象研究一直是中医基础理论研究的重点领域，这一领域是中医学者不断深耕与发展的前沿阵地。"肾主骨"理论是中医肾藏象理论体系的重要组成部分，以先天为起始，关联骨的生理与病理状态，阐释骨在人体全生命周期的表现。

整体观念是中医学的重要特点之一，骨在中医理论中不仅作为机体运动系统的主干，也是反映肾精肾气乃至全身机体状态的重要媒介。"骨"受以"肾"为核心的脏腑、气血津液、经络等系统的综合调控。深入研究"肾主骨"理论，发掘以"骨为枝干、肾为根"的中医内涵，阐释"肾主骨"关联疾病的中医与现代医学病理，以求解决临床问题，造福大众健康，此乃我辈重任。

王拥军教授多年来深耕肾藏象理论，作为首席科学家主持国家"973"计划项目（基于"肾藏精"的脏象理论基础研究），带领团队从现代生物学基础与临床实践研究的角度开展了中医"肾藏精"藏象理论的系统研究，阐述了中医"肾藏精"的现代生物学基础，证明了"肾精"变化与微环境、干细胞生物学功能改变的关联。在此基础上，针对骨科疾病进一步探索基于"肾"的证治方法，全面而深入地研究传统方剂的治疗作用机制，推陈出新，以"调和气血、补肾填精"为核心创制中药新药。

近年来，在王拥军教授团队的努力下，从"肾藏精"研究进一步向"肾主骨"研究推进，从单一的、线性的认识上升到系统的、立体的创新性认识，逐步构建了中医"肾骨系统"的基本理论框架。"肾骨系统"纳入了更多骨生理病理的调控因素，最具创新意义的是脑的引入，扩展开则是下丘脑-垂体-性腺轴、下丘脑-垂体-甲状腺轴和下丘脑-垂体-肾上腺轴与中医"肾骨"理论的融合。在此基础上，汇通"肾藏精，精生髓，髓充于骨而汇于脑，脑为髓海"的理论进一步提出了"肾主骨生髓通于脑"的"肾脑骨系统"。同时，团队融汇系统生物学领域的研究方法，将中医表型组学和网络药理学应用到"肾脑骨系统"的研究中，这将进一步推进"肾主骨"藏象理论的发展。

中医药的发展离不开"守正创新"，"守正"须"正观念""正思维""正文化"，"创新"则须从"生命认知、医疗模式、诊疗方法、评价体系、教育模式、学科语言"着手。在《"肾主骨"藏象理论与实践》中我看到了王拥军教授团队的"守正创新"，故欣幸作序，也望读者习本卷之法，守中医之正，创医学之新！

中国科学院院士

2022年夏于北京

8

序 四

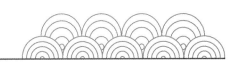

　　"肾主骨"理论诞生于秦汉时期，首见于《黄帝内经》，是中医肾藏象理论的核心内容之一，对中医理论与临床实践的发展产生了巨大的影响。该理论对于防治慢性筋骨病具有重要的临床指导价值，是辨证论治慢性筋骨病的基本理论支撑，也是中医骨伤科学研究中具有重大战略性的基础科学问题。借助现代科学技术，探讨中医"肾主骨"理论的科学本质，揭示"从肾论治慢性筋骨病"临床疗效的内在规律，有助于进一步丰富和发展中医理论内涵。

　　中医药学历史悠久，源远流长，其中的中医基础理论，更蕴含了非常丰富的传统文化内涵。但往往忽略了丰富的科学内涵，很难得到国际学术界的认可。因此，作为新时代的中医人，我们要树立信心，承担起时代赋予的使命，坚持以传承中医药理论精华和历代医家丰富的临证经验为主体，坚持以整理并研究中国传统文化、同时借鉴并引用现代科学技术为两翼，做到继承不泥古，创新不离宗。坚持源于临床，用于临床，在此基础上进一步通过临床试验和应用基础研究，探索中医药防治疾病规律，阐明疗效机制，形成新的创新成果，再反哺临床，提高疗效，充分发扬中医药的特色优势，实现在继承中创新，在双向转化中推进中医药的现代化、国际化，为生命科学的发展和世界人民的健康做出更重大的贡献。

　　《"肾主骨"藏象理论与实践》全书从"肾主骨"的学术源流、与肾藏象系统的联系、临床实践、现代基础研究、药理和药物研究和"肾骨系统"的研究等方面，逐层深入阐述"肾主骨"理论的研究与应用，基于目前的中西医研究进展，提出了系列原创性的学术观点。全书内容翔实，成果丰富，运用多学科交叉研究，阅中肆外，发人深省，是一本中医人应该仔细研读的有价值的参考书。

　　该书主编王拥军教授在"肾藏精""肾主骨"理论指导下，长期致力于中医药防治骨退行性病变的应用基础研究，取得了一系列的科研成果，先后成为国家杰出青年科学基金获得者、长江学者、国家"973"计划项目首席科学家、岐黄工程首席科学家等。当然，这本书也集合了我们团队集体智慧的结晶，较好地继承和创新了"肾主骨"理论研究取得的一系列成果。

　　近年来，国家出台一系列相关政策支持传统中医的创新和发展，将中医药发展列入国家发展战略。在继承传统中医药理论的基础上，不断推进中医理念创新，将中医理论运用现代科学技术改进、完善、充实、提高，必然是一场焕然一新的改革。借由唐代黄檗禅师《上堂开示颂》中所云："尘劳迥脱事非常，紧把绳头做一场；不经一番寒彻骨，怎得梅花扑鼻香。"在对中医特色理论保留的情况下，推陈出新，才能推动中医实现现代化持续发展！为此，本书当是现代中医理论研究的一份宝贵财富。

　　今闻悉《"肾主骨"藏象理论与实践》即将付梓刊行，甚为欣慰，斯以为序。望本团队不忘初心、牢记使命，在中医药领域做出更多的贡献！

国医大师　施杞

2022 年夏于上海中医药大学

前 言

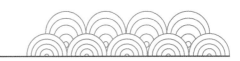

中医"肾主骨"理论是"肾本质"理论体系的重要组成部分，在防治骨与脊柱关节代谢性、退变性、衰老性疾病方面具有重要的理论指导和临床应用价值，是中医学研究中具有战略性的重大基础科学问题。"肾主骨"是指肾具备生髓而充养骨骼的功能。肾为骨之主，对骨的生长发育和功能具有决定性作用，肾所藏之精（先天之精和后天之精）可化髓养骨，是骨生长发育和维持功能的物质基础。

"肾主骨"是中医学"天人合一"整体观思维模式的体现，是对肾与骨生理现象、病理联系和协同作用的概括，并用于指导相关疾病的诊断、治疗及康复。该理论认为，"骨"并非独立存在，在生理或病理上皆隶属"肾"的功能范畴。肾之精主宰着人体"生、长、壮、老、已"的生命周期，对肾系统中牙齿、骨骼、骨骼肌、头发等变化有主持、主宰的作用。肾为骨之主，通过肾藏象系统的功能对骨的生长、发育等发挥主宰的作用。同时，骨、齿、发是肾功能的外候，通过观察其生长状态与功能可内揣肾之盛衰。

"肾主骨"和"肾藏精"既有联系，又相互区别，"肾藏精"是基础，"肾主骨"是"肾藏精"部分生理功能的概括。肾所藏先天之精决定了骨"生长壮老"的时空表达，以及几何形状、长短大小、骨质疏密等数量与质量性状；肾所藏后天之精则调节骨的生理和病理状态。"肾藏精"功能不足，导致"肾不主骨"，骨失所养，从而出现骨质疏松症、肾性骨病、骨性关节炎、骨骼肌萎缩等骨退行性病变，并进一步加剧了患者肾精亏虚的状态。因此，基于传统中医基础理论，结合复杂系统分析的技术方法，从整体观及多组学、跨尺度关联等方面，探讨中医"肾主骨"理论的科学本质，丰富和发展中医理论内涵，是迫切需要解决的重大科学问题。

肾为五脏之根，五脏之病在肾皆有表型体现。以外感病为例，太阳病的膀胱气化之源为肾，中医"肾"表型组学研究可预测外邪与正气转归。骨支撑人体，也是独立的内分泌器官，广泛影响人体多器官的功能。因此，基于"肾主骨"理论的"肾骨"辨证论治体系，不仅对慢性筋骨病诊治有裨益，而且指导多脏器复杂性慢性病的诊疗，并为现代系统生物学中的器官交互、分子跨尺度关联提供中医经验。

全书分为"肾主骨"理论的源流及内涵外延、"肾主骨"理论与肾藏象理论体系、"肾主骨"理论指导临床应用研究、"肾主骨"理论指导临床辨证用药、"肾主骨"理论指导应用基础研究、从"肾主骨"理论到"肾骨系统"理论共计6章27节。

第一章"肾主骨"理论的源流及内涵外延。论述了"肾主骨"理论从秦汉时期到近现代形成、发展、创新的过程，以及该理论的内涵和外延，包括与五脏以及与奇恒之腑的联系，体现了中医的整体观和恒动论，充分显示了中医理论的继承与创新发展。

第二章"肾主骨"理论与肾藏象理论体系。系统地对中医"肾"本质、"肾精"本质、"肾藏精"本质，以及目前的"肾主骨"本质进行了梳理。从物质、结构和功能三个层面，从生理到病理不同角度，从宏观、中观和微观三个维度，条分缕析，力求全面翔实地介绍"肾主骨"理论。

第三章"肾主骨"理论指导临床应用研究。从辨证论治到队列研究，从预防到治疗，全面阐述了"肾主骨"理论如何应用于临床实践。所列疾病按定义、病因病机、临床表型、诊断要点和辨证论治多方面详细论述，并加入最新的研究进展，为临床提供借鉴，全面而实用。

第四章"肾主骨"理论指导临床辨证用药。详细论述了"肾主骨"理论指导下"补肾"类经典方剂，包括了理、法、方、药和现代实验研究，以及"肾主骨"理论指导下，"调和肾阴、肾阳""调和气血"的用药规律，其中不乏国医大师施杞教授在临证中经常使用的治疗慢性筋骨病的方剂，如补肾填精方、温肾阳方、滋肾阴方、筋痹方、脉痹方等。围绕着补肾中药开展的一系列基础和临床研究，也分别列述，从另一个方面反映衷中参西的学术理论，结合众多临床有效的方剂结合现代科学研究证据，为同道提供一定的临床实用借鉴。

第五章"肾主骨"理论指导应用基础研究。分别从干细胞、体细胞、调节因子与"肾主骨"相关疾病的角度进行阐述。每种疾病都详细列举了中医理论与疾病的渊源，现代科研进展，以及对未来工作的展望，让中西医技术与方法充分交融。

第六章从"肾主骨"理论到"肾骨系统"理论。分别从中医"肾"和"骨"之间相互作用、主动与被动调节以及现代系统生物学方法构建肾骨系统等方面进行阐述，构建了"肾骨系统"的理论框架，建立了"肾主骨"理论指导下"肾病及骨""骨病及肾"病证临床诊疗规范，创新和发展了"肾主骨"理论，也为"肾骨系统"相关疾病的防治奠定基础。力求拓宽读者的视野，发散读者对中医的认知，为培养新一代中医人，贡献一份绵薄之力。

在国医大师施杞教授长期指导下，本团队立足中医四大经典《黄帝内经》《难经》《伤寒杂病论》《神农本草经》以及历代医家学术思想，不断提高对骨伤科临床实践的指导意义，基于临床实践，建立了"肾藏精""肾主骨"防治骨退行性病变的学术思想体系，并建立了"石筱山伤科学术研究中心"和"石筱山伤科学术联盟"，深化"肾藏精""肾主骨""肾骨系统"理论以及"肾病及骨""骨病及肾"本质规律的研究，揭示了"补肾填精法""调和肾阴、肾阳法""温肾阳法""滋肾阴法"的防治规律，提高了骨退行性病变及相关慢性病的防治水平。

目前，本团队骨干专业涵盖中医学、中西医结合医学、中药学、临床流行病学、生物信息学、计算机科学、细胞分子生物学、免疫学、遗传学等多学科专家，规模适度，结构设置合理，关注科学问题高度一致。各成员围绕"肾藏精""肾主骨""肾骨系统"理论核心，从不同的角度开展"肾藏精""肾主骨"理论指导下的慢性筋骨病的临床治疗规律与疗效机制研究，科研思路和技术方法优势互补，已经成为国家自然科学基金重点项目、教育部"长江学者和创新团队发展计划"创新团队项目、科技部创新人才推进计划——重点领域创新团队项目、中医药创新团队及人才支持计划项目、国家重点研发计划"中医药现代化研究"重点专项等项目的承担者。本专著编写以中医基础理论和临床实践为指导，以继承及创新中医基础理论中肾藏象理论为核心，以解决中医理论创新与发展过程的重大科学问题以及指导临床实践为目标，论述内容从古至今、从宏观至微观、从理论到实践，重于实用，突出重点，全面剖析中医"肾主骨"理论，为中医药事业高质量发展作出贡献。

王拥军

2022 年秋于上海

目 录

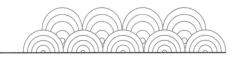

第一章 "肾主骨"理论的源流及内涵外延

"肾主骨"理论是中医肾藏象理论体系的重要组成部分,与人体生命活动密切相关,骨骼的生长发育、健壮坚固、痿弱疏松等是骨代谢在生、长、壮、老生命周期全过程的外在表现。从中医学整体观念出发,骨骼作为机体的主干,依赖于以肾为核心的脏腑、精气血津液、经络等有机调节,有序发挥其生理功能。深入研究"肾主骨"理论的学术源流、内涵外延、临床与基础研究实践等,具有重要学术意义和应用价值。

第一节 "肾主骨"理论的学术源流

"肾主骨"理论肇始于秦汉时期,《黄帝内经》首次见"肾主骨"理论。晋唐时期是"肾主骨"理论的发展时期,此时期的医家对"肾主骨"理论的研究有了进一步的认识,在《黄帝内经》《难经》的基础上丰富了骨病的发病机制,对"肾主骨"理论加以继承和发挥。宋金元时期各家流派学术争鸣对"肾主骨"理论研究有了更进一步的发展,呈现繁荣景象。明清时期,"肾主骨"理论创新发展,"命门学说"对骨伤科影响至深,医家开始重视补肾与治伤的关系,"肾实则骨有生气"的学术观点进一步被推崇,从而奠定了"从肾治骨"的基础。民国时期,"肾主骨"理论以中西医汇通为主要特点,进一步夯实了"肾主骨"理论的学术内涵。历经两千多年的沉淀,基于系统中医理论的指导,运用现代科学技术构建并证实"肾主骨"理论的科学性及优越性,进而推动中医"肾主骨"理论的创新与发展。

一、秦汉时期——"肾主骨"理论的形成

秦汉是"肾主骨"理论的诞生时期。《黄帝内经》首次记载"肾主骨"理论,"肾主骨"理论系中医学理论体系的重要组成部分。《难经》沿袭《黄帝内经》对"肾主骨"理论的论述,创新"右肾命门说",并提出"治损之法"是"损其肾者,益其精",对于后世临床实践有重要指导作用。《伤寒杂病论》中扶阳、育阴两法,对于后世与肾相关病证的防治有重要启示。《神农本草经》所载与肾相关药物,开创了中药"从肾论治"之先河,至今仍有70%以上药物仍在临床实践中应用。

1.《黄帝内经》

《黄帝内经》是中医学现存最早的经典著作,分为《素问》和《灵枢》两部,共18卷162篇,约成书于战国至秦汉时期。《黄帝内经》创建了藏象学说,详细地描述了脏腑的生理功能,建立以五脏为中心的功能系统,构成了中医理论的基本框架,是中医学形成的基础与发展源泉。

《素问·宣明五气》曰:"五脏所主:心主脉,肺主皮,肝主筋,脾主肉,肾主骨,是谓五主。"将肾与骨的关系精辟概括为"肾主骨",且对其论述的内容异常丰富,涉及生理、病机、证候、防治等方面,为中医药防治肾骨疾病奠定了坚实的理论基础。

骨具有支撑、保护人体及脏器的作用,随着人体的生、长、壮、老生命周期变化,其强度、韧性以及结构等也不断发生着变化,这一过程受到内、外多因素的综合调控和影响。其中,"肾"在骨的生长过程中发挥着至关重要作用。

有关肾与骨在生理、病理方面的密切联系，《黄帝内经》中也记载了大量有关肾、骨在生理、病理方面的密切联系。《灵枢·本神》指出"肾藏精"；《素问·宣明五气》指出"肾主骨"；《素问·阴阳应象大论》指出肾"在体为骨"。前者将骨的生理病机变化与肾精密切联系起来，后者表明骨的生长状况可以反映肾精充盛与否。《灵枢·决气》曰："两神相搏，合而成形，常先身生，是谓精。"《灵枢·经脉》曰："人始生，先成精，精成而脑髓生，骨为干，脉为营，筋为刚，肉为墙，皮肤坚而毛发长，谷入于胃，脉道以通，血气乃行。"论述了从先天之精到全身骨、脉、筋、肉、皮肤、毛发、气血等组织器官化生的过程，揭示了骨、脉、筋、肉、皮肤、毛发、气血等组织器官均是由先天肾精化生而来，人始生，先成精，即先天之精，得水谷精微滋养化生为后天之精，再化为五脏六腑之精；肾为先天之本，受五脏六腑之精而藏，不使其无故流失。此即"肾主骨"理论之源头。

《素问·痿论》曰："肾主身之骨髓。"肾主五脏之精，乃生命之根；骨为藏髓之器，受髓之充、血所养、精而生。而精、髓、血同类，均为肾精所化生。《素问·五脏生成》曰："肾之合骨也。"《素问·六节藏象论》曰："肾者，主蛰，封藏之本，精之处也，其华在发，其充在骨。"表明肾藏精、主骨、生髓是肾的生理功能的具体表现，肾与骨之间存在独特功能连属。

《素问·上古天真论》曰："女子七岁，肾气盛，齿更发长。二七而天癸至，任脉通，太冲脉盛，月事以时下，故有子。三七，肾气平均，故真牙生而长极。四七，筋骨坚，发长极，身体盛壮。五七，阳明脉衰，面始焦，发始堕。六七，三阳脉衰于上，面皆焦，发始白。七七，任脉虚，太冲脉衰少，天癸竭，地道不通，故形坏而无子也。丈夫八岁，肾气实，发长齿更。二八，肾气盛，天癸至，精气溢泻，阴阳和，故能有子。三八，肾气平均，筋骨劲强，故真牙生而长极。四八，筋骨隆盛，肌肉满壮。五八，肾气衰，发堕齿槁。六八，阳气衰竭于上，面焦，发鬓颁白。七八，肝气衰，筋不能动，天癸竭，精少，肾脏衰，形体皆极。八八，则齿发去。"这是对人体生命活动规律及其骨骼等组织的发育、生长、退化、衰老过程的最早认识，阐释了肾与骨之间的生理病理关系，说明骨的生长、发育、衰老均依赖于肾精的盈亏。

对于骨疾病骨痹、骨痿、骨枯的论述和认知，《黄帝内经》有多处记载。《素问·痹论》论及骨痹："故骨痹不已，复感于邪，内舍于肾。"骨痹之病症状表现为关节挛缩拘紧，骨重不可举，骨髓酸痛等症状，故名骨痹。《素问·痿论》论及骨痿："故《下经》曰：骨痿者，生于大热也。"骨痿表现为腰脊不利，筋骨痿弱无力，故名骨痿。《灵枢·经脉》论及骨枯："足少阴气绝则骨枯……故骨不濡则肉不能著也，骨肉不相亲则肉软却。"肾气亏虚发为骨枯，进一步导致骨肉不相亲。

慢性筋骨病属于中医骨痹、骨痿、骨枯、骨极、颈肩痛或腰背痛范畴。由于人体自然退变或因创伤、劳损、感受外邪，加速其退变而形成的全身或局部脊柱、四肢关节等部位的生理、病理的变化，交织形成慢性退行性疾病。此病为"本虚标实"之证，肾精亏损、气虚血瘀是其主要病理基础。骨痿、骨枯的病因概括为外感热邪、寒湿，或内伤劳倦等，主要病位在骨、髓、肾，病机以骨枯髓减为主。如《素问·痿论》首先提出骨痿的病因病机："有所远行劳倦，逢大热而渴，渴则阳气内伐，内伐则热舍于肾。肾者水脏也，今水不胜火，则骨枯而髓虚，故足不任身，发为骨痿。"肾精气盛，化热伤精为内因，而通过外感热邪为外因诱发骨痿。《素问·逆调论》曰："肾者水也，而生于骨，肾不生，则髓不能满，故寒甚至骨也。"素体阳虚阴盛，复外感寒邪，寒盛著骨，更加伤肾，导致骨痹。

骨痿以骨节疼痛、屈伸不利为主要症状。如《素问·痿论》曰："肾气热，则腰脊不举，骨枯而髓减，发为骨痿。"《灵枢·邪气脏腑病形》曰："肾脉……微滑为骨痿，坐不能起，起则目无所见。"骨痿的症状可表现为腰背部无力，久坐起身困难，起身后视物不清，甚则足不任身，脉象微滑等，此番表述与骨质疏松症的症状颇相吻合。肾精充盛，骨髓生化有源，骨髓充足，骨骼得养，则骨骼坚劲有力，耐久立而强劳作，牙齿坚固不易脱落。若肾精不足，骨髓空虚，骨骼失养，在小儿可见生长发育迟缓，骨软无力，出现"五迟""五软"。成人可因骨质疏松而痿软，见腰膝酸软，甚则足痿不能行走，称之为"骨痿"。老年则因髓减骨枯，易发生骨折。女子绝经后，由于激素水平的降低可致人体的骨量快速地丢失，如若肾阴、肾阳的动态平衡被破坏，骨量丢失就会超出人体生理范围。其特点是肾精不足、阴液亏虚、骨质失养、阴虚火旺，见面红潮汗、热扰心神、烦躁易怒、焦虑少寐。老年性骨质疏松症是在增龄衰老过程中的一种骨组织退变,具体表现为老龄时期破骨细胞吸收活性仍相对较高,而成骨细胞成骨活性却明显降低,因此骨重建功能呈现显著衰退,骨代谢处于较低状态。正如《素问·痿论》所述:"肾者水脏也,今水不胜火,则骨枯而髓虚,故足不任身,发为骨痿。"

骨痹临床表现以骨节疼痛、屈伸不利为主。如《灵枢·寒热病》曰:"骨痹,举节不用而痛,汗注烦心。"《素问·逆调论》曰:"所以不能冻栗者……病名曰骨痹,是人当挛节也。"骨痹的主要病位在骨、髓、肾,病因概括为外感风寒暑湿、内伤房事过度等,如《素问·长刺节论》曰:"病在骨,骨重不可举,骨髓酸痛,寒气至,名曰骨痹。"寒邪客于骨,发为骨痹,表现为骨节重着酸痛,抬举费力。《素问·脉要精微论》曰:"腰者肾之府,转摇不能,肾将惫矣……骨者髓之府。"《素问·解精微论》曰:"髓者骨之充也"。《素问·六节藏象论》指出:"肾者……其充在骨。"《灵枢·经脉》曰:"足少阴气绝则骨枯……骨不濡则肉不能著也,骨肉不相亲则肉软却,肉软却故齿长而垢,发无泽,发无泽者骨先死。"《素问·痿论》曰:"肾主身之骨髓……肾气热,则腰脊不举,骨枯而髓减,发为骨痿……肾者水脏也,今水不胜火,则骨枯而髓虚,故足不任身,发为骨痿。"《素问·长刺节论》曰:"病在骨,骨重不可举……名曰骨痹。"因此,无论骨痿,还是骨痹,均以肾虚为其内因。

骨病与肾气密切相关。如《素问·生气通天论》曰:"肾气乃伤,高骨乃坏。"《灵枢·本神》曰:"恐惧而不解则伤精,精伤则骨酸痿厥,精时自下。"《素问·痿论》曰:"肾气热,则腰脊不举,骨枯而髓减,发为骨痿";《素问·金匮真言论》曰:"北风生于冬,病在肾,俞在腰股"。骨病的发生与肾脏关系密切。《素问·脉要精微论》曰:"腰者肾之府,转摇不能,肾将惫矣。膝者筋之府,屈伸不能,行则偻附,筋将惫矣。骨者髓之府,不能久立,行则振掉,骨将惫矣……肾脉搏坚而长,其色黄而赤者,当病折腰。"《灵枢·本脏》曰:"肾小则脏安难伤;肾大则善病腰痛,不可以俯仰,易伤以邪。肾高则苦背膂痛,不可以俯仰;肾下则腰尻痛,不可以俯仰,为狐疝。肾坚则不病腰背痛;肾脆则善病消瘅易伤。肾端正则和利难伤;肾偏倾则苦腰尻痛也。凡此二十五变者,人之所苦常病。"上述具体论述了骨病与肾的具体联系,如"肾脉搏坚而长"代表肾脏有病变,其对骨的影响是"当病折腰","肾大、肾小、肾高、肾坚"等不同病机的变化又会对骨产生不同的影响。肾虚骨病同时还会影响骨骼的运动功能,尤其是直立和行走能力。《素问·灵兰秘典论》曰:"肾者,作强之官,伎巧出焉。""伎巧"代表运动灵活,动作精巧,人体体格强壮敏捷以及精细动作的完成都有赖于肾的调控,进一步论证了"肾主骨",即肾对骨骼的运动功能的调控。《素问·痹论》又有:"肾痹者,善胀,尻以代踵,脊以代头",说明髓不充则骨无以养,肾衰骨弱,骨骼会出现畸形、不能直立,影响其运动功能。

肾与骨的相关性作用是双向的,肾病与骨病常互相影响,肾病可及骨,骨病又可及肾。如《素问·痹论》曰:"五脏皆有合,病久而不去者,内舍于其合也。故骨痹不已,复感于邪,内舍于肾。"《素问·刺要论》曰:"刺筋无伤骨,骨伤则内动肾,肾动则冬病胀腰痛。"相关临床观察发现腰椎压缩性骨折可导致双肾大量积水;椎体骨折后,青年男性会发生遗精,女性常出现月经不调;老年椎体压缩性骨折则会发生二便失调。

治疗方面,《黄帝内经》提出治痿的治则和治法对骨病的治疗具有重要意义。《素问·痿论》提出:"论言治痿者独取阳明何也?岐伯曰:阳明者,五脏六腑之海,主润宗筋,宗筋主束骨而利机关也。"由此,创立培补后天脾胃(阳明)为痿证治疗大法,为后世医家所传承,至今对骨质疏松症治疗仍有重要的指导意义。《黄帝内经》尚未记载具体处方用药,重在针刺等法治疗。如《灵枢·官针》曰:"八曰短刺,短刺者,刺骨痹,稍摇而深之,致针骨所,以上下摩骨也……五曰输刺,输刺者,直入直出,深内之至骨,以取骨痹,此肾之应也。"通过短刺法与输刺法等不同的手法,可治疗骨痹。《灵枢·经水》提出治疗禁忌:"灸而过此者得恶火,则骨枯脉涩。"治疗不可过用灸法,以防损耗肾精,加重病情。

2.《难经》

《难经》又称《黄帝八十一难经》,以问答解释疑难的形式编撰而成,约成书于东汉。是书沿袭《黄帝内经》有关"肾主骨"的论述，创新"右肾命门说"，提出"损其肾者，益其精"的"治损之法"。对于骨痿、骨枯的病机阐释也很详尽，对于后世临床实践具有重要的指导作用。《难经•十四难》曰："损脉之为病奈何？然。一损损于皮毛……五损损于骨，骨痿不能起于床。反此者，至脉之病也。从上下者，骨痿不能起于床者死。"当人体气血精亏虚表现为不足之脉时，邪气由表及里，从皮毛到骨一步一步深入机体，各个阶段表现出的症状不尽相同，当表现为骨骼痿弱无力，甚则会出现卧床不起，致残致死，故该病之防治不容忽视。

肾与骨枯与骨痿的病机密切相关。肾为先天之本，藏精而主骨生髓；脾胃为后天之本，运化水谷精微。脾肾两虚，骨肉失却濡养，不相协调，则发为骨枯。"骨肉不相亲"之论，骨骼与肌肉的协调性异常而日渐骨枯髓减发为骨痿，是骨质疏松症研究是重要切入点，值得重视。

3.《伤寒杂病论》

《伤寒杂病论》是张机（字仲景）所著，成书于东汉。《伤寒杂病论》确立了辨证论治的基本原则，丰富和发展了中医学理论和治疗方法。尤其对骨伤科的辨证施治、骨关节疾病的诊治等至今仍有极高的临床指导价值。该书经晋王叔和整理，分为《伤寒论》与《金匮要略》两部分。《伤寒论》以"少阴病脉证"论及心、肾病变，其扶阳、育阴两法，对于后世与肾相关病证的防治有重要启示，书中所载回阳救逆之四逆汤、温阳利水之真武汤、育阴清热之黄连阿胶汤等，皆是"从肾论治"经典名方。如《伤寒论•辨太阳病脉证并治》曰："风湿相搏，骨节疼烦，掣痛不得屈伸，近之则痛剧，汗出短气，小便不利，恶风不欲去衣，或身微肿者，甘草附子汤主之。"《金匮要略•五脏风寒积聚病脉证并治》曰："肾着之病，其人身体重，腰中冷，如坐水中，形如水状，反不渴，小便自利，饮食如故，病属下焦，身劳汗出，衣里冷湿，久久得之，腰以下冷痛，腹重如带五千钱，甘姜苓术汤主之。"

《金匮要略》重视补肾壮骨，创制了千骨补肾第一名方——金匮肾气丸，对于痹证与肾的关系也作了进一步探讨。张仲景对虚劳腰痛进行辨证论治，使用地黄、山药、山茱萸、泽泻、牡丹皮、茯苓、桂枝、附子等具有补肾壮骨药效的中药。如《金匮要略•血痹虚劳病脉证并治》曰："虚劳腰痛，少腹拘急，小便不利者，八味肾气丸主之。"腰痛发病为肾虚、虚劳、肾水等所导致，可用补肾方药治疗。金匮肾气丸作为千古补肾第一名方，对后世补肾方药的临床运用具有奠基性的指导作用。此外，该篇还提到痹证的病因："人年五六十，其病脉大者，痹侠背行……皆为劳得之。""痹侠背行"乃肩腰背痹阻而引起的疼痛，是劳损所致肾气不足（脉大）的痹痛，多见于五六十岁的人，故治法以补肾生髓壮骨为治。

4.《神农本草经》

《神农本草经》成书于东汉，是现存最早的中药学专著。书中与肾相关药物164种，其中上品药110种，所占比例最大；草部药物最多，达78种，占47.6%（表1-1，此仅列出强筋骨、益肾气、益肾精、益髓、坚齿等"从肾论治"类中药，表1-2同）；木部药物24种，占14.6%（表1-2）；虫兽部药物24种，占14.6%；玉石部药物21种，占12.8%；果菜部药物14种，占8.5%；米谷部药物3种，占1.8%。《神农本草经》所载与肾相关药物，开创了"从肾论治"中药之先河，至今70%以上的药物仍在临床实践中广泛应用。

表1-1 《神农本草经》草部"从肾论治"类中药一览表

相关功效	上品	中品	下品
强筋骨	天门冬、甘草、干地黄、防葵、巴戟天、紫芝、青襄	蠡实、狗脊、草薢、爵床	天雄
益肾气	黑芝麻	元参、知母	
益肾精	茺蔚子、柴胡、析蓂子、紫芝、肉苁蓉、决明子、五味子、地肤子、杜若	翘根	
益髓	天门冬、干地黄、防葵		
坚齿	香蒲		

表1-2 《神农本草经》木部"从肾论治"类中药一览表

相关功效	上品	中品	下品
强筋骨	枸杞、桑寄生、杜仲		石南
益肾气	杜仲		
益肾精	杜仲		
益髓			药实根
坚齿	蔓荆实、桑寄生	秦艽	郁李仁
强腰	杜仲		

书中所载补肾药物,如杜仲,味甘、性温,入肝、肾经,具有补肝肾,强筋骨的功效,临床用于肝肾不足之腰膝酸痛,肾主骨,肝主筋,肾充则骨强,肝充则筋健。《神农本草经》谓之:"主腰脊痛,补中,益精气,坚筋骨。"在临床应用时可视病情需要,或与补骨脂、胡桃等同用于治疗骨折;或配伍牛膝,补肝肾及强筋骨之力增强,常用于治肝肾不足之腰腿疼痛及两足无力等;配伍续断,功能补肝肾,利腰膝,固冲任,常用于肝肾不足所致诸症;配伍补骨脂,温补肾阳效力增加,亦可用于肝肾不足之腰膝酸软;配伍五加皮,既强壮筋骨又祛风湿,乃补泻兼施的药对,适宜治疗肝肾两虚,风湿侵入筋骨而致的腰腿痛,足膝酸痛,关节不利,两下肢无力等症状。

二、晋隋唐时期——"肾主骨"理论的发展

晋唐时期是"肾主骨"理论的发展时期,此期涌现出诸多代表性医家及代表性论著,促进了"肾主骨"理论的进一步发展。病名方面,提出骨弱髓枯的危重病症"骨极";病因病机方面,在《黄帝内经》《难经》的基础上丰富了骨病的发病机制,并提出内伤病因"液脱"以及一些外在致病因素如饮食所伤等;治疗方面,开始研制出治疗药物。

1. 三国华佗《中藏经》

《中藏经》又名《华氏中藏经》,旧题华佗所作,具体成书年代不详。《中藏经》的书名首见于《宋志》。但清代孙星衍认为:"此书文义古奥,似是六朝人所撰。"是书前半部属基础理论范畴,后半部为临床证治内容。所述病证包括阴厥、劳伤、中风偏枯、脚弱、水肿、痹证等内容,其关于肾病和骨病也作了相关论述。如《中藏经·论骨痹》论曰:"骨痹者,乃嗜欲不节,伤于肾也。肾气内消,则不能关禁,不能关禁,则中上俱乱,中上俱乱,则三焦之气痞而不通,三焦痞而饮食不糟粕,饮食不糟粕则精气日衰,精气日衰则邪气妄入,邪气妄入则上冲心舌,上冲心舌则为不语,中犯脾胃则为不充,下流腰膝则为不遂,傍攻四肢则为不仁。"以及《中藏经·论肾藏虚实寒热生死逆顺脉证之法》论曰:"阴邪入肾,则骨痛,腰上引项瘠,背疼,此皆举重用力,及遇房汗出,当风浴水,或久立则伤肾也。"《中藏经》传承《黄帝内经》之论,认为骨病的发病为"伤于肾",并对肾病之脉象,虚、实、寒、热之证候表现均有详尽论述,对后世"与肾相关"病证的辨析具有重要指导价值。

2. 东晋葛洪《肘后备急方》

《肘后备急方》是我国第一部临床急救治疗学专著,论述了各种急性病证及某些慢性病急性发作的内服方药和外治等法。《肘后备急方·治虚损羸瘦不堪劳动方》载:"《经验后方》,治五劳七伤,阳气衰弱,腰脚无力,羊肾苁蓉羹法……"羊肾苁蓉羹至今仍为食治肾虚的有名药膳,用作阳气衰弱所致腰脚无力。《肘后备急方·治卒患腰胁痛诸方》载:"治肾气虚衰,腰脊疼痛,或当风卧湿,为冷所中,不速治,流入腿膝,为偏枯冷痹缓弱,宜速治之方:独活四分,附子一枚(大者,炮),杜仲、茯苓、桂心各八分,牛膝、秦艽、防风、芎䓖、芍药六分,细辛五分,干地黄十分,切,水九升,煮取三升,空腹分三服。"

《肘后备急方》记载了治疗诸腰疼痛、阴痿、肾虚腰脚无力多用补肾中药。该书首创了骨折可以小夹板外固定,配合补肾中药外治的骨折治疗方法。《备急千金要方》中记载了《肘后备急方》"腕折,四肢骨破碎及筋伤蹉跌方",运用竹片外固定治疗骨折的方法,"地黄烂捣熬之,以裹伤处,以竹编夹裹,令遍缚,令

勿动，勿令转动，一日可十易，三日差"。骨折可以小夹板外固定，加中药外治，为《肘后备急方》首创，这是最早记载小夹板外固定疗法，并将地黄这一补肾填精益髓之药应用其中。

3. 晋代刘涓子《刘涓子鬼遗方》

《刘涓子鬼遗方》是我国现存最早的外科专著。载金疮、痈疽、疮疖、瘰疬、疥癣及其他皮肤疾患等各类病证，包括内治和外治方药140余个。针对外伤疗法有止血、止痛、收敛、镇静、解毒等法以及外敷软膏、膏药等多种剂型。

《刘涓子鬼遗方》首载外科病之内治法，强调辨证论治，提出以外科消、托、补三法为基础来治疗跌打损伤，并重视危重患者的将息调养，为后世外科"消、托、补"三大治疗法则奠定基础。此外，该书将活血化瘀法用于创伤外科，这一主张至清代唐容川证实"离经之血便是瘀"，在后世的临床中得到广泛运用。

4. 隋代巢元方《诸病源候论》

《诸病源候论》是我国现存第一部论述病因病机证候学专著，全书共载67门、1739候。该书以《黄帝内经》为基础展开了脏腑辨证体系更具体的论述，尤重于肾。

《诸病源候论·虚劳病诸候·虚劳伤筋骨候》曰："肝主筋而藏血，肾主骨而生髓；虚劳损血耗髓，故伤筋骨也。"书中载临床各科病证，见于腰背病诸候、虚劳病诸候、消渴病诸候、水肿病诸候、小便病诸候、淋病诸候、四肢病诸候、耳病诸候、心痛病诸候、小儿杂病诸候等。《诸病源候论·腰背病诸候·腰痛候》载："凡腰痛者有五：一曰少阴，少阴肾也。十月万物阳气伤，是以腰痛。二曰风痹，风寒着腰，是以痛。三曰肾虚，役用伤肾，是以痛。四曰臂腰，坠堕伤腰，是以痛；五曰寝卧湿地，是以痛。""肾主腰脚，肾经虚损，风冷乘之，故腰痛也。"《诸病源候论·腰背病诸候·风湿腰痛候》载："劳伤肾气，经络既虚，或因卧湿当风，而风湿乘虚搏于肾经，与血气相击而腰痛。"《诸病源候论·腰背病诸候·卒腰痛候》载："夫劳伤之人，肾气虚损。而肾主腰脚，其经贯肾络脊，风邪乘虚，卒入肾经，故卒然而患腰痛。"《诸病源候论·腰背病诸候·久腰痛候》载："夫腰痛，皆由伤肾气所为。肾虚受于风邪，风邪停积于肾经，与血气相击，久而不散，故久腰痛。"从以上论述中可以看出，腰痛的发生除了与"卒然"损伤腰府相关之外，均与劳伤肾气而致肾虚有关。

骨极，首次出现于《诸病源候论·虚劳病诸候》曰："三曰筋极，令人数转筋，十指爪甲皆痛，苦倦不能久立。四曰骨极，令人酸削，齿苦痛，手足烦疼，不可以立，不欲行动。"骨极是骨弱髓枯的危重疾患，症见腰背疼痛，不能久立，四肢屈伸不利，行动不便。《诸病源候论·腕伤病诸候·腕折破骨伤筋候》指出："凡人伤折之法，即夜盗汗者，此髓断也，七日死。不汗者，不死。"《诸病源候论·腰背病诸候·肾着腰痛候》指出："肾主腰脚。肾经虚则受风冷，内有积水，风水相搏，浸积于肾，肾气内着，不能宣通，故令腰痛。其病状，身重腰冷，腰重如带五千钱，如坐水中，形状如水，不渴，小便自利，饮食如故。久久变为水病，肾湿故也。"《诸病源候论·小儿杂病诸候·数岁不能行候》载："骨是髓之所养。若禀生血气不足者，即髓不充强，故其骨不即成，而数岁不能行也。"《诸病源候论》已明确提出肾与骨关系密切，骨伤髓断，补肾生髓则能壮骨。

5. 唐代孙思邈《备急千金要方》

《备急千金要方》是中医学第一部医学百科全书。《黄帝内经》中以人身气血、经脉、脏腑为主干，孙思邈以此为基础，重视脏腑之论、脉证之辨、养生之术等，从阴阳虚实分类来解析脏腑病机变化。在肾与骨的关系上也有论述，如《备急千金要方·肾脏·肾脏脉论》曰："肾主精。肾者，生来精灵之本也……左肾壬，右肾癸，循环玄宫……经于上焦，荣于中焦，卫于下焦，外主骨，内主膀胱。"

在用药方面，常用补骨髓、长肌肉、坚筋骨的药物，奠定了骨伤科用药原则的基础，并且记载有独活寄生汤。功能是祛风湿，止痹痛，益肝肾，补气血，治肝肾两亏，气血不足，感受风寒湿邪，腰膝冷痛，肢节屈伸不利，或麻痹不仁，畏寒喜温。《备急千金要方·肾脏·骨极》曰："若肾病则骨极，牙齿苦痛，手足疼痛，不能久立，屈伸不利。"讲述了肾虚对骨骼功能的影响。

6. 唐代蔺道人《仙授理伤续断秘方》

《仙授理伤续断秘方》又名《理伤续断方》，是我国现存最早的一部中医骨伤科专著，全书由"医治整理补接次第口诀"及"又治伤损方论"两部分组成。书中倡导整体观念、辨证论治、内外用药和动静结合的治疗观,在治疗方面主张久病宜补损、坚骨壮筋、滋血生力的骨折愈合观。书中载:"小红丸,治……手足久损,筋骨差爻,举动不得,损后伤风湿,肢节挛缩,遂成偏废,劳伤筋骨,肩背疼痛,四肢疲乏,动用无力。常服壮筋骨,治经络,生气血。""麻丸子,治跌折伤损,皮破骨出,手足碎断,肌肉坏烂,疼痛至甚,日夜叫呼,百治不止,手足久损,筋骨差爻,举动不能,损后伤风湿,肢节挛缩,遂成偏废,劳伤筋骨,肩背疼痛……常服壮筋骨。"

《仙授理伤续断秘方》所创"七步内治伤损法",实即辨证用药法,为骨伤科辨证、立法、处方、用药奠定了基础。使用活血化瘀之剂,如大活血丸、小红丸、大红丸等,壮筋骨、生气血,契合临床施治规律。

三、宋金元时期——"肾主骨"理论的繁盛

宋金元时期百家争鸣,各家流派的学术都有很大发展,呈现繁荣景象。官方主持编撰方书《太平惠民和剂局方》《圣济总录》等,全面地反映了北宋时期医学发展的水平、学术思想倾向和成就。各医家学术争鸣,名家辈出。如窦材推崇扶阳,注重温补脾肾;陈直创"食后将息法"及"养性"等气功养生方;王贶《济世全生指迷方》记载治疗骨痿代表方剂菟丝子丸和补肾散;杨士瀛《仁斋直指方》继承发展了《黄帝内经》的学术思想,同时也补充了"肾主骨生髓"的理论内容;刘完素提出"肾命门为相火"论,命门与肾相提并论;李东垣《脾胃论》有完整的骨蚀病记载;危亦林首次把使用曼陀罗的全身麻醉术用于骨科临床;杨清叟的《外科集验方》具体阐明了肾与骨在生理、病理上的密切关系。宋金元时期"肾主骨"理论发展繁荣,极大地促进了"肾主骨"理论的进一步完善,对于明清时期"肾主骨"理论的创新发展具有重要作用。

1. 宋代《太平惠民和剂局方》

《太平惠民和剂局方》为宋代太平惠民和剂局编写,是世界第一部由官方主持编撰的成药标准。将成药方剂分为诸风、伤寒、一切气、痰饮、诸虚、痼冷、积热、泻痢、眼目疾、咽喉口齿、杂病、疮肿、伤折、妇人诸疾及小儿诸疾共14门,788方。

《太平惠民和剂局方》载药方鹿茸四斤圆:肉苁蓉(酒浸)、天麻、鹿茸(燎去毛,酥炙)、菟丝子(酒浸通软,别研细)、熟地黄、牛膝(酒浸)、杜仲(酒浸)、木瓜干,各等分。上为末,蜜圆如梧桐子大。每服五十圆,温酒、米汤,食前下。该方"治肝肾虚热淫于内,致筋骨痿弱,不自胜持,起居须人,足不任地,惊恐战掉,潮热时作,饮食无味,不生气力,诸虚不足"。鹿茸补肾填精壮筋骨,对于肝肾虚热所致骨痿有很好的疗效。

《太平惠民和剂局方》又载:"骨碎补丸:骨碎补、荆芥、白附子、牛膝、肉苁蓉、威灵仙、砂仁、地龙、没药、自然铜、草乌、半夏。治肝肾风虚,筋脉拘挛,骨节疼痛。"骨碎补味苦、性温,入肾、心经。具有补肾、续伤的功效。临床应用于骨折损伤,筋骨疼痛等证。不但补肾以坚骨,又能活血以疗骨折伤。常与续断、自然铜等配合应用促进骨折的愈合;可与杜仲、附子、山茱萸等药配伍,以温肾强腰壮骨,用于肾虚腰痛,足膝痿弱者。亦用于跌打筋伤骨折,瘀肿疼痛。

2. 宋代《圣济总录》

《圣济总录》为宋徽宗时期政府主持医家编纂的方书,全面地反映了北宋时期医学发展的水平、学术思想倾向和成就。全书包括内、外、妇、儿、五官、针灸、养生、杂治等,共66门。

肾藏精主骨生髓,若肾精不能充养骨髓,则发为骨痿之证。如《圣济总录·积聚门》论:"肾脏骨髓之气,若其气留积,不能荣养骨髓,故变为骨痿之病也。"治疗骨痹的方剂,应以补肾填精为主,兼以益气活血化瘀。《圣济总录·诸痹门》所述石斛丸方:"治肾虚骨痹,肌体羸瘦,腰脚酸痛,饮食无味,小便滑数。""补肾熟干地黄丸方治肾虚骨痹,面色萎黑,足冷耳鸣,四肢羸瘦,腰膝缓弱,小便滑数。"石斛丸、熟干地黄丸为补肾填精、强筋骨之方剂,治疗骨痹形体瘦弱,脚膝酸软,小便滑数之证。对骨痹的发生,认为是"肾脂不长,则髓涸而气不行,骨内痹,其证内寒也"。肾气不生则髓不能濡养骨骼,治疗当以补肾生髓。《圣济总录·诸痹门》大力提倡"补肾以壮骨",强调了补肾填精药的君药地位。

书中有关治疗骨折的资料虽然比较零散,但却是宋代骨科内容较多的唯一现存的文献。《圣济总录》对骨折脱臼的治疗,已认识到首要目的是恢复原来的解剖关系,称为"接筋续骨"。骨折脱臼,可以外治,如《圣济总录》"治骨出臼蹉跌,不复疼痛,当归膏摩方"。当归膏摩方主要组成为当归、续断、细辛、木通、

白芷、甘草、芎䓖、蜀椒、牛膝、附子等补肾生髓的药物。

3. 宋代窦材《扁鹊心书》

《扁鹊心书》为宋代窦材编撰于宋绍兴十六年,托名扁鹊所传。此书推崇扶阳,注重温补脾肾;重视经络,善用灸法;提出"伤寒四经"说(阳明、太阴、太阳及少阴,无少阳、厥阴二经)。

窦材《扁鹊心书·卷中·腰痛》指出:老年肾气衰,又兼风寒客之,腰髋髀作痛,医作风痹走痛,治用宣风散、趁痛丸,重竭真气,误人甚多。《扁鹊心书·卷中·足痿病》倡导:凡腰以下肾气主之,肾虚则下部无力,筋骨不用,可服金液丹,再灸关元穴,则肾气复长,自然能行动矣。《扁鹊心书》还记载:"骨缩病,此由肾气虚惫,肾主骨,肾水既涸,则诸骨皆枯,渐至短缩。"肾气旺盛,则精充髓满,骨得所养则骨骼强健;肾气虚衰,则精亏髓减,诸骨皆枯。

4. 宋代陈直《养老奉亲书》

《养老奉亲书》为宋代陈直撰著,元代邹铉续增。书中载"太上玉轴六字气诀",为古代记载最详细的六字气诀,亦有"食后将息法""养性"等气功养生方面的内容。《寿亲养老新书·集方》载:"青娥丸。治肾气虚弱,腰痛,俯仰不利,秘精,大益阳事,老人服此,颜色还童,少年服此,行步如飞。"青娥丸为补肾、治疗骨痹腰膝酸软之经典方剂,方中补骨脂补肾助阳,主肾阳不足、腰膝冷痛;杜仲补肾精、强筋骨;胡桃仁补肾固精,治肾虚腰痛脚弱。

5. 宋代王贶《全生指迷方》

《全生指迷方》又名《济世全生指迷方》,简称《指迷方》。成书于 12 世纪初。书中载寒证、热证、风食、风湿、疟疾、痹证、劳伤、气病、血证、诸积、诸痛、眩晕、厥证、痰饮、消证、疸病、咳嗽、喘证、呕吐及小便等 20 种病证。每证之前,皆详述病状,推究病源;次列方剂,诸方或采自古方,或录自当时名医的著作。治疗骨痿的方剂以补肾填精、壮骨止痛为宜。

《全生指迷方·诸痛》曰:"若腰脊不举,由远行劳倦,逢大热而渴,阳气内伐,热舍于肾,水不胜火,则骨枯而髓减,盖阳明并肾,则肾脂枯。而宗筋主束骨而利机关也,是谓骨痿,菟丝子丸、补肾散主之。"菟丝子丸:菟丝子(拣净,酒浸透,捣烂,焙)二两,牛膝(酒浸)一两,杜仲(去粗皮,杵碎,酒拌一宿,炒焦)三两,干地黄(焙)二两,草薢一两。上为细末,炼蜜为丸,如梧桐子大,饮下三十粒,食后服。补肾散:杜仲(去粗皮,杵碎,酒拌,炒焦)一两,桂(去皮)半两,牡丹皮半两。菟丝子丸及补肾散均为补肾强筋骨方剂,治疗肾热骨痿有很好的疗效,菟丝子丸中菟丝子补肝肾,益精髓;地黄补肾养阴,清热生津,在温补肾阳的同时采用养阴之法。补肾散中杜仲补肾强筋骨;官桂温肾壮阳;牡丹皮清热凉血,补肾兼顾活血化瘀。

6. 宋代杨士瀛《仁斋直指方论》

《仁斋直指方论》又称《仁斋直指方》,宋代医家杨士瀛于 1264 年编撰而成,为中医理论综合典籍,书中论述阴阳五行、荣卫气血等基础理论以及病因、治则及多种病证的诊断治疗。《仁斋直指方论·五脏所主论》载:"肾主骨,所藏者精与志,上应耳,外应腰背,其声呻,其色黑,其臭腐,其味咸,其液唾。"

《仁斋直指方论》继承发展了《黄帝内经》的学术思想,同时也补充了"肾主骨生髓"的理论内容。书中论及"肾气一虚,凡中风受湿,伤冷蓄热,血沥气滞,水积堕伤,与夫失志作劳,种种腰痛,迭见而层出矣"。说明骨的生长、发育、代谢等均依赖肾中精气的充养,人体衰老,肾中精气虚衰,不足以充养骨髓,出现骨代谢异常,内外合邪,发为腰痛。

《仁斋直指方论》论述和肾的关系,"齿为骨之余",齿与骨同源而出,更加印证了"肾主骨"理论,如"齿者,骨之所终,髓之所养,肾实主之。经云:肾衰则齿豁,精固则齿坚"。在临床上老年性骨质疏松症患者常出现牙齿松动、易脱落。可以通过牙齿的润燥来判断肾气的盛衰,肾气盛衰与骨骼代谢密切相关。

7. 金代刘完素《伤寒直格》《黄帝素问宣明论方》及《素问病机气宜保命集》

《伤寒直格》《黄帝素问宣明论方》和《素问病机气宜保命集》是金代刘完素创作。书中强调"六气皆能化火",运用了辛凉解表攻下与清热解毒之剂,无论在病因的认识上,还是在治法上都较前人有明显进步,为后世医学所宗法。书中所论脊柱退变性疾病主要发生年龄段在女子"六七"、男子"五八"前后,其时"三阳脉衰于上""肾气衰",乃至"太冲脉衰少""督脉衰损",所以,肾之精气不足是脊柱退变性疾病的一个重要原因。

《伤寒直格》指出:"不因一时所伤而病,乃久以渐积脏腑变动兴久衰而病者,是曰因气变动也。"因过度而长期的劳力积累致使体质衰弱,元气虚损,进而经脉之气不及贯串,气血养筋之功失其常度,故易见肩背酸痛、肢疲乏力,动作无力等症。

刘完素所创立治疗骨痹、骨痿的方剂有附子汤、金刚丸、牛膝丸等。附子汤是以温肾散寒止痛、益气活血化瘀为主的治疗骨痹之方。《黄帝素问宣明论方·骨痹证》曰:"附子汤主之,治肾脏风寒湿骨痹,腰脊疼,不得俯仰,两脚冷,受热不遂,头昏耳聋音浑。"附子汤:附子(炮)一两,独活一两,防风(去苗)一两,川芎一两,丹参一两,萆薢一两,菖蒲一两,天麻一两,官桂一两,当归一两,黄芪半两,细辛(去苗)半两,山茱萸半两,白术半两,甘菊花半两,牛膝(酒浸)半两,甘草(炙)半两,枳壳(麸炒,去瓤)半两。附子汤温补肾阳,通经活络。方中附子回阳救逆,补火助阳,散寒止痛;独活祛风止痛;防风祛风胜湿止痛;川芎活血化瘀,行气止痛;黄芪益气固表;牛膝、山茱萸之品可补肾益精。

骨痿的形成是由肝肾不足导致的,临床常用补肾填精强筋骨的金刚丸或牛膝丸治疗。《素问病机气宜保命集·虚损论》曰:"金刚丸,治肾损,骨痿不能起于床,宜益精。萆薢、杜仲(炒,去丝)、苁蓉(酒浸)、菟丝子(酒浸,等分)。上为细末,酒煮猪腰子为丸,每服五七十丸,空心酒下。""牛膝丸,治肾肝损,骨痿不能起于床,筋缓不能收持,宜益精缓中。牛膝(酒浸)、萆薢、杜仲(炒,去丝)、苁蓉(酒浸)、防风、菟丝子(酒浸)、白蒺藜(各等分)、桂枝(减半)。上细末,酒煮猪腰子捣丸,桐子大,空心酒下五七十丸。"

8. 金代李东垣《脾胃论》

《脾胃论》撰于1249年,是李东垣创导脾胃学说的代表著作。书中"脾胃虚实传变论""脏气法时升降浮沉补泻之图"及"脾胃胜衰论"引用诸多经文来论述作者关于脾胃学说的重要观点和治疗方药,为全书奠定基础。书中重申脾胃病与天地阴阳、升降浮沉的密切关系,并结合临证,提出了各种治疗方法。书中所载补中益气汤、调中益气汤、升阳益胃汤、升阳散火汤等,至今仍为临床所习用。

"骨蚀"病名,见于《脾胃论·脾胃盛衰论》,曰:"大抵脾胃虚弱,阳气不能生长,是春夏之令不行,五脏之气不生。脾病则下流乘肾,土克水,则骨乏无力,是为骨蚀,令人骨髓空虚,足不能履地,是阴气重叠,此阴盛阳虚之证。"脾胃虚弱是导致骨蚀的主要病机,脾属土,肾属水,脾胃受损累及到肾,因肾主骨,故会造成骨蚀。

9. 元代危亦林《世医得效方》

《世医得效方》为元代危亦林编撰。以"依按古方,参以家传"的编辑方法撰称,故名。《世医得效方》对医学各科均有论述,包括中医内、外、妇、儿、骨伤、五官等各科疾病231种,但对骨伤科的贡献最大,记载骨伤科方60余首及中药麻醉法。该书特别是筛选了历代治伤的方药,总结为"二十五味药",附以随症加减法,对后世影响深远。

全书对骨折部位诊断分类的进步、骨折脱位整复法的创新、动静结合治疗思想的提出等有重要作用,特色鲜明。危氏主张固定和活动相结合,强调骨折脱位复位后的适当活动,以防关节粘连,并提出麻醉术在骨折脱位整复中的正确使用。首次把追加使用曼陀罗的全身麻醉术用于骨科临床。

10. 元代杨清叟《外科集验方》

《外科集验方》为元代医学家杨清叟所著医学专著,杨清叟根据"肾主骨"的理论,结合自己的体会,认为骨痈疽的根源是肾虚,提出了"肾实则骨有生气"的论点(《外科集验方·服药通变方》),具体阐明了肾与骨在生理、病理上的密切关系,这是《黄帝内经》"肾主骨"理论实践检验后的再总结,并且运用补肾生髓法治疗骨折。

四、明清时期——"肾主骨"理论的创新

明清时期,是"肾主骨"理论的创新时期。在社会发展,伴随科技文化进步的背景下,骨伤科学得到了

极大的发展，取得了巨大的成就。明清"命门学说"大盛，影响到骨伤科领域，表现在医家开始重视补肾与治伤的关系。明清基础理论的发展，繁荣了这一时期骨伤科的学术争鸣，而"肾实则骨有生气"的学术观点进一步被推崇，成为明清时期论治骨痹的理论依据。如温补学派的代表医家张介宾在论治痹证时指出"阳非有余，真阴不足"。明清时期进一步补充完善对"骨痹""骨痿""骨枯"的认识，骨痹病因提到痰饮这一病理产物，骨痿病因还有湿热之邪、情志因素、醉酒房事等；病机方面可概括为肾虚髓亏、心肾不交、热邪伤精及气虚日久等。故在治疗上多以补肾健脾，兼顾活血化瘀，代表方有安肾丸、金刚丸、六味丸、虎潜丸等。该时期涌现出一大批著名医家对肾与命门的研究，使"肾主骨"藏象理论的学术水平和临床应用空前高度。

1. 明代薛己《正体类要》

《正体类要》成书于1529年，薛己（字新甫，号立斋）著。全书二卷，阐述伤科的病症治疗，凡方药、手法、用具等，都有详细的记述。书中强调体表脏腑相关，主用八纲辨证及气血辨证，重脉理，轻部位，对伤科治疗强调脏腑气血辨证论治，谓"筋骨作痛，肝肾之气伤也"（《正体类要·主治大法》）；薛己在治疗损伤时，以调补肝肾为主，运用"肾主骨生髓"的理论，采用补肾法治伤在实践中取得了重大成功。薛己重内治，反对单纯用手法和外治法；主张平补，反对应用寒凉药物；治气以补气为主；治血则以补气养血与活血化瘀为主；重点突出脾胃肝肾在伤科病中的重要意义，其重视脾胃不亚于东垣，重视肝肾有异于丹溪，被称为薛己补派。

2. 明代张介宾《景岳全书》

《景岳全书》成书于1624年，为张介宾（号景岳）毕生治病经验及学术成果的综合性著作。张介宾将命门与肾相提并论，认为"命门与肾，本同一气"，"肾两者，坎外之偶也；命门一者，坎中之奇也。一以统两，两以包一，是命门总主乎两肾，而两肾皆属于命门"（《类经附翼·求正录》）。对"从肾论治"方面的创新，张介宾认为："善补阳者，必于阴中求阳，则阳得阴助而生化无穷；善补阴者，必于阳中求阴，则阴得阳升而泉源不竭。"张介宾创立"回天赞化，救本培元第一要方"之大补元煎，"壮水之剂"之左归饮，"益火之剂"之右归饮，以及阴阳互济之左、右归丸，培补肾中阴阳，乃后世补肾之宗。

3. 明代朱橚《普济方》

《普济方》成书于洪武二十三年（1390年），由明代朱橚、藤硕、刘醇等编著，是我国现存最大的方书，保存了极为丰富和珍贵的医方资料。在临床各科中，又分别列述内科杂病（内容涵盖了眼、耳、鼻、咽喉、口齿等"五官病证"）、外科（包括皮肤科、骨伤科等）、妇科、儿科等。在内科杂病中，兼述"杂治""食治""乳石""服饵""诸汤膏煎"等。在外科、骨伤科内，又介绍了较多的"折伤膏药"（大多来源于历代骨伤科名著，其中包括元代骨伤科丰富的膏药外治法）。《普济方》卷二百七十二至三百一十五多为疮肿类疾患的论治，各种病证首叙医论，次列治法，所载外科治法极为丰富，如治骨出臼，蹉跌不复，疼痛。用当归、续断、细辛、木通、白芷、芍药、甘草、蜀椒、牛膝、附子。所用药物多为补肾益髓药物。

4. 明代王肯堂《证治准绳》

《证治准绳》又名《六科证治准绳》或《六科准绳》，成书于明万历三十六年（1608年），王肯堂编著，为中国医学丛书，全书以阐述临床各科证治为主。《证治准绳·幼科》卷九为肺、肾部，内容有咳嗽、喘、悲哭、龟胸、脱肛、囟陷、五迟、五软等，列证详备，有论有方。《证治准绳·疡医·损伤门》的证治资料极为丰富，囊括了《黄帝内经》《普济方》《正体类要》等书，并对历代骨伤医家如蔺道人、危亦林等丰富的理论及临床实践经验都加以总结收录。

王肯堂在书中针对损伤论治，提出其早、中、后期治疗。应依次运用攻、和、补等治则，强调补益肾气的学术见解。如《证治准绳·杂病》对于颈项强痛病因病机的认识也不离肾虚："人多有挫闪，及久坐失枕而致，颈项不可转移者，由肾虚不能生肝，肝虚无以养筋，故机关不利。"

5. 明代陈实功《外科正宗》

《外科正宗》成书于1617年，是一部最具代表性的外科学著作。此书比较全面地反映了陈实功在外科学上的主张与贡献。陈氏主张内外治法并重，指出"外之证，必根于内"，在内治上重视脾胃，常宗消、托、补三法，在应用清热解毒、活血化瘀的同时，尤重托补，创立了在托里清中、托里温中，托里建中，托里和中、托里透脓、托里安神、托里生肌等法则，同时他又主张对石痈、石疽等疾病采用"调元肾气丸"内服，发展了补肾法在治疗骨病方面的作用。

6. 明代李梴《医学入门》

《医学入门》是以《医经小学》为蓝本编撰的中医全书，刊于万历三年(1575年)。此书集明代以前医学之大成，以歌赋为主文的形式编写，重视妇人小儿外科疾病，分别介绍各科常用方剂，强调治病求本。在"杂治赋"中曰："阳虚(真)火衰，甘温易于补益；阴虚(真)水泛，苦寒难以滋荣。阴阳两虚，惟补其阳而阴自长；气血俱病，只调其气而血自宁。"《医学入门•脏腑》曰："肾气虚，心悬如饥善恐，惕惕如人将捕，水不胜火，则骨枯而髓虚，故足不任身，发为骨痿。"肾为水脏，心为火脏，心肾皆气虚，骨骼失却濡养，周身不适，发为骨痿，同时还会有恐惧胆怯的情志表现。骨痹除关节疼痛、屈伸不利之外，还表现为寒冷之证，是由肾亏髓枯，不能充盈骨中而致。如《医学入门•脏腑》中论及："骨痹者，肾脂髓枯而不满，故寒冷。"

7. 明代方有执《伤寒论条辨》

《伤寒论条辨》为方有执先生研究《伤寒论》的呕心沥血之作。《伤寒论条辨》作为明清时期伤寒错简重订学派的开山之作，具有重要学术影响，自其成书以来，一直是学习和研究《伤寒论》的重要参考书目。《伤寒论条辨•辨不可发汗病脉证并治》曰："在下，肾之内证也。无汗者，肾水脏，在时为冬，阴沉在下，其主闭藏，其经少血也。大烦者，强发其汗则水干，火无制也。骨节苦疼，目晕者，肾主骨，骨之精为瞳子，水干则骨枯，而瞳子无荣养也。恶寒者，肾合太阳也。"肾主骨，骨之精为双目，肾中精亏，则髓减而致骨枯，进而造成双目视物不清。骨痿大致与骨痹相同，同时还伴有视物不清、牙齿松动等症状。

8. 明代吴昆《医方考》

《医方考》为历史上第一部方论专著，收集历代常用方700余首，分为中风、伤寒、感冒、暑湿、瘟疫等44类，是学习方剂学的重要参考书。《医方考•口齿舌疾门》曰："肾主骨，肾虚则髓弱，髓弱则骨枯，骨枯则不能固齿，故令齿长而动，譬之败几焉，几败木枯，则紧窦之寸木摇摇而出，以水泽之，则败几润而寸木固。"论述了肾主骨生髓，肾虚髓减导致骨枯，同时还会出现牙齿松动的症状，在治疗上宜补肾填精之法。

9. 明代李中梓《医宗必读》

李中梓深通《黄帝内经》，临床经验又极丰富，故于1637年撰此书以益后学。《医宗必读》为李中梓学术经验的代表作，其主张"肾为先天本，脾为后天本"；"气血俱要，而补气在补血之先；阴阳并需，而养阳在滋阴之上"；"乙癸同源，肝肾同治"。书中认为腰痛"有寒、有湿、有风热、有挫闪、有瘀血、有滞气、有瘀积，皆标也，肾虚其本也"。《医宗必读•本草征要上》曰：肾为作强之官，而主骨，湿热下流使人骨痿，善去湿热，故骨强也。肾为先天之本，藏精主骨，湿热之邪易于下行侵肾，使人骨痿，治疗兼顾清热祛湿。

10. 明代汪绮石《理虚元鉴》

《理虚元鉴》成书于1644年，是一部中医虚劳证治专著，该书理法方药俱备，对虚劳的病因病机阐发、治疗大法和预防措施都系统论述，对中医虚损学说的形成产生了深远影响。《理虚元鉴•心肾不交论》曰："浅者梦而遗，深者不梦而遗，深之极者漏而不止。其或症成骨痿，难于步履者，毕竟是少火衰微，别成阳虚一路，不为阴虚之症也。"骨痿因心肾不交，水火不济，属心火衰微，阳虚之证。《理虚元鉴》倡导"治虚有三本"，其中"肾为性命之根"，肾为先天之本，而"肾之为脏，合水火二气，以为五脏六腑之根"，故治疗肾之病证，不可拘泥于补肾阳。

11. 明代秦景明《症因脉治》

《症因脉治》刊于1706年，该书论述以内伤杂病为主的各种病证。主张先辨证候，次查病因，再审脉象，最后再定治法，故以《症因脉治》为书名。《症因脉治•外感劳伤》论及："《机要》云：劳损之疾，因虚而感。如远行劳倦，逢大热而渴，则热舍于肾，水不胜火，则骨枯髓虚，而成感热劳伤之症。"指出素体虚弱复感热邪，热邪入肾，肾阴受损，骨骼失却濡养而致骨枯。

12. 明代龚廷贤《寿世保元》

《寿世保元》成书于万历四十三年(1615年),书中论述包括脏腑、经络、诊脉、用药等,对诊脉描述尤详,并对脏腑、气血等重要内容作了专篇论述。《寿世保元·补益》曰:"一论肾气热……发为骨痿,宜六味丸加黄柏、知母主之,肾者水脏,无水则火独治,故令肾热,肾主督脉者,行于脊里,肾坏则督脉虚,故令腰脊不举,骨枯髓减者,枯涸之极也;肾主骨,故曰骨痿,是方也,地黄、茱萸,味浓而能生阴,知柏苦寒能泻火,泽泻、丹皮,能去坎中之热,山药、茯苓,能制肾间之邪,王冰曰,壮水之主,以制阳光,此方主之。"《寿世保元》对《黄帝内经》骨痿病机做详细解释,并提出治宜补肾滋阴泻火之品。

13. 清代陈士铎《辨证录》

《辨证录》约成书于康熙二十六年(1687年),为综合性医书。是书以"辨病体之异同,证药味之攻补"为特点,故称为《辨证录》。陈士铎用药多以扶正为主,止血为辅,如在益肾、养肝、补心、润肺等的基础上加用止血之药,反映了他补重于攻、治病求本的用药特点。如肾性骨病,是由于钙、磷及维生素D代谢障碍,继发甲状旁腺功能亢进,酸碱平衡紊乱而引起的骨病。中医学虽无肾性骨病的记载,但根据其症状,辨证属于"骨痿""虚劳""骨痹"等范畴。将骨骼的退变与肾中精气衰退联系起来。正如《辨证录·痿证门》指出:"肾宫干涸,何能充足于骨中之髓耶?"《辨证录·虚损门》曰:"夫骨中藉髓以能坚,骨无髓则骨空矣,又何所恃而能立乎。"《辨证录·鹤膝门》曰:"凡人行房,必劳其筋骨,至于精泄之后,则髓必空虚,髓空则骨空,邪即乘其虚空而直入矣。"髓为骨之充,肾虚髓减骨中空虚,故会出现站立不稳等症状,同时指出行房事后髓随精泄,骨中空虚,易感受邪气而发病。

14. 清代张璐《张氏医通》

《张氏医通》刊于1695年,是一部以杂病为主的综合性医著,初名《医归》,本书为反映张璐学术思想的代表著作。张璐治虚损,主张"审系阴亏,则壮水以制阳;阳虚,则培土以厚载"。《张氏医通·诸痛门》曰:"又有膏粱之人,久服热剂,醉以入房,损其真气,则肾脏热,腰脊痛,久则髓减骨枯,发为骨痿,此为本病。"张璐提出,醉酒行房事,日久髓减骨枯,导致骨痿。《张氏医通·诸痛门》记载:"膝为筋之府……膝痛无有不因肝肾虚者,虚则风寒湿气袭之。"论膝痛皆与肝肾亏虚有关,风寒湿趁虚侵袭而发病。

15. 清代吴谦《医宗金鉴》

《医宗金鉴》刊行于清乾隆七年(1742年),是当时由政府编纂的一部医学丛书。包括《订正伤寒论注》《订正金匮要略注》《删补名医方论》及"四诊""运气""伤寒""杂病""妇科""幼科""痘疹""种痘""外科""刺灸""眼科""正骨"等心法要诀。其中涉及骨伤内容的主要包括《外科心法要诀》和《正骨心法要旨》。

《医宗金鉴·幼科杂病心法要诀》记载:"小儿五迟之证,多因父母气血虚弱,先天有亏,致儿生下筋骨软弱,行步艰难,齿不速长,坐不能稳,要皆肾气不足之故。"阐释了肾的精气不足,易导致小儿五迟,其中筋骨软弱、齿不速长,更印证了肾与骨的密切关系。

《医宗金鉴》认为"肾阴不足,筋骨痿软,不能步履",可见肾阴虚易引发"筋骨痿软"等骨骼的功能障碍。此外,《医宗金鉴》载:"王好古云:登高坠下撞打等伤,心腹胸中停积瘀血不散者……凡打扑闪错,或恼怒气滞血凝作痛;及元气素弱,或因叫号血气损伤,或过服克伐之剂,或外敷寒凉之药,肾气血凝结者,俱宜用活血顺气之剂。"对于外科损伤亦有论述,常用活血顺气之剂。

16. 清代沈金鳌《杂病源流犀烛》

《杂病源流犀烛》刊于1773年,本书为《沈氏尊生书》的重要组成部分。该书是阐释杂病方面的专著,按脏腑经络、风寒暑湿燥、内伤外感、面部身形各门统括诸种杂病,包括脏腑门、奇经八脉门、六淫门、内伤外感门、面部门、身形门等。每门分若干病证,每病各着源流一篇,并详述病证原委,悉其形证,辨证求因,审因论治,依法立方,按方遣药。理法方药比较契合。每病在介绍方治外,并附导引等治法。沈氏博采前人著述,结合个人见解予以整理编写,论述较为完备,在杂病著作中有相当影响。

《杂病源流犀烛·腰脐病源流》曰:"腰痛,精气虚而邪客病也……肾虚其本也,风寒湿热痰饮,气滞血瘀闪挫其标也。"肾精气亏虚而风、寒、湿、热、痰饮、气滞、血瘀诸邪侵袭,导致腰痛,表明肾虚为发病之本，余邪为致病之标。

17. 清代赵兰亭《救伤秘旨》

《救伤秘旨》刊于咸丰二年（1852年），清代赵兰亭（字廷海）著，此书是一部实践性较强的骨伤科专著。如《三十六大穴图说》载"第十四节骨下两旁各开一寸五分软肉处，为肾俞穴。打重者，吐血痰。十四个月而死。用前十三味方加补骨脂，杜仲各一钱五分，同煎服……第十四节骨下两旁各开三寸，名志室穴。属肾经。打重者三日死。当发笑而亡。用前十三味方加桃仁、菟丝子各一钱，同煎服……肾俞穴下两旁，各有气海俞穴，打重者三十三日死。用前十三味方加补骨脂一钱五分……尾闾骨下两腿骨尽处中间，名鹳口穴。打重者一年死。用前十三味方加牛膝、苡仁各一钱，同煎服……凡人被打时，切勿轻意，必须服药为主……诸骨损伤加苍耳子、骨碎补各一钱……如漫肿不甚作痛，加赤芍药、熟地、杜仲、苍术各二钱。青肿潮寒作热加山楂、山药、厚朴、白术各一钱、砂仁七粒。"论述伤及肾经多应用补骨脂、杜仲、牛膝、菟丝子、熟地黄等补肾填精强筋骨要药，常能收效。

18. 清代费伯雄《医醇賸义》

《医醇賸义》撰于1863年，全书以察脉、辨证、施治为三大纲，首先论脉法，依次论述六气之候以及虚劳、内伤等杂病。主张治病不拘泥古人成法，亦不趋奇立异，而宜通变化裁，归于平实适用，力倡和缓之风。该书共四卷，列述风、寒、暑、湿、燥、火六淫之疾，以及虚劳内伤等诸杂病。书中先讨论病症，随后载编作者自制方，后附古方，使读者先明了每病治法，然后参照古方，体会出所以化裁运用之理，充分体现了费氏学术思想及特点，对于后世临床很有帮助。

《医醇賸义·痿》曰："腰者肾之府，脊者肾之所贯，肾伤故腰脊不举。远行劳倦则伤骨。逢大热而渴者，或外感之热，或内蕴之热，皆消阴耗髓，故骨枯而痿也。滋阴补髓汤主之。"费伯雄认为，骨痿、骨枯皆由肾伤，而热邪伤精耗髓所致。

五、民国近代——"肾主骨"理论的中西汇通

民国时期，"肾主骨"理论进入中西医汇通时期。随着社会制度的变革，西方科技和文化的传入，中西方文化出现碰撞与交融，中医学理论发展呈现出新旧并存的趋势。出现一批主张中西医汇通的医家，从理论到临床汇通中西医的观点，进一步充实了"肾主骨"理论。

1. 唐容川《中西汇通医经精义》

《中西汇通医经精义》刊于光绪十八年（1892年），唐容川"能参西而崇中，不得新而忘旧"，书中将《黄帝内经》的医学理论归纳为阴阳、脏腑、营卫、经脉、全体总论、诸病、望形、问察、诊脉、气味阴阳、七方十剂等20余类，并予以注释，兼采西医生理解剖图说加以发挥。

《中西汇通医经精义·五脏所主》指出："肾之合骨也。骨内有髓，骨者髓所生，周身之骨以背脊为主。肾系贯脊，肾藏精，精生髓，髓生骨，故骨者肾之所合也。西医支解人而视之，详言脑髓、脑气筋，而不知髓是何物？因不知肾与骨合，所以其治多碍也。"又"髓者，肾精所生，精足则髓足，髓在骨内，髓足则骨强。"说明骨骼的生长、发育、代谢均有赖于肾精滋养和肾气的推动。

肾所藏之精可以化生骨髓，髓藏于骨腔之内，滋养骨骼，肾精充足则骨髓生化有源，骨骼坚固有力，故人体肾精充足，则髓足骨坚、筋强有力，于是形成了"肾藏精、精生髓、髓养骨"的理论，从而证明了肾与骨的密切关系。肾精可化生骨髓、脑髓，进而分化成骨骼、筋、肌肉、皮肤、毛发等。其盛衰直接影响骨的强弱，肾精充盛，则骨髓生化有源，骨才能得到骨髓的滋养而强健有力。

肾中精气充盈则骨髓生化有源，骨才能得到髓的滋养，骨矿含量正常而骨强健有力；人体衰老则肾气衰，肾精亏虚，骨髓化源不足，不能营养骨骼而致骨髓空虚，临床可出现腰背酸痛、腰膝酸软等症状，从而导致颈椎病、腰椎间盘突出症、骨质疏松症等骨病的发生。如《中西汇通医经精义》曰："老人肾虚，故骨痿也。"该段论述认为老人肾气虚、肾精亏则骨髓失养而痿软，髓无以得生；髓在骨内，髓不足则骨无所养，而致骨质脆弱无力，骨痿、骨痹治疗方药多选用补肾填精、祛风止痛、益气活血之品。

2.张锡纯《医学衷中参西录》

《医学衷中参西录》，又名《衷中参西录》，是20世纪初我国重要的临床综合性著作。张锡纯重视基础理论，对藏象学说和解剖生理的互证尤为重视。《医学衷中参西录•论肾弱不能作强治法》指出："《难经》谓命门之处，男以藏精，女以系胞。胞即胞室，与肾系同连于命门。西人之生理新发明家谓其处为副肾髓质，又谓其处为射精之机关，是中、西之说同也。又谓副肾髓质之分泌素名副肾碱，而鸡子黄中实含有此物，可用以补副肾碱之缺乏。此说愚曾实验之，确乎可信。"此说法今日看来稍显勉强，但在当时实属可贵。

3.曹炳章《中国医学大成》

1934年，中医学家曹炳章主编了《中国医学大成》，刊于1936年。原计划收辑365种医著，后实际出版136种。辑录魏、晋至明、清历代重要医著及少数日本医家著作，分医经、药物、诊断、方剂、通治、外感、内科、妇科、儿科、针灸、医案、杂著等共13类。所选之书皆医籍中之精华，如医经类有《黄帝内经素问集注》《黄帝内经灵枢集注》等；本草类有《神农本草经》《本草衍义》《雷公炮制药性解》等；伤寒金匮类有《伤寒贯珠集》《伤寒补例》《伤寒来苏集》《金匮要略心典》等；温病类有《温热逢源》《温疫论》等；通治类有《医学心悟》《周慎斋医书》《医学源流论》等；医案医话类有《柳州医话》《吴鞠通医案》等；此外，尚有临床各科、生理、病理、诊断等重要书籍。

中医古籍中多处提及"肾主骨""肾藏精"理论，历代医案也多次用到"肾主骨"理论来指导临床，无数次的临证实践都证明该理论体系的重要价值和科学内涵。该论著在继承历代学术经验的同时，综合历代研究成果来丰富"肾主骨"理论体系，详加校勘，撰有作者行略与内容提要。1937年出版后备受中医界推崇，传世价值就已得到广泛认同，被誉为"寿世宝藏，医林巨观"，"欲求其广博、精要而严谨者，舍《中国医学大成》一书，其将谁属哉"，对中医事业做出重要贡献。

六、现代时期——"肾主骨"理论的升华

现代中医学关于"肾主骨"的辨证论治积累了丰富的诊疗经验，在维护人类的健康过程中发挥了重要的作用，"肾主骨"理论研究进一步升华。运用现代科学研究方法发现"肾"与"骨"之间存在着密切的相互调节作用，在中医理论的指导下，运用现代科学技术构建并证明"肾骨系统"的科学内涵及独特优势，将会提高"肾主骨"理论的临床指导价值，从而进一步发展中医脏腑理论，实现中医"肾主骨"理论的创新与发展。

1.姜春华等《肾的研究》

现代第一部关于"肾本质"研究的专著，由上海第一医学院藏象专题研究组姜春华教授等撰于1963年。本书集该组7年来对肾的研究资料，阐述了以西医学检验与中医辨证论治相结合的方法，对肾的生理病理进行了广泛地研究，初步探讨了肾的物质基础、肾阳虚的机制及治疗方法。本书是该研究团队1959—1977年的六个阶段对肾的研究成果：第一阶段，异病同治的物质基础——肾虚；第二阶段，肾阴、肾阳中西医结合辨证论治原则的初步探讨；第三阶段，肾阳虚患者的垂体-肾上腺皮质系统的改变；第四阶段，中医补肾法治疗支气管哮喘的研究；第五阶段，肾阳虚患者的下丘脑-垂体-肾上腺皮质系统的全面观察；第六阶段，调节肾阴、肾阳的中药方剂（温补肾阳药、滋阴泻火药）的防治作用；并对肾本质研究进行综述和研究总结。

2.沈自尹《肾的研究(续集)》

《肾的研究(续集)》是现代沈自尹主编的一部内科类中医著作，总结自1979年以后的肾本质研究成果。主要介绍肾阳虚的临床实验研究、肾主生殖和女性生殖功能的调节研究、滋阴泻火与温补肾阳药的临床与实验研究、肾阳虚证与老年人内分泌免疫功能的研究、从肾的研究到肾病本质的探讨、肾的研究进展与总结等内容。该书认为肾阴、肾阳的调节是整体性调节，从神经、内分泌、免疫方面的动态研究引出"阴阳常阈调节论"以及肾阳虚证患者与老年人的不同反馈模式，对阴阳理论的研究有了更深入的认识。

3.李恩《中医肾藏象理论传承与现代研究》

《中医肾藏象理论传承与现代研究》以中医学术思想为指导，以肾脏的理论体系为纲，全面追溯了肾

藏象理论形成和发展的历史沿革,总结了现代研究成果,是一部具有研究性的中医学基础理论专著。该书以李恩教授带领的团队研究成果为主,同时反映国内研究进展,分别阐述"肾主骨""肾藏精"、肾"其充在骨"与骨代谢;肾主骨生髓、髓生血与血液、血压的相关性;肾藏精、精生髓、脑为髓之海与老年性痴呆(又称阿尔茨海默病)和精神分裂症;"肾主生殖"与生殖系统和性激素调节;"肾主纳气"与呼吸系统的相关性;"肾开窍于耳"与听力和平衡的相关性;"肾在志为恐"与智力和心理;"肾藏精,其华在发"与白发和脱发等内容。通过肾藏象学研究的思路与方法取得的经验,提出了中医学未来发展的方向,颇有启发。

4. 瞿岳云《治病求本从肾论》

《治病求本从肾论》分为上、下两篇。

上篇为中医肾的基本理论,主要包括中医学对肾的认识(肾的生理功能,肾与体、华、窍、志、液、时的关系,肾与脏腑的关系);肾虚病机与发病(肾的生理病理特点、肾虚与脏腑病证);肾虚的辨证与治法(补肾法的源流、肾虚证的分类、肾及相兼虚证、补肾法的分类);论肾虚为诸虚证之根;论内伤杂病重在治肾;补肾滋阴温阳名方组方的特点(滋补肾阴名方组方之特点、温补肾阳名方组方之特点);常用补肾中药(补肾填精药、补益肾气药、滋补肾阴药、温补肾阳药、固肾涩精缩尿药);肾虚本质的现代研究(肾虚与神经内分泌的关系研究、肾虚与性激素的关系研究、肾虚与相关基因的关系研究);肾本质的科学构想(肾藏精与肾小管重吸收功能、肾主纳气与肾小管酸碱平衡调节功能、肾主水与体液调节的关系)等。并且,通过分析肾主虚无实之源、肾实证历代医著有论、肾无实不符合理论规范、肾实证责之他脏问题、肾实病因与证候、治肾实证的方剂、治肾泻实的药物,对中医传统所言"肾病主虚无实"之说提出了"异议"。

下篇为从肾虚论治诸病,是《治病求本从肾论》的重点。内容涉及当代专家学者从肾论治内科、妇科、男科、儿科、外科、骨伤科、皮肤科及眼耳鼻喉口腔科 66 种疾病,而主体是内科疾病,特别是疑难疾病的验案。《治病求本从肾论》理论与实践相结合,取材广泛,内容丰富,为研究肾藏象理论的重要参考书。

5. 王拥军《"肾藏精"藏象理论与实践》

《"肾藏精"藏象理论与实践》由以王拥军教授为首席科学家的国家重点基础研究发展计划项目(国家"973"计划项目)基于"肾藏精"的脏象理论基础研究(项目号:2010CB530400)等国家级项目支持完成,2016 年由人民卫生出版社出版发行,是全国"肾藏精"研究团队集体智慧的结晶。

全书从中医"肾藏精"藏象理论的发生与发展、中医"肾藏精"藏象理论的相关概念和内涵、中医肾系统的现代科学内涵研究、中医肾与脏腑经络的关系、"肾精亏虚型慢性病"的理论与临床、中医"肾藏精"藏象理论指导下的预防医学策略、中医"肾藏精"藏象理论研究规范、中医"肾藏精"藏象理论与现代科学的思考和启发等方面入手,逐层深入阐述中医"肾藏精"藏象理论系统的研究与应用,提出原创性学术观点。以干细胞和神经 - 内分泌 - 免疫(neuro-endocrine-immune,NEI)网络研究为切入点,揭示中医"肾藏精""肾精命火""肾藏象系统"等藏象理论的科学内涵,已有较充分的依据、较好的可行性以及取得重大进展的可能性,成为揭示中医理论特色的重要举措之一。

团队以中医基础理论为出发点,运用多学科交叉研究,揭示了"肾藏精"藏象理论调控干细胞功能与信息的基础研究的现代内涵。证明了"补肾填精法"通过调节神经 - 内分泌 - 免疫 - 循环以及微环境网络(neuro-endocrine-immune-circulation-microenvironment,NEIC-Me),调控生殖、神经、骨髓、造血等干细胞内信号转导通路,进而调节干细胞沉默与唤醒状态和增殖与分化功能。证明了肾精的物质基础,主要表现在干细胞;命门之火的功能基础,主要体现在 NEI 网络。"肾藏精"是干细胞与 NEI 网络功能的综合体现;补肾填精法治疗肾精亏虚、命门火衰病证,主要是通过调控干细胞和 NEI 网络功能而实现的。明确了中医"肾藏象系统"生物学基础,创立中医"藏象系统"研究的方法学模式(图 1-1)。

补肾中药通过调动和调节神经内分泌免疫及微环境,激活内源性干细胞发挥疗效,其作用机制不同于单纯采用干细胞移植的当前西医学论治策略,体现了中医药综合防病治病作用和特色优势,解决了国家重大需求——慢性病防治的规律性认识并提供方法学指导,建立了从"肾"论治"肾精亏虚型慢性病"研究模式(图 1-2),也为"肾藏精""肾主骨"理论研究和"肾骨系统"理论建立奠定了研究基础。

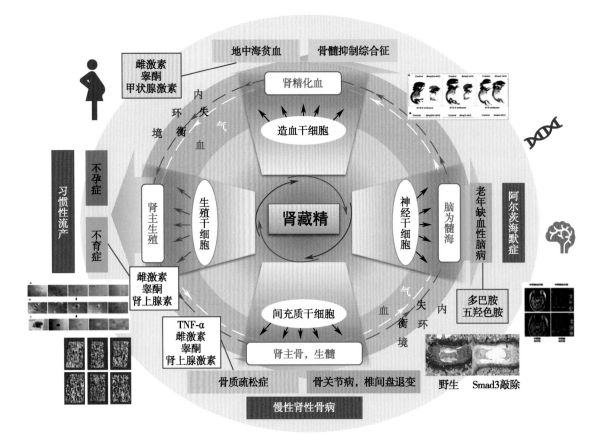

图 1-1　中医"藏象系统"研究的方法学模式（以"肾藏精"为模板）

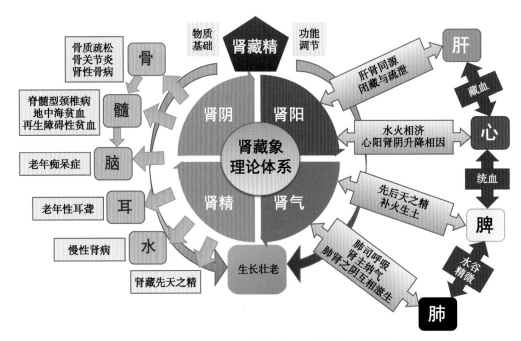

图 1-2　从"肾"论治"肾精亏虚型慢性病"研究模式

该专著通过阐明"肾藏精"藏象理论的基本科学内涵，从而揭示相关疾病从肾论治临床疗效产生的内在规律，为提高临床疗效提供理论依据，不断发展和丰富中医藏象理论。以中医基础理论和临床实践为指导，以继承及创新中医基础理论肾藏象内容为核心，以解决中医理论创新与发展过程的重大科学问题以及能够指导临床实践为目的，论述内容从古至今，从宏观至微观、从理论到实践，重于实用，突出重点，是我国第一本"肾精理论"研究专著,填补了本领域空白,成为中医药科研与临床工作者的重要参考书。

通过学术源流梳理,能够系统总结历代对"肾主骨""肾藏精""从肾论治"慢性病等研究成果,达到溯本求源,系统梳理"肾主骨"等理论的历史脉络和临床实践,辨析其与中医传统辨证论治体系(八纲辨证、脏腑辨证、气血辨证、经络辨证等)以及中医骨内、外科辨证体系的关系;明宗启新,深入剖析"肾主骨"等理论的概念内涵及其外延,明确其与肾藏象理论(肾精、肾气、肾阳、肾阴理论)联系,厘清中医对"骨"的认识,从而在"肾主骨"理论基础上构建"肾骨系统",进而提出"肾脑主骨";高屋建瓴,完善"肾主骨"理论与实践。详细阐述"肾主骨"理论与"肾藏精""肾生髓""肾通于脑""肾主二便""肾开窍于耳""肾主水""肾主生殖""肾主纳气""肾在液为唾""肾其华在发""肾在志为恐""肾之华在发"及"肾脑主骨"理论的内涵与关系。科学释义,用现代科学技术揭示"肾主骨"理论的科学内涵。从骨髓干细胞、骨细胞、肾与骨代谢的平衡机制、肾骨相关的其他疾病等方面阐明"肾主骨"理论的科学内涵。古为今用,介绍"肾主骨"理论在临床疾病治疗中的具体应用。分别以骨在生、长、壮、老过程中的典型疾病为例,详述"肾主骨"及"从肾论治"理论的临床运用。辨治施药,基于"肾主骨"理论的辨治施药与新药研发。从药理学机制阐明"肾主骨"理论内涵并研发相关新药,进一步维护人民群众健康(表1-3)。

表1-3 "肾主骨"理论历代学术源流概要

朝代	专著	"肾骨"方面重要贡献
秦汉时期——"肾主骨"理论的形成	《黄帝内经》	将肾与骨的关系精辟概括为"肾主骨",论述生理、病机、证候、防治等方面,为中医药防治肾骨疾病奠定了坚实的理论基础。
	《难经》,又称《黄帝八十一难经》	沿袭《黄帝内经》对肾主骨的论述,创新"右肾命门说",并提出"治损之法":"损其肾者,益其精。"对临床实践具有重要指导作用。对于骨痿、骨枯的病机阐释也很详尽。
	张仲景《伤寒杂病论》,分为《伤寒论》《金匮要略》	对骨伤科辨证施治、骨关节疾病的诊治等方面的阐释,至今仍有很高的使用价值。回阳救逆的四逆汤、温阳利水的真武汤、育阴清热的黄连阿胶汤等,皆是"从肾论治"经典名方。金匮肾气丸作为千古补肾第一名方,对后世补肾方药具有奠基作用。
	《神农本草经》	现存最早的中药学专著。所载与肾相关药物,开创了"从肾论治"中药之先河,至今70%以上的药物仍在临床实践中广泛应用。
晋隋唐时期——"肾主骨"理论的发展	三国华佗《中藏经》又名《华氏中藏经》	认为骨病的发病为"伤于肾",并且传承《黄帝内经》之论,集中对肾病之脉象,虚、实、寒、热之证候表现有详尽论述,对后世"与肾相关"病证的辨析具有重要指导价值。
	东晋葛洪《肘后备急方》	我国第一部临床急救治疗学专著。阳气衰弱所致腰脚无力,用羊肾苁蓉羹补肾治疗,为食治肾虚的有名药膳。记载了治疗诸腰疼痛、阴痿、肾虚腰脚无力等的方剂。骨折小夹板外固定,加补肾中药地黄外治,为该书首创。
	晋代刘涓子《刘涓子鬼遗方》	我国现存最早外科专著。首载外科病之内治法,重视危重患者的将息调养;讲究辨证论治跌打损伤,为后世外科"消、托、补"三大治疗法则奠定基础。将活血化瘀法用于创伤外科,在后世的临床中得到广泛运用。
	隋代巢元方《诸病源候论》	我国第一部病因病机证候学专著。脏腑病变尤重于肾。提出腰痛发生除了与"卒然"损伤腰府相关之外,均与劳伤肾气而致肾虚有关。提出骨极是骨弱髓枯的危重疾患,认识到骨伤髓断,补肾生髓则能壮骨。
	唐代孙思邈《备急千金要方》	中医学第一部医学百科全书。论述肾虚者,酸疼不安,好倦;若肾病则骨极,牙齿苦痛,手足疼,不能久立,屈伸不利。常用补骨髓、长肌肉、坚筋骨的药物,奠定了骨伤科用药原则的基础,并载有独活寄生汤。

续表

朝代	专著	"肾骨"方面重要贡献
	唐代蔺道人《仙授理伤续断秘方》	我国现存最早的一部中医骨伤科专著。倡导整体观念、辨证论治、内外用药和动静结合的治疗观,主张久病宜补损、坚骨壮筋、滋血生力的骨折愈合观。创"七步内治伤损法",为骨伤科辨证、立法、处方、用药奠定基础。
宋金元时期——"肾主骨"理论的繁盛	宋代《太平惠民和剂局方》	世界第一部官方主持编撰的成药标准。药方鹿茸四斤圆补肾填精壮筋骨,对于肝肾虚热所致骨痿有很好的疗效。骨碎补丸补肾、续伤,用于骨折损伤,筋骨疼痛等证,补肾坚骨、活血以疗骨折伤。
	宋代《圣济总录》	政府主持医家编纂的方书。认为骨痹是"肾脂不长,则髓涸而气不行,骨内痹,其证内寒也",肾气不生则髓不能濡养骨骼。提倡"补肾以壮骨",强调补肾填精药君药地位,代表方剂石斛丸方,熟干地黄丸方。
	宋代窦材《扁鹊心书》	托名扁鹊所传。推崇扶阳,注重温补脾肾,"骨缩病,此由肾气虚惫,肾主骨,肾水既涸,则诸骨皆枯,渐至短缩";对老年肾气衰有独到见解,肾气虚衰,则精亏髓减,诸骨皆枯。
	宋代陈直《养老奉亲书》	载青娥丸。治肾气虚弱,腰痛,俯仰不利,秘精,大益阳事,老人服此,颜色还童,少年服此,行步如飞。为补肾、治疗骨痹腰膝酸软之经典方剂。
	宋代王贶《全生指迷方》,又《济世全生指迷方》	补肾填精、壮骨止痛治疗骨痿。"若腰脊不举,由远行劳倦,逢大热而渴,阳气内伐,热舍于肾,水不胜火,则骨枯而髓减,盖阳明并肾,则肾脂枯。而宗筋主束骨而利机关也,是谓骨痿,菟丝子丸、补肾散主之"。
	宋代杨士瀛《仁斋直指方论》	继承发展《黄帝内经》"肾主骨"学术思想,也补充了"肾主骨生髓"理论内容。论述"齿为骨之余",齿与骨同源而出,更加印证了"肾主骨"理论。通过牙齿的润燥判断肾气盛衰,肾气盛衰与骨骼代谢密切相关。
	金代刘完素《伤寒直格》《黄帝素问宣明论方》及《素问病机气宜保命集》	所论脊柱退变性疾病主要发生年龄段在女子"六七"、男子"五八"前后,"三阳脉衰于上","肾气衰","太冲脉衰少","督脉衰损",肾之精气不足是脊柱退变性疾病的重要原因。创立治疗骨痹、骨痿的方剂附子汤、金刚丸、牛膝丸等。
	金代李东垣《脾胃论》	完整记载"骨蚀"病名。脾病则下流乘肾,土克水,则骨乏无力,是为骨蚀,令人骨髓空虚,足不能履地,是阴气重叠,此阴盛阳虚之证。脾属土,肾属水,脾胃受损会累及到肾,因肾主骨,故造成骨蚀。
	元代危亦林《世医得效方》	记载骨伤科方60余首及中药麻醉法。对骨折部位诊断分类的进步、骨折脱位整复法的创新、动静结合的治疗思想的提出有重要作用。筛选了历代治伤的方药,总结为"二十五味药",附随症加减法,对后世影响深远。
	元代杨清叟《外科集验方》	根据"肾主骨"理论,结合自己的体会,认为骨痛疽的根源是肾虚,提出了"肾实则骨有生气"的论点,这是"肾主骨"理论实践检验后的再总结,并且运用补肾生髓法治疗骨折。
明清时期——"肾主骨"理论的创新	明代薛己《正体类要》	对伤科治疗强调脏腑气血辨证,谓"筋骨作痛,肝肾之气伤也";运用"肾主骨生髓"理论,治疗损伤以调补肝肾为主。突出脾胃肝肾在伤科病中的重要意义,重视脾胃不亚于东垣,重视肝肾有异于丹溪,被称为薛己补派。
	明代张介宾《景岳全书》	将命门与肾并论,认为"命门与肾,本同一气"。特别强调"从肾论治":"善补阳者,必于阴中求阳,则阳得阴助而生化无穷;善补阴者,必于阳中求阴,则阴得阳升而泉源不竭"。创立"回天赞化,救本培元第一方药"大补元煎、"壮水之剂"左归饮、"益火之剂"右归饮,以及阴阳互济左、右归丸,培补肾中阴阳,乃后世补肾之宗。

续表

朝代	专著	"肾骨"方面重要贡献
	明代朱橚《普济方》	我国现存最大的方书。在临床各科中，分别论述内科杂病、外科（包括皮肤科、骨伤科）、妇科、儿科等。介绍"折伤膏药"来源历代骨伤科名著。用当归、续断、细辛、木通、白芷、芍药、甘草、蜀椒、牛膝、附子治骨出臼，蹉跌不复，疼痛，药物多为补肾益髓药物。
	明代王肯堂《证治准绳》	针对损伤论治，提出其早、中、后期治疗，强调补益肾气的学术见解。颈项强痛病因病机也不离肾虚："人多有挫闪，及久坐失枕而致，颈项不可转移者，由肾虚不能生肝，肝虚无以养筋，故机关不利。"
	明代陈实功《外科正宗》	主张内外治法并重，指出"外之证，必根于内"，在内治上重视脾胃，常宗消、托、补三法，同时主张对石痈、石疽等疾病采用"调元肾气丸"内服，发展了补肾法在治疗骨病方面的作用。
	明代李梴《医学入门》	指出肾为水脏，心为火脏，心肾皆气虚，骨骼失却濡养，周身不适，发为骨痿，同时还会有恐惧胆怯的情志表现。骨痹除关节疼痛、屈伸不利之外，还表现为寒冷之证，是由肾亏髓枯，不能充盈骨中而致。
	明代方有执《伤寒论条辨》	肾主骨，骨之精为双目，肾中精亏，则髓减而致骨枯，进而造成双目视物不清，"肾主骨，骨之精为瞳子，水干则骨枯，而瞳子无荣养也"。骨痿大致与骨痹相同，同时还伴有视物不清、牙齿松动等症状。
	明代吴昆《医方考》	第一部方论专著。论述肾主骨生髓，肾虚髓减导致骨枯，同时出现牙齿松动，治疗宜补肾填精。"肾主骨，肾虚则髓弱，髓弱则骨枯，骨枯则不能固齿，故令齿长而动，譬之败几焉，几败木枯，则紧窦之寸木摇摇而出，以水泽之，则败几润而寸木固"。
	明代李中梓《医宗必读》	主张"肾为先天本，脾为后天本""乙癸同源，肝肾同治"。腰痛"有寒、有湿、有风热、有挫闪、有瘀血、有滞气、有瘀积，皆标也，肾虚其本也"；肾为作强之官，而主骨，湿热下流使人骨痿，善去湿热，故骨强也。
	明代汪绮石《理虚元鉴》	中医虚劳证治专著。骨痿因心肾不交，水火不济，属心火衰微，阳虚之证。倡导"治虚有三本"，其中"肾为性命之根"，肾为先天之本，而"肾之为脏，合水火二气，以为五脏六腑之根"，治疗肾之病证不拘泥于补肾阳。
	明代秦景明《症因脉治》	指出素体虚弱复感热邪，热邪入肾，肾阴受损，骨骼失却濡养而致骨枯：劳损之疾，因虚而感。如远行劳倦，逢大热而渴，则热舍于肾，水不胜火，则骨枯髓虚，而成感热劳伤之症。
	明代龚廷贤《寿世保元》	提出补肾滋阴泻火：一论肾气热……发为骨痿，宜六味丸加黄柏、知母主之，肾者水脏，无水则火独治，故令肾热，肾主督脉者，行于脊里，肾坏则督脉虚，故令腰脊不举，骨枯髓减者，枯涸之极也；肾主骨，故曰骨痿，是方也。
	清代陈士铎《辨证录》	以"辨病体之异同，证药味之攻补"为特点。用药多以扶正为主，止血为辅，补重于攻、治病求本。如肾性骨病，根据症状辨证为"骨痿""虚劳""骨痹"。将骨骼的退变与肾中精气衰退联系起来。
	清代张璐《张氏医通》	治虚损主张"审系阴亏，则壮水以制阳；阳虚，则培土以厚载"。醉酒行房事，日久髓减骨枯，导致骨痿；膝痛皆与肝肾亏虚有关，风寒湿趁虚袭病，"膝为筋之府……膝痛无有不因肝肾者，虚则风寒湿气袭之"。
	清代吴谦《医宗金鉴》	涉及骨伤内容包括《外科心法要诀》《正骨心法要旨》。阐释肾的精气不足，易导致小儿五迟，其中筋骨软弱、齿不速长，印证了肾与骨的密切关系。认为"肾阴不足，筋骨痿软，不能步履"，肾阴虚易引发"筋骨痿软"等骨骼的功能障碍。

续表

朝代	专著	"肾骨"方面重要贡献
	清代沈金鳌《杂病源流犀烛》	《沈氏尊生书》组成部分。肾精气亏虚而风、寒、湿、热、痰饮、气滞、血瘀诸邪侵袭，导致腰痛，表明肾虚为发病之本，余邪为致病之标。"腰痛，精气虚而邪客病也……肾虚其本也，风寒湿热痰饮，气滞血瘀闪挫其标也"。
	清代赵兰亭《救伤秘旨》	一部实践性较强的骨伤科专著。论述伤及肾经多应用补骨脂、杜仲、牛膝、菟丝子、熟地黄等补肾填精强筋骨要药，常能收效。
	清代费伯雄《医醇賸义》	骨痿、骨枯皆由肾伤，而热邪伤精耗髓所致。腰者肾之府，脊者肾之所贯，肾伤故腰脊不举。远行劳倦则伤骨。逢大热而渴者，或外感之热，或内蕴之热，皆消阴耗髓，故骨枯而痿也。滋阴补髓汤主之。
民国近代——"肾主骨"理论的中西汇通	唐容川《中西汇通医经精义》	诠释骨骼的生长、发育、代谢均有赖于肾精滋养和肾气的推动，形成"肾藏精、精生髓、髓养骨"的理论，证明了肾与骨的密切关系。老人肾气虚、肾精亏则骨髓失养而痿软，髓无以生，多选用补肾填精、祛风止痛、益气活血之品。
	张锡纯《医学衷中参西录》	20世纪初我国重要的临床综合性著作。张锡纯重视基础理论，对藏象学说和解剖生理的互证尤为重视。指出："《难经》谓命门之处，男以藏精，女以系胞。胞即胞室，与肾系同连于命门。"
	曹炳章《中国医学大成》	该论著在继承学术经验的同时，综合历代研究成果来丰富"肾主骨"理论，详加校勘。中医古籍和历代医案反复用到"肾主骨""肾藏精"理论来指导临床，无数次的临证实践证明该理论的重要价值和科学内涵。
现代时期——"肾主骨"理论的升华	姜春华等《肾的研究》	现代第一部关于"肾本质"研究专著。包括：异病同治的物质基础——肾虚，肾阴、肾阳中西医结合辨证论治原则的初步探讨，肾阳虚患者的垂体-肾上腺皮质系统的改变，中医补肾法治疗支气管哮喘的研究，肾阳虚患者的下丘脑-垂体-肾上腺皮质系统的全面观察，调节肾阴、肾阳的中药方剂的防治作用。
	沈自尹《肾的研究（续集）》	总结1979年以后肾本质研究成果。主要介绍肾阳虚的临床实验研究、肾主生殖与女性生殖功能的调节研究、滋阴泻火与温补肾阳药的临床与实验研究、肾阳虚证与老年人内分泌免疫功能的研究、从肾的研究到肾病本质的探讨、肾的研究进展与总结等内容。对阴阳理论的研究有更深入的认识。
	李恩《中医肾藏象理论传承与现代研究》	以中医学术思想为指导，以肾脏的理论体系为纲，阐述"肾主骨""肾藏精"、肾"其充在骨"与骨代谢；肾主骨生髓、髓生血与血液、血压的相关性；肾藏精、精生髓、脑为髓之海与老年性痴呆和精神分裂症等内容。通过肾藏象学研究的思路与方法取得的经验，提出了中医学未来发展的方向。
	瞿岳云《治病求本从肾论》	上篇为中医肾的基本理论，包括中医学对肾的认识，肾虚病机与发病，肾虚的辨证与治法，论肾虚为诸虚证之根；论内伤杂病重在治肾；肾虚本质的现代研究；肾本质的科学构想等。下篇为从肾虚论治诸病，包括66种疾病的证治，而主体是内科疾病，特别是疑难疾病的验案，具有重要的临床指导价值。
	王拥军《"肾藏精"藏象理论与实践》	2016年人民卫生出版社出版，是全国"肾藏精"研究团队集体智慧结晶。从中医"肾藏精"藏象理论的发生与发展、中医肾系统的现代科学内涵研究、中医肾与脏腑经络的关系、"肾精亏虚型慢性病"的理论与临床、中医"肾藏精"藏象理论指导下的预防医学策略、中医"肾藏精"藏象理论研究规范等方面，逐层深入阐述，明确中医"肾藏象系统"生物学基础，创立中医"藏象系统"研究的方法学模式。

第二节 "肾主骨"理论的概念和内涵

《黄帝内经》首次提出"肾主骨"的理论,经后世历代医家的阐释与补充,逐步完善发展,并应用于临床诊断、治疗、养生和康复等方面。阐明"肾主骨"理论的概念内涵及外延,对于传承和创新肾藏象理论、提高中医基础理论学术水平,研究意义重大。

一、"肾主骨"理论的概念

(一)中医学"肾系统"的范畴

关于"肾"的字义,《说文解字·肉部》指出:"肾,水藏也。从肉,臤声。"关于"肾"的位置、形态,《素问·脉要精微论》曰"腰者,肾之府也",《难经》明确指出"肾有两枚,重一斤一两。"赵献可《医贯·玄元肤论·内经十二官论》记载:"肾……形如豇豆,相并而曲附于脊外。有黄脂包裹,里白外黑。各有带二条,上条系于心包,下条过屏翳穴后趋脊骨。"肾位于腰部脊柱两侧,左右各一,这与西医学同名脏器基本一致,但是中医对于肾的生理特性、生理功能和病机变化的认识却有本质的不同。

中医学对肾的概念可以概括为解剖之肾,即为解剖学意义上的肾脏;功能之肾,是先天之本,主水、藏精生髓、纳气,主生长、发育与生殖,包括了生殖系统、内分泌系统、乃至于神经系统的功能,是涵盖了广义、整体、综合意义的肾,正如《素问·六节藏象论》曰:"肾者,主蛰,封藏之本,精之处也。"《释名》曰:"肾,引也。肾属水,主引水气,灌注诸脉也。"(图1-3)

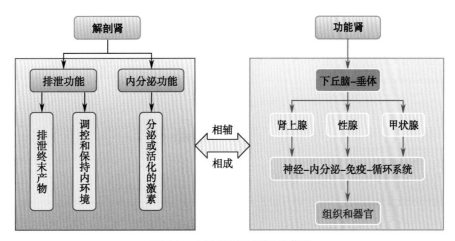

图1-3 中医学"肾系统"的范畴

肾藏象理论的系统结构,包括肾精系统、肾脑系统、肾髓系统、肾骨系统、肾元气系统、肾津液系统、肾天癸冲任系统。肾藏象7个系统在人体生命活动中具有重要的调控作用(表1-4)。

肾精系统为肾藏象系统结构的核心,由先天之精(元精)、后天之精、脏腑之精和生殖之精等构成,通过肾精、肾气、肾阴、肾阳发挥生理功能活动。

肾脑系统由元精化生元神而成,体现在精舍志,在志为恐。

肾髓系统由骨髓、脊髓、脑髓构成,肾精生髓,髓化生血液,充养骨骼,汇聚脑脊。

肾骨系统是构成人体的框架,支撑人体、保护内脏和进行运动,齿为骨之余,骨、齿为生、长、壮、老之外候。

肾元气系统突出"肾为元气之根",为生命活动之原动力,"肾主纳气"为呼吸运动的保证。

肾津液系统主司和调节全身津液代谢,与肾主气化、司开阖、为胃之关、合于膀胱密切相关。

肾天癸冲任系统具有调控精血、繁衍生殖的作用,与女子胞及男性精室、睾丸等功能相关。

表 1-4　肾藏象理论的系统结构

名称	结构	功能关系
肾精系统	由先天之精（元精）、后天之精、脏腑之精和生殖之精等构成	为肾藏象系统结构的核心,通过肾精、肾气、肾阴、肾阳发挥生理功能活动
肾脑系统	由元精化生元神而成	体现在精舍志,在志为恐
肾髓系统	由骨髓、脊髓、脑髓构成	肾精生髓,髓化生血液,充养骨骼,汇聚脑脊
肾骨系统	是构成人体的框架	支撑人体、保护内脏和进行运动,齿为骨之余,骨、齿为生、长、壮、老之外候
肾元气系统	突出"肾为元气之根"	为生命活动之原动力,"肾主纳气"为呼吸运动的保证
肾津液系统	与肾主气化、司开阖、为胃之关、合于膀胱密切相关	主司和调节全身津液代谢
肾天癸冲任系统	与女子胞及男性精室、睾丸等功能相关	具有调控精血、繁衍生殖的作用

（二）中医学"骨系统"的范畴

骨系统,属奇恒之腑,是人体支撑身体、保护内脏的坚硬组织（图 1-4）。包括颅骨,躯干部的脊骨、胸胁诸骨、胁肋,四肢的上肢骨、下肢骨。《黄帝内经》各篇散见关于骨的论述。《灵枢·五变》有"颧骨"一名,《素问·骨空论》有"扁骨（如肋骨、头颅骨等）""髃骨（肱骨）""臂骨（包括尺骨和桡骨）""股骨""骱骨（胫骨）"的记载。关于人体骨骼的数目,《灵枢》中首载:"岁有三百六十五日,人有三百六十五节。"

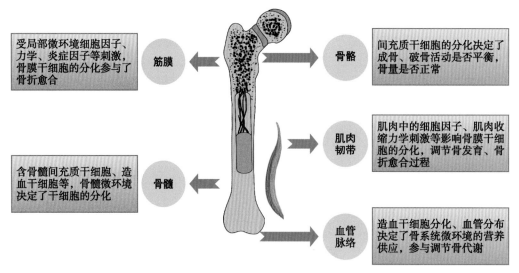

图 1-4　中医学"骨系统"的范畴

中医学将软骨视为与骨一体,《灵枢·决气》云:"谷入气满,淖泽注于骨,骨属屈伸,泄泽,补益脑髓……是谓液。"其中"骨属"一词是指包括关节软骨、筋膜等构成关节的组织。唐代陈藏器《本草拾遗·解纷》"额下有软骨";明代张介宾《类经·针刺类》"横骨,即喉上之软骨也";《针灸大成·穴法图》"前后有筋,上有踝骨,下有软骨,其穴居中"均提及软骨。

齿与骨同出一源,亦由肾精所充养,故称"齿为骨之余",正如《杂病源流犀烛·口齿唇舌病源流》所言:"齿者,肾之标,骨之本也。"

骨性坚刚,《灵枢·经脉》曰:"骨为干",骨为人身形体之主干支架。骨的生理功能包括:①支持功能:骨骼构成骨架,维持身体姿势;②保护功能:骨骼能保护内部器官,如颅骨保护脑,肋骨保护胸腔;③贮存功能:骨骼贮存身体重要的矿物质,例如钙和磷;④运动功能:骨骼、关节和骨骼肌、肌腱、韧带一起产生并传递力量,使身体运动。

（三）中医学"肾主骨"的范畴

"肾主骨"出于《素问·宣明五气》曰："五脏所主……肾主骨。"又称肾在体为骨。《素问·阴阳应象大论》曰："……其在天为寒，在地为水，在体为骨，在脏为肾。"肾藏精，精化生髓，髓充于骨，骨骼的发育、成长、荣枯、修复，与肾的精气盛衰密切相关。《素问·阴阳应象大论》曰："肾生骨髓。"肾精具有生髓而充养骨骼的功能。

"肾主骨"是指肾精生髓而充养骨骼的功能。骨的生长发育是形体发育状态的标志之一，由肾精充养，由肾气推动与调控。肾为骨之根本，对骨的生长发育具有主宰作用，肾所藏之精可化髓养骨，是骨生长发育的物质基础。"肾主骨"是中医学独特整体思维模式的体现，是对肾与骨在生理现象和病机变化关系的概括，并用于指导相关疾病的诊治。

《黄帝内经》以"肾合骨"（《灵枢·五色》）、"肾应骨"（《灵枢·本脏》）、"肾主骨"描述肾与骨之间关系。"肾合骨"是从事物属性归类上说明肾与骨的相关性，肾之精气通于骨，是肾之所以"主"骨的内在原因；"肾应骨"是指在诊断上察外在骨可推知内在肾，即"视其外应，以知其内脏，则知所病矣"。因此，"肾主骨"包涵"肾合骨"与"肾应骨"。

肾藏精，精生髓，髓充于骨，骨髓养骨，骨骼赖之以生长发育和维持坚固。如《素问·六节藏象论》曰："肾者，主蛰，封藏之本，精之处也，其华在发，其充在骨，为阴中之少阴，通于冬气。"肾精充足，骨髓生化有源，髓以养骨，则骨骼强健有力。

若肾精不足，骨髓生化无源，骨骼失养，则可出现小儿囟门迟闭，骨软无力，骨的生长发育迟缓，老年人骨质脆弱，易于骨折等。六淫之邪侵扰人体筋骨关节，闭阻经脉气血，出现肢体沉重、关节剧痛，甚至发生肢体拘挛屈曲，或强直畸形者，谓之"骨痹"。大热灼伤阴液，或长期过劳，肾精亏损等，骨枯而髓减，谓之"骨痿"。风邪中于肾，则伤肾历骨，令人酸削，齿苦痛，手足烦疼，不可以立，不欲行动，谓之"骨极"。年老肾气虚惫，诸骨皆枯，渐至短缩，逐渐矬矮，谓之"骨缩"。可见，骨的病变主要与肾相关。故各种骨病，多从肾论治。

二、"肾主骨"理论的内涵

中医学认为，"骨"并非独立存在，在生理或病理上皆隶属"肾"的功能范畴。肾中精气主宰着人体"生、长、壮、老、已"的生命过程，对肾系统所属的牙齿、骨骼、软骨等变化有主持、主宰的作用。肾为骨之根本，通过肾藏象系统的功能对骨的生长、发育等发挥主宰的作用。同时，骨、齿、发是人体生长发育的外在表现，其生长状态与功能是观察肾之功能的外候。

（一）肾藏精为骨发生和形成的基础

精乃生命之源，是构成人体和维持人体生命活动的最基本物质以及脏腑形体官窍功能活动的物质基础。《灵枢·决气》有"两神相搏，合而成形，常先身生，是谓精"的认识，《灵枢·本神》有"两精相搏谓之神"的认识。肾具有贮存、封藏精气的生理功能，其所藏精的生殖之精，是人类生命繁衍的基础。人体生长发育中骨髓、骨骼、血脉等器官的形成，皆由先天肾精（生殖之精）化生而来，这也是"肾藏精"的理论渊源和出发点，正如《类经·疾病类·宣明五气》所言："肾主骨髓，应水石之沉而为立身之干，为万化之原也"。

《灵枢·经脉》曰："人始生，先成精，精成而脑髓生，骨为干，脉为营，筋为刚，肉为墙，皮肤坚而毛发长。"表明了髓、骨骼与其他形体器官皆由肾所主、由肾所藏之精所生成，此即"肾藏精"理论发生的基础和出发点。肾藏精，精能生髓，髓又分为骨髓、脊髓和脑髓等。髓为"骨之充"，直接影响骨骼的发育和生长代谢。如《灵枢·卫气失常》曰："骨之属者，骨空之所以受益而益脑髓者也。"《圣济总录·诸痹门》曰："夫骨者，肾之余，髓者，精之所充也，肾水流行，则髓满而骨强。"而髓的产生，亦有赖于肾精的充盛，《素问·阴阳应象大论》的"肾生骨髓"，《素问·六节藏象论》的"其充在骨"都说明肾所藏之精是髓和骨骼生成的原始物质。同时，肾所藏之精可化髓养骨，也是骨生长、发育的物质基础。《素问·阴阳应象大论》曰："咸生肾，肾生骨髓。"唐代王冰注："肾之精气，生养骨髓。"清代唐容川《中西汇通医经精义》总结为"肾藏精，精生髓，髓生骨，故骨者肾之所合也……精足则髓足，髓在骨内，髓足则骨强"。此外，"齿为骨之余"即齿与骨同出一源，《诸病源候论》曰："齿者骨之所终，髓之所养。"《杂病源流犀烛·口齿唇舌病源流》曰："齿者，肾之标，骨之本也。"意即齿由骨之余气积聚而成。牙齿亦由肾中精气所充，赖髓以养。如宋代杨士瀛《仁斋直指方》指出："齿者骨之所终，髓之所养，肾实主之。"

生理方面，肾藏精，精生髓，髓生骨，肾精充足，则骨髓生化有源，骨骼得其滋养而坚固有力，骨骼坚劲有力，耐久立而强劳作，能顺利完成各种动作，牙齿也坚固不易脱落。"肾生骨髓"（《素问·阴阳应象大论》），"其充在骨"（《素问·六节藏象论》），均认为肾中精气充养骨髓，促进骨的生长发育。《中西汇通医经精义》曰："肾者，作强之官，伎巧出焉……盖髓者，肾精所生，精足则髓足，髓在骨内，髓足则骨强，所以能作强，而才力过人也。"《四圣心源》认为"髓骨者，肾水之所生也，肾气盛则髓骨坚凝而轻利"。肾藏精，生髓。一方面，肾精的盛衰直接影响骨骼的生长发育充实以及人体的运动，如若肾精充足，则骨髓生化有源，骨的生长发育以及修复均依赖肾脏精气的滋养和推动，从而能够加速人体骨骼的生长发育充实。另一方面，肾的精气对于骨的强弱至关重要，若肾精气充足，则骨髓生化有源，骨得以骨髓的滋养才能坚韧有力，经得起久立或搬移重物，不易折断受伤。

病理方面，肾中精气不足、骨髓空虚不能滋养骨骼，髓空则骨弱无力，影响人体骨骼的生长发育以及人体的活动。《素问·逆调论》曰："肾者水也，而生于骨，肾不生，则髓不能满，故寒甚至骨也。"肾精不足，容易导致骨质变得脆弱，骨骼易于骨折，骨折后不易愈合，可见小儿囟门迟闭、骨软无力，成人或老人骨质脆弱、易于骨折，或骨折后愈合迟缓等骨骼疾病。《圣济总录·小儿门》在论述"囟解"中提及"骨髓充足，则颅囟圆成。若肾气不足，则骨髓不充，年虽长大，头缝尚开"。杨清叟《外科集验方·服药通变方》中提出"肾实则骨有生气"，并开始重视补肾与治疗筋骨损伤的关系。薛己认为"筋骨作痛，肝肾之气伤也"，《圣济总录·诸痹门》则大力提倡"补肝肾以壮骨"，从此确立补肾填精药物在骨骼疾病治疗中的君药地位。

（二）肾与骨通过经络相联

骨属奇恒之腑，没有独立所属的经脉。肾通过督脉与骨相连，"督脉者，起于少腹以下……合少阴上股内后廉，贯脊属肾……上额交巅上，入络脑，还出别下项，循肩髆内，侠脊抵腰中，入循膂络肾"（《素问·骨空论》）；"督任原是通真路"（《针灸大成》）；"诸髓皆属于脑……下至尾骶，皆精髓升降之道路"（《医学入门》）。

督脉乃"阳脉之海"，循行于脊里，入络于脑，可温煦脏腑，敷布命火，调节全身阳经。明代李梴《医学入门》指出："诸髓皆属于脑……下至尾骶，皆精髓升降之道路也。"肾精生髓，通过督脉而使髓充于脊、脑。明代吴昆《医方考》亦言："肾主督脉，督脉者行于脊里，肾坏则督脉虚，故令腰脊不举。骨枯髓减者，枯涸之极也。"当督脉病变时，可导致脊柱骨骼屈伸不利、强直不屈、角弓反张、颈项强直、头晕头痛等脊柱病变表现。此外，足太阳膀胱经与足少阴肾经相交于目内眦，而阴阳跷脉为两脉的支脉，交通一身阴阳之气，调节下肢运动，肾精充足，则灵活矫健。足太阳膀胱经与督脉相联，且"骨会大杼"，因此，肾以督脉、足太阳膀胱经为主，附属阴阳跷脉，皆能联系骨，从结构、功能均可上保证肾与骨髓相通。

（三）肾之功能对骨发育具有促进作用

肾为先天之本，其充在骨、藏精生髓。肾精是骨骼发育的必需物质，可促进骨骼的生长、发育。《素问·上古天真论》曰："女子七岁，肾气盛，齿更发长……三七，肾气平均，故真牙生而长极……丈夫八岁，肾气实，发长齿更……三八，肾气平均，筋骨劲强，故真牙生而长极……五八，肾气衰，发堕齿槁……七八……天癸竭，精少，肾脏衰，形体皆极。八八，则齿发去。"这是对人体骨骼生成、发育、退化、衰老过程的认识，详细描述了肾气变化的规律在骨骼生长、发育以及由盛转衰的生命过程中的重要作用。肾之精气促进和影响骨生长发育，主要表现在三个阶段：肾气充盛，骨髓充满，齿更骨长；肾气平均，髓藏而不泻，骨骼健壮；肾气渐衰，髓空骨弱。肾藏精，精的多少，是直接影响骨骼发育程度的关键因素。肾为骨之本，齿为骨之标。肾所藏"先天之精"是胚胎发生的根本，所藏"后天之精"是维持生命的物质基础，先天和后天之精结合为肾中精气，具有促进机体的生长、发育和具备生殖能力的作用。若肾虚伤精则髓空，髓空则骨病。肾虚易导致肾精不足，肾精不足不能濡养骨髓，骨髓得不到濡养，可影响骨骼的生长发育充实和骨折骨骼的愈合,可通过补肾生髓,使肾中之精气充足,骨髓得以生化,从而促进骨骼的生长、发育、充实和骨折的愈合。

(四)外合之骨体现肾的功能盛衰

骨是人体生长、发育的外候,由肾所主,肾精的濡养是骨维持正常生理功能的前提。骨为肾之外合,其位置较为表浅,易于观察和感知。而肾居于体内,难于直接观察。故基于"以象测藏"的思维方法,中医学把"骨"视为"肾"的客观标志,对于人体骨骼结构、形体功能以及牙齿的外在表现的诊察,是判断肾精的指标之一。通过观察骨形态、感觉、功能等方面的变化,来考察肾精盛衰、推测肾的功能状态,依据骨骼的坚脆、生长的迟速,诊察肾精的之盛衰。如见小儿生长发育迟缓,症见五迟五软,或见老人骨脆易折,难以愈合,不耐久立等,皆为肾精亏虚之证,以补肾填精之药治疗,多获卓效。即如虞抟在《医学正传》曰:"夫齿者,肾之标也,骨之余也……大抵齿龈宣露而动摇者,肾元虚也,治宜滋阴补肾为要。"

齿为肾之标,齿为骨之余。齿与骨同出一源,且两者营养来源相同,均有赖于肾精滋养而生长,正如《医述·齿》引李东垣之论:"牙者,肾之标,亦喜寒,寒则坚牢。"《证治汇补·上窍门·齿病》所言:"齿者,骨之余,髓之所养,故齿属肾,上下龈属阳明。凡动摇豁脱,或大痛或不痛,或出血或不出血,如欲脱之状者,皆属肾病。"肾精化髓而髓能养骨,故肾精充盛则骨髓生化有源,骨髓充足则骨骼得养,使得骨骼强劲有力、耐久立而强劳作,牙齿坚固。牙齿松动、脱落及小儿齿迟等,多与肾精、肾气不足有关。如《景岳全书》曰:"肾虚而牙病者其病不在经而在脏,盖齿为骨之所终,而骨则主于肾也,故曰肾衰则齿豁,精固则齿坚。"《医学正传》曰:"大抵齿龈宣露而动摇者,肾元虚也,治宜滋阴补肾为要。"

三、"肾主骨"理论的外延

"肾主骨"是肾藏象重要理论之一。骨并不是独立存在于人的机体之中,与肌肉、筋、脉、溪谷、精气血津液密不可分。《灵枢·经脉》记载:"骨为干,脉为营,筋为刚,肉为墙。"骨为机体的主干支架,保护机体脏腑组织,髓充于骨中,滋润、濡养骨骼,筋连接、约束骨骼,肌肉为骨的运动提供动力,精气血津液相互化生,经脉道输布至周身。

骨的外延,称为"骨属",见于《灵枢·决气》,即与骨相连属的组织,与骨协同,发挥正常运动功能。

(一)骨与其他形体相关

1.骨肌肉系统

(1)中医学对肌肉的认识:肌肉,《黄帝内经》称为"分肉"或"肌""肉"。全身肌肉均依赖于脾胃运化之水谷精微的滋润濡养,方能满壮结实,并发挥其运动功能,故《素问·痿论》曰:"脾主身之肌肉。"脾胃运化水谷精微物质与其所化生之精血滋润濡养周身肌肉骨骼,骨得以濡养,才能强壮,并在肌肉的协同下灵活运动。

人体肌肉,据其不同部位而有各自相应的名称,如肱二头肌部位肌肉谓称为臑,《素问·至真要大论》曰:"肩背臑及缺盆中痛。"脊柱两旁肌肉称为膂,《灵枢·经脉》曰:"督脉之别,名曰长强,挟膂上项,散头上,下当肩胛左右,别走太阳,入贯膂。"小腿部肌肉名为腨,《灵枢·寒热病》曰:"腓者,腨也。"筋肉结聚的地方称为腘,如《素问·玉机真脏论》曰:"大骨枯槁,大肉陷下,胸中气满,喘息不便,内痛引肩项,身热脱肉破腘,真脏见,十月之内死。"

(2)骨肉相保:骨骼肌肉相互协调,是共同维持人体运动功能的保证,《素问·汤液醪醴论》言"故精自生,形自盛,骨肉相保,巨气乃平"。其将骨与肌的关系称之为"骨肉相保"。骨肉相保的前提条件是"精自生""形自盛",精气化生有源,则形体活动自如。

《灵枢·经脉》曰"骨为干""肉为墙",骨骼是构成人体的主干支架,肌肉如同墙垣一般对有机体有保护作用。肌肉为关节活动提供动力,是骨骼活动的动力源泉。肾藏精,基于先天之精,又依赖于脾运化的水谷精气以充养,精气充盈,精生髓,髓充于骨;脾主运化,水谷精微物质化生有源,先天、后天之精相互充养,肌肉得以濡养而满壮有力,肢体骨骼运动灵活自如。脾肾功能正常,则筋骨肌肉满壮,形体运动敏捷矫健。

（3）肌骨失常：骨骼肌肉相互协调失常，《灵枢·经脉》称为"骨肉不相亲"，其病因病机为"足少阴气绝则骨枯。少阴者冬脉也，伏行而濡骨髓者也，故骨不濡则肉不能著也，骨肉不相亲则肉软却，肉软却故齿长而垢，发无泽，发无泽者骨先死。戊笃己死，土胜水也。"肾中精气不足，阴阳平衡失调，骨髓失于濡养，导致肌肉软弱不能附着，则见骨枯、齿摇、发脱等症状。

脾属土，肾属水，土克水，克制太过而为乘，气血化生及运行输布异常，肌肉则失养萎缩，骨的运动失常，继而出现骨乏无力、骨髓空虚的病症。

《素问·太阴阳明论》曰："今脾病不能为胃行其津液，四肢不得禀水谷气，气日以衰，脉道不利，筋骨肌肉，皆无气以生，故不用焉。"李东垣《脾胃论·脾胃盛衰论》称之为"骨蚀"，其病因病机为"脾病则下流乘肾，土克水，则骨乏无力，是为骨蚀，令人骨髓空虚。"

肌肉痿软无力、麻木不用为肉痿，《素问·痿论》曰："脾气热，则胃干而渴，肌肉不仁，发为肉痿。"《灵枢·经脉》曰："足太阴气绝，则脉不荣肌肉。唇舌者，肌肉之本也。脉不荣，则肌肉软。"脾失健运，四肢肌肉缺乏营养，可见倦怠无力，或痿废不用。

肌痹，首见于《素问·长刺节论》，曰："病在肌肤，肌肤尽痛，名曰肌痹，伤于寒湿。"肌痹的症状"肌肤尽痛"，寒湿之邪侵袭机体，阻滞经脉气血，不通则痛。《素问·宣明五气》曰："久坐伤肉。"过度安逸，导致气血瘀滞，也会出现肌肉软弱无力。肉痿、肌痹日久不愈，亦可导致骨肉不相亲，发为骨质疏松症等。

（4）肌骨失常的治疗：临床上，骨肉不相亲所致肌少症与骨质疏松症等疾病，常从脾胃论治，如《素问·痿论》曰："治痿者独取阳明。"出自李东垣《内外伤辨惑论》的补中益气汤，健脾益气养血，用于中气不足、气血虚弱之肌少症。

《素问·长刺节论》应用针刺治疗肌痹。针刺治疗肌痹的主要施术部位为手足六阳经与足少阴经脉的分肉皮肤之间，《灵枢·官针》记载治疗肌痹的针刺方法包括分刺、合谷刺，"分刺者，刺分肉之间也"，"合谷刺者，左右鸡足针于分肉之间，以取肌痹"。

2．骨筋系统

（1）中医学对筋的认识："筋"在《说文解字》中解为"肉之力也，从力从肉从竹。竹，物之多筋者"，认为筋与力的产生相关。筋，又称"筋膜""膜筋"，如《素问·平人气象论》曰："脏真散于肝，肝藏筋膜之气也。"《黄帝内经太素·身度》曰："筋有大筋、小筋、膜筋。十二经筋起处与十二经脉流注并起于四末，然所起处有同有别。其有起维筋、缓筋等，皆是大筋别名。"

《黄帝内经》有"宗筋"之名，宗筋有狭义之筋和广义之筋之分，狭义之宗筋为前阴，如《素问·厥论》曰："前阴者，宗筋之所聚，太阴阳明之所合也。"广义之宗筋，指多条肌腱筋膜汇聚之处，附着于骨，具有连接关节、肌肉，主司关节运动的功能，如《素问·痿论》曰："阳明者，五脏六腑之海，主润宗筋，宗筋主束骨而利机关也。"肝在体合筋，筋依赖肝血和肝气的濡养，肝血充足，筋得其养，则骨和关节运动灵活。

《灵枢·经脉》描述筋的性质为"筋为刚"，筋刚韧有力，对骨的作用可概括为两方面，其一连接约束骨骼，固定关节骨骼结构；其二主司关节的运动。

《黄帝内经》还首次提到了"经筋"的概念，认为十二经筋是十二经脉之气濡养筋肉骨节的体系，附属于十二经脉的筋膜系统，如唐代杨上善《黄帝内经太素·人和》曰："膜筋，十二经筋及十二筋之外裹膜分肉者，名膜筋也。"经筋除附属于骨骼外，还布满于躯体和四肢的浅部，延伸十二经脉在体表循行，加强经络系统对肢体骨骼的连缀作用。

现代解剖学认为，肌腱、韧带等软组织，与中医学对筋的认识颇相一致，通过紧密联系形成一个整体与骨骼相连，带动关节的活动。

（2）骨与筋的关系：肝在体合筋，肝主藏血，肝血充足，筋得以濡养，才能行使其调控关节活动的作用。同时，肾主藏精，精血同源，肝血充足濡养肾精，肾精化生血液充养肾精。筋附骨，骨撑筋，筋主骨从，筋骨和合。

筋具有"利机关"主司关节运动的功能,多附于骨和关节处,具有约束骨骼的功能。《素问·五脏生成》曰:"诸筋者皆属于节。"骨与骨之间的间接连接,称"关节"。骨关节在筋的连接和约束作用下,屈伸自如,灵活运动。

筋骨和合与机体功能密切相关,《素问·生气通天论》曰:"是故谨和五味,骨正筋柔,气血以流,腠理以密,如是则骨气以精,谨道如法,长有天命。"饮食水谷五味化生为精微,营养筋骨,保持骨架端正,筋脉柔顺,气血才能运行流畅,起到滋润濡养机体的功能。

(3)筋骨失常:筋骨失常与肝肾关系密切。《素问·上古天真论》曰:"今五脏皆衰,筋骨解堕,天癸尽矣。"女性七七、男性七八之后,天癸竭尽,脏腑衰弱,肝主筋,肾主骨,肝肾精气不足,故可见筋软弱无力、骨质疏松等症状。

筋骨失常多与外伤、外感邪气有关。外伤自不必说,用力过度、闪挫扭转等,皆可伤及筋骨。《素问·生气通天论》曰:"湿热不攘,大筋软短,小筋弛长,软短为拘,弛长为痿。"湿热阻滞气血经络,不能充养筋骨,筋失所养,从而表现为拘急、痿长,出现肢体运动受限。《黄帝内经太素·痹论》曰:"风寒湿气······三气以为周痹,循脉而行,至分肉之间,气聚排迫分肉,肉裂而为痛也。"指出以风寒湿三种邪气侵袭人体,导致筋脉、肌肉受到外邪侵袭,从而产生疼痛。《素问·长刺节论》认为筋脉挛缩,引起关节疼痛,不能行走为筋痹,如"病在筋,筋挛节痛,不可以行,名曰筋痹,刺筋上为故,刺分肉间,不可中骨也,病起筋炅病已止"。《灵枢·经筋》概括为"经筋之病,寒则筋急,热则筋弛纵不收,阴痿不用。阳急则反折,阴急则俯不伸"。

筋骨失常又多与形体过劳有关。见于《素问·宣明五气》"五劳所伤······久立伤骨,久行伤筋,是谓五劳所伤"。提出筋骨损伤的原因之一为久立、久行,久立、久行损伤肾精、肝血,则筋缓骨弱。

(4)筋骨失常的治疗:肝藏血,血濡养筋,在体合筋;肾藏精,精充养骨,在体合骨。肝肾同源,精血互生,故筋骨病的治疗,应注重肝肾,从调治整体入手。《素问·痿论》曰:"阳明者,五脏六腑之海,主润宗筋。"筋又与五脏六腑的紧密联系,除可取补益肝肾之法之外,又当顾护其他脏腑,特别是脾胃(阳明)。

《黄帝内经》多以针刺法治疗筋骨病。筋病候的治疗原则在《灵枢·经筋》总结为"治在燔针劫刺,以知为数,以痛为腧······",在经筋上找到痛点,即为针刺穴位。

后世医家治疗筋骨病有诸多良方,如独活寄生汤,出自唐代孙思邈《备急千金要方》"治腰背痛,独活寄生汤。夫腰背痛者,皆犹肾气虚弱,卧冷湿地当风所得也,不时速治,喜流入脚膝,为偏枯冷痹缓弱疼重,或腰痛挛脚重痹,宜急服此方"。该方由独活、桑寄生、杜仲、防风、秦艽等组成,共奏益肝肾、补气血、祛风湿、止痹痛之效,主治肝肾不足、气血亏虚、筋脉失养之痹证。以上为骨关节炎、风湿性关节炎、神经痛等与筋骨相关病的针药治疗提供了重要的理论及临床实践依据。

3. 骨溪谷系统

(1)中医学对溪谷的认识:溪谷系统包括溪谷、八溪、八虚。"溪谷",亦作"谿谷"。溪为山间小河沟,《说文解字》解释为"山渎无所通者",意为山间不与外界相通的小河。谷为两山之间的低洼处,《说文解字》解释为"泉出通川为谷"。《素问·气穴论》曰:"肉之大会为谷,肉之小会为溪。肉分之间,溪谷之会,以行荣卫。"即"溪谷"是位于分肉之间肌肉的交会之所,其作用是通行营卫之气。《素问·痿论》曰:"冲脉者,经脉之海也,主渗灌溪谷,与阳明合于宗筋。"溪谷为经脉之海渗灌之处,亦为卫气所留之处,泛指经络穴位,谷相当十二经脉循行的部位;溪相当三百六十五个经穴的部位,如《素问·五脏生成》曰:"人有大谷十二分,小溪三百五十四名,少十二俞,此皆卫气之所留止。"王冰认为,三百六十五小溪除十二俞外,小溪当三百五十三名,误把三当作四。

"溪谷属骨"出自《素问·阴阳应象大论》。唐代王冰《重广补注黄帝内经素问》解释为"属骨者,为骨相连属处"。清代张志聪在《黄帝内经素问集注》解释为"溪谷者,大小之分肉,连于骨生起也"。

"四肢八溪之朝夕"出自《素问·五脏生成》,曰:"诸脉者皆属于目,诸髓者皆属于脑,诸筋者皆属于节,诸血者皆属于心,诸气者皆属于肺,此四肢八溪之朝夕也。"王冰认为八溪,谓肘、膝、腕。马莳曰:"八溪者,手之肘与腕,足之膝与腕也,盖肉之小会为溪也。"张志聪《黄帝内经素问集注》曰:"八溪,即四肢股肱之肉,五脏元真之所通也……经气循行于四肢八溪,注于目,会于脑,濡筋骨,利关节,朝夕循行,外内出入,如环无端者也。"张介宾《类经》曰:"八溪者,手有肘与腋,足有胯与腘,此四肢之关节,故称为溪。"虽八溪范围稍有差异,但可总结均与较大的关节有关,且气血朝夕不止运行其间,与关节腔的功能相似。

"八虚"出自《灵枢·邪客》,曰:"肺心有邪,其气留于两肘;肝有邪,其气流于两腋;脾有邪,其气留于两髀;肾有邪,其气留于两腘。凡此八虚者,皆机关之室……"八虚为两肘、两腋、两髀、两腘,均为关节之室。《灵枢·邪客》篇曰:"凡此八虚者,皆机关之室,真气之所过,血络之所游。"八虚为真气所过之处,气血流经之处。

(2)骨与溪谷的关系:《素问·痿论》载"冲脉者,经脉之海也,主渗灌溪谷,与阳明合于宗筋,阴阳总宗筋之会,会于气街,而阳明为之长,皆属于带脉,而络于督脉"。冲脉为经脉之海,对溪谷进行渗灌,足少阴经之络与之皆起于肾下胞中,出于气街即足阳明经之气冲穴,向上与足阳明经并而上行,出于咽上;向下与足少阴经同行于足内踝之后,入于足下。因此溪谷借冲脉和足少阴经、足阳明经有着密切的联系。脾胃健运,肾精充足,气血化生有源,经脉之海充盛,溪谷渗灌有源,肌骨关节得以濡养,骨骼活动灵活自如。

明代马莳在《黄帝内经素问注证发微》曰:"水之流注在溪,故病在溪。""惟水主于北,其眚当见于北方也。在人之脏属于肾,肾之分部,内在腰脊骨髓,外在溪谷腨膝,故病见于此耳。"也证实了肾-骨-溪谷为相互联系的一个系统。

(3)溪谷系统与骨失常:《素问·气穴论》载:"积寒留舍,荣卫不居,卷肉缩筋,肋肘不得伸。内为骨痹,外为不仁,命曰不足,大寒留于溪谷也。"明确地提到寒邪留居于溪谷,是骨溪谷疾病的原因,在肌表可使皮肤麻木不仁;在溪谷之中导致筋肉的痉挛,限制关节活动;在内则发为骨痹。寒邪留居于溪谷之处,引发这些疾病,由于荣卫之气不能濡养机体而发。清代张志聪《黄帝内经素问集注》曰:"肾主骨,大寒留于溪谷,溪谷属骨,运气与脏气相合而为病也。"肾气不足,外邪侵袭机体,导致疾病的发生。

(4)溪谷系统骨骼失常的治疗:溪谷系统,主要包括骨关节及其附属软组织肌肉等。故溪谷病的治疗可参考肌肉、筋、脉、关节的治疗。

4. 骨脉系统

(1)中医对脉的认识:《素问·脉要精微论》曰"夫脉者,血之府也"。脉为容纳和运输血液的通道。脉道一词,出现于《灵枢·经脉》,"谷入于胃,脉道以通,血气乃行"。说明脉道具有运行气血,营养全身的作用。"阴道"在《黄帝内经》中与"脉道"意思相近,"四肢不得禀水谷气,日以益衰,阴道不利"。血液是由水谷精微化生,循行于脉管之内,其功能和性质都属于阴,所以"阴道"即为"脉道"。脉在《黄帝内经》亦有"脉象"之意,本书中论述之脉为"脉道"之意。经脉,为经络系统的主干通路,有正经(十二经脉)、奇经(奇经八脉)之分,为气血运行之径路。

心主血脉,脉道的通利及其运行血液的功能依赖于心气的推动。《灵枢·决气》曰:"壅遏营气,令无所避,是谓脉。"心气充沛,阴阳平和,脉道通利,血液流畅。脉道的充盈亦为气血通行的关键,脾胃化生水谷精微物质,化而为血,充斥脉道,脉为脾气散精提供通道。

(2)骨与脉的关系:《素问·生气通天论》描述筋骨脉关系为"是以圣人陈阴阳,筋脉和同,骨髓坚固,气血皆从"。骨、筋、脉关系密不可分,三者相互依存,肢体得以濡润,活动灵活。人体正常生理活动的完成依赖于气血的充养,气血的运行依赖于经脉。肾藏精,肾中精气化为血液,充斥脉中,脉道充盈得以濡养周身骨骼,两者相互滋润濡养支持。

(3)骨与脉的失常:《灵枢·经脉》曰"经脉者,所以能决死生,处百病,调虚实,不可不通"。人体五脏六腑、四肢百骸、皮肉筋骨之所以能维持其正常功能皆需要气血的充养,而这一过程又借以经脉通过经络系统发挥运行气血的网络结构来完成。气血失常为机体发病的原因,并反映在体表经脉上的失常,导致骨骼肌肉失养而发病。

《素问·五脏生成》曰:"心之合脉也,其荣色也,其主肾也。"心主血脉,心气推动作用减弱,则可见脉虚无力,甚则气虚血瘀,脉道阻塞。《素问·太阴阳明论》曰:"今脾病不能为胃行其津液,四肢不得禀水谷气,气日以衰,脉道不利,筋骨肌肉,皆无气以生,故不用焉。"脾在饮食物消化吸收的过程中起着主导的作用,饮食水谷要想转化为精微物质必须依赖于脾的运化,同时,精微物质的运转输布也需要脾的升清和运化功能。由此可见,若脾气亏虚,脾失健运,水谷精微不能滋养周身,则会出现四肢痿废不用、肌肉瘦削无力等表现。脾不能帮助胃将受纳的饮食水谷转化为水谷精微,从而化生血液,血液化生乏源,脉道空虚,不能营养筋骨肌肉。

(4)骨与脉失常的治疗:血行脉中,脉行骨中,故骨与脉病的治疗与血病密不可分。《黄帝内经素问集注》曰:"病在脉,调之血。"血液瘀滞于脉中,有清代王清任《医林改错》血府逐瘀汤可以治疗。方中川芎、桃仁、红花、赤芍活血化瘀,合营通络;柴胡、桔梗、枳壳调畅气机,行气活血。肾虚血瘀,骨骼失养,脉络郁滞,有《伤科大成》补肾活血汤可以治疗。方中熟地黄、杜仲、菟丝子、补骨脂、枸杞子、山茱萸、肉苁蓉填补精血,强壮筋骨;配以当归尾、红花、独活、没药活血祛瘀,通脉止痛,治痹阻之余患;具有补肾壮筋,活血通脉之功效。

(二)骨与精、气、血、津液相关

精、气、血、津液、神是人体最基本的生命物质,是机体活动的基础。《灵枢·本脏》曰:"人之血气精神者,所以奉生而周于性命者也。"其中精、气、血、津液是构成和维持人体生命活动的基本物质,是脏腑功能活动的产物,又是脏腑功能活动的物质基础。

精有广义、狭义之分,广义之精指人体一切精微物质,包括气、血、津液等,狭义之精指生殖之精。精是构成和维持人体生命活动的最基本物质,贮藏于五脏之中,流动于脏腑、形体、官窍之间。《灵枢·本神》曰:"是故五脏者,主藏精。"

自然界之气是万物化生运动的本源,人亦禀受天地之气而生。人体之气是存在于体内至精至微的物质,是生命活动的基础物质,运行不息,变化不止。在中医学中还有六种气候变化的六气,致病因素的邪气,药物性质的药物之气,气的运动变化称为气机。本书中论述之气为人体之气。

血,即血液,是行于脉中,循环流注于周身的液态物质,具有营养和滋润的功能。《灵枢·决气》曰:"中焦受气取汁,变化而赤,是谓血。"中焦脾胃受纳水谷,化为精微物质,变化为血液。《诸病源候论·虚劳病诸候》曰:"肾藏精,精者,血之所成也。"肾精是血液化生的原始物质。

津液,是津和液的总称,是人体正常水液的总称。津质地较清稀分布于体表肌肉,起滋润作用;液质地浓稠灌注机体深处,起濡养作用。两者均由脾胃化生之水谷精气化生,并可相互转化,故多将津液并称。

1.精、气、血、津液为骨骼的物质基础

人体之精由先天之精、自然界清气和后天之精构成。先天之精禀受于父母,藏于肾,自然界清气由肺吸入,后天之精为由脾胃化生的水谷精微。以先天之精为本,赖以后天之精的充养,先后天之精相互促进,相互充养,布散周身,濡养机体,滋养骨骼,生长、发育、生殖功能得以发挥。

人体之气由先天之气、水谷之气和自然界清气构成。先天之气由禀受于父母的先天之精化生,吸入体内的自然界清气和脾胃化生的水谷之气形成后天之气。人体之气循行濡养全身脏腑器官,由脏腑化生,肾为生气之根、脾胃为生气之源、肺为生气之主。气可促进机体的生长发育,同时骨骼的生长发育也需要气的推动。

血由水谷精微和肾精化生。饮食物经脾胃化生水谷精微,包含营气和津液,进入脉中化而成血。肾藏精,精生髓,髓化血。肾精充足,血液化生有源。肝藏血,精血同源,与血液化生关系密切。如《素问·四时刺逆从论》曰:"血气在中,内著骨髓,通于五脏。"

津液来源于饮食水谷,主要由脾胃的运化和大肠小肠的吸收活动而生成。津液的输布由多个脏腑密切合作,脾气散精,通过上输于肺,肺通调水道而主行水,或直接布散津液于周身,肾主水,肝调畅气机以行水,三焦决渎为水道,多个脏腑功能活动正常,水液输布周身,发挥滋润濡养的作用。《灵枢·决气》曰:

"谷入气满,淖泽注于骨,骨属屈伸,泄泽,补益脑髓,皮肤润泽,是谓液。"水谷津液分布于骨关节,发挥濡养滑利作用,如此则骨关节及其与骨相连属的组织,与骨协同,屈伸,活动矫健。

2.精、气、血、津液失常导致骨骼病变

精的失常多以不足为常见。人体之精在化生中的任何一个环节出现异常,均可导致精的不足,若先天之精或后天之精不足,可能会出现发育迟缓、早衰、骨骼脆弱等表现。人体之精贮藏于脏腑中。《素问·上古天真论》曰:"肾者主水,受五脏六腑之精而藏之。"肾的藏精功能主要由肾的封藏作用完成,如《素问·六节藏象论》曰:"肾者,主蛰,封藏之本,精之处也。"肾精化生肾气,肾气将肾精固涩封藏于肾中,保证肾精生理功能的行使。精充实于骨,则骨强;若肾精亏虚,在小儿则五迟、五软;在老年则骨质疏松,甚则骨折。

气的失常表现在气的生成、运动及功能各个方面。气的推动、温煦、防御、固摄、中介功能出现异常,可引起骨的病变。如《素问·太阴阳明论》曰:"四肢不得禀水谷气,气日以衰,脉道不利,筋骨肌肉,皆无气以生,故不用焉。"《灵枢·经脉》曰:"足少阴气绝则骨枯。少阴者冬脉也,伏行而濡骨髓者也,故骨不濡则肉不能著也,骨肉不相亲则肉软却,肉软却故齿长而垢,发无泽,发无泽者骨先死。戊笃己死,土胜水也。"

血的失常表现在血的化生及运行两方面。脾胃为血液化生之源,脾胃虚弱则血液化生无源,肝肾精血同源,肝肾亏虚则精亏血少,可致骨痛、骨质疏松。如《灵枢·阴阳二十五人》曰:"血气皆少则无须,感于寒湿则善痹,骨痛爪枯也。"血液运行于脉中,流注周身,血行于脉外为出血,血液停滞为瘀血,同时瘀血作为病理产物也可引发骨关节疾病。如《灵枢·邪客》曰:"凡此八虚者,皆机关之室,真气之所过,血络之所游。邪气恶血固不得住留。住留则伤筋络骨节,机关不得屈伸,故痀挛也。"

津液的生成、输布和排泄失常导致津液亏虚或水湿痰饮内停。津液亏虚严重者,可导致骨关节屈伸不利,如《灵枢·决气》曰:"液脱者,骨属屈伸不利,色夭,脑髓消,胫酸,耳数鸣。"水湿痰饮停留于骨关节,则可导致关节肿痛、积液等症状。《医方集解·除痰之剂》曰:"李时珍曰:痰涎为物,随气升降,无处不到,入心则迷,成癫痫;入肺则塞窍为喘咳背冷;入肝则膈痛干呕,寒热往来。入经络则麻痹疼痛;入筋骨则牵引灼痛;入皮肉则瘰疬痈肿。"

第三节 "肾主骨"理论与藏象学说

"肾主骨"理论是中医藏象理论的核心内容之一,在防治骨与脊柱关节退变性疾病、衰老性疾病方面具有重要理论和临床价值,是中医学研究中具有战略性的重大基础科学问题。

一、"肾主骨"理论与五脏相关

(一)"肾主骨"与藏象学说

中医学在关于"肾主骨"理论的养生保健、生理功能、病因病机、辨证论治等方面积累了丰富的诊疗经验,在维护人类的健康过程中发挥了重要的作用。运用现代科学研究方法发现"肾"与"骨"之间存在着密切的相互调节作用,在中医理论的指导下,运用现代科学技术构建并证明"肾骨系统"的科学性及优越性,将会提高"肾主骨"理论的临床指导价值,从"肾主骨"藏象理论与实践方面进一步发展中医脏腑理论。

1.从中医藏象学说论述"肾主骨"理论

(1)骨为"五体"之一:骨是中医学形体官窍中"五体"的组成部分。形体,有广义和狭义之分。狭义的形体,特指"五体",即皮、肉、筋、脉、骨,为构成整个人身形体的重要组织。广义的形体,泛指躯体,即所有具备一定形态结构的组织,包括头面、颈项、躯干、四肢、脏腑等在内。与脏腑相对而言,形体在外。形体赖于脏腑所化生精气的濡养,才能维持正常生理功能;脏腑依靠形体的保护,才能避免损伤。脏腑与形体之间,是相互依存而不可分离的。

(2)骨为"奇恒之腑"之一:奇恒之腑,是脑、髓、骨、脉、胆、女子胞的总称。奇恒之腑形态似腑,多为中空的管腔或囊状器官；功能似脏，主藏精气而不泻。因其似脏非脏、似腑非腑，异于常态，故以"奇恒"名之。除胆为六腑之外，其余皆无表里配合，也无五行配属，但与奇经八脉有关。

骨中有腔，内藏骨髓，《素问•脉要精微论》曰："骨者髓之府。"故总属奇恒之腑。《黄帝内经》对人体骨骼的名称、形态、数量等均有较为详细的记载。

（3）骨为肾之外合：《灵枢•五色》曰："肝合筋，心合脉，肺合皮，脾合肉，肾合骨。"从中医整体观认识人体，五脏皆有外合，即形体与五脏的密切相关性。肾合骨，又称肾"在体为骨""其充在骨"，肾与骨密切相关。

肾者先天之本，藏精主骨生髓。肢节内合脏腑，骨为肾之合。《黄帝内经》作为中医理论之渊薮，构筑了"肾主骨"的基本理论框架。《素问•六节藏象论》曰："肾者，主蛰，封藏之本，精之处也，其华在发，其充在骨。"《素问•阴阳应象大论》曰："肾生骨髓……在体为骨。"《素问•解精微论》曰："髓者骨之充也。"即肾精充足，化生骨髓，充养骨骼，阐述了肾（精）-髓-骨之间的生理关联。《素问•宣明五气》曰："五脏所主：心主脉，肺主皮，肝主筋，脾主肉，肾主骨，是谓五主。"

肾精具有生髓而充养骨骼的功能。《素问•阴阳应象大论》曰："肾生骨髓。"骨骼的发育是形体发育状态的标志之一，由肾精充养，由肾气推动与调控。肾藏精，精生髓，髓居骨中，骨骼赖之以生长发育。肾精充足，骨髓生化有源，髓以养骨，则骨骼坚固有力；若肾精不足，骨髓生化无源，骨骼失养，则可出现小儿囟门迟闭，骨软无力，以及老年人骨质脆弱，易于骨折等。

（4）少阳主骨："少阳主骨"学说最早见于《素问•热论》，文中载有"伤寒一日，巨阳受之，故头项痛，腰脊强……三日少阳受之，少阳主胆，其脉循胁络于耳，故胸胁痛而耳聋。"此处提到"少阳主胆"的概念，《黄帝内经太素》作"少阳主骨"，言"肝足厥阴主筋，三焦手少阳与膀胱合，膀胱肾腑，表里皆主骨"。宋代林亿说："按全元起本，胆作骨……《甲乙经》《太素》等并作骨。"这里提出"少阳主骨"的概念，指出少阳与骨存在联系。

从经脉病变论及"少阳主骨"，见于《灵枢•经脉》"胆足少阳之脉……是主骨所生病者，头痛、颔痛……胸、胁、肋、髀、膝外至胫、绝骨、外踝前及诸节皆痛"。张志聪注解这段经文："主骨所生病者，为头痛、颔痛，缺盆、腋下、胸、胁、髀、膝外、胫、踝皆痛，乃足少阳经脉所循之部分而为痛也。"从少阳经脉循行部位的疼痛做出解释。《素问•厥论》曰："少阳厥逆，机关不利，机关不利者，腰不可以行，项不可以顾。"指出了少阳之脉出现异常时会产生骨病。《素问•诊要经终论》曰："少阳终者，耳聋，百节皆纵。"《灵枢•终始》也有相关记载，王冰注："少阳主骨，故气终则百节纵缓。"《灵枢•根结》载："少阳根于窍阴，结于窗笼，窗笼者耳中也……少阳为枢……枢折则骨繇而不安于地，故骨繇者取之少阳。"马莳认为："所谓骨繇者，正以其骨缓而不能收，即骨之动摇者也。"

从肝胆相关论及"少阳主骨"，见于《黄帝内经太素》引全元起注曰："少阳者，肝之表，肝候筋，筋会于骨，是少阳之气所荣，故言主于骨。"

从胆的功能论及"少阳主骨"，见于明代张介宾曰："胆味苦，苦走骨，故胆主骨所生病，又骨为干，其质刚，胆为中正之官，其气亦刚，胆病则失其刚，故病及于骨，凡惊伤胆者，骨必软，即是明证。"论述了骨病的发病机制。

国医大师施杞教授提出"少阳主骨"立论辨治膝骨关节炎，在从肝肾论治膝骨关节炎学术思想的基础上，发掘古代医学文献典籍，另辟蹊径，以少阳主骨立论认识膝骨关节炎，并提出以"和"为总纲，宗石氏伤科之以气为先、以血为主的思想精髓，贯以少阳和解，总以和气血、和少阳为治则，每以用治内科杂病之圣愈汤为底方，辅以少阳之柴胡汤，即以中医骨内科思维辨治，论治每多取效。

2．肾主骨理论的现代研究

随着现代分子生物学、组织学、生理病理学等的深入研究，西医学也发现骨骼的生长发育以及功能的发挥与肾脏功能的正常与否有密切联系。从西医学角度对骨的研究来看，"肾主骨"理论中的"肾"不仅是解剖学意义上的肾脏，而且还涉及所有与骨代谢有关的功能组织与器官。因此，"肾主骨"理论的现代内涵,既表现在肾脏 1α- 羟化酶的活性及肾脏对钙磷代谢的调控上,也包括下丘脑 - 垂体 - 靶腺轴以及骨骼组织局部微环境各种调节因子对骨代谢的复杂调控网络。

(1)胚胎发育同源:在胚胎发育方面,肾与骨均来自中胚层,在哺乳动物胚胎发育过程中,肾脏源于间叶中胚层体节外侧的生肾索,而机体的中轴骨和四肢骨也分别由轴旁中胚层、侧板中胚层细胞分化而来。因此,从发育学角度分析,两者之间必然存在共性和相关性。

(2)钙磷代谢平衡:肾影响钙离子、磷离子的排泌和重吸收,机体内钙磷代谢平衡及其在细胞内外液中浓度的稳定对维持骨正常的代谢有重要作用。钙磷为主的矿物质在骨基质矿化过程中,增加了骨的硬度并有利于维持其形态。此外,钙离子、磷离子可通过其受体或核因子 κB 受体活化因子配体(receptor activator of NF-κB ligand, RANKL)通路促进成骨细胞形成同时抑制破骨细胞形成。肾脏自身通过肾小球滤过,肾小管重吸收、排泄及肾脏分泌钙调蛋白、骨钙蛋白等方面,直接参与调节钙磷水平,维持机体内钙磷稳态。因此,肾脏直接调节机体钙磷稳态,从而影响骨骼的矿化、结构等功能。

(3)活性维生素 D:肾影响活性维生素 D 的形成。肾脏通过 1α- 羟化酶的作用产生活性维生素 D,即 1,25-$(OH)_2D_3$(1,25- 二羟维生素 D_3)。1,25-$(OH)_2D_3$ 是一种肾源性骨代谢调节激素,能增加肠道对钙、磷的吸收,提升机体内钙和磷的水平,有利于钙化和骨盐沉着。此外,1,25-$(OH)_2D_3$ 可以促进软骨细胞中血管内皮细胞生长因子的表达和血管生成,进而促进长骨生长板的正常生长。因此,肾脏通过产生 1,25-$(OH)_2D_3$ 影响机体钙磷代谢和骨的生长发育。

(4)促红细胞生成素(erythropoietin, EPO):肾影响 EPO 的生成,肾脏皮质及外髓部肾小管周围的毛细血管内皮细胞是合成生 EPO 的重要场所。近年研究发现 EPO 在骨的形成以及骨折愈合中均起到了十分重要的作用。其主要作用是促进原始红细胞的增殖、分化、成熟,促进骨髓内网织红细胞的释放和骨髓对铁的吸收,从而利于红细胞生成和骨骼的生长发育。EPO 可以作用于骨髓干细胞的 EPO 受体,使其向破骨细胞分化;EPO 还可以促进骨髓单核细胞中破骨细胞的发生;此外,EPO 还可以刺激造血干细胞产生骨形成蛋白,间接促进骨的形成。因此肾脏通过影响 EPO 的生成,促进骨骼的生长发育以及损伤后修复。

(5)骨形态发生蛋白(bone morphogenetic protein, BMP):肾影响骨形成蛋白 BMP 的生成。BMP 首先发现于去矿化的骨组织,临床上已批准使用 BMP2 和 BMP7 促进脊柱融合和骨折愈合。其中 BMP7 在机体胚胎时期广泛表达,出生后在肾脏中持续表达。BMP7 的主要作用是促使间质干细胞向成骨细胞分化,进而产生新生骨。在骨骼发育过程中,BMP7 可促使成软骨细胞的分化,增加成骨细胞关键转录因子 Runt 相关转录因子 2(Runt-related transcription factor, RUNX2)的表达,进而促进其增殖和分化。BMP7 还可促进对成骨所需的物质成骨蛋白 DNA、胶原合成及蛋白质积聚增殖,刺激骨折周围血肿内未分化的骨髓间充质干细胞分化形成软骨细胞和骨细胞,进而影响骨折修复。

(6)激素分泌调节:肾影响激素的分泌肾脏对骨以外的调控作用涉及诸如下丘脑 - 垂体 - 肾上腺皮质轴、下丘脑 - 垂体 - 甲状腺轴和下丘脑 - 垂体 - 性腺轴等。①近期研究发现雌激素(E)通过破骨细胞上的雌激素受体(ER)介导对破骨细胞直接和间接起调节作用,促使破骨细胞凋亡,抑制破骨细胞分化,同时,雌激素还有调节成骨细胞增殖与分化的作用,表现为雌激素抑制成骨细胞凋亡,并影响其分化,在维持骨代谢平衡中成骨细胞的增殖与凋亡起重要的作用。另外,雄激素是由睾丸和肾上腺分泌。机体在青春期时,雄激素影响骨骼生长和骨矿物质沉积,成年后雄激素参与影响骨形成和抑制骨吸收,对维持骨量、调节骨代谢与维持骨稳态起重要作用。②甲状旁腺激素(parathyroid hormone, PTH)可以通过影响肾脏对血钙、血磷水平的调节进而影响骨代谢。此外,PTH 与成骨细胞的受体结合,可以促使前成骨细胞增殖、分化为成熟的成骨细胞,促进新骨的形成,促进成骨细胞对骨小梁的合成,减少骨吸收,以增加骨密度和改善骨骼的微结构。③内源性糖皮质激素浓度受下丘脑 - 垂体 - 肾上腺皮质轴系统的调控,内源性糖皮质激素通过影响成熟成骨细胞 Wingless/integrated(Wnt)蛋白的表达和分泌,从而间接抑制骨髓间充质干细胞向软骨细胞的分化,并促使成骨细胞形成。如果长期服用糖皮质激素还可促使骨细胞的凋亡,并抑制肠道对钙的吸收,而促进肾脏排钙,导致机体持续性低血钙和继发性甲状旁腺亢进性骨病。④降钙素

（calcitonin，CT）由甲状腺滤泡旁细胞合成和分泌，主要由肾脏代谢。CT通过影响关节软骨细胞产生蛋白多糖及Ⅱ型胶原，降低关节炎软骨细胞胶原酶活性，阻止外周软骨量减少，降低炎性反应。也可直接抑制破骨细胞凋亡，从而减缓溶骨过程，使骨组织对钙、磷流失减少，并且作用于肾脏，抑制肾小管对钙、磷的重吸收，使钙、磷排泄增多。研究发现CT还可以促进骨折部分软骨形成，加快软骨成熟，对骨折愈合起积极作用。

"肾主骨"中医藏象理论博大精深，内容丰富，随着研究的深入展开，肾藏精、肾主骨理论将会被更加全面地阐释，以及更好地指导临床实践。

（二）"肾主骨"与"肝主筋"

1. 肝肾精血同源与筋骨相关

《素问·阴阳应象大论》曰："北方生寒，寒生水，水生咸，咸生肾，肾生骨髓，髓生肝。"其中的"生"具有"调控"的含义，也就是"生克制化"关系的基本调控机制。肾藏精，主骨生髓，精髓化生肝血，肾通过髓，生养于肝，肾与肝，母子相生，精血同源，说明了肝肾两脏在生理上是紧密联系的。

《灵枢·本神》曰："肝藏血……肾藏精。"肝肾同居下焦，肝与肾之间的关系主要是精和血的关系。中医认为肾藏精生髓，且与血的生成关系密切。《诸病源候论·虚劳病诸候》曰："肾藏精，精者，血之所成也。"肾精充盛，则骨髓得养、骨骼强壮、血液充盈。血的化生，依赖肾中精气的气化功能；肾中精气的充盛，依赖血的滋养功能。精能生血，血能化精，两者相互滋生，相互转化，称为"精血同源""肝肾同源""乙癸同源"。《侣山堂类辨》曰："肾为水脏，主藏精而化血。"《诸病源候论》又言："肾藏精者，血之所成也。"道出"精"与"血"的同源关系，精与血之间可以相互资生、相互转化，精藏于肾，血藏于肝，肾中的精气充盈，肾阴滋养肝阴，则肝有所养，血有所藏；反过来肝中藏血量充盈，则肾有所滋，精有所藏，两者关系密切，故《类经》曰："精足则血足。"《张氏医通》认为血与气同出一类，"血之与气，异名同类，虽有阴阳清浊之分，总由水谷精微所化。其始也混然一区，未分清浊，得脾气之鼓运，如雾上蒸于肺而为气；气不耗，归精于肾而为精；精不泄，归精于肝而化清血"。解释了肾精通过肝化生血液，并受肾调节。

肝有藏血的功能，肝主筋的功能有赖肝血的滋养，肝血充盈，则筋膜得养，关节活动自如；若肝血不足，血不养筋，则出现关节肌肉疼痛、关节屈伸不利、肌肤麻木等症状，而发为痹证。临床实践中，从肾论治骨骼及血液相关疾病成为常用治疗方案。

2. 肝肾阴阳协调与筋骨相关

肾阴为一身阴液之本，能涵养肝阴，肝阴亦可资养肾阴，临床发现肝肾阴虚常常同时并见。肾在五行中属水，肝在五行中属木，肾阴是阴之本，肾阴充盈，肝阴充足，涵养肝阳，使肝阳不上亢，则为"滋水涵木"；若肾阴亏虚，肝阴亦不足，阴不制阳而致肝阳上亢。肾之阴精不足者，可出现手足瘛疭，甚或经脉拘挛等筋膜方面疾病。肝为阴中阳脏，中寄胆火，职司疏泄，肾藏精主水，内舍真阳，宜于潜藏。两脏同司相火，而相火宜潜。若肝阴不足，可致肾阴亏虚，引起相火上炎。肝火太盛可下劫肾阴，引致肾阴不足。若肝之疏泄太过，则肾之封藏不及，可出现遗精梦泄等症状，骨中之髓既耗，日久则齿骨枯槁，故曰"少阳主骨"。

肝主筋，肾主骨。《素问·痿论》曰："肝主身之筋膜。"筋膜是一种联络关节、肌肉，专司运动的组织，即所谓"肝主筋"。"肾藏精"，主藏精，精生于髓，髓居属于骨中，赖精髓以充养，肾精充则骨骼得到滋养而强健有力，"肝主筋"，肝藏血濡筋，筋之所以能司身之运动，主要赖于肝血的濡养。筋骨关系密切，《重广补注黄帝内经素问》曰："夫人之运动者，皆筋力之所为也，肝主筋，其神魂，故曰肝者罢极之本，魂之居也，爪者筋之余，筋者肝之养，故华在爪，充在筋也。东方为发生之始，故以生血气也。"《素问·阴阳应象大论》曰："东方生风，风生木，木生酸"，故肝其味酸也。《素问·六节藏象论》曰："其味酸，其色苍，此为阳中之少阳，通于春气。"《黄帝内经》有"少阳主骨"之说，可见肾藏精与肝主筋关系密切。临床上，两者关系也常常互相影响。叶天士认为"女子以肝为先天"，肾藏精，肝藏血，肾阴滋养肝阴，肝肾同源。成年女性肾性骨病患者本身处于"筋骨坚，发长极，身体盛壮"的蓬勃生理状态，但其肾精还需应用于周期性月经的产生及孕育胎儿，濡养骨髓的肾精相形见绌。在慢性肾病对肾精的慢性消耗下，此类人群肾精亏虚，损及肝阴，藏泄失司，精血化生不足，阴阳制约失衡，筋骨痿软，骨乏无力。辨证多为肝肾阴虚证，治当滋补肝肾，方以虎潜丸（《删补颐生微论》）加减化裁，酌加木香、香附、川楝子的理气药以疏肝行气，以防气滞瘀血，壅阻肾络。

（三）"肾主骨"与"肺主气"

1.肺肾金水相生与精气主骨

肺属金，主气、司呼吸，肺主宣发与肃降，肺主通调水道，肺朝百脉，肺主治节，肺外合皮毛。肾属水，主藏精、生髓养骨，肾主水，肾主纳气，肾外合骨发。肾属水，主藏精，主水，主骨生髓，主纳气。肾闭藏精气，使之不断充盈，防止其无故流失，为精气在体内充分发挥正常的生理效应创造必要条件。肾藏精生髓，骨骼的生长、发育、修复均有赖于肾中精气的充盈、滋养及推动。《素问·六节藏象论》曰："肾者主蛰，封藏之本，精之处也，其华在发，其充在骨。"肾精充足，则骨髓生化有源，气机推动有力，骨骼才能得到精气之充分濡润而坚固。肺津敷布以滋肾，肾精滋养肺脏，两者相辅相成，称为"金水相生"。

"金水相生"，其中之重点在于"相"之一字，即肺肾两脏可以互相滋养，相须以为用者也。肺主皮毛而卫外，肾藏精髓而营内，则外固内坚。肺气虚衰，卫外不固则有寒中之忧，肾精不足，骨内不坚则有萧墙之虑，不仅肺虚易招外感，肾馁亦能容邪。肺主呼，肾主吸，一呼一吸，气息应焉。故林珮琴曰："肺为气之主，肾为气之根。"赵献可亦曰："肺金之气，夜卧则归藏于肾水之中。""金水相生"不为单一地由肺至肾，或由肾至肺，而是两者间"同生共济"之象。

2.肺肾金水相生与维生素D

有研究表明"金水相生"法中所涉及的肺肾两脏之生理功能与 $1,25\text{-}(OH)_2D_3$ 在机体内的作用机制和效果相对应。其中，$1,25\text{-}(OH)_2D_3$ 可逆转气道重塑，减轻气道炎症，降低过敏性反应发生概率等作用，可与肺肾之宣降气机作用相呼应；同时，$1,25\text{-}(OH)_2D_3$ 可促进小肠钙磷吸收，促进钙盐沉积，还可刺激成骨细胞分泌胶原蛋白，促进骨有机基质的成熟，从而有利于成骨，又与肾之主骨生髓生理作用不谋而合。此外，在近年来的基础及临床研究中，两者也有颇多的相似之处。比如，在支气管哮喘研究方面，有报道，$1,25\text{-}(OH)_2D_3$ 可有效降低哮喘模型大鼠支气管灌洗液（BALF）中性粒细胞、嗜酸性粒细胞（EOS）计数，减轻气道炎症反应程度，与布地奈德联用可取得更为明显的效果，两者具有协同作用。而应用"金水相生"法治疗支气管哮喘的研究也取得较好的效果。赵玉霞等结合现代检查方法及研究手段，对哮喘缓解期的患者使用金水六君煎治疗前后的肺功能及 CD3、CD4、CD8 等免疫学指标的改变做了相应的观察，观察中以舒喘灵气雾剂治疗作为对照，结果显示：金水六君煎治疗后，患者的肺功能及免疫功能都有明显的改善。左文杰应用金水六君煎治疗慢性喘息性支气管炎获得较好疗效。

在骨性疾病研究领域中，有研究通过应用 $1,25\text{-}(OH)_2D_3$ 对正常成人成骨细胞进行实验，发现 $1,25\text{-}(OH)_2D_3$ 与成骨细胞结合，刺激细胞中膜型基质金属蛋白酶 1 mRNA 的表达，从而促进骨骼的生成。陈星南应用"金水六君煎"治疗骨折迟缓愈合 35 例，总有效率达 94.3%。

（四）"肾主骨"与"心主脉"

1.心肾水火既济与骨骼荣枯

心为阳脏，位居上焦，其性属火；肾为阴脏，位居下焦，其性属水。心肾之间的关系主要体现在水火阴阳的升降调济上，心火必须下降于肾，以资肾阳，使肾水不寒；肾水必须上济于心，以滋心阴，使心阳不亢，这样才能"心肾相交""水火既济"，心肾之间的生理功能方可协调平衡。《济生方·虚损》曰："水欲升而沃心，火欲降而温肾，如是则坎离既济，阴阳协和，火不炎而神自清，水不渗而精自固。"《格致余论·房中补益论》曰："人之有生，心为火居上，肾为水居下，水能升而火能降，一升一降，无有穷已，故生意存焉。"《证治准绳·杂病》亦曰："心肾是水火之脏，法天地施化生成之道，故藏精神为五脏之宗主。"若心火不能下降于肾而独亢，肾水不能上济于心而独凝，心肾之间的平衡遭到破坏，则"心肾不交""水火失济"，可出现心烦失眠、头昏心悸、怔忡、腰膝酸软，或男子梦遗、女子梦交等症状。

《全生指迷方·劳伤》论述："若日顿羸瘦，短气，腰背牵急，膝胫酸痿，小便或赤或白而浊，夜梦纷纭，或梦鬼交，翕翕如热，骨肉烦疼，由房劳过度，或思虑过多，皆伤神耗精之由，得之心肾，其脉细促。大骨枯者不治，微弱者可治，脉大数甚不能食者死，大建中汤主之。"可见，心肾不交，伤神耗精，可致骨枯，症见腰背牵急，膝胫酸痿，骨肉烦疼等。《世医得效方》芡实丸，治思虑伤心，疲劳伤肾，心肾不交，精元不固，面少颜色，惊悸健忘，梦寐不安，小便赤涩，遗精白浊，足胫酸疼，耳聋目昏，口干脚弱。

2.心脉肾精互济与骨血相关

《黄帝内经》提出五脏是人体生命活动的核心，而心又是五脏之首，为"君主之官""生之本"，主宰着整个机体脏腑的生理活动，是人体生命活动的中枢。心为君火，肾为相火（命火）。君火在上，如日照当空，为一身之主宰；相火在下，系阳气之根，为神明之基础。命火秘藏，则心阳充足；心阳充盛，则相火亦旺。君火相火，各安其位，则心肾上下交济。心功能的盛衰，对人体生命的寿夭有着直接的影响，与健康长寿关系密切。

心主血脉，肾主藏精。精能生血，血可养精。心肾精血互济，有益于骨的滋养。《医方集解·补养之剂》曰："心肾乃水火之脏，法天地，施生化成之道，故藏精神，为五脏之宗主，若由他脏而致肾之泄者，必察四属以求其治。大抵精自心而泄者，则血脉空虚，本纵不收；自肺而泄者，则皮槁毛焦，喘急不利；自脾而泄者，色黄肉消，四肢懈怠；自肝而泄者，筋痿色青；自肾而泄者，色黑髓空而骨坠；即脉亦可辨也。"血脉充盈，肾精充足，才能神机聪灵，骨健强力；若血脉瘀滞或血液亏虚，肾精不足，骨失滋养，则致骨痿、骨枯之病。《瑞竹堂经验方》载"杜仲丸"，方中以益智仁、菟丝子、山药、补骨脂、茴香等温阳补肾，以茯神、莲肉等益心宁神，以牛膝、桃仁等活血通脉，具有补心肾，益气血，暖元脏，缩小便，壮力之功效。

临床研究表明，活血化瘀补肾通络中药复方，不但对各种骨折、挫伤、骨质增生、腰腿痛、坐骨神经痛、类风湿性关节炎、痛风、脑震荡等疾病疗效甚佳，对心脑血管病也有较好的治疗作用。

（五）"肾主骨"与"脾主肉"

1.脾肾先天、后天互生与骨肉相亲

从生理功能而言，肾为先天之本、主藏精；脾为后天之本、气血生化之源，故历代医家用"先天生后天，后天济先天"理论来说明脾肾两脏相互资生的关系。

《景岳全书·脾胃》曰："盖人之始生，本乎精血之源；人之既生，由乎水谷之养。非精血无以立形体之基，非水谷无以成形体之壮。精血之司在命门，水谷之司在脾胃。故命门得先天之气，脾胃得后天之气也。是以水谷之海，本赖先天为之主，而精血之海，又必赖后天为之资。故人之自生至老，凡先天之有不足者，但得后天培养之力，则补天之功亦可居其强半，此脾胃之气所关于人生者不小。"肾藏精，必赖脾胃的滋养，方能生生不息；而脾之运化功能，又必须依赖肾阳之蒸化温煦。脾居中土，主四时，运化水谷精微，生化气血以濡养四肢百骸、形体官窍。《素问·经脉别论》"饮入于胃，游溢精气，上输于脾，脾气散精，上归于肺，通调水道，下输膀胱，水精四布，五经并行，合于四时五脏阴阳，揆度以为常也。"对《素问·灵兰秘典论》"脾胃者，仓廪之官，五味出焉"论述进行了详细说明，更阐释了脾为气血生化之源、后天之本的重要功能。全身脏腑组织的濡养和能量来源，都依赖于中焦水谷的运化。此外，肾水还能强土。冯兆张《冯氏锦囊秘录·脾胃方论大小合参》曰："水不得土借，何处以发生，土不得水，燥结何能生物，故土以承水柔润之法，木以承土化育之成。补火者，生土也；滋水者，滋土也。"可见先天（肾）和后天（脾）相互资生，脾肾两者，荣则共荣，衰则共衰。

骨骼与肌肉的相互作用是脾肾关系的具体体现。肾藏精生髓，脾主肌肉，脾肾为先后天之本，共司肌肉筋骨，同主关节运动，维持人体正常生理活动。并基于"肾藏精、脾主肉"的理论防治骨代谢类如骨质疏松症、膝骨关节炎等疾病取得良好的效果。

2.脾肾精气血互生与骨肉相亲

中医对骨与骨骼肌的关系早有论述，《灵枢·经脉》曰："少阴者冬脉也，伏行而濡骨髓者也，故骨不濡则肉不能著也，骨肉不相亲则肉软却，肉软却……骨先死。""骨肉相亲"理论是中医对肌骨关系的高度概括。

肌骨关系，虽表述骨肉之亲疏濡著，实乃论脾肾五行的精气血互生、脏腑的功能盛衰。肾属水，藏精，生髓，主骨，为先天之本；脾属土，主运化，合肉，主四肢，为后天之本。脾肾二脏相辅相成，密不可分。肾精充盈，骨髓生化有源，髓以养骨，则骨骼坚固有力；脾主运化，水谷之精充盛，气血化生有源，肌肉丰满，四肢有力。肾藏精气，受五脏六腑之精而藏，可助脾之运化；脾气散精，气血充盈，滋养肾中精气。先天之本与后天之本，相资相助，互相为用，使人体骨骼肌肉强健有力，反之则骨枯肉痿。

研究表明，绝经后骨质疏松症模型组大鼠骨组织、骨骼肌 I 型胶原 mRNA 表达水平明显下降，Ca^{2+}-Mg^{2+}-ATP 酶及 Na^+-K^+-ATP 酶含量减少，骨及骨骼肌组织 Notch 信号蛋白表达（HES1、JAG1 以及 Notch1 蛋白表达）明显下调，补肾健脾法及其中药复方通过调控上述指标，促进骨形成，抑制骨吸收，对骨质疏松症具有一定的防治作用。

二、"肾主骨"理论与奇恒之腑

奇恒之腑的名称，首见于《黄帝内经》，书中对脏腑分类依据进行了详细的记载。《素问·五脏别论》曰："黄帝问曰：余闻方士，或以脑髓为脏，或以肠胃为脏，或以为腑，敢问更相反，皆自谓是，不知其道，愿闻其说。岐伯对曰：脑、髓、骨、脉、胆、女子胞，此六者，地气之所生也，皆藏于阴而象于地，故藏而不泻，名曰奇恒之腑。"《黄帝内经》确立了关于脏腑的认识，主要依据生理功能特点的不同，对脏腑进行分类，分为五脏、六腑、奇恒之腑三类。

（一）中医"脑"腑

1. 脑为髓海

现代医学解剖脑位于颅腔内，包括端脑、间脑、小脑、中脑、脑桥和延髓。中医"脑"为奇恒之腑，居于颅内，上至颅囟，下至风府（督脉的一个穴位，位于颈椎第 1 椎体上部）。脑，又称"髓海"或"髓之海"，《灵枢·海论》曰："脑为髓之海，其输上在于其盖，下在风府。"

中医"脑"归属奇恒之腑，主宰生命活动。中医学对脑的基本认识，见于《黄帝内经》，如《素问·刺禁论》曰："刺头中脑户，入脑立死。"说明脑对生命活动的重要性。口、舌、眼、鼻、耳五官诸窍，皆位于头面，与脑相通。如《医林改错》曰："两耳通脑，所听之声归脑……两目系如线长于脑，所见之物归于脑……鼻通于脑，所闻香臭归于脑……周岁脑渐生……舌能言一二字。"故视、听、言、动等功能，皆与脑密切相关。《灵枢·海论》记载："髓海有余，则轻劲多力，自过其度；髓海不足，则脑转耳鸣，胫酸眩冒，目无所见，懈怠安卧。"说明脑的功能正常，则主人体感觉、运动正常；如脑的功能不足，则视觉（目无所见）、听觉（耳鸣）、平衡觉（脑转、眩冒）等感觉异常；运动（胫酸、懈怠安卧）功能减退。明代以降，对脑的认识愈加深入。神，有元神、识神之分。明代李时珍《本草纲目·辛夷》曰："脑为元神之府。"元，有为首的意思；元神，来自先天，主宰人体的生命活动，乃生命的枢机。脑是主宰生命活动的处所。

2. 肾藏精、生髓、主骨、通脑

脑由髓汇聚而成，髓又由肾精所生，故《黄帝内经太素·气论》有"肾主脑髓"之说。《素问·五脏生成》曰："诸髓者皆属于脑。"因此，肾精充足，髓海得养，脑发育健全，则思维敏捷，精力充沛；《灵枢·海论》曰："脑转耳鸣，胫酸眩冒，目无所见，懈怠安卧。"说明肾精不足，髓海空虚，脑失所养。可见，脑的功能虽然总统于心，但亦与肾密切相关。髓的病变，尤其是虚性病变，常采用补肾填精法治疗。

肾与脑的关系，源于共同的物质基础——精。肾藏精，精生髓，精是脑髓生成的原始物质，《灵枢·经脉》曰："人始生，先成精，精成而脑髓生。"《中西汇通医经精义·全体总论》曰："盖肾主骨，肾系贯脊，通于脊髓。肾精足则入脊化髓上循入脑而为脑髓，是髓者精气之所会也。髓足则精气能供五脏六腑之驱使，故知觉运动，无不爽健。非髓能使各脏，实各脏能使髓也。"《杂病源流犀烛·身形门》引证《医学入门》："脑者髓之海，诸髓皆属于脑，故上至脑，下至尾骶，皆精髓升降之道路。"明确髓（脊髓）位于脑至尾骶间。清代王清任与前人所述相类，又有所阐发，如《医林改错·脑髓说》曰："精汁之清者，化而为髓，由脊骨上行入脑。"说明脑和脊髓连接一体。肾中精气和脑脊髓的关系密切，故临床多以补益肾精治疗与"脑"相关疾患。

"肾藏精、生髓、主骨、通脑"理论不仅应用于骨病领域,在脑病的防治方面也具有理论指导与临床应用价值。古代文献即记载肾与脑具有一定的相关性:肾与脑化生相关("盖肾精生髓,由脊上行以入于脑,是为髓海");通过经络相互络属("足太阳膀胱经从巅入脑……入循脊""督脉贯脊属肾上入脑络");同时,通过骨空渗灌发生联系("五谷之津液,和合而为膏者,内渗入于骨空,补益脑髓")。肾为脑的功能活动提供物质基础:("盖髓者,肾精所生……精以生神,精足神强");"脑"参与肾精的生化与排泄("脑为髓海,原通于肾……肾之化精,必得脑中之气以相化")。肾在下,肾气上通脑;脑在上,脑气下达于肾,从而实现肾与脑的相互为用、升降互济。

近年来研究"肾藏精生髓"的科学内涵时,多认为肾与脑的关系可能与人体内分泌系统、神经元细胞或干细胞相关。张进等选择补肾中药龟板对间充质干细胞进行体外诱导,发现龟板水煎液将间充质干细胞转分化为神经干细胞,实现了干细胞之间由补肾法诱导的相互转换。这一结果在验证了干细胞具有先天之精属性的同时,也为临床用补肾法调控骨髓间充质干细胞治疗各种中枢神经系统损伤疾病如中风、脑损伤等提供了初步实验研究基础。有研究表明,老年性痴呆的病机核心是肾气亏虚、痰瘀互阻,采用补元聪脑汤对老年性痴呆大鼠模型进行治疗,结果发现:补元聪脑汤可明显改善大鼠学习记忆力,对神经元的损伤也有较好的修复作用,对转化生长因子-α(transform growth factor-α,TGF-α)和胰岛素样生长因子2(insulin like growth factor2,IGF2)水平的调控也有积极意义,对β淀粉样蛋白(amyloid β-protein,Aβ)的生成可能产生影响。"保肾养精"的治疗方法对防治老年性痴呆有特殊的重要价值,认为这可能与补肾法对老年人内分泌系统和垂体-肾上腺皮质系统的调节有关。

生理学方面,脑的结构与生理功能正常有赖于肾精的旺盛与滋养,肾精的异常可导致脑的结构与功能异常。肾和脑的关系可以形象地用树根与树冠的关系来阐释。大树的枝繁叶茂有赖于树根从土壤中汲取营养,通过树干上荣于树冠。同样脑髓的充盈需要肾脏从五脏六腑中汲取精微通过脊髓上荣于脑。可以说,"肾藏精"功能决定脑的化生,脑的功能状态保持取决于肾所藏之精的不断供养和填充,即肾在下为脑提供物质基础;脑的功能状态同样可以影响到肾脏的功能状态,即脑在上为肾之调节枢机,它们在不同的层面主宰或管理着人的智能与认知。

在"肾藏精、生髓、主骨、通脑"理论指导下,"肾精"的生物学基础在脑内部分体现为神经干细胞,补肾中药可激活脑内神经干细胞,促进其增殖并向神经元方向分化的作用。天津中医药大学研究团队通过对660例老年性痴呆患者的多中心中医证候学调查显示:老年性痴呆患者中以肾虚证为主,肾虚三证(肾精亏虚、肾阴虚、肾阳虚)占老年性痴呆的86.36%,其中肾精亏虚是其主要证候,气滞血瘀、痰浊阻窍是其主要兼夹证候;老年性痴呆的病性主要是精亏、阴虚和阳虚,病位主要在肾;证实了肾虚证与老年性痴呆密切相关。

在此基础上,制订了补肾复方中药治疗老年性痴呆的多中心、随机、双盲、双模拟、平行对照临床研究方案,在WHO国际临床试验注册中心注册(注册号:ChiCTR-TCR-12002846)。研究共纳入144例老年性痴呆患者,分别采用补肾复方中药及多奈哌齐(安理申)进行干预。结果发现,补肾复方中药可有效改善老年性痴呆患者的认知功能、精神行为、日常生活能力及中医证候,临床疗效显著,同时具有一定的时效性和较好的远期疗效。此外,在改善即刻回忆、延迟回忆、语言、焦虑、抑郁、善忘、善误及腰膝酸软等方面具有显著优势。

通过对海马和海马旁回体积、颞角宽度、海马波谱及基于Stroop任务全脑血氧水平依赖功能磁共振成像(BOLD-fMRI)检测,影像学表现为Stroop任务中相关脑区的血氧供应改变,激活状态的不同表达,提示补肾复方中药通过调节Stroop任务中部分脑区的激活状态,改善老年性痴呆患者相关脑区的血氧供应,以达到促进大脑神经元功能恢复的作用。特异性蛋白检测发现补肾中药可明显降低老年性痴呆患者血浆中T-tau蛋白、P-tau蛋白及β淀粉样蛋白Aβ1-42的含量,进而抑制神经纤维缠结的形成和Aβ的沉积,达到治疗老年性痴呆的作用。

以上研究在"肾藏精""肾藏精、生髓、主骨、通脑"理论指导下,证实了"肾藏精"与老年性痴呆的相关性，为在"肾藏精""肾藏精、生髓、主骨、通脑"理论指导下开展防治脑病的工作提供借鉴。

（二）中医"髓"腑

1. 骨者髓之府

髓分骨髓、脊髓和脑髓，皆由肾精化生。《素问·脉要精微论》曰："骨者髓之府。"许慎《说文解字》释髓为"骨中脂也"，说明了髓的形质。

骨髓对骨起滋养作用。肾生髓，脑为髓海，髓为骨充。《黄帝内经》中有多处此方面的记载。《素问·阴阳应象大论》和《素问·五运行大论》都有"肾生骨髓"的记载；《素问·平人气象论》亦言"肾藏骨髓之气也"；《素问·解精微论》记载有"髓者骨之充也"，说明骨的生长发育离不开髓的滋养。肾藏精，精能生髓，髓以养骨。精生成骨、髓，髓对骨具有充填、滋养与修复作用，即"髓以养骨"，故肾在体为骨，主骨生髓。肾精盛，则骨髓充满，骨骼因而坚固有力，齿为骨之余，牙齿亦能坚固而有光泽。"髓者，肾精所生，精足则髓足，髓在骨内，髓足则骨强"（《中西汇通医经精义》），较为详细地描述了肾精盛衰直接影响骨的强弱，肾精充盛则骨髓生化有源，骨才能得到骨髓的滋养而强健有力。可见，肾之所以"主骨"，是因为肾藏精，精能生髓，髓对骨的营养作用。

2. 肾骨髓系统

肾与骨髓的关系，具有共同的物质基础——精。"肾藏精，精生髓"，肾藏先天之精与后天之精，肾精生髓，髓充脑养骨；"肾主骨"，髓藏于骨腔中以养骨骼。"肾生骨髓"与脑的关系密切，肾精不足往往会同时导致骨与髓疾病的发生。《诸病源候论·小儿杂病诸候》曰："肾藏精髓，而脑为髓海；肾气不成，则髓脑不足，不能结成，故头颅开解也。"《小儿卫生总微方论·五气论》亦有相关论述："肾气怯者，解颅而囟不合，牙久不生，生则不固，面惨，目睛多白。肾主骨髓，脑为髓海，怯则脑髓不成，故囟解而不能结也，解颅不瘥，而百病交攻，极难将护，此最为大病矣。"

"肾藏精"（《灵枢·本神》）、"肾生骨髓"（《素问·阴阳应象大论》）指出肾精是骨骼发育的物质基础；肾藏精，精聚为髓，精髓化生为血，肾精是血液生成的重要源泉；"人始生，先成精，精成而脑髓生"（《灵枢·经脉》），指出肾精是脑髓生成的物质基础。"肾藏精"能够调控"骨系统""髓系统""脑系统"等组织器官的健康状态，"肾精亏虚"则是这些组织器官发生慢性病的核心病机。

2009 年王拥军教授为代表的科研团队率先在中医药界建立了包含"骨系统""髓系统""脑系统"的慢性病队列（共 12 576 例，其中：骨质疏松症 9 626 例、肾性骨病 224 例、膝骨关节病 620 例、脊髓型颈椎病 509 例、地中海贫血 281 例、骨髓抑制综合征 232 例、老年性痴呆 1 084 例），结合 39 805 篇慢性病文献关联分析，证明这些慢性病的证型分布以"肾精亏虚"为主（占 83.5%），共同表现为腰膝酸软、头晕耳鸣、失眠多梦、神疲乏力、畏寒肢冷、记忆力下降等，从而率先提出"骨髓脑系统慢性病"的概念。

在"肾藏精、生髓、主骨、通脑"理论的指导下，利用大型慢性病队列、补肾填精方（肉苁蓉、淫羊藿、女贞子、旱莲草）临床循证研究和现代科学技术方法，深入研究了骨质疏松症、肾性骨病、膝骨关节病、脊髓型颈椎病、地中海贫血、骨髓抑制综合征、老年性痴呆等"骨髓脑系统慢性病"病因病机的共同规律，并从临床疗效以及作用机制等方面深入研究了从"肾"论治慢性病的科学内涵，从物质、功能和信息等方面系统研究了"肾藏精"内涵，取得了创新成果。

现代研究中骨髓最为主要的细胞成分即是造血干细胞（hematopoietic stem cells，HSCs）与间充质干细胞（mesenchymal stem cells，MSCs）。造血干细胞能最终产生所有种类的血细胞，包括淋巴系细胞、髓系血细胞和血小板。造血干细胞的终末分化产物担负人体的营养与代谢产物运输、免疫与凝血止血等十分重要的生理功能。淋巴系细胞是人体免疫系统的重要活性细胞，髓系血细胞的红细胞能携带提供细胞生命活动所需的氧气与新陈代谢的产物二氧化碳，白细胞具有吞噬异物、消除体内病变衰老细胞、调节免疫应答的作用；血小板参与止血与凝血。这与"肾藏精、生髓、化血"理论有异曲同工之妙，人体肾精充足则气血充盛，而完成运输、防御、统摄等生理功能。肾精足，则生髓化血有源，血液生成充足，则能正常发挥血液营养作用。

（三）中医"骨"腑

1. 骨为干

骨，即骨骼，是人或动物的坚硬组织、比重最高。骨是构成人体的支架，见于《灵枢•经脉》"骨为干"。骨具有支撑人体、保护内脏和进行运动的作用，与形体的发育和运动功能密切相关。骨骼外有肌肉、筋膜包裹，中有腔隙，腔内有骨髓贮藏，故曰"骨者髓之府"（《素问•脉要精微论》）。两块或两块以上的骨借助筋膜等的连接，组成有活动功能的机关，称为关节，简称节。通过众多关节，骨与骨之间相互连接，形成骨骼系统，构成躯体的总框架。

骨骼系统，包括头部的颅骨，躯干（体）部的脊骨、胸胁诸骨、胁肋，躯末部（四肢）的上肢骨、下肢骨。现代解剖学认为，骨从形态上分为长骨、短骨、扁骨与不规则骨四类，由骨质、骨膜、骨髓构成。

关于人体骨骼的数目，首见《灵枢》中载："岁有三百六十五日，人有三百六十五节。"以后历代医籍《洗冤集录》《圣济总录》《奇效良方》均称人有三百六十五节。对此，后人还作了阐述，《简明中医伤科学》讲：古人所谓365骨节，是指明暗骨206块，软骨44块，硬暗骨与关节115块的合计总数。《刘寿山正骨经验》讲：骨总数365块，其中包括明暗骨204块，软骨64块，硬暗骨97块。此外有额外骨30块（或34，38块），不在骨骼总数之内。现代解剖学记载，成人骨骼数目为206块。

骨空主要指骨间孔隙，内有髓贮藏，骨空又称为髓孔。《素问•骨空论》曰："脊骨下空，在尻骨下空；数髓空在面侠鼻，或骨空在口下当两肩。"因骨空为孔窍，还引申指骨髓腔。《灵枢•五癃津液别》曰："五谷之津液，和合而为膏者，内渗入于骨空，补益脑髓。"因脑为髓海，不同于其他骨骼，又特称脑部前后的骨空为髓空。骨空，是气血和髓交会的通路。肾藏精，精生髓，髓居于骨中，精髓充足，化生血液，其精血化生的通道即为骨空。《灵枢•卫气失常》曰："骨之属者，骨空之所以受益而益脑髓者也。"正言骨空是输注精气而能补益脑髓的。另外，人之周身骨节间均有骨孔，而一些腧穴正位于骨孔之中，或位于骨旁凹陷处。如《素问•气府论》曰："足阳明脉气所发者六十八穴：额颅发际傍各三，面鼽骨空各一，大迎之骨空各一，人迎各一，缺盆外骨空各一。"寻找体表的骨空或骨旁凹陷处，也是针灸腧穴定位的一个方法。

2. 肾在体为骨

肾精生髓而充养骨骼的功能，又称"肾在体为骨"。出于《素问•宣明五气》"五脏所主……肾主骨"。《素问•阴阳应象大论》曰："……其在天为寒，在地为水，在体为骨，在脏为肾。"后世对肾主骨的论述多有发挥。如清代唐容川《中西汇通医经精义》曰："肾藏精，精生髓，髓生骨，故骨者肾之所合也……髓者，肾之所生，精足则髓足，髓在骨内，髓足则骨强。"

肾藏精，精生髓，髓充于骨，骨髓养骨，骨骼赖之以生长发育和维持坚固。如《素问•六节藏象论》曰："肾者，主蛰，封藏之本，精之处也，其华在发，其充在骨，为阴中之少阴，通于冬气。"肾精充足，骨髓生化有源，髓以养骨，则骨骼强健有力。

若肾精不足，骨髓生化无源，骨骼失养，则可出现小儿囟门迟闭，骨软无力，骨的生长发育迟缓；老年人骨质脆弱，易于骨折等。六淫之邪侵扰人体筋骨关节，闭阻经脉气血，出现肢体沉重、关节剧痛，甚至发生肢体拘挛屈曲，或强直畸形者，谓之骨痹。大热灼伤阴液，或长期过劳，肾精亏损等，骨枯而髓减，谓之骨痿。风邪中于肾，则伤肾历骨，令人酸削，齿苦痛，手足烦疼，不可以立，不欲行动，谓之骨极。年老肾气虚惫，诸骨皆枯，渐至短缩，逐渐矬矮，谓之骨缩。可见，骨的病变主要与肾相关。故治疗各种骨病，多从肾论治。

（四）中医"脉"腑

1. 脉者血之府

脉属于奇恒之腑之一。《素问•五脏别论》曰："脑、髓、骨、脉、胆、女子胞，此六者，地气之所生也，皆藏于阴而象于地，故藏而不泻，名曰奇恒之腑。"脉"藏而不泻"的功能无疑与脉中运行的气血有关，因此"脉"又称"血脉"，但并不包括血。《素问•脉要精微论》曰："夫脉者，血之府也。"《灵枢•决气》曰："壅遏营气，令无所避，是谓脉。"

早在《黄帝内经》中即有对脉的描述，为"循环往复，如环无端""终而复始""经脉流行，环周不休"。又有《灵枢·本脏》"经脉者，所以行血气而营阴阳"等记载。脉是血液流行的通道，已基本具有现代血脉循环的特点。明代李时珍在《濒湖脉学》是这样阐述的"脉乃血脉，气血之先。血之隧道……血之府也，心之合也，皮之部也"。说明脉为血行的隧道，由皮肉构成。《类经》对脉的颜色进行了描述，曰"络，脉络也……络之色皆赤。"《诊家正眼·脉之名义》曰："古之脉字，从血从爪，谓气血流行，各有分派而寻经络也。今之脉字，从肉从永……流行三焦，灌溉百骸。"说明了脉有诸多分支，流行周身，同时脉由肉构成。

《灵枢·决气》曰："壅遏营气，令无所避，是谓脉。"脉有约束和促进营血在脉道内运行，使血行轨道而不致妄乱的作用。《灵枢·营卫生会》曰："中焦亦并胃中，出上焦之后，此所受气者，泌糟粕，蒸津液，化其精微，上注于肺脉，乃化而为血。"又《素问·痹论》记载有"荣者，水谷之精气也，和调于五脏，洒陈于六腑，乃能入于脉也，故循脉上下，贯五脏，络六腑也"。可见脉接受胃中的水谷精气。《内经知要·藏象》曰："浊者，食之浓浊者也。心主血脉，故食气归心，则精气浸淫于脉也。"也说明了脉接受水谷精微之气。另外，又见《难经本义》曰："荣卫者，血脉之所资也。"说明血脉由荣卫充实。脉通过藏血，濡润全身脏腑组织，进一步营养全身骨系统。

2. 肾骨髓血系统

肾所藏的精是生成血液的原始物质。《诸病源候论·虚劳病诸候》曰："肾藏精，精者，血之所成也。"肾精化生血液，主要通过骨髓和肝脏的作用而实现。肾藏精，精生髓，髓充于骨，可化为血。如《素问·生气通天论》曰："骨髓坚固，气血皆从。"肾精输于肝，在肝的作用下，化以为血。如《张氏医通》曰："气不耗，归精于肾而为精；精不泄，归精于肝而化清血。"精与血之间存在着相互资生和相互转化的关系，肾精充足，可化为肝血以充实血液。

血液运行于脉中，渗注骨络，则血养骨髓，健壮敏捷。《灵枢·本脏》曰"血和则经脉流行，营复阴阳，筋骨劲强，关节清利矣"，说明气血充盈对强健骨骼的重要性。绝经后妇女或老年人，肾虚血行涩滞，则骨失血养，髓减骨枯，骨质疏松；或因于骨折，血瘀骨络，则骨痛夜甚。

现代研究证明，雌激素有改变血脂浓度，影响凝血、纤溶酶系统和抗氧化系统及产生其他血管活性物质的生理功能。绝经后骨质疏松症患者雌激素分泌功能减弱，上述的系统性作用表达为病理相关反应，呈现凝血激活、纤溶抑制等"血瘀"的微观表现。国内外研究表明绝经后妇女全血黏度、血浆纤维蛋白原、总胆固醇、高密度脂蛋白等水平明显高于绝经前妇女，红细胞变形性、红细胞可滤过性却明显低于绝经前妇女，说明血瘀是绝经后骨质疏松症的重要致病因素。对于骨质疏松症以肾虚为主，兼有血脉瘀阻，骨失所养而出现疼痛的症状，运用活血通脉补肾填精的方法，可以收到较好的治疗效果。

（五）中医"胆"腑

1. 胆为中精之府

胆是中空的囊状器官，内盛胆汁。古人认为，胆汁是精纯、清净的精微物质，称为"精汁"，故胆有"中精之府""清净之府"或"中清之府"之称。胆具有贮藏和排泄胆汁的生理功能。胆汁由肝之精气汇聚而成，贮存于胆囊，排泄进入小肠，参与饮食物的消化、吸收。

《素问·灵兰秘典论》曰："胆者，中正之官，决断出焉。"胆具有对事物进行判断、作出决定的功能。胆的决断能力取决于胆气强弱，胆气强者勇敢果断；胆气弱者则数谋虑而不决。肝胆为表里，肝主谋虑，胆主决断，两者相成互济，谋虑定而后决断出。诚如《类经·藏象类》曰："胆附于肝，相为表里，肝气虽强，非胆不断，肝胆相济，勇敢乃成。"临床上，肝胆气虚或心胆气虚者多见善惊易恐、胆怯等精神情志异常改变。

胆的形态中空、排泄胆汁参与消化类似六腑，但其内盛"精汁"，又主决断则又与五脏"藏精""藏神"的生理特点相似，胆具备似脏非脏、似腑非腑的特征，故又为奇恒之腑。

2. 胆足少阳之脉主骨所生病

《灵枢·经脉》记载："胆足少阳之脉……是主骨所生病者……"并提出"少阳主骨"这一概念。可见，"肾主骨"与胆足少阳之脉具有一定的联系。

《灵枢·经脉》曰："胸、胁、肋、髀、膝外至胫、绝骨、外踝前及诸节皆痛,小指次指不用。"张介宾注："胆味苦,苦走骨,故胆主骨所生病,又骨为干,其质刚,胆为中正之官,其气亦刚,胆病则失其刚,故病及于骨,凡惊伤胆者,骨必软,即是明证。"其所言的"胆味苦,苦走骨"和"骨质刚,胆气亦刚"这两个观点虽然可以佐证胆与骨的关系,但仍略显牵强。所谓"胆主骨"一半多指为足少阳胆经主骨,因源于《灵枢·经脉》,本篇主要记载十二正经各自循行及所主病症,因此其所指应为十二正经之胆经;此外,"骨所生病",即为后文所说的胆经循行部位和诸关节的疼痛。杨上善注此段曰:"足少阳脉主骨,络于诸节,故病诸节皆痛也。"由此可知"骨所生病"应为骨关节的诸多痛症而非骨骼本身的器质性病变。综上可知,足少阳胆经主诸关节病痛。

中医理论认为"骨"的概念不仅指人体骨骼之骨,还应包括骨与骨之间的关节及其周围维系、加强关节结构的韧带组织。少阳胆经所主的骨关节疾病也应包括关节处韧带组织的病变。《素问·诊要经终论》曰:"少阳终者,耳聋,百节皆纵。"王冰注"少阳主骨,故气终则百节悉纵缓"。胆经经气不利时不能够濡养所循行关节,故关节出现虚性疼痛、痿软或由于濡养不足而容易感受外邪形成痹病。

肝在"肾主骨"与"胆主骨"之间起到枢纽作用。肝与肾为乙癸同源,两者互生互用。肝主藏血,肾主藏精,精血之间相互化生并由肝阳的疏达和肾阳的蒸腾分布全身,荣养腠理皮毛与骨骼肌肉。在"肾主骨"的理论下,骨骼依赖肾精化生的骨髓滋养而坚实,而精血同源,相互协同互化,故肝血的充实与否也对骨骼的强弱有着密切影响。另外,肝为阴中之阳,主筋之实质。筋具有约束骨骼、屈伸关节、卫护脏腑的功能。《素问·痿论》曰:"宗筋主束骨而利机关也。"《杂病源流犀烛》曰:"筋也者,所以束节络骨,绊肉绷皮,为一身之关纽,利全体之运动者也。"肝肾之精血充盈与否直接决定人体筋骨是否强健,正如《素问·上古天真论》所记载:"五八,肾气衰,发堕齿槁。六八,阳气衰竭于上,面焦,发鬓颁白。七八,肝气衰,筋不能动,天癸竭,精少,肾脏衰,形体皆极。八八,则齿发去。"当人年老时,肝肾之精渐枯,筋骨也随之衰弱。肝与胆互为表里,《黄帝内经太素》曰:"少阳者肝之表,肝候筋,筋会于骨,是少阳之气所营。"《灵枢·本脏》曰:"肝合胆,胆者,筋其应。"肝与胆相合,胆外应于筋。关节的运动依靠关节处的骨与附着于骨关节的筋的协调配合才能完成。正如《素问·五脏生成》曰:"诸筋者皆属于节。"筋的生成濡养有赖于肝血充足,而筋与骨结合并协同运动需要少阳胆经枢机的通达。如果少阳经气不利则会出现关节运动不利或疼痛的症状。如《素问·厥论》曰:"少阳厥逆,机关不利,机关不利者,腰不可行,项不可以顾……"肝脏所藏之血与肾精所藏之精同源互化,共同组成了筋与骨的物质基础。肝与胆互为表里,胆为肝所主的筋之外应。足少阳胆经主枢机,通过足少阳胆经经气的疏利,使关节处的筋与骨协调,共同完成运动功能。

(六)中医"女子胞"腑

1. 胞主生殖

胞又名为"胞宫""胞胎",清代陈士铎《石室秘录》曰:"胞胎为一腑,男女皆有。"认为男女都有一个名为"胞胎"的器官。明代张介宾《类经》曰:"胞……在男子则为精室,在女子则为血室。"其位置在"直肠之前,膀胱之后,当关元气海之间"。清代唐容川《中西汇通医经精义》载:"胞宫之营,发于肾系,下为一大膜,前连膀胱,后连大肠,中间一个夹室,男子丹田气海,又名精室,女子又名子宫、血海。"胞宫者,男为精室,女为子宫,同发于肾系,位于膀胱、大肠之间。古代医家对精室的认识虽然一直较为混乱,但张氏、唐氏对女子胞的位置描述接近西医学认识。两位医家认为"精室""女子胞"同为"胞""胞宫",只是在男为精室,在女为女子胞。

女子胞的生理功能与天癸、经脉以及脏腑有着密切联系。天癸,是肾精及肾气充盈到一定程度而产生的,具有促进人体生殖器官发育成熟和维持人体生殖功能作用的一种精微物质。在"天癸"的促发下,女子胞发育成熟,月经来潮,应时排卵,为孕育胎儿准备条件。

2. 胞系于肾而主骨

女子胞是发生月经和孕育胎儿的功能系统。月经来潮和胎儿的孕育与天癸、肾精有着密切关系。《素问·上古天真论》曰:"女子七岁,肾气盛,齿更发长。二七而天癸至,任脉通,太冲脉盛,月事以时下,故有子……七七，任脉虚，太冲脉衰少，天癸竭，地道不通，故形坏而无子也。"又言："丈夫八岁，肾气实，发长齿更。二八，肾气盛，天癸至，精气溢泻，阴阳和，故能有子……八八，则齿发去……故无子耳。"《素问•六节藏象论》曰："肾者，主蛰，封藏之本，精之处也。"通过经文可以看出，主管生殖生理活动全过程的主要脏腑是"肾"，起具体反应作用的是"胞宫"(子宫)，联系及调节脏腑与胞宫的通道是经络中的"冲任"二脉。天癸发挥其正常的生殖生理功能，是由肾中精气通过脏腑、经络的综合调控完成的。肾中精气的盛衰对天癸的盈亏及生殖功能起着决定性的作用。

早在《难经》时期就有这种对"胞"的认识，《难经•三十九难》曰："谓肾有两脏也，其左为肾，右为命门。命门者，谓精神之所舍也；男子以藏精，女子以系胞，其气与肾通。"此处虽未言"胞"，但男子藏精之所、女子系胞之处实与张氏之"胞"、唐氏"胞宫"同。《素问•奇病论》载："胞络者系于肾。"胞者，胞宫也，胞宫之络系于肾脏器，也就是说胞宫与肾直接相连。宋代陈自明《妇人大全良方》曰"妊娠之人，胞系于肾"，又曰"女人肾系于胞络"，强调不光未孕女子的子宫与肾关系紧密，妊娠之人的内有胎儿的子宫也紧密联系于肾。

胞所连络的经脉与肾足少阴经脉联接紧密。明代张介宾《类经•胎孕》曰："胞中之络，冲任之络也。"认为女子胞中的经脉主要是冲、任之脉。冲脉与任脉同起于胞中，并出于会阴。冲脉有一个前行支，经过肚脐两侧，与肾经相交，而后再交于任脉的阴交穴，接着再向身体上部循行，交入肾经并到达咽喉。任脉的主要分支从胞中伸出以后，会向身体的前上部循行至膻中，与督脉等经脉相交合；任脉还有一个分支从胞中出来以后，向身体后方循行，与督脉、肾经相会合后进入脊柱里侧。

肾中精气盛衰与女子胞的功能密切相关，女子胞功能随着肾中精气逐渐充盛而慢慢发育成熟，亦随着肾中精气衰减而出现功能减退，而骨骼作为肾中精气盛衰的外候之一。生长发育期，肾气逐渐充盛，则骨骼强劲健壮。如《素问•上古天真论》曰："女子七岁，肾气盛，齿更发长……四七，筋骨坚，发长极，身体盛壮……"

女性绝经以后，下丘脑-垂体-性腺轴激素分泌减少的生理变化，与中医学的女子"天癸竭"产生的变化颇相一致，"七七，任脉虚，太冲脉衰少，天癸竭，地道不通，故形坏而无子也"，直接指出天癸的盈亏与肾气肾精密切相关。因此，肾精不足，冲任亏虚，骨枯髓少，充养乏源，骨失所养，则骨体枯槁，发展为腰膝酸软、行走不便的"骨痿""骨痛"或"骨痹"。故治疗骨质疏松症，莫不以补肾健骨为第一治法。

（七）奇恒之腑理论现代研究

《素问•五脏别论》首先提出奇恒之腑，对于后世而言，应有其理论指导的意义。然其定义的功能、范围与传统意义的五脏六腑有所重叠，给世人带来困惑，因此梳理其理论及特征显得十分必要。椎间盘是脊柱的关节连接，限于解剖知识而在古文中没有被提及，然而人体衰老而致椎间盘退变(intervertebral disc degeneration，IVDD)所产生的重大社会影响，使得中医不得不重新审视其地位。椎间盘当属奇恒之腑，提示了IVDD可能的理论渊源，这对中医临床治疗IVDD将起到积极的指导意义。

1. 奇恒之腑的理论溯源

（1）理论背景：奇恒之腑的名称来源于《素问•五脏别论》，由于该篇内容提出了奇恒之腑、传化之腑等新的中医藏象学概念，并提及了五脏和六腑的划分，故区别于《六节藏象论》和《五脏生成》两篇而单独立论。

奇恒之腑是岐伯回答黄帝的问题时提出的，"黄帝问曰：余闻方士，或以脑髓为脏，或以肠胃为脏，或以为腑，敢问更相反，皆自谓是，不知其道，愿闻其说"。可见当时的人们对于脏腑的区分还是有一定程度差异的，甚至于到了相互对立的程度——"敢问更相反"。这种差异可能来源于人们用哲学思维来认识人体时出发点和思辨方法的差异，然而这种情况显然不利于中医理论指导实践，因此岐伯从人与自然相应的角度出发做了整理，"脑、髓、骨、脉、胆、女子胞，此六者，地气之所生也，皆藏于阴而象于地，故藏而不泻，名曰奇恒之腑"。

通过检索600余部中医古籍，从原文引用、理论阐发以及相关论述等方面对奇恒之腑的历史文献进行整理，从文献中可以看出历代医家在整理医学文献时多以引用为主，而在注解素问时才有理论阐发。

阐发的方面包括奇恒之腑的定义,奇恒之腑的属性(例如脏腑、功能、表里等),以及奇恒之腑的矛盾之处(如胆为何既属于六腑又属于奇恒之腑)。

古代文献大多认为,奇恒之腑指的是区别于常态五脏六腑、似脏又似腑的六个部位,包括脑、髓、骨、脉、胆、女子胞,其中脑、髓、骨、脉、女子胞没有表里,胆虽为六腑之一,并参与水谷的消化,但不像其他六腑直接接受水谷和糟粕,且又贮藏和排泄胆汁,所以胆区别于传化之腑归入奇恒之腑,奇恒之腑功能的核心在于藏阴。

近现代文献对奇恒之腑也同样在引用的基础上有所阐发,对奇恒之腑的注解包括"脑主神明"的探索、奇恒之腑的合理性的质疑及奇恒之腑组成内容、原文顺序的争议等,例如明清医家提出男性奇恒之腑的"胞"应为"精室",张军提出胆不应被归属为奇恒之腑,王五洲认为奇恒之腑也存在五行属性病对其五行归属进行了阐述,喻嘉兴对奇恒之腑的脑髓进行了重点阐述,等等。以上无论是对奇恒之腑的引用、阐述还是对其进行辨析、批注,都有助于更全面地认识这一古老的概念。

(2)"藏于阴而象于地"的指导意义:岐伯在《素问•五脏别论》中还有一段论述,"夫胃、大肠、小肠、三焦、膀胱,此五者天气之所生也,其气象天,故泻而不藏。此受五脏浊气,名曰传化之府,此不能久留,输泻者也。魄门亦为五脏使,水谷不得久藏。所谓五脏者,藏精气而不泻也,故满而不能实。六腑者,传化物而不藏,故实而不能满也。所以然者,水谷入口则胃实而肠虚,食下则肠实而胃虚。故曰实而不满,满而不实也"。所以五脏对应奇恒之腑,特点都是藏而不泻,六腑对应传化之腑,特点都是泻而不藏。可以看出岐伯区分奇恒之腑、传化之腑、五脏、六腑的依据在于人体部位的属性。中医的哲学指导思想中的整体观念将人体与自然界相对应,从天人一体的角度理解人体脏腑阴阳,很好地阐述了中医理论的精髓,指导我们从改善功能、提高生存质量方面着手提高临床疗效、促进健康维护。

清代张志聪《黄帝内经素问集注》曰:"地主闭藏而上升,天主化施而下降,言人之脏腑形骸,应象天地阴阳之气。此六者,与传化之腑不同,故名曰奇恒之腑。"可见,"藏于阴而象于地"是指奇恒之腑闭藏了某种元素,这种元素具有"阴"的特质,并在必要时如地气上为云般升腾、完成阴阳转化,所以这种元素应当是生命力的一种体现。而这种基本状态为闭藏,必要时升腾的特征,我们姑且称为"恒藏奇泻",又暗合了奇恒之腑的"奇恒"二字。因此,我们认为对奇恒之腑的临床研究应当围绕"藏于阴而象于地"的定义展开,"恒藏奇泻"可能是这一定义的核心属性,而对于奇恒之腑以及具有奇恒之腑特征的人体结构应当从恢复"恒藏奇泻"机制着手治疗。

2．奇恒之腑的研究进展

(1)椎间盘退变性疾病中医临床辨证治疗的现状分析:IVDD是以细胞外基质丢失为典型特征的衰老性疾病。受供血不良的先天结构影响,软骨终板通路和纤维环外周通路能提供的营养有限,随着年龄的增长,细胞不断衰老,基因表现型发生改变,代谢能力的增加,细胞外基质紊乱,经由细胞、生物化学、结构、功能的多个水平级联变化为特征的病变过程,进一步加重了IVDD,并且这些级联变化的特征随着年龄增长表现出加速的趋势。IVDD所导致的椎间盘突出等病症与腰骶部疼痛密切相关,对人类身心、社会经济造成了很大的影响。

以"椎间盘退变"为关键词对中国知网中医学学科领域进行搜索,得出《颈椎病发病机制的研究概况》等133篇文献,经整理发现中医临床治疗IVDD多采用保守治疗,以气血理论、经络理论、藏象理论指导为主,采用中药推拿、针灸、中药离子导入等治疗手段缓解疼痛、功能障碍等症状。但卧床休息等作为主要的预防和治疗手段,缺乏相应的中医理论指导,此外对椎间盘个体没有直接的治疗手段及其理论指导。

(2)干细胞符合奇恒之腑"藏于阴而象于地"的物质基础特征:现代研究表明,成体干细胞(adult stem cell, ASC)具有良好的细胞分化能力,并且因不涉及伦理问题比胚胎干细胞更广泛地应用于治疗。中医所描述的奇恒之腑大多是ASC分布较密集的部位。例如,神经干细胞集中表现在脑和脊髓当中,骨髓间充质干细胞集中分布在长骨骨髓和髂前上棘等位置,造血干细胞在骨髓和血液、肝脏等组织中均存在等。在治疗方面,神经干细胞在治疗脑退行性疾病例如帕金森病、阿尔茨海默病的潜在能力已经引起了人们的关注，骨髓间充质干细胞在治疗脊髓损伤以及髓鞘修复时可能发挥作用，而应用甲状旁腺激素治疗骨质疏松已被证实是通过前成骨细胞发挥作用。子宫内膜细胞也被证实具有干细胞属性。这些研究提示了ASC符合奇恒之腑所闭藏之阴，符合"恒藏奇泻"的物质基础特征。

为了验证髓核细胞是否也具备干细胞的分化能力，我们选择1月龄无特定病原体（SPF）雄性健康SD大鼠，体视镜下摘取椎间盘，髓核细胞在培养箱内贴壁生长后，镜下观察并做CD24染色以鉴定，LEICA SP5激光共聚焦显微镜拍照。结果表明3代以内的髓核细胞呈多角形，面积大，CD24$^+$染色呈阳性，与软骨细胞区别明显。CD24是肿瘤干细胞的标志物，而肿瘤干细胞具有多样分化能力被认为与成体干细胞相近，为"椎间盘乃奇恒之腑"进一步提供了实验依据。

然而中医的概念一贯以功能而论，很少以实际物质形态立论，因此ASC是否是奇恒之腑所藏之阴有待进一步研究。如果ASC就是"恒藏奇泻"的物质基础，那么适时升腾奇恒之腑所藏之阴、运用ASC应当能够防治衰老性疾病。

（3）创新奇恒之腑理论对防治椎间盘衰老的指导意义：创新奇恒之腑理论自古有之，例如明清认为精室应为"男子胞"，现代对胰的奇恒之腑属性的探讨等等。我们的前期研究表明，椎间盘无论功能、结构还是胚胎来源均与奇恒之腑相似，椎间盘代谢的特点也与奇恒之腑异曲同工，此外椎间盘与肾、督脉的相关性也都体现了椎间盘当属奇恒之腑。张丽发现青少年人椎间盘的髓核中存在干细胞样髓核细胞，也体现了上述与奇恒之腑相同的属性。

"椎间盘乃奇恒之腑"有利于探索椎间盘防治机制。从预防方面而言，从"积阴为地"的角度出发，对椎间盘应当以静态养护为主提出理论指导；根据其"恒藏奇泻"的特性，辅以适度压力和运动，中国儒家的中庸哲学可以提示我们动静的比例应如何控制。从治疗方面而言，由于奇恒之腑所藏之阴分别来源于先天和后天，如果ASC是先天之精，就可以作为治疗IVDD的研究靶点；从后天角度出发，改善软骨终板、纤维环的营养环境，研究并增强椎间盘吸收水谷精微的机制可以改善IVDD的症状。

总之，奇恒之腑的概念是出于整合中医认知、指导中医临床而产生，保持人体先后天之"精"，维持生命的原动力，应是延缓衰老的有效途径。奇恒之腑均具有藏精和化生两方面的功能，"恒藏奇泻"是奇恒之腑的共同特征。伴随人体的衰老，奇恒之腑也不断地体现其化生的功能、升腾所藏之"阴"。成体干细胞是否是奇恒之腑所藏之"阴"，仍需进一步研究。我们的实验验证了髓核细胞具备干细胞的特征，为"椎间盘乃奇恒之腑"进一步提供了实验依据。完善椎间盘乃奇恒之腑理论，有助于中医理论体系指导防治椎间盘衰老以及其他衰老性疾病，值得进一步深入研究。

参考文献

[1] 郑洪新，谢晚晴. 肾藏象理论的系统结构 [J]. 中国中医基础医学杂志，2015，21（11）：1339-1341＋1424.

[2] 陈哲，李惠林，李增英，等. "miRNA—肾主骨—骨质疏松"相关性假说 [J]. 医学争鸣，2018，9（6）：28-31.

[3] 徐浩，卞琴，崔学军，等. SOX9基因的研究进展及其在肾骨相关理论中的应用 [J]. 辽宁中医杂志，2012，39（4）：759-760.

[4] 张立存，赵继荣，马同，等. 基于"肝主筋，肾主骨"理论指导治疗腰椎间盘突出症的思路探析 [J]. 世界最新医学信息文摘，2020，20（6）：228＋233.

[5] 邵向阳，张志明，雍文兴，等. 补肾中药干预BMSCs增殖分化与"肾藏象理论"的相关性探讨 [J]. 时珍国医国药，2020，31（4）：913-914.

[6] 沈锦涛，张英杰，郑福增，等. 施杞教授以少阳主骨为立论辨治膝骨关节炎经验 [J]. 风湿病与关节炎，2020，9（4）：38-40＋60.

[7] 柳源，刁永帅，冯奇，等. "肾主骨"理论的研究进展 [J]. 辽宁中医杂志，2019，46（7）：1558-1561.

[8] 谢院生，魏凯，尹智炜. 用现代医学诠释中医"肾主骨"的科学内涵 [J]. 中国中西医结合肾病杂志，2016，17（6）：471-474.

[9] 路博丞. 基于"肾主骨"理论的骨质增生止痛丸生物学机制研究 [D]. 长春：长春中医药大学，2019.

[10] 周芳馨，陈东阳，杨芳，等. 右归丸对大鼠骨髓间充质干细胞中TGF-β、BMP-7、BGP表达影响实验研究 [J]. 辽宁中医药大学学报，2018，20（12）：23-26.

[11] 于晖曜. 基于"肝主筋、肾主骨"从肝肾论治骨质增生 [J]. 中国中医基础医学杂志，2014，20（3）：344-345.

[12] 吴国庆,皮持衡. 基于"肾主骨"理论探讨肾性骨病的中医治疗 [J]. 中国中医药现代远程教育,2020,18(6):47-50.

[13] 窦钊,李小娟. 从 1,25- 二羟维生素 D_3 在机体内作用探讨"金水相生"法可能的作用机制 [J]. 长春中医药大学学报,2014,30(2):347-349.

[14] 左文杰. 金水六君煎治疗慢性支气管炎喘息型急性发作期 56 例疗效观察 [J]. 河北中医,2003,25(8):573-574.

[15] 朱汉民. 活性维生素 D 和骨质疏松症防治 [J]. 中华医学信息导报,2005,20(17):22.

[16] 宋敏,王凯,文皓楠,等. 基于"脾主肉,肾主骨"理论探讨 OPG/RANK/RANKL 信号通路与老年性骨质疏松的相关性 [J]. 中国中医药信息杂志,2020,27(5):1-4.

[17] 杨芳,郑洪新,王剑,等. 补肾、健脾、活血方法对骨质疏松症大鼠骨骼及骨骼肌 Na^+-K^+-ATP 酶 mRNA 表达调节的影响 [J]. 中华中医药杂志,2012,27(11):2934-2936.

[18] 杨芳,郑洪新,王剑,等. 中医不同治法对骨质疏松症大鼠骨密度及骨骼肌 Ca^{2+}-Mg^{2+}-ATP 酶影响的比较研究 [J]. 中国骨质疏松杂志,2011,17(1):56-59.

[19] 苏麒麟,孙鑫,杨芳,等. 补肾中药对绝经后骨质疏松症模型大鼠骨及肌肉组织 Notch 信号通路蛋白表达的影响 [J]. 中华中医药杂志,2016,31(8):3208-3212.

[20] 张进,徐志伟. 补肾法诱导间充质干细胞向神经方向分化研究 [J]. 现代医院,2004,4(9):15-17.

[21] 陈民,陈欢雪,孙芳芳. 补元聪脑汤对老年性痴呆大鼠行为学及凋亡相关蛋白 Bcl-2、Bax 表达的影响 [J]. 中华中医药学刊,2011,29(7):1463-1465 + 1705.

[22] 张玉莲,张连城,李强,等. 660 例老年性痴呆患者中医证候学研究 [J]. 中医杂志,2015,56(3):235-239.

[23] 王拥军. "肾藏精本质"机理研究与临床应用 [C]. 第十三次全国中西医结合虚证与老年医学学术研讨会论文集. 中国中西医结合学会虚证与老年医学专业委员会,2013:18-26.

[24] 吴佳莹,刘梅洁,赵宏艳,等. 基于骨质疏松症探讨"肾主骨"的性别差异 [J]. 中国中医基础医学杂志,2017,23(2):213-214.

[25] 左海燕.《难经》经脉脏腑相关理论研究 [D]. 合肥:安徽中医药大学,2019.

[26] 魏赈权,韩隆胤,黄文广,等. "胆主骨所生病"刍议 [J]. 中华中医药杂志,2019,34(5):1871-1875.

[27] 周震. 从"肾藏精"与"少阳主骨"的关系谈骨之体用 [J]. 天津中医药,2014,31(1):20-22.

[28] 王光,杨楠,丁寅,等. MIR-21 调控雌激素缺乏导致的小鼠骨质疏松 BMSCs 成骨能力的研究 [J]. 口腔生物医学,2015,6(3):137-142.

[29] 查建林,李晨光. 奇恒之府藏泻功能对防治椎间盘退变的意义 [J]. 上海中医药大学学报,2019,33(3):7-9.

第二章 "肾主骨"理论与肾藏象理论体系

肾藏象系统功能包括：肾在体合骨、其华在发、开窍于耳及二阴、在志为恐、在液为唾，与冬气相通应。肾与膀胱通过经络系统构成表里关系。肾主蛰为封藏之本，是对肾的生理特性的高度概括，"蛰，藏也"（《说文解字》），本义指动物冬眠，伏藏起来不食不动，中医学以蛰藏来描述肾的潜藏、封藏、闭藏精气的生理特性。肾气封藏则精气盈满，"夫精者，身之本也"（《素问·金匮真言论》）。肾藏精为肾最基本的生理功能。精藏于肾，不无故流失，是肾发挥各种功能的基础。

第一节 "肾主骨"理论与肾藏象理论

一、中医"肾"的内涵

（一）"肾"的发生学

1. 肾的文字意义

"肾（腎）"《说文解字·肉部》曰："肾，水藏也。从肉，臤声。"肾从臤从肉，从臤的字族（如紧、掔、贤等）多有牢靠、恒久义，因此，肾的字象隐义蕴含着人体生命的基石（生命活动所依赖的本质存在），维持生命的过程等意义。也就是说，"肾"代表着人体中坚实、可靠（生命的依靠）和连续性（其恒久义在人体即是生命的延续——繁殖和生育）的方面。在人体中，坚实的骨为肾所主，也与此有关（图2-1）。

《白虎通义》曰："肾之为言，写也，以窍写也。"《释名》曰："肾，引也，肾属水，主引水气灌注诸脉也。"写，泻也，去此注彼也，输而出之也。说明肾排泄尿、精的作用，而引，导也，导引水气灌注诸脉，似说肾对水津代谢过程中体内的灌注和调节作用，是全身性的。"去此注彼"出自老子《道德经》，五色令人目盲，五音令人耳聋，五味令人口爽，驰骋畋猎，令人心发狂，难得之货，令人行妨。是以圣人为腹不为目，故去彼取此。意思是颜色越多越容易使人眼花缭乱，声音越杂乱越伤听力，食物越香甜可口越破坏人的味蕾，越放马奔腾越收不住心，越是难得之物越容易让人惦念不已，忍不住去偷窃。所以圣人只求三餐温饱，不去追逐声色犬马的外在诱惑，劝导人们抛去外物的诱惑来确保安定纯朴的生活。总之，肾之写（泻），无论对内对外，均是输而出之，去此注彼的生理功能特点。

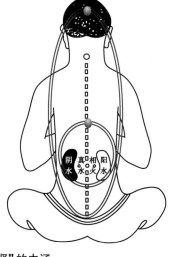

《说文解字·肉部》："肾，水藏也。从肉、臤声。"
- 中医"肾"藏"精"
- 不无故流失
- 维持正常生理功能
- 人体组织修复

图2-1 中医学"肾"的内涵

2. 肾的解剖

肾有两枚，外形椭圆弯曲，状如豇豆，部位在腰。《黄帝内经》明言肾的部位在腰，《素问·脉要精微论》曰："腰者肾之府。"《灵枢·背腧》曰："肾腧在十四椎之间，皆挟脊相去三寸所，则欲得而验之，按其处，应在中而痛解，乃其腧也。灸之则可，刺之则不可。"此处禁针以防止刺伤肾脏，乃是由于古人已了解肾脏的解剖位置，在人体腰部两侧十四椎之间。"肾有两枚，重一斤一两"（《难经·四十二难》），"肾有二，精所舍也，生于脊膂十四椎下，两旁各一寸五分。形如豇豆，相并而曲附于脊外。有黄脂包裹，里白外黑。各有带二条，上条系于心包，下条过屏翳穴后趋脊骨"（《医贯》）。这些经文从数量、重量、在身体的部位、形状、颜色等诸方面描述了肾的解剖。

"肾小则脏安难伤；肾大则善病腰痛，不可以俯仰，易伤以邪。肾高则苦背膂痛，不可以俯仰；肾下则腰尻痛，不可以俯仰，为狐疝。肾坚则不病腰背痛；肾脆则善病消瘅易伤。肾端正则和利难伤；肾偏倾则苦腰尻痛也"（《灵枢·本脏》）。本条经文通过对肾的实体大小及所处位置、坚脆性质的观察，对肾的形态之象与腰府所患疾病的关系进行了推论。"黑色小理者肾小，粗理者肾大。高耳者肾高，耳后陷者肾下。耳坚者肾坚，耳薄不坚者肾脆。耳好前居牙车者肾端正，耳偏高者肾偏倾也"（《灵枢·本脏》）。此条经文通过对人体外在特点的观察将其与获悉关于肾大小、坚脆、位置高下、偏正的形态等方面进行了联系。

（二）"肾"的主要生理功能

1. 肾藏精

肾藏精，是指肾具有贮存、封藏精气的生理功能，以藏为主，防止精气无故妄泻。肾主蛰，为封藏之本，主要是闭藏、蛰藏人体之精，包括先天之精与后天之精，防止精气无故妄泻（图2-2）。如《素问·六节藏象论》曰："肾者，主蛰，封藏之本，精之处也。"

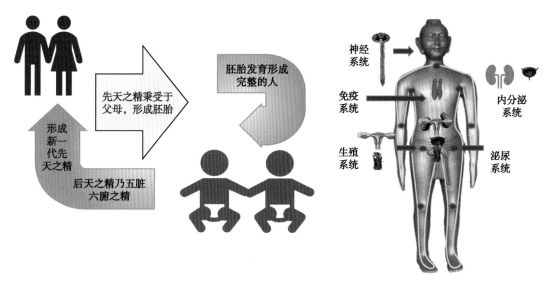

图 2-2　中医学"肾精"的功能

肾藏先天之精和后天之精。精的来源分为先天之精和后天之精两类。先天之精又称肾本脏之精，是禀受于父母，与生俱来的构成人体的原始生命物质。在胚胎发育过程中，精是构成胚胎的原始物质，为生命的基础，故称"先天之精"。《灵枢·决气》曰："两神相搏，合而成形，常先身生，是谓精。"先天之精藏于肾中，出生之后，得到后天水谷之精的不断充养，成为人体生育繁殖的基本物质，故又称"生殖之精"。先天之精的盛衰决定着子代的禀赋，对子代的体质具有重要的影响。《灵枢·经脉》曰："人始生，先成精，精成而脑髓生，骨为干，脉为营，筋为刚，肉为墙，皮肤坚而毛发长。"

后天之精又称五脏六腑之精，是由脾胃化生并灌溉五脏六腑的水谷之精，是维持人体生命活动，促进机体生长发育的基本物质。人出生之后，经胃的受纳腐熟和脾的运化而化生的水谷之精，转输到五脏六腑，成为脏腑之精，供给脏腑生理功能活动之需；其剩余部分则贮藏于肾，以备不时之需。当脏腑功能活动需要时，肾又把所藏之精，重新输出供给。肾不断贮藏，又不断供给，循环往复而生生不息。这就是肾藏五脏六腑之精的过程和作用。

先天之精和后天之精的来源虽然不同，但却同藏于肾，两者相互依存，相互作用，在肾中密切结合成为肾精。先天之精为后天之精的生成提供了物质基础，后天之精源源不断地产生又充养和培育了先天之精。先天之精只有得到后天之精的补充和滋养，才能充分发挥其生理效应；后天之精也只有得到先天之精的活力资助，才能源源不断地化生即所谓"先天生后天，后天养先天"。这种"先天之精"与"后天之精"的对立统一，也说明了"肾藏精"理论的形成离不开辨证思维。

肾气，即肾精所化生之气，具有推动和促进机体生长发育与生殖、精血津液代谢、肾与膀胱及其相关形体官窍功能活动的作用，并具有固摄精气血津液、固摄冲任二脉，以及调控二便等生理功能。最早载于《黄帝内经》，《素问·上古天真论》以"男八女七"为生命节律，描述了肾气在生、长、壮、老、已的生命活动过程中变化规律与作用。

肾中精气对机体具有促进生长、发育和繁殖、参与血液的生成、提高机体的抗病能力等生理功能。

（1）促进生长发育：精是构成人体和维持人体生命活动，促进人体生长发育和生殖的基本物质。肾藏精，精化气，肾精所化之气即为肾气。先天之精和后天之精的相辅相成，能够使肾精逐渐充实，化生的肾气亦逐渐充盛；反之肾精不足则肾气亦虚衰。因而人体的生、长、壮、老、已的生命过程，取决于肾精及肾气的盛衰。

（2）促进生殖繁衍：肾精是人体胚胎发育的原始物质，又具有促进生殖功能的成熟、繁衍后代的重要作用。人发育到青春时期，随着肾精的不断充盛，便产生了一种促进生殖功能成熟的物质——天癸。天癸至，男子"精气溢泻"，女性则"月事以时下"，而具备了生殖能力。随着人从中年进入老年，肾精也逐渐亏虚，天癸的生成亦逐渐减少，直至耗竭，男子"精少"，女子"地道不通""形坏而无子"，生殖功能亦随之而下降，以至消失。因此肾精对人体的生殖功能起着决定性的作用，为人体生殖繁衍之本。

（3）促进生髓化血：肾藏精，精能生髓，精髓不仅可上充脑海，还可充养脊髓、骨骼等组织器官，促进骨骼的生长发育，使骨骼健壮有力、牙齿坚固等。如《灵枢·经脉》曰："人始生，先成精，精成而脑髓生，骨为干，脉为营，筋为刚，肉为墙，皮肤坚而毛发长，谷入于胃，脉道以通，血气乃行。"当肾精不足，化髓减少，可导致精髓亏虚、骨充失养而影响骨的生长发育。人体血液的生成，一方面是后天脾胃运化的水谷精微上输心肺而化赤为血；另一方面是精生髓，髓充于骨，精髓可以化生血液。《景岳全书·血证》中提到："血即精之属也，但精藏于肾，所蕴不多，而血富于冲，所至皆是。"《读医随笔·气血精神论》中亦提到："夫血者，水谷之精微，得命门真火蒸化。"《侣山堂类辨·辨血》更明确地指出："肾为水脏，主藏精而化血。"说明肾所藏之精是化生血液的重要物质基础。故有"血之源头在乎肾"之说。肾精足则血充，肾精亏虚日久可导致血虚，临床上治疗血虚亦常用补肾填精之法。

（4）抵御外邪侵袭：肾精具有保卫机体、抵御外邪而使人免于疾病的作用《素问·金匮真言论》中提及："藏于精者，春不病温。"《冯氏锦囊秘录·杂症大小合参》中亦提到："足于精者，百疾不生；穷于精者，万邪蜂起。"说明精充则生命力强，卫外固密，适应能力强，邪不易侵；反之，精亏则生命力弱，卫外不固，适应能力弱，邪易侵而致病。正如《素问·生气通天论》中所言："冬伤于寒，春必病温。"伤于寒者，或即病为伤寒；或伏藏于少阴，至春日阳气开泄，内外合邪，伏气乃发为温病，其伏藏于少阴者多根于肾精不足。

同时，"肾藏精"，藏中有泻，肾所藏之精又可流溢脏腑、布散体表、充养骨髓脑髓、化生血液、溢泻精气等；藏精起亟，对精气为生理功能提供物质基础，应急机体需求，调节阴阳平衡，发挥重要效应。

2.肾主调节全身精气阴阳

肾中精气是人体生命活动的根本，对人体各个方面的生理功能活动都起着重要的作用。以阴阳学说理论作为指导，肾中精气又可分为肾阴、肾阳（图2-3）。肾阴，又称为"真水""真阴""元阴"，是具有宁静、滋润和濡养和成形作用的物质及其功能。肾阳，又称为"真火""真阳""元阳"，与肾阴相对而言，是具有温煦、推动、兴奋和气化作用的物质及其功能。"真""元"等，本是道家或儒家的术语，中医学借用之，是对先天禀赋的表述。肾阴、肾阳，为人体一身阴阳之根本，两者相互制约、相互依存、相互为用，维持着机体脏腑阴阳的相对平衡。所以《景岳全书·传忠录·命门余义》有"五脏之阴气，非此不能滋；五脏之阳气，非此不能发"的记述。肾阴、肾阳在人体内既相互对立、相互制约，又相互依存、相互为用，共同维持人体"阴平阳秘"的生理状态。故《类经图翼·真阴论》曰："盖阴不可以无阳，非气无以生形也；阳不可以无阴，非形无以载气也。故物之生也生于阳，物之成也成于阴，此所谓元阴元阳，亦曰真精真气也。"

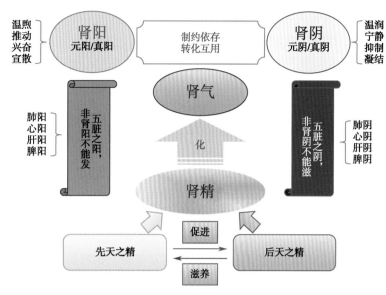

图 2-3　中医学"肾阴、肾阳"的功能

3. 肾主水

肾主水，是指具有主持和调节全身津液代谢的功能。其理论形成于《黄帝内经》，《素问·水热穴论》曰："少阴何以主肾？肾何以主水？岐伯对曰：肾者至阴也，至阴者盛水也，肺者太阴也，少阴者冬脉也，故其本在肾，其末在肺，皆积水也。"明确肾为水脏，主一身之水。并且，肾主水的理论与精属水有关，如《素问·解精微论》曰："水宗者积水也，积水者至阴也。至阴者肾之精也。"由此可见，肾主水，为水液代谢之本，理论思维源于古代哲学，又与肾藏精密切相关。

（1）肾对肺、脾、肝、三焦、膀胱等脏腑的水液代谢功能的促进：肾的气化功能是津液代谢的动力，《素问·水热穴论》曰："肾者牝脏也。地气上者属于肾，而生水液也，故曰至阴。"肾位于人体的下焦，接受肺通调水道而输送来的津液，将其中清者部分蒸腾于上，再通过肺的宣发和肃降而布散全身，发挥其濡润营养作用；其中浊者部分下输至膀胱，生成尿液而排出体外。肾为肺、脾、肝、三焦、膀胱等脏腑的气化之根。肾藏精，为元气的化生之源。元气根源于肾，由先天之精所化生，并依赖后天之精的培育和充养，为人体最根本、最原始的气，是人体生命活动的原动力，具有激发、促进、推动人体各脏腑、经络等组织器官生理功能的作用。机体津液的生成、输布与排泄，是在胃为水谷之海、小肠主液、大肠主津、脾运化水液、肺通调水道、三焦决渎、肾主水、膀胱贮尿排尿等脏腑功能的共同参与下完成的，各脏腑功能的正常发挥有赖于肾气化作用的促进与调控。

（2）肾司尿液的生成和排泄：肾是调节人体尿液的贮存与排泄，维持机体水液代谢平衡的重要器官。人体尿液的生成和排泄均有赖于肾的气化作用。肺通调水道下输于肾的水液，经肾的蒸腾气化作用分为清浊两部分。水液之清者，通过三焦上归于肺而布散于周身；水液之浊者生成尿液，下输膀胱，从尿道排出体外。如《素问·水热穴论》曰："肾者至阴也，至阴者盛水也。"《中藏经》曰："水者，肾之制也。肾者，人之本也。肾气壮则水还于海，肾气虚则水散于皮。"因此，前人有"肾主津液""肾主开阖"的说法。肾的开阖作用对人体水液代谢的平衡有一定的影响。"开"就是输出和排出，"阖"就是关闭，肾通过开阖作用来保持体液相对稳定的贮存量。在正常生理状态下，由于人的肾阴、肾阳是相对平衡的，肾的开阖作用也是协调的，因而尿液排泄也就正常。

4. 肾主纳气

肾主纳气是指肾气摄纳肺所吸入的自然界清气，保持吸气深度，防止呼吸表浅，维持正常呼吸。肾与呼吸功能有关。见于《素问·逆调论》，曰："肾者水脏，主津液，主卧与喘也。"《难经·四难》曰："呼出心与肺，吸入肾与肝。"明确提出"肾主纳气"，见于南宋杨士瀛在《仁斋直指方》曰："肺出气也，肾纳气也，肺为气之主，肾为气之藏。凡咳嗽暴重，动引百骸，自觉气从脐下逆奔而上者，此肾虚不能收气归元也，当以补骨脂、安肾丸主之，毋徒从事于宁肺。"

5. 肾为作强之官

"肾主作强"的生理功能出于《素问·灵兰秘典论》中关于"十二脏之相使贵贱"的描述，文中讲："肾者，作强之官，伎巧出焉。"此处我们从汉字构字及字源、字义出发，结合历史、技术及文化等古籍文献，对《素问·灵兰秘典论》中有关十二官论述的争议点——"肾者，作强之官，伎巧出焉"进行解释。认为"作强"原本可能为"作疆"，在传抄流传过程中假借为"作强"。故本句应解释为：肾是制作强弓的官员，掌握着精湛的技巧。

（1）体现于生殖功能之强健灵巧：《灵枢·经脉》曰："人始生，先成精，精成而脑髓生，骨为干，脉为营，筋为刚，肉为墙，皮肤坚而毛发长。"《素问·上古天真论》曰："女子七岁，肾气盛……二七而天癸至……月事以时下……七七……天癸竭……故形坏而无子也。丈夫八岁，肾气实……二八，肾气盛，天癸至，精气溢泻，阴阳和，故能有子……七八……天癸竭，精少……而无子耳。"肾中所藏的"先天之精"是禀受于父母、与生俱来的生殖之精，是构成胚胎发育的原始物质。出生之后，随着肾中精气的不断充盈，天癸随之产生，女子月经来潮，男子精气溢泻，性器官发育成熟，男女具备了生殖能力。若肾精亏虚，则导致生殖功能低下。可见"肾藏精"主生殖，为生身之本，生殖功能之强健灵巧是由肾所主宰。

（2）体现于肢体动作强劲灵巧：《素问·逆调论》中讲："是人者，素肾气胜，以水为事，太阳气衰……肾者水也，而生于骨，肾不生，则髓不能满，故寒甚至骨也……病名曰骨痹，是人当挛节也。"《素问·阴阳应象大论》曰"肾生骨髓"，《素问·六节藏象论》曰肾"其充在骨"。说明"肾"与"骨"关系密切，肾精充盛可以充养骨骼，骨骼强健则运动灵活；肾气不足则肢体关节运动不利，易发生"骨痹"。唐容川《中西汇通医经精义》曰："盖髓者，肾精所生，精足则髓足；髓在骨内，髓足则骨强，所以能作强，而才力过人也。"认为"作强"意为强健有力，肾精充足则骨骼强健有力、运动灵活。

（3）体现于思维敏捷：中医学认为人的思维能力在"心"和"脑"，其中脑为具体认识和进行信息交流的实体。清代王清任在《医林改错·脑髓说》中提到："灵机记性在脑者，因饮食生气血，长肌肉，精汁之清者，化而为髓，由脊骨上行入脑，名曰脑髓。"脑居颅内，由精髓汇集而成，《素问·五脏生成》曰："诸髓者皆属于脑。"《灵枢·海论》亦曰："脑为髓之海。"可见脑髓须依靠肾中所藏之精的充养。一方面，人体先天禀受父母之精化生脑髓，成为新生命之神的物质基础，如《灵枢·本神》曰："故生之来谓之精，两精相搏谓之神。"《灵枢·经脉》曰："人始生，先成精，精成而脑髓生。"另一方面，脾胃运化产生的水谷精微也不断生髓充脑，以维持脑的生理功能。肾中精气充盛，髓海得养，则听觉灵敏、精力充沛、反应快捷。

（三）"肾"的现代科学内涵

1. 肾本质的研究

沈自尹院士及其研究团队从20世纪50年代开展中西医结合肾本质研究，主要从3个方面进行了比较系统的研究与深入探索：肾阳虚证的研究、从系统生物学研究肾虚与衰老、肾藏精与干细胞的研究。中国中西医结合杂志2012年第3期发表沈自尹院士撰文"中西医结合肾本质研究回顾"，本书择其要点记录于此。

（1）肾阳虚证的现代研究

1）肾阳虚证尿17-羟皮质类固醇含量（简称尿17羟）值明显降低、下丘脑-垂体及3个靶腺轴功能紊乱研究：始于20世纪50年代末，当初首先发现反映肾上腺皮质功能的尿17羟值，在不同疾病的肾阳虚证患者普遍很低。为了证明这一现象的可靠性，1961～1972年，不断重复肾虚患者与正常人尿17羟值的比较，累计正常人128例、肾阴虚患者151例、肾阳虚患者201例，均显示肾阳虚患者尿17羟值明显降低，此一结果为国内7个省市和日本高雄医院学者所重复验证，首次证实中医证候有相应物质基础。20世纪60～80年代由肾上腺皮质向上追溯到脑下垂体，以至下丘脑，形成肾阳虚为下丘脑-垂体-肾上腺皮质功能紊乱。进而由肾上腺皮质轴扩展到性腺轴、甲状腺轴，都有相似的功能紊乱，肾阳虚证存在下丘脑-垂体及3个靶腺轴不同程度、不同层次的功能紊乱，如此可推论肾阳虚证病理发源地在下丘脑。

20世纪90年代选取模拟肾阳虚证的皮质酮大鼠模型，改用以药测证的方法，以健脾的四君子汤、活血的桃红四物汤为对照,只有补肾的右归饮能有效地提高促肾上腺皮质释放激素的基因表达量,至此连同其他有力的证据,可以说肾阳虚证的主要调节点定位在下丘脑。

2)肾阳虚证与衰老机制:沈自尹院士及其研究团队在研究男性下丘脑-垂体-甲状腺轴、下丘脑-垂体-性腺轴全套功能测定的同时,分别加设了老年Ⅰ组和老年Ⅱ组,结果老年男性甲状腺及性腺轴的异常改变和肾阳虚证患者甚为类似,故肾阳虚证之外象意味着未老先衰,亦即衰老可称为生理性肾虚。进一步采用全基因组芯片和以药测证的方法,以自然衰老大鼠为肾虚模型,在老年大鼠和青年大鼠之间的比较,可见老年大鼠在下丘脑-垂体-肾上腺-胸腺(HPAT)轴各层次上与生长、发育、衰老相关的基因如神经递质和神经肽、生长激素和促生长细胞因子、促性腺激素和性激素以及淋巴细胞抗凋亡、促增殖、参与免疫效应信号通路分子均为低表达(差异表达两倍以上),反映了老年大鼠HPAT轴上的基因表达谱是以衰退的表现为主。在3个药物组中以温补肾阳药淫羊藿总黄酮(EF)使老年大鼠中下调的基因表达全面上调,而右归饮组及桃红四物汤组未见广泛的调节作用。在以药测证对肾虚和肾阳虚大鼠基因表达谱的比较研究中,两组大鼠均用EF以药测证,分别取下丘脑、垂体、肾上腺、淋巴细胞(HPAT轴)组织,采用Affymetrix公司的大鼠全基因组芯片,各2次重复基因表达谱研究。结果显示老年大鼠和皮质酮大鼠分别与青年大鼠比较,在HPAT轴上首先是众多的神经递质受体显著下调,接下来是生长激素类和性激素类都显著下调,其表达下调的模式两组2次均呈高度一致。EF能全面上调上述基因的表达,所不同的是EF在皮质酮大鼠显著上调热休克蛋白和细胞色素P450以及促甲状腺激素大幅度上调,以上显示两组大鼠均具有肾虚的内涵,但肾阳虚的主要物质基础是甲状腺激素促进能量代谢的氧化磷酸化过程,这样对肾阳虚的认识不断拓宽和深入。

3)温肾药物防治肾阳虚证的临床疗效:中医基础理论研究理应指导临床实践,临床实践的实现反转来证明理论研究的可靠。从温补肾阳药改善肾上腺皮质、性腺轴功能为依据,显著提高了临床疗效。例如,鉴于哮喘有轻微的或潜在的肾上腺皮质功能不足,温肾药物预防哮喘季节性发作1 008例,温肾组显效率为57.7%~86.9%,而对照组为5.0%~22.6%;长期用激素严重抑制自身肾上腺皮质,使得激素难于撤除,采用大剂量皮质激素吸入加口服温肾药治疗长期用激素的哮喘患者30例,使激素撤除成功率由国外报道的27%~44%,提高到70%;补肾治疗儿童性早熟106例,抑制了性腺轴提前发动,身高较对照组高5.2cm;补肾治疗多囊卵巢综合征133例,疗效为82.7%,而西药黄体生成素释放激素(LH-RH)组为53.1%;补肾治疗自然流产310例,其妊娠成功率为82%~91.6%。显示中医肾阳虚证的理论研究能经受临床实践,提高疗效的考验。

(2)从系统生物学研究肾虚与衰老

1)基于基因表达谱技术关于肾虚证的研究:实验利用基因表达谱数据,建立量化肾虚证程度的数学模型,并以EF促使老年(肾虚)相关基因在3个层次上的逆转。

第一层次实验采用4、10、18、24不同月龄段大鼠,以24月龄用EF干预,摘取大鼠与"肾"相关的下丘脑、垂体、肾上腺、淋巴细胞、骨、肝、肾7个组织块,利用大鼠全基因组芯片,检测全基因组的mRNA表达,并用不同月龄段大鼠的基因表达谱数据建立神经网络模型(具有模拟人类大脑学习、推理、决策特性的一种数学模型),然后利用此模型评价EF干预肾虚证的效果。结果7个组织共筛选到199个基因表达具有年龄依赖特征,其中相当一部分为神经内分泌免疫相关基因。模型预判发现EF作用后,24月龄老龄大鼠下丘脑、垂体、肾上腺、淋巴细胞、骨、肝、肾的基因表达与8~13月龄大鼠相似,使得老化组织显著年轻化,亦即衰老进程得以显著逆转。同时观察基因表达谱上基因群节点的研究,"节点"即两个基因群交叉重叠的区域,节点愈多反映基因群之间的联系愈多,实验随着大鼠月龄的增加,用超几何分布方法可推演出衰老进程中基因群节点由密变疏,而EF可使24月龄大鼠基因群节点由疏变密,显示肾虚证基因群之间的联系由EF使之逆转。

第二层次是核因子NF-κB信号传导通路:NF-κB是一多向性核转录因子,在调节机体多种功能中发挥枢纽作用。实验采用动物模型、分月龄观察与药物同上,采用与NF-κB相关基因的寡核苷酸芯片,取淋巴细胞，观察 NF-κB 信号传导通路中呈上下游关系 6 个功能类基因网络。结果显示 6 个基因网络曲线都呈年龄依赖关系，经聚类分析显示 EF 干预组可导致 NF-κB 的衰老进程得以逆转。

2）基于代谢组学技术关于肾虚证的研究：动物模型、分月龄观察与药物同上，取材血清，采用液相色谱和质谱检测。经主成分分析由多元统计确定生物标志物，有 18 个生物标志物得到鉴定，其中 12 个具有一个共同特征，即年龄依赖关系，EF 干预组可使代谢物水平年轻化至 18 月龄。3 项动物实验都是采用同一批具有时间段（青、壮、老前、老年）不同月龄大鼠。3 个不同层面（7 个组织块、血清、淋巴细胞）的众多小网络呈现同一个年龄依赖曲线，经 EF 干预这些生物标志物都年轻化至 10～18 月龄。

2. NEIC-Me 对"肾藏精"内涵的拓展

（1）干细胞及其微环境和 NEI 网络动态平衡：干细胞是一类具有多向分化潜能和自我复制能力的原始未分化细胞，在一定条件下，可以分化形成各组织器官，根据干细胞所处的发育阶段分为胚胎干细胞和成体干细胞。成体干细胞包括神经干细胞（neural stem cell，NSC）、血液干细胞（HSC）、骨髓间充质干细胞（BMSC），表皮干细胞（epidexmis stem cell，ESC）等。

干细胞受多种内在机制和微环境因素的影响，其自身有许多调控因子可对外界信号起反应从而调节其增殖和分化；干细胞周围的微环境似"龛"，有相关转录因子、促生长因子、营养因子等，维持干细胞的增殖、分化。

1977 年 Besedovsky 从研究证据提出了著名的"神经 - 内分泌 - 免疫网络"（即 NEI 网络）学说，NEI 网络是机体内多维立体网络调控机构，完成对机体各系统的调节整合。近年，关于 NEI 网络与干细胞的相关性，国内外有众多文献报告，通过外源性干细胞（神经干细胞、骨髓间充质干细胞）移植促使定向分化为神经细胞、胰岛 β 细胞、免疫细胞等的实验研究和临床研究。并且，有研究资料表明，机体的内源性干细胞有神经 - 内分泌 - 免疫网络作用的分子基础。

（2）肾藏精与干细胞及其微环境和 NEI 网络的相关性：沈自尹院士提出，肾所藏之精可相应于胚胎干细胞以及其他分化为各种组织器官的成体干细胞，干细胞具有先天之精的属性。"藏"的含义，按《素问·六节藏象论》"肾者，主蛰，封藏之本，精之处也"，干细胞一般处于休眠状态，只有出现损伤或刺激时才会被唤醒（激活），提示精平时是藏而不露的，这对肾藏精有进一步的理解。

广州中医药大学张进、徐志伟等从干细胞角度来阐述中医学"精"学说，认为全能干细胞蕴藏了全部先天之精，这是精的来源；并将全能干细胞及已发现的多种成体干细胞的功能，与"精"的繁衍生殖、生长发育、生髓化血等功能相比较，认为"精"与干细胞的基本属性较相似。进而提出新的学术观点：干细胞具先天之精属性，是先天之精在细胞层次的存在形式。

中医学重视整体观念，强调整体与局部、宏观与微观的统一性。在整体层次，"肾藏精"主要体现 NEI 网络的调控作用。明代赵献可《医贯·玄元肤论·内经十二官论》提出："五脏之真，惟肾为根。"将命门比喻为"走马灯"之火，"拜者、舞者、飞者、走者，无一不具，其中间惟是一火耳，火旺则动速，火微则动缓，火熄则寂然不动。"沈自尹院士率先对中医称为命门之火的肾阳进行研究，发现肾阳虚证患者，其反映肾上腺皮质功能的尿 17- 羟皮质类固醇值明显低下，经补肾中药治疗可以恢复正常。这一结果得到国内 7 个省市以及日本高雄医院等研究单位的重复与公认。通过采用分子生物学方法，证实唯有补肾药才能作用并提高下丘脑的双氢睾酮亲和力及促肾上腺皮质激素释放因子（corticotropin releasing factor，CRF）基因的表达，为肾阳虚证达到定性、定量和调节中枢定位下丘脑的假说提出多方面的有力证据。

辽宁中医药大学研究团队从中医"生、长、壮、老取决于肾"的基本观点出发，根据"肾应冬"的理论，以 1～70 岁不同年龄的健康人为研究对象，以神经 - 内分泌 - 免疫网络相关指标为主要观察指标，在 2010 年冬季，开展了多中心的流行病学调查研究。初步研究结果表明，生、长、壮、老的生命过程与肾精的充、盛、减、衰密切相关，其突出表现在 NEI 网络的多巴胺、5- 羟色胺、雌激素、雄激素、生长激素、促肾上腺皮质激素（adrenocorticotropic hormone，ACTH）、皮质醇、T 细胞亚群等的变化。

在细胞及分子层次，"肾藏精"主要或部分体现为干细胞及微环境的调和状态。沈自尹的研究团队采用基因芯片技术研究淫羊藿总黄酮（EF）作用于与肾上腺皮质干细胞相关的分子机制，发现了大量应用皮质酮后基因表达下调，其中 EF 对生长激素类相关基因表达的逆转可能是其改善肾阳虚证和 / 或激活肾上腺皮质干细胞的分子机制。

王拥军教授发现 RUNX1 和 RUNX3 及其亚型 MASNS 和 MRIPV 能够调控胚胎干细胞分化为软骨细胞，证实了胚胎干细胞分化为软骨细胞过程中，RUNX1、RUNX3 和 RUNX2 先后发挥了作用，并有一定的叠加与协同，从而证明转录因子 RUNX 整个家族对干细胞分化具有重要作用。

（3）"从肾论治"激活内源性干细胞和发挥微环境作用：沈自尹院士提出"温补命火激活内源性干细胞探讨肾藏精科学涵义"的研究命题，国际上对干细胞的研究和应用上都是着眼于移植和克隆，而通过药物激活内源性的干细胞从而改善再生反应与从外部植入干细胞是全然不同的新思路。温补命火药能同时激活干细胞和发挥微环境作用。在皮质酮大鼠（肾阳虚证模型）观察到淫羊藿总黄酮（EF）能促进肾上腺皮质干细胞的增殖、迁移，在自然衰老大鼠（肾虚证模型）发现 EF 能使多个组织的基因表达年轻化，也使老年大鼠下调的生长激素（GH）、下丘脑激素（GHRH）及胰岛素样生长因子结合蛋白（IGFBP）、神经生长因子（NGF）等的表达上调。采用体外分离的胚鼠神经干细胞，进一步证明淫羊藿及其提取物对干细胞具有直接促增殖作用。卞琴等观察 3 种补肾代表中药有效成分淫羊藿苷、补骨脂素、齐墩果酸对去卵巢 3 个月大鼠和皮质酮大鼠骨髓间充质干细胞（BMSCs）的调控作用，研究结果表明，补肾中药可能从增加 BMSCs 细胞外基质、促进生长因子相关信号通路、增加蛋白质合成、调节细胞周期和细胞代谢等方面发挥促进 BMSCs 成骨分化的作用，最终实现治疗骨质疏松的疗效。李晓锋等发现淫羊藿苷能够通过激活 Wnt/β-Catenin 信号通路，增加 BMPs 的表达，促进 BMSCs 成骨分化，从而提高骨保护素（OPG）基因敲除骨质疏松小鼠骨量和骨强度（图 2-4）。

甘肃中医药大学刘永琦等研究补肾中药（右归丸、左归丸、地黄饮子）对大鼠骨髓间充质干细胞（BMSCs）分泌神经生长因子 β（NGFβ）、脑源性神经营养因子（BDNF）、血管内皮细胞生长因子（VEGF）功能的影响，研究结果表明，右归丸、左归丸、地黄饮子均能明显促进 BMSCs 分泌功能，地黄饮子在促进 BMSCs 分泌 BDNF 和 VEGF、左归丸在促进分泌 VEGF 功能方面优于右归丸。广州中医药大学童晓云博士根据

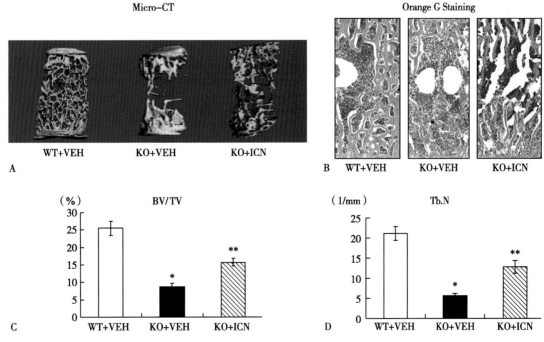

图 2-4 淫羊藿苷提高骨保护素基因敲除骨质疏松小鼠骨量

A. Micro-CT：微计算机断层扫描技术；B. Orange G Staining：橙黄 G 染色；C. BV/TV：骨体积分数；D. Tb.N：骨小梁数目
WT+VEH：野生＋溶剂组；KO+VEH：基因敲除＋溶剂组；KO+ICN：基因敲除＋淫羊藿苷组

国内外多项研究证明骨髓干细胞有向缺血组织归巢的特征,研究结果表明,急性心肌梗死后可出现骨髓干细胞的自发动员作用。不同剂量的补肾活血方均有可能通过加强骨髓干细胞的增殖能力,促进骨髓干细胞进入外周血液,致外周血 CD34$^+$ 细胞数量增加,并有可能流入心肌梗死的部位,进而分化为心肌细胞与血管内皮细胞等,从而达到修复治疗心肌梗死的作用。较之骨髓干细胞强有力的动员剂粒细胞集落刺激因子(G-CSF),补肾活血中药疗效确定,作用持久,可能有较好的临床应用前景。南方医科大学吴顺杰等的研究结果表明,具有温阳补肾作用的参附汤能促进自体移植小鼠造血干细胞的归巢。骨髓造血干细胞属于肾精的一部分,其归巢依赖于肾气的气化和推动作用,肾气充足,气化和推动功能旺盛,造血干细胞归巢的能力提高,速度加快,数量增加。

(4)"从肾论治"调控 NEI 网络动态平衡:沈自尹院士探讨从肾阳虚患者表现为尿 17- 羟皮质类固醇含量(简称尿 17 羟)值低下的现象,到肾阳虚证在下丘脑 - 垂体 - 肾上腺皮质轴上有不同环节(层次)、不同程度的功能紊乱;从观察皮质酮大鼠的下丘脑 - 垂体 - 肾上腺 - 胸腺(HPAT)轴受抑,研究补肾药调节下丘脑、NEI 网络、HPAT 轴模型,到研究补肾中药通过调控 T 细胞凋亡而延缓衰老;以及最新研究成果淫羊藿及其提取物对干细胞的作用可能是其拮抗糖皮质激素对下丘脑 - 垂体 - 肾上腺轴的抑制和延缓衰老的细胞学基础;也表明中医药可通过动员与提高激素、细胞因子水平激活内源性干细胞,发挥机体储备的潜力而治疗疾病。

辽宁中医药大学研究团队依据中医"肾精亏虚 - 髓海(脑)不足 - 骨质疏松"的理论,建立肾虚去卵巢骨质疏松症大鼠动物模型,通过补肾中药调整实验动物的下丘脑 5- 羟色胺(5-HT)、5- 羟吲哚乙酸(5-HIAA)、去甲肾上腺素(NE)、多巴胺(DA)以及脑总磷脂(PL)、总胆固醇(TC)等的异常变化,阐明对骨质疏松症防治作用的机制,并正在实验研究中探索骨髓间充质干细胞向成骨 - 成脂 - 成软骨细胞分化的分子机制以及神经 - 内分泌 - 免疫网络的调节作用。

中医"肾藏精"藏象理论研究敢于与生命科学研究前沿的"干细胞"理论及技术交叉碰撞,不能不说是敢于探索,锐意创新。展望未来,研究的重点应在临床"从肾论治"相关疾病方面,发挥补肾中药调整 NEI 网络,激活干细胞及其微环境作用的优势,揭示从肾论治的科学内涵和辨证论治基本规律,并且,可以预期关于"肾藏精"的科学内涵与干细胞及其微环境和 NEI 网络动态平衡相关性研究,可能在肾藏象理论研究方面取得重大突破。

二、肾藏象的相关概念

(一)"肾藏精"理论与肾精

1. 肾精相关概念的发生与发展

(1)肾精:肾所藏之精。来源于先天,充养于后天,肾脏生理活动的物质基础。

"肾精"一词见于隋朝杨上善《黄帝内经太素·七邪》曰:"肾精主骨。"此为"肾精"一词较早的记载。肾精属于脏腑之精范畴,但与其他脏腑之精相比有着一定独特性。两汉之前医籍并未出现"肾精"二字,但《黄帝内经》有"肾藏精"的理论,因此虽未有肾精之字,却有肾精之意。

唐代王冰《重广补注黄帝内经素问·奇病论》注:"胎约胞络,肾气不通,因而泄之,肾精随出,精液内竭,胎则不全,胎死腹中……"可知肾气、肾精相互依存,密不可分。宋金时期刘完素《黄帝素问宣明论方》曰:"肾精不足,强上冥视,唾之若涕,恶风振寒,为之劳风。"肾精的相关病证被简要阐述。明清时期命门学说盛行,对于人体生命之源的认识有了新的见解。明代张介宾等医家认为,肾精即元精,肾与命门藏真阴,真阴含元精与元气,为肾中水火。如《景岳全书·咳嗽》曰:"然五脏皆有精气,而又惟肾为元精之本。"历代医家对肾精的认识逐步加深,对临床实践具有重要指导作用,对肾的现代研究具有启示意义。

肾精的来源:第一,以先天之精为基础。先天之精禀赋于父母,父母生殖之精相结合,形成先天之精,是构成胚胎的原始物质,人体生命之本源。先天之精藏于肾,随人体的发育与生长寓于各脏腑之中。第二,得后天之精的培育。人出生之后,食入水谷,经人体胃肠吸收后,由脾之升运使其变为水谷精微分布到全身,《素问·奇病论》曰:"夫五味入口,藏于胃,脾为之行其精气。"此水谷精微称之为后天之精,是维持生命的重要精华物质。第三,受五脏六腑之精而藏之。脏腑之精是各脏腑所藏的精微物质,供给各脏腑满足自身需求之外,还输送于肾贮藏。

肾精为人身之本。凡生长、发育、生殖、主骨、荣齿、生髓、化血、养发、伎巧等,皆有赖于肾精充盈。注重保养肾精,为养生第一要务。精能化气,气能生神,神能御气、御形,故精是形气神的基础。护肾保精之法除房事有节外,尚有运动保健、按摩固肾、食疗保肾、针灸药物调治等,从而使人体精充气足、形健神旺,达到预防疾病、健康长寿的目的。肾精难成而宜亏,故肾精多虚少实。先天禀赋不足,或久病伤肾,或房劳过度等原因,可导致肾精亏虚。肾精亏虚,表现在生长、发育、生殖功能障碍和血液生成不足等方面,伴有腰膝酸软,头晕耳鸣,发白发脱,牙齿松动,未老先衰等症状,临床治疗当补肾填精。

(2)肾藏精:肾藏精,是指肾具有贮存和封藏精气,以藏为主,藏中有泻,藏精起亟的生理功能。

《灵枢·本神》曰:"肾藏精,精舍志"。肾藏精,以精的蛰藏、封藏、闭藏为主,防止精气无故妄泻;同时,藏中有泻,肾所藏之精又可流溢脏腑、布散体表、充养骨髓脑髓、化生血液、溢泻精气等;藏精起亟,为生理功能提供物质基础,应急机体需求,调节阴阳平衡,发挥重要效应。

(3)先天之精:先天之精,为禀受于父母的精华物质,是构成人体胚胎的基本物质和生命来源。又名"元精"。

《灵枢·决气》曰:"两神相搏,合而成形,常先身生,是谓精。"《灵枢·经脉》曰:"人始生,先成精,精成而脑髓生,骨为干,脉为营,筋为刚,肉为墙,皮肤坚而毛发长。"《灵枢·本神》曰:"生之来谓之精。"汉代王充《论衡·超奇》曰:"天禀元气,人受元精。"此处之精,即先天之精。父母生殖之精相合,形成先天之精,先天之精承载父母的遗传物质,不断生长分化,形成人体五脏六腑、形体官窍。先天之精对胚胎发育、人体生长以及体质的形成,具有关键性作用。

(4)后天之精:后天之精,为维持人体生命活动的水谷之精微。

人体出生之后,摄入饮食水谷,通过胃受纳腐熟,小肠化物而分清泌浊,由脾的运化功能将水谷之精微上输心肺,化生气血,营养全身。如《灵枢·五味》曰:"谷始入于胃,其精微者,先出于胃之两焦,以溉五脏,别出两行,营卫之道。"

先天之精与后天之精相合,为人体之精,维持人体的生长、发育与生殖;濡养五脏六腑、四肢百骸。

(5)脏腑之精:脏腑所藏之精,是形成脏腑和维持脏腑功能活动的基本物质。

脏腑之精的来源有二:一为先天之精,禀受于父母,在胎儿形成过程中,形成各脏腑及其功能活动;二为后天之精,由脾胃运化而生成,与先天之精相合,共同构成脏腑之精,维持脏腑功能活动。

脏腑之精藏于相应的各脏腑。《素问·五脏别论》曰:"五脏者,藏精气而不泻也,故满而不能实。"脏腑精气盈满,方能维持生理功能活动。并且,肾藏精,受五脏六腑之精而藏之。脏腑精气盈满,肾精充足,到了一定年龄,则产生生殖之精,具有繁衍后代的功能。

(6)生殖之精:男女生殖功能的基本物质。禀受于父母,具有繁衍后代的能力,并与生长、发育和衰老等相关。生殖之精的生成、贮藏在肾,其疏泄在肝。肝主疏泄,肾主封藏,两者之间存在着相互制约、相互为用的关系。疏泄与封藏相反相成,从而调节女子的月经来潮、排卵和男子的排精功能。

2.肾精与"肾藏精"

《黄帝内经》肾精生髓、主骨理论的发生是多元的,古人对"肾藏精"的认识和对人体骨骼、牙齿的生长发育与肾精天癸盛衰同步的观察推理是《黄帝内经》中将生殖之精归藏于肾的根本原因。同时,将机体骨骼变化所标识的生长发育与生殖功能状态相关联,归纳出骨和齿(齿为骨之余)的生、长、壮、老与生殖之精盛衰的同步性,成为提出"肾藏精"理论的重要依据之一。

《黄帝内经》明确指出,肾藏精,精生髓,髓居骨中,骨赖以充养。肾精充足,则骨髓生化有源,骨骼得其滋养而坚固有力,能顺利完成各种动作,髓海有余则骨骼坚固。《素问·阴阳应象大论》曰:"肾生骨髓",《素问·灵兰秘典论》曰:"肾者,作强之官,伎巧出焉。"《素问·五脏生成》曰:"肾之合骨也。"《素问·六节藏象论》曰："肾者……其充在骨。"《素问·宣明五气》曰："五脏所主：心主脉，肺主皮，肝主筋，脾主肉，肾主骨，是谓五主。"肾精促进生长发育的功能是肾藏精生髓的具体体现，肾精充盛，髓生化有源，髓充则骨得养，才能实现身体的生长发育，骨骼坚固强韧，肢体运动灵活，亦即"肾者，作强之官，伎巧出焉。"

当内外因素导致肾藏精功能失调，髓无以化，骨失所养则发为骨病，临床上表现为骨痿、骨痹、骨极、骨枯的病理之象。《素问·痿论》曰："肾主身之骨髓……肾气热，则腰脊不举，骨枯而髓减，发为骨痿。"又曰："有所远行劳倦，逢大热而渴，渴则阳气内伐，内伐则热舍于肾。肾者水脏也，今水不胜火，则骨枯而髓虚，故足不任身，发为骨痿。"《素问·脉要精微论》曰："骨者肾之府，转摇不能，肾将惫矣。"这揭示了"肾-精-髓-骨"的关系。"夫骨者，肾之余，髓者，精之充也，肾水流行，则髓满而骨强"（《圣济总录·诸痹门》），"精伤则骨酸痿厥"（《灵枢·本神》）。肾藏精是"肾藏精"的物质基础，肾之精气充足、均衡，不但影响到骨的形态结构，还影响骨的生理功能。

3. 肾精不足相关证型

（1）肾虚髓亏：肾精不足，脑髓、脊髓、骨髓失养的病机变化。多由于先天禀赋不足，或久病伤肾，或年老体衰等原因所致。

临床表现为肾虚髓亏证，以脑髓、脊髓、骨髓失养与肾虚症状并见为辨证依据，多见于小儿先天不足、早衰，或老年人。常见头晕目眩，耳鸣耳聋，健忘痴呆，或腰背酸软，骨关节隐痛，腰腿不利，甚或肢体痿弱不用，舌淡红，苔薄白，脉细。

（2）精血不足：又称肝肾精血不足。肝血亏虚，肾精不足，精血化生减少，功能减退的病机变化。多由于年老体衰，或久病耗伤精血，或肝肾功能减退，精血化生不足等所致。

见于《济生方·脚气》曰："加味四斤丸，治肝肾俱虚，精血不足，足膝酸弱，步履无力。如受风寒湿气，以致脚痛脚弱者，最宜服之。"

临床表现为肝肾精血不足证，以肝血亏虚和肾精不足症状并见为辨证依据。常见头晕目眩，耳鸣耳聋，神疲乏力，失眠多梦，肢体麻木，两目干涩，视物模糊，腰酸膝软，舌淡红少苔，脉细弱。

（3）肾精亏虚：又称肾精不足、肾精亏损。肾精亏虚，功能减退，脑髓、骨骼、齿、发、官窍失养，小儿生长发育迟缓，成人生殖功能减退，或早衰的病机变化。多由于先天禀赋不足，或久病伤肾，或房劳过度等原因所致。

《医学入门》曰："内伤色欲，肾气虚者，补肾丸；肾精虚者，益阴肾气丸"。临床表现为肾精亏损证，以藏精功能低下与肾虚症状并见为辨证依据。常见小儿生长发育迟缓，身体矮小，智力低下；或成人生殖功能减退，早衰，腰膝酸软，健忘，耳鸣，发脱，牙齿松动；男子精少不育，女子经闭不孕，舌淡，脉细弱。

（二）"肾藏精"理论与肾气

1. 肾气概念的发生与发展

（1）肾气：肾气即肾精所化生之气，表现为肾促进机体的生长、发育和生殖，以及气化等功能活动；并具有固摄精气津液、固摄冲任二脉、固摄二便等生理功能。

"肾气"一词最早载于《素问·上古天真论》，文中以"男八""女七"为生命节律，阐述生、长、壮、老、已变化规律取决于肾气的理论。肾气生成，以禀受于父母的先天之精气为基础，以后天来自脾胃的水谷精气为给养。肾气的主要功能包括：其一，推动和促进机体的生长、发育和生殖。肾气逐渐充盛，则齿更发长、真牙生、筋骨隆盛，肌肉满壮；天癸至，女子月经来潮，男子精气溢泻，阴阳合则能有子。其二，推动和促进气化作用。肾藏精，精生髓，髓充于骨，化生血液。肾主纳气，摄纳肺吸入清气，维持吸气深度，肾为气之根；肾为水脏，主津液，主持和调节水液代谢功能，故精、气、血、津液的新陈代谢及其相互转化，与肾气功能密切相关。其三，肾气的固摄作用，在于固摄精气津液，肾主纳气，为肾固摄作用的体现；气能摄精，则肾精藏泻有度；气摄津液，则津液分泌和排泄平衡。肾气亦能固摄冲任二脉，则女子经带胎孕正常。又可固摄二便，则无多尿遗尿之虞、大便滑脱失禁之病。

肾气在机体整个生命活动中具有重要作用。人体生长、发育、生殖、衰老的生命过程，精气血津液等生命物质的新陈代谢及其相互转化，皆与肾气的推动、促进和调控、固摄功能有关。肾气不足、肾气不固多见于临床各科疾病。年幼肾气未充，或老年肾气亏虚，或房劳过度，耗伤肾精，或久病耗伤肾精等原因，导致肾气不足。肾气不足，则小儿生长发育迟缓、青壮年生殖功能减退、老年智力和体力衰退。肾气不固则以肾气不足，固摄无权为主要病机，表现在对呼吸、二便、冲任二脉、男子精液、女子经带胎产固摄无权和膀胱对尿液失于固摄等。

肾精与肾气互资共生，处于不断运动与转化中。肾精、肾气相对而言，肾精为阴，肾气为阳。明代张介宾认为肾精与肾气的阴阳划分是以清浊而言，见于《景岳全书》曰："至若精气之阴阳，有可分言者，有不可分言者。可分者，如前云清浊对待之谓也；不可分者，如修炼家以精气神为三宝。"肾精偏于凝聚有滋润濡养之功，肾气偏于弥散有推动固摄之用，分而各自具有不同的生理功能，两者合而为肾中精气，共同维持生命活动的正常进行。

（2）肾间动气：又称生气之原。肾间所藏的不断运动的精气，具有推动五脏六腑、十二经脉等功能活动的作用，为生命的根源。

出于《难经·八难》曰："所谓生气之原者，谓十二经之根本也，谓肾间动气也，此五脏六腑之本，十二经脉之根，呼吸之门，三焦之原，一名守邪之神。"

关于肾间动气，明清之际医家发挥颇多。孙一奎认为，《难经·八难》所谓肾间动气，位于两肾之间的命门，为元气发动之机，非水非火，乃造化之枢纽，阴阳之根蒂，即先天之太极。赵献可认为，肾间动气即命门真火，位于两肾之间，为人身之真君真主，主持一身之阳气。张介宾认为，命门与肾通，为元气之根，阴阳水火之宅，"五脏之阴气，非此不能滋；五脏之阳气，非此不能发"，肾阴（命门之水）、肾阳（命门之火）发挥对五脏六腑的滋养和推动作用。

2. 肾气与"肾藏精"

肾气可促进和影响骨生长发育，主要表现在肾气充盛，骨髓充满，齿更骨长；肾气平均，髓藏而不泻，骨骼健壮；肾气渐衰，髓空骨弱。《素问·上古天真论》曰："丈夫八岁，肾气实，发长齿更……三八，肾气平均，筋骨劲强，故真牙生而长极……五八，肾气衰，发堕齿槁。"详细描述了肾气变化的规律及其在骨骼生长、发育及由盛转衰的生命过程中的重要作用。杨清叟根据《黄帝内经》理论，结合临床实践，提出"肾实则骨有生气"（《外科集验方·服药通变方》），黄元御主张"髓骨者，肾水之所生也，肾气盛则髓骨坚凝而轻利"（《四圣心源》），两者皆明确了肾气、骨髓充盛是骨骼强健的根源。

肾气虚弱是骨病的主要原因。《素问·痿论》曰："肾气热，则腰脊不举，骨枯而髓减，发为骨痿。"《素问·逆调论》曰："人有身寒，汤火不能热，厚衣不能温，然不冻栗，是为何病。岐伯曰：是人者，素肾气胜，以水为事，太阳气衰，肾脂枯不长，一水不能胜两火，肾者水也，而生于骨，肾不生，则髓不能满，故寒甚至骨也。所以不能冻栗者，肝一阳也，心二阳也，肾孤脏也，一水不能胜二火，故不能冻栗，病名曰骨痹，是人当挛节也。"其中提到寒邪伤肾，导致肾"脂枯不长""髓不能满"，以致骨痹挛节。《金匮要略·血痹虚劳病脉证并治》曰："夫失精家，少腹弦急，阴头寒，目眩，发落，脉极虚芤迟，为清谷、亡血、失精。脉得诸芤动微紧，男子失精，女子梦交，桂枝龙骨牡蛎汤主之……虚劳里急，悸，衄，腹中痛，梦失精，四肢酸疼，手足烦热，咽干口燥，小建中汤主之……虚劳里急，诸不足，黄芪建中汤主之。虚劳腰痛，少腹拘急，小便不利者，八味肾气丸主之。"

3. 肾气不足相关证型

（1）肾气虚弱：又称肾气不足、肾气虚。肾气亏虚。肾气不足，功能减退，气化失权的病机变化。多由于年幼肾气未充，或老年肾气亏虚，或房劳过度，耗伤肾精，或久病耗伤肾精等原因所致。出于《灵枢·本神》，曰："肾藏精，精舍志，肾气虚则厥，实则胀，五脏不安。"

临床表现为肾气虚弱证，以气虚功能减退与肾虚症状并见为辨证依据。常见腰膝酸软，听力减退，气短自汗，倦怠无力，面白，小便频多，舌苔淡白、脉细弱等。

（2）肾气不固：肾气虚损，封藏固摄功能失职，致膀胱失约，大肠不固，或精关不固、冲任失约的病机变化。多由于年幼肾气未充，或老年肾气亏虚，或房劳过度，耗伤肾精，或久病耗伤肾精等原因所致。

见于《太平惠民和剂局方》曰："三建丹，壮元阳，补真气。治劳伤虚损，下经衰竭，肾气不固，精溺遗失，脏腑自利，手足厥冷，或脉理如丝，形肉消脱，或恶闻食气，声嘶失音。"

临床表现为肾气不固证，以肾虚对二便、冲任、男子精液、女子经带胎产固摄无权与气虚症状并见为辨证依据。常见腰膝酸软，小便频数而清，余沥不尽，夜尿多，甚或遗尿，小便失禁，或大便失禁，男子遗精、早泄，女子带下、月经淋漓，或胎动易滑，耳鸣耳聋，神疲乏力，脉弱。

（3）肾不纳气：肾气虚损，不能摄纳肺气，致气交换不足，气浮于上，动则气急的病机变化。多由于咳喘日久，累及于肾；或年老肾虚，摄纳无权；或房劳过度，耗伤肾气等原因所致。见于《医学心悟》，"阴证喘者，乃少阴中寒，真阳衰微，肾不纳气，以致四肢厥冷，脉沉细，气促而喘急，宜理中、四逆以温之，八味以佐之。若汗出发润，喘不休者，为难治也"。

临床表现为肾不纳气证，以肾虚失于摄纳与气虚症状并见为辨证依据。常见久病咳喘，呼多吸少，动则喘甚，腰膝酸软，轻者伴见神疲，自汗，声音低微，舌淡苔白，脉沉弱；重者喘息加重，伴冷汗淋漓，四肢冰冷，面青，脉浮大无根。

（三）"肾藏精"理论与肾阴

1.肾阴概念的发生与发展

肾阴，与肾阳相对，是具有宁静、滋润和濡养和成形作用的物质及其功能。"肾阴"一词《黄帝内经》未见。《黄帝内经太素·寒热厥》凡三见，以"肾阴气少，气少故不欲言"解释"冬脉不及"；以"肾阴内衰，阳气外胜"解释"寒热厥"；以"肾阴脉伤，故欲闭户而处，病难已也"解释"久疟"。

唐代对肾阴较少论述，如王冰《重广补注黄帝内经素问·疟论》注释，提及肾阴，当指少阴肾脉。宋金元时期，对肾及命门研究逐渐深入。宋代钱乙创立六味地黄丸，为滋补肾阴方剂之首。

宋金时期的刘完素《素问玄机原病式·六气为病》曰："肾阴肝阳，岂能同虚而为冷者欤？或通言肝肾之中，阴实阳虚，而无由目昧也。"对肾阴的概念有所提及。李东垣认为真阴即肾阴，见于《医学发明·损其肾者补益其精》，曰："无阴则阳无以化，当以味补肾真阴之虚，而泻其火邪，以封髓丹、滋肾丸、地黄丸之类是也。"

明清时期，对肾阴概念的认识更加丰富。明代赵献可《医贯·绛雪丹书·血症论》曰："人得以生者，是立命之门，谓之元神；无形之火，谓之元气；无形之水，谓之元精；俱寄于两肾中间，故曰五脏之中，惟肾为真，此真水、真火、真阴、真阳之说也。"并明确提出"六味丸治肾阴虚弱"。张介宾赋予真阴更高的内涵，认为真阴为人之本源。《类经附翼·求正录·真阴论》曰："所谓根本者，即真阴也。"详言真阴之象、真阴之脏、真阴之用、真阴之病、真阴之治，其中包括肾精、肾阴，强调肾阴的重要作用。清代医家喻昌论及肾之阴阳对水液代谢的调节作用，见于《医门法律·水肿门·水肿论》，曰："肾司开阖，肾气从阳则开，阳太盛则关门大开，水直下而为消；肾气从阴则阖，阴太盛则关门常阖，水不通而为肿。"认为肾气有从阳、从阴之分。

肾阴本于先天，是对先天禀赋的表述。肾阴滋润和濡养本脏及其所属膀胱、形体官窍，并对肾阳具有制约偏亢的作用。肾藏精得肾阴的宁静、濡养而封藏、闭藏；肾主水得肾阴之宁静而津液气化分清别浊；肾开窍于前后二阴，膀胱得以开阖有度，大肠魄门得以濡润而传导糟粕。

肾阴为一身阴液之本，滋润和濡养各脏腑的功能活动。如《景岳全书·传忠录·命门余义》曰："五脏之阴气，非此不能滋。"肾阴充盛，各脏腑形体官窍得以濡养，生理功能正常。肾阴的宁静、滋润和濡养和成形作用在机体整个生命活动中具有重要意义。

2.肾阴与"肾藏精"

《素问·痿论》曰："有所远行劳倦，逢大热而渴，渴则阳气内伐，内伐则热舍于肾。肾者水脏也，今水不胜火，则骨枯而髓虚，故足不任身，发为骨痿，故《下经》曰：骨痿者，生于大热也。"火热之邪为阳邪，阳邪过盛，亦可伤及肾中精气，而见骨痿，说明肾的精、水藏于骨髓，营养于骨，大热伤阴，即伤肾精、肾水，肾阴被伤，则骨不得养而发生骨痿。《素问·刺热》曰："肾热病者，先腰痛胻酸，苦渴数饮身热，热争则项痛而强，胻寒且酸，足下热，不欲言，其逆则项痛员员淡淡然。"肾热病主要是反映阳热之气在体内亢盛，因此，在病变过程中以阳热亢盛之实证为主,然而也可见燥象明显,阳热灼精耗液,阳损及阴,还夹有肾阴虚损之象,说明肾阴受到煎灼损伤,也会导致"腰痛骺酸……项痛而强"等症状。

3. 肾阴虚相关证型

(1)肾阴虚:又称肾水不足、元阴不足。肾阴不足,阴液亏损,肾失滋养,虚热内扰的病机变化。多由于久病耗伤肾阴,或过服温燥伤阴之品,或房劳过度,耗伤肾阴,或情志内伤,暗耗精血等原因所致。见于《济生方•五劳六极》,曰:"加减肾气丸。治劳伤肾经,肾水不足,心火自炎,口舌焦干,多渴而利,精神恍惚,面赤心烦,腰痛脚弱,肢体羸瘦,不能起止。"《质疑录•论无痰不作疟》曰:"痰本于肾,肾阴虚则水泛。"

临床表现为肾阴虚证,以肾阴虚与虚热内扰症状并见为辨证依据,进一步可表现为阴虚火旺证。常见腰膝酸软而痛,眩晕耳鸣,失眠多梦,齿松发脱,五心烦热,颧红,骨蒸潮热,盗汗,舌红少苔,脉细数。

(2)肾阴虚火旺:肾阴亏虚,阴不制阳,虚火内扰,上炎头面的病机变化。多由于久病伤阴,热病伤阴,或房劳过度,耗伤肾阴等所致。

临床表现为肾阴虚火旺证,以肾阴虚证为辨证依据,具有虚火内扰上炎的特征。常见腰膝酸痛,耳鸣耳聋,慢性咽喉、牙龈暗红肿痛,颧红升火,五心烦热,骨蒸潮热,盗汗,或性欲亢盛,男子梦遗早泄,女子梦交,尿黄,舌红苔黄少津,脉细数等症状。

(3)命门火旺:肾阴亏虚,阴不制阳,命火之火失于制约而偏亢的病机变化。可见性功能亢进,阴茎易举,失眠多梦等症状。见于《慎柔五书•虚损》,曰:"凡虚损之脉,命门火旺,肾水不足,心火克金,木燥土干,五火交炽。"临床表现为命门火旺证,常见性功能亢进,阴茎易举,失眠多梦等症状。

(4)相火妄动:肝肾阴虚,相火偏亢,火性冲逆的病机变化。多由于房事过度,耗伤精血,或久病耗伤肝肾阴液等原因所致。《广嗣要语》曰:"若见命门脉洪大鼓击,阳事坚举,是谓相火妄动,法当滋阴制火。启玄子云,壮水之主,以制阳光,正此谓也。"

临床表现为相火妄动证,以肝肾阴虚与相火偏亢症状并见为辨证依据。常见腰膝酸软,眩晕耳鸣,五心烦热,潮热盗汗,失眠多梦,阴茎易举,男子梦遗,女子梦交,舌红少苔,脉弦细数等。

(四)"肾藏精"理论与肾阳

1. 肾阳概念的发生与发展

肾之阳气,与肾阴相对。具有温煦、激发、推动和气化作用。

"肾阳"一词《黄帝内经》未见。肾阳,较早见于《黄帝内经太素•五脏脉诊》,曰:"诊得石脉急甚者,是谓寒气乘肾阳气走骨而上,上实下虚,故骨癫也。""阳"引申为代表一切光明、温暖、活跃、升发的事物属性。《难经》提出"左肾右命门"的理论,命门藏精而系原气。

宋金元时期,开始有肾之水火之分,水火者,即为阴与阳。宋代严用和提出真阳、坎火之说,见于《济生方•补益》曰:"人之有生,不善摄养,房劳过度,真阳衰虚,坎火不温,不能上蒸脾土,冲和失布,中州不运,是致饮食不进,胸膈痞塞,或不食而胀满,或已食而不消,大腑溏泄,此皆真火衰虚,不能蒸蕴脾土而然。"真阳、坎火,皆肾阳之谓。文中论及"不善摄养,房劳过度"的真阳衰虚的病因,又提出"坎火不温,不能上蒸脾土"之肾阳对于脾阳的温煦作用。元代王好古《医垒元戎•少阴证》曰:"服八味丸亦得效,益火之源以消阴翳;壮水之主以制阳光,钱氏地黄丸减桂、附。"王氏发挥唐代王冰之论,以八味丸治疗肾火亏虚,即肾阳虚证,理法方药基本明确。

明清时期推崇命门太极说,认为命门为人体生命之根,命门与肾密切相关。以明代张介宾为代表,认为肾阳,即"命门之火",见于《景岳全书•传忠录•命门余义》,曰:"命门有火候,即元阳之谓也,即生物之火也。"并创立"右归丸"以阴中求阳。命门水火理论的确立,肾阳的概念和功能得以发扬和创新。"肾阳"更加多见于出现于明清医著,如明代李中梓、喻昌直以"肾中之火""肾中真阳"名之,则肾阳的概念及其功能更加完善丰富。

肾阳也是对先天禀赋的表述。肾阳温煦、推动和激发本脏及其所属膀胱、形体官窍,发挥对肾藏精、肾主水、肾主纳气的功能活动;膀胱得以气化,前后二阴得以通利,并开合有度。肾阳的蒸腾气化作用,主宰和调节津液代谢过程。

肾阳为一身阳气之本,推动和激发各脏腑的各种功能,温煦全身脏腑形体官窍。如《景岳全书•传忠录•命门余义》曰:"五脏之阳气,非此不能发。"肾阳充盛,脏腑形体官窍得以温煦,各种功能旺盛,精神振奋。肾阳的温煦、激发、推动和气化作用在机体整个生命活动中具有重要意义。

2. 肾阳与"肾藏精"

《素问•脉解》曰:"少阴所谓腰痛者,少阴者,肾也,十月万物阳气皆伤,故腰痛也"《素问•逆调论》曰:"人有身寒,汤火不能热,厚衣不能温,然不冻栗,是为何病。岐伯曰:是人者,素肾气胜,以水为事,太阳气衰,肾脂枯不长,一水不能胜两火,肾者水也,而生于骨,肾不生,则髓不能满,故寒甚至骨也。……肾孤脏也,一水不能胜二火,故不能冻栗,病名曰骨痹,是人当挛节也。"《素问•金匮真言论》论及冬季伤于寒冽之北风,则病肾,发于腰股、四肢之痹厥。《灵枢•九宫八风》论及冬至季节,北风凛冽,内舍于肾,则骨与肩背之膂筋。反证,寒邪损伤肾阳,会影响"肾藏精"功能发挥,发为骨病。《肘后备急方》提出,治肾气虚衰,腰脊疼痛,或当风卧湿,为冷所中,不速治,流入腿膝,为偏枯冷痹缓弱,宜速治之方:"独活四分,附子一枚大者,炮,杜仲、茯苓,桂心各八分,牛膝、秦艽、防风、芎䓖、芍药六分,细辛五分,干地黄十分,切,水九升,煮取三升,空腹分三服。"治诸腰痛,或肾虚冷,方中附子振奋阳气,温煦肾阳以治疗腰脊疼痛。

3. 肾阳虚相关证型

(1)肾阳虚:肾阳不足,温煦失职,气化无权,阴寒内盛,虚寒内生,导致水液代谢障碍、性功能及生殖功能减退。多由于素体阳虚,或年高肾虚,或久病损伤肾阳,或房劳过度,损伤肾阳等原因所致。见于《医贯•先天要论》,曰:"左肾阴虚,益阴地黄丸、六味地黄丸。右肾阳虚,补肾丸、八味地黄丸。"临床表现为肾阳虚证,以性及生殖功能减退,或水液代谢障碍与虚寒症状并见为辨证依据。常见腰膝酸冷疼痛,畏寒肢冷,腰以下为甚,面色㿠白或黧黑,神疲乏力,小便清长,夜尿多,或性及生殖功能减退,不孕不育,阳痿早泄,或水肿,尿少,或泄泻等,舌淡苔白,脉弱。

(2)命门火衰:肾阳虚愈,温煦、气化功能低下,甚则阳气衰竭。多由于素体阳虚,久病不愈,或年老体弱,下元亏损所致。命门火衰对肾的生理功能影响,主要表现在:一是肾阳衰愈,推动、固摄、温煦、气化功能低下;二是命门火衰,火不制水,阴寒内盛;三是阳微欲脱,功能衰竭。见于《金匮钩玄•火岂君相五志俱有论》曰:"若右肾命门火衰,为阳脱之病,以温热之剂济之,如附子、干姜之属。"临床以四肢厥冷,水肿尿少,下利清谷,喘息气急等为主要症状。

(3)火不归原:又称"火不归源""无根之火"。肾阳虚衰,相火离位,虚阳上越,虚火上浮。火不归原证核心病机有二:一为本虚下寒,肾阳虚衰,阳虚阴盛,下焦虚寒;二为无根之火,虚火上浮,上焦反热,此非水虚,乃火不足。多由于肾阳虚衰,相火失守离位,或过用辛热之品所致。见于《景岳全书•火证》曰:"阳虚者亦能发热,此以元阳败竭,火不归原也"。《医学心悟》曰:"肾气虚寒,逼其无根失守之火,浮游于上,当以辛热杂于壮水药中,导之下行,所谓导龙入海,引火归原。如八味汤之类是也"。临床表现为火不归原证,以足冷畏寒,而内伤发热,口干消渴,面色浮赤,喘促虚痨,咽痛喉痹,口舌生疮,牙痛齿浮等为主要症状。

第二节 "肾藏精主骨"理论与肾藏象理论

肾为五脏之一,位于腰脊两侧,左右各一,"腰者肾之府"(《素问•脉要精微论》)。中医所说的肾,为肾藏象系统,"肾者,主蛰,封藏之本,精之处也,其华在发,其充在骨,为阴中之少阴,通于冬气"(《素问•六节藏象论》)。"肾藏精主骨"理论是肾藏象理论的重要组成部分。主,有主持之意,肾藏精指肾藏精生髓,髓充于骨的功能。

"肾藏精主骨"理论涵盖了肾与骨的生长发育以及骨功能的维持之间的联系,以及肾与骨之间在病变上的相互联系等。上文对肾藏精及肾中精气阴阳理论对骨的重要作用多有论述,故本节不再赘述,围绕"肾藏精主骨"与肾藏象理论之间的联系展开论述。

一、"肾藏精主骨"理论与"肾主生殖"

"肾主生殖"是"肾藏精"藏象理论的重要组成部分。机体生殖器官的发育、性功能的成熟与维持,以及生殖能力等都取决于肾中精气的盛衰。

(一)"肾主生殖"理论的发生和发展

殖者,生也,蕃也,《左传·昭公二十五年》曰:"为温慈,惠和,以效天之生殖长育。"生殖的概念在春秋战国时期即已形成,并有了与生殖相关的一些认识,如"同姓不婚,恶不殖也"(《晋语》),古人已经认识到不宜近亲结婚,容易妨碍生育,出现问题。《黄帝内经》首先将人的生殖功能与肾联系起来。女子"二七而天癸至,任脉通,太冲脉盛,月事以时下,故有子",男子"二八,肾气盛,天癸至,精气溢泻,阴阳和,故能有子"(《素问·上古天真论》)。肾气盛故而人体生殖器官发育成熟,具备生殖能力。

1.生殖功能由肾所主

《黄帝内经》对"肾主生殖"进行了具体描述,《素问·上古天真论》曰:"女子七岁,肾气盛,齿更发长。二七而天癸至,任脉通,太冲脉盛,月事以时下,故有子。""丈夫八岁,肾气实,发长齿更。二八,肾气盛,天癸至,精气溢泻,阴阳和,故能有子。"随着肾中精气的充盛,小儿不断地生长发育,至七八岁出现"齿更发长"的现象,而后女子到十四岁左右、男子在十六岁左右"天癸至",生殖系统发育趋于成熟,女子气血随之充盛,冲任二脉气血下注胞宫,月经开始来潮,具备了孕育能力,男子则开始出现"精气溢泻",具备了生殖能力。这里所说的"天癸"是肾中精气充盛到一定程度所产生的一种精微物质,具有促进生殖系统发育成熟并维持生殖能力的作用。《素问·金匮真言论》曰:"夫精者,身之本也"。"男女媾精,万物化生"(《易经·系辞》),父母的生殖之精相结合产生了新的生命,"人始生,先成精"(《灵枢·经脉》),生命之初,并不具备人的形态。《灵枢·决气》曰"两神相搏,合而成形,常先身生,是谓精",先身而生之精源于父母的生殖之精贮存于肾,而出生之后亦藏于肾中,如《灵枢·本神》曰:"生之来谓之精。"因此说,肾精为元精,为生命之本,而肾为先天之本。

肾精的充盛与否,决定着天癸的至竭;而天癸的至竭,决定着生殖能力的有无。随着肾精的逐渐衰少,女子到了四十九岁左右,男子五十六岁左右,天癸竭,生殖能力丧失,女子"七七,任脉虚,太冲脉衰少,天癸竭,地道不通,故形坏而无子也",男子"七八,肝气衰,筋不能动,天癸竭,精少,肾脏衰,形体皆极。八八,则齿发去"(《素问·上古天真论》)。肾中之精源于父母的生殖之精,贮藏于肾,人出生之后,肾精需要受后天之精的不断充养方可维持充盛,即先天生后天,后天养先天。后天之精的主要来源是由脾胃所运化产生的水谷精微,且五脏之精有余的部分可以充养肾精,即"肾者主水,受五脏六腑之精而藏之,故五脏盛乃能泻"(《素问·上古天真论》)。而随着人体的衰老,五脏之精也会随之衰少,不能继续充养于肾,因此肾精也逐渐衰少,"今五脏皆衰,筋骨解堕,天癸尽矣。故发鬓白,身体重,行步不正而无子耳"(《素问·上古天真论》),当肾精衰少到一定程度,天癸竭,生殖能力便不能继续维持了。

2.生殖器官属肾

人体的生殖器官通过经络系统与肾相连,女性生殖系统包括内、外生殖器官及其相关组织。女性内生殖器,包括阴道、子宫、输卵管及卵巢。男性生殖系统包括内生殖器和外生殖器两个部分。内生殖器由生殖腺(睾丸)、输精管道(附睾、输精管、射精管和尿道)和附属腺(精囊腺、前列腺、尿道球腺)组成。外生殖器包括阴囊和阴茎。《灵枢·刺节真邪》曰:"茎垂者,身中之机,阴精之候,津液之道也"。明确指出茎垂既是津液(尿液)排泄之道,又是泄精之道,实"合二为一";在女子一曰"溺孔",一曰"廷孔"(《素问·骨空论》),但均属"前阴",肾开窍于二阴,而前阴溢泄之精由肾所主,阴器之功亦由肾所主。

男女之阴器通过足少阴肾经与肾紧密联系,《灵枢·经筋》曰:"足少阴之筋,起于小指之下,并足太阴之筋,邪走内踝之下,结于踵,与太阳之筋合而上结于内辅之下,并太阴之筋而上循阴股,结于阴器,循脊内挟膂,上至项,结于枕骨,与足太阳之筋合。"足少阴之筋与足太阴之筋相并而行,与足太阳之筋相合,三者共同对男女之阴器产生作用。足少阴肾经属肾络膀胱,足太阳膀胱经属膀胱络肾,两者脏腑相合,同属肾系统，膀胱贮存尿液及排泄尿液之功能亦由肾所主。足太阴脾经属脾，脾主运化，为后天之本，气血生化之源，关系着后天之精的产生及运行，而后天养先天，脾肾之经筋相并而行结于阴器，因此，脾之异常会导致肾精的异常，共同影响男女之阴器对生殖功能及排泄功能产生影响。

奇经八脉既与生殖器官紧密联系，又与肾密切相关。冲脉、任脉及督脉起于胞中（男子起于精室），有"一源三歧"之称。如《灵枢·五音五味》曰："冲脉……起于胞中。"《素问·骨空论》曰："督脉者，起于少腹以下骨中央，女子入系廷孔（唐代王冰注：前阴穴也）……其络循阴器……贯脊属肾。"《冯氏锦囊秘录》曰："（奇经）八脉俱属肾经。"在现代研究中，"肾 - 天癸 - 冲任 - 胞宫"已经是中医学对女性生殖调节机制的共识，其中肾最为关键。肾的功能包括泌尿系统、生殖系统和性周期有关的神经、体液等，与天癸、冲任构成一个轴，彼此相互影响，是女性周期调节的核心，与西医学中"下丘脑 - 垂体 - 性腺轴"理论相似。

（二）"肾主生殖"对"肾藏精主骨"理论的促进

肾精的充盛程度决定了天癸的至竭，而天癸的至竭决定着女子生殖能力的有无，天癸竭反映着肾精的衰少，而此时骨骼多会出现骨质疏松易折，因此肾主生殖的研究对肾藏精的研究也有着非常重要的参考作用。

人体骨骼的生长发育与退行性病变与生殖周期的变化存在着明显的相关性，因此在现代研究中，生殖轴的相关研究也指导着"肾藏精"理论的相关研究。肾与下丘脑 - 垂体 - 性腺轴密切相关。如雌激素能促进女性的生殖系统发育及月经的产生，促进体内钠和水的潴留、骨中钙的沉积等。绝经后妇女由于内源性雌激素水平迅速下降，导致骨质疏松的发生，正值女子"七七"天癸竭绝之时。再如雄激素对男性获得骨量峰值和维持骨质量起重要作用，老年男性骨密度的下降常伴随睾酮、胰岛素样生长因子 -1（IGF-1）和血清雌二醇血浓度的下降，因此随着年龄增长，男性体内睾酮分泌水平逐渐下降，雄激素的缺乏会导致骨吸收大于骨生成，出现骨质疏松。正如《黄帝内经》中所描述的女子"七七，任脉虚，太冲脉衰少，天癸竭，地道不通，故形坏而无子也"，男子"七八，肝气衰，筋不能动，天癸竭，精少，肾脏衰，形体皆极。八八，则齿发去"（《素问·上古天真论》）。

"肾主生殖"对"肾藏精主骨"临床实践也具有指导作用。中医学早就认识到"肾藏精……统生殖"，随着肾中精气的不断充盛而形成天癸，促进人的生殖系统成熟并维持其功能。《黄帝内经太素》曰："天癸，精气也。"肾通过天癸调控生殖，而补肾中药可能通过生殖轴影响下丘脑促性腺激素释放激素、促黄体生成素和促卵泡激素的分泌，对卵巢和睾丸的内分泌和生殖功能起到调节作用，也就是说肾可以通过天癸调节性腺分泌性激素，进而促进生长激素等的分泌、合成，从而实现"肾藏精"。因此临床上对于骨相关疾病的治疗可以通过调节生殖轴来实现。

二、"肾藏精主骨"理论与"肾主水"

"水生万物"（《管子·水地》）是古代哲学家对自然界万物发生一般规律的总结。人是自然万类物种之一，也必然遵循这一共性原则。这也是"肾者水脏，主津液"（《素问·逆调论》）发生的哲学背景；同时也使"肾藏精"结论的发生成为可能。

（一）"肾主水"理论的发生和发展

"肾主水"一词源于《素问·上古天真论》"肾者主水"，《素问·逆调论》又曰："肾者水脏，主津液。"《素问·玉机真脏论》言"冬脉者，肾也，北方水也"，水有闭藏之性，"万物之所以合藏也"。肾主水，为牝脏，主通于冬气，方位在北。精属水，故肾主蛰，为封藏之本。《素问·六节藏象论》言"肾者，主蛰，封藏之本，精之处也"，具有贮藏先天之精、后天之精和五脏六腑之精之功能，谓之肾主水。

1. 水与精

肾主一身之水。人身之水有两种形态，其一为无形之水，即五行之水，有称为真阴，为人体属性，《诸病源候论·水肿候》曰："肾者主水，脾胃俱主土，土性克水"；其二为有形之水，即指人体的水液，人体内的一切正常水液称为津液。《中藏经》曰："水者，肾之制也。肾者，人之本也。肾气壮则水还于肾，肾虚则水散于皮。"

肾为阴中之至阴，至阴者盛水，《素问·水热穴论》曰："肾者至阴也，至阴者盛水也。"至，为极、最的意思。因肾为北方水,其位在下,因此为五脏阴中之阴,《针灸甲乙经·肾风发风水面肿》曰:"肾者牝脏也,地气上者属于肾而生水液也,故曰至阴。"

肾藏精,肾主北方水,气通于冬,主蛰伏,因而肾有封藏之性,五脏六腑之精藏于肾。《素问·上古天真论》提到的"肾者主水"主要指肾五行主水,明代张介宾《类经·有子无子女尽七七男尽八八》注曰:"肾为水脏,精即水也。"因肾为水脏,故肾有潜藏之性,精又属水,五脏六腑之精皆由肾所藏,《景岳全书·传忠录》曰:"然则精血即形也。形即精血也,天一生水,水即形之祖也。"

2. 肾主津液

(1)肾主五液:《黄帝内经》对五液的描述有二,一者五脏所化五液,即汗、涕、泪、涎、唾,《素问·宣明五气》言"五脏化液:心为汗,肺为涕,肝为泪,脾为涎,肾为唾,是谓五液",从五脏与五液归属讲,肾之液为唾。其二为水谷所化汗、溺、唾、泪、髓等,《灵枢·五癃津液别》曰:"水谷入于口,输于肠胃,其液别为五,天寒衣薄则为溺与气,天热衣厚则为汗,悲哀气并则为泣,中热胃缓则为唾。邪气内逆,则气为之闭塞而不行,不行则为水胀。"因肾主水,为五脏阴津之根本,故五液又共主于肾。《冯氏锦囊秘录·方脉自汗盗汗合参》曰:"盖肾主五液,化为五湿。"肾虚则影响一身水液的运化与代谢,《医方考·大补丸》曰:"肾主五液,肾水一亏,则五液皆涸,故上见口渴,下见燥结也。"

(2)肾之气化与肾主水:水谷饮入人体,经胃的吸收,受脾之运化以及肺气的宣发布散作用滋润全身形体官窍,其中之精微与谷气化为后天之精濡养各脏腑。肾气推动膀胱、水道等水液代谢系统,使之得以正常排泄;肾气对水液的固摄作用,《杂病广要·水饮》曰:"盖肾为水之官,肾能摄水。"肾为胃之关,司膀胱开阖,因此水液的输送与排泄都由肾气所固摄,肾气亏虚则膀胱失约,易造成小便多。肾主司调控的尿量的变化是维持体内津液平衡的重要途径。

1)膀胱为肾之腑:膀胱与肾为表里,两者皆主水。膀胱主津液,有着气化功能。膀胱的贮藏津液与气化功能为水液代谢的重要环节。《素问·灵兰秘典论》称膀胱"津液藏焉",且"气化则能出"。入于人体的水液,除上输于脾化精的部分,其余部分均下输膀胱,各脏腑代谢之浊液也输入膀胱,因此称津液由膀胱所贮藏,而由于膀胱的气化作用,所藏之津液不断地将清者上输于肺宣发布散至全身,浊者排出体外。膀胱藏津液之功能的可推及于肾——膀胱与肾的表里关系。肾有主津液、气化的功能,而膀胱为肾之腑,膀胱藏津液便有着落。《素问·逆调论》曰:"肾者水脏,主津液。"膀胱贮藏水液,气化功能有赖于肾气的推动,《笔花医镜·脏腑证治·膀胱部》曰:"膀胱者,州都之官,津液藏焉,气化则能出矣,然肾气足则化,肾气不足则不化。"

2)肾开窍于二阴:肾气通于二阴,《素问·金匮真言论》曰:"北方黑色,入通于肾,开窍于二阴,藏精于肾。"二阴即前阴与后阴。《医贯·先天要论》曰:"肾开窍于二阴,肾气化则二阴通,二阴闭则胃填胀,故曰肾者胃之关。关门不利,故水聚而从其类也。"因此,肾对于水液的排泄有着重要作用。前阴为尿液排泄场所,尿液的顺利排出有赖于前阴的开阖有度,后阴为糟粕排泄场所,后阴开阖关乎五脏功能,《素问·五脏别论》曰:"魄门亦为五脏使。"二阴同为肾之窍,肾气的盛衰与否决定了前阴与后阴的开阖。

(二)"肾主水"对"肾藏精主骨"理论的促进

中医将人体内一切正常水液称为津液,但津与液有一定的区别,《灵枢·决气》曰:"腠理发泄,汗出溱溱,是谓津……谷入气满,淖泽注于骨,骨属屈伸,泄泽,补益脑髓,皮肤润泽,是谓液。"《灵枢·五癃津液别》又曰:"津液各走其道,故三焦出气,以温肌肉,充皮肤,为其津;其流而不行者,为液。"因此,可以说在津液中,质地较清稀,流动性较大,布散于体表皮肤、肌肉和孔窍,并能渗入血脉之内,起滋润作用的,称为津;质地较浓稠,流动性较小,灌注于骨节、脏腑、脑、髓等,起濡养作用的,称为液。《类经·藏象类》注曰:"津液本为同类,然亦有阴阳之分。盖津者,液之清者也;液者,津之浊者也。津为汗而走腠理,故为阳;液注骨而补脑髓,故属阴。"骨属包括关节软骨、筋膜等构成关节的组织液,注于骨属,有滋润骨骼关节的作用。人身的运动与支撑离不开骨骼的强健,也同时也离不开关节的灵活,因此,液的作用也非常重要。

"肾主水"对"肾藏精主骨"临床实践也具有指导作用。肾主水,水即精,肾藏精,精生髓,髓充于骨,因此在骨骼发生疾病之时常从肾论治。关节相关疾病中可能会伴有津液代谢的异常,而影响关节液进而影响关节的润滑,出现运动感觉功能的异常。关节软骨组织较为特殊,没有血管分布,只有在深部嵌入骨骼的部分才有少量的血管分布,因此主要依靠关节腔内的关节液提供养分。《灵枢·决气》曰:"谷入气满,淖泽注于骨,骨属屈伸……是谓液。"适量的关节液可使关节软骨得以濡养,而关节滑利、运动自如;当软骨受压时,关节液可在基质间流动,分解一部分压力。关节软骨出现病变,关节液异常,则会导致屈伸不利、疼痛等。如《黄帝内经太素·摄生》曰:"骨节相属之处无液,故屈伸不利。"《素问·刺禁论》曰:"刺关节中液出,不得屈伸。"《针灸甲乙经·阴阳清浊精气津液血脉》曰:"液脱者骨痹,屈伸不利。"

肾主水,参与津液生成、输布和排泄的各个环节。《素问·水热穴论》曰:"肾者牝脏也,地气上者属于肾,而生水液也。"《素问·逆调论》曰:"肾者水脏,主津液。"《黄帝内经太素·气穴》曰:"肾为积阴,故津液出入也,皆肾为主也"。因此,肾对津液的生成和调节作用是关节软骨得以濡养的重要保障。

《素问·痿论》曰:"肾主身之骨髓……肾气热,则腰脊不举,骨枯而髓减,发为骨病。"又曰:"有所远行劳倦,逢大热而渴,渴则阳气内伐,内伐则热舍于肾。肾者水脏也,今水不胜火,则骨枯而髓虚,故足不任身,发为骨痿。"《素问·逆调论》曰:"肾不生,则髓不能满。"《素问·痿论》曰:"肾气热,则腰脊不举,骨枯而髓减,发为骨痿。"或骨痿弱不能行走,腰背弯曲,不能伸直,或关节肿胀、强直不能屈曲等为骨痹之象,如《素问·痹论》曰:"肾痹者,善胀,尻以代踵,脊以代头。"《素问·逆调论》曰:"是人者,素肾气胜,以水为事,太阳气衰……肾者水也,而生于骨,肾不生,则髓不能满,故寒甚至骨也……病名曰骨痹,是人当挛节也。""肾"与"骨"关系密切,肾精充盛可以充养骨骼,骨骼强健则运动灵活;肾精不足则髓空,骨不得养,肢体痿软或关节运动不利。关节软骨所必需的先天之精和津液,均与肾有密切的联系。

三、"肾藏精主骨"理论与"肾主纳气"

"肾主纳气"理论是中医肾藏象理论的重要组成部分,这一理论对指导"肾藏精主骨"相关疾病的治疗有着重要价值。

(一)"肾主纳气"理论的发生和发展

"肾主纳气"的初步认识,最早可见于《黄帝内经》。《素问·逆调论》载:"肾者水脏,主津液,主卧与喘。"表述肾的功能异常,可出现呼吸困难的喘息。《难经·四难》曰:"呼出心与肺,吸入肾与肝,呼吸之间,脾受谷味也。"呼吸功能与五脏密切相关,而吸气重点在肾、肝。

宋代杨士瀛《仁斋直指方》载:"肺出气也,肾纳气也,肺为气之主,肾为气之藏。凡咳嗽暴重,动引百骸,自觉气从脐下逆奔而上者,此肾虚不能收气归元也,当以补骨脂、安肾丸主之,毋徒从事于宁肺。"阐明肾主纳气的生理功能与气之封藏有关;而肾主纳气的病理变化,责之肾虚不能收气归原,所见气逆于上的咳喘;治疗则重在补肾,从理论到实践论证了肾主纳气的功能。

明清之际,肾主纳气的理论更加完善。如明代孙一奎《医旨续余·原呼吸》载:"呼吸者,根于原气,不可须臾离也。"原气,又称元气,根源于肾。清代林珮琴《类证治裁》曰:"肺为气之主,肾为气之根。肺主出气,肾主纳气。阴阳相交,呼吸乃和。若出纳升降失常,斯喘作焉。"肺在上为阳,肺为气之主宰;肾在下为阴,肾为气之根本。两脏阴阳相交,气机升降协调,则呼吸功能正常;否则,肺肾气虚,气机升降失常,则呼吸功能异常,而为气短、喘促。

"纳"通"内",具有收藏之意,"肾主纳气"是指肾气摄纳肺所吸入的自然界清气,保持吸气的深度,防止呼吸表浅的功能。肺司呼吸,呼气赖肺气宣发,吸气赖肺气肃降。但吸气维持一定的深度,除肺气肃降作用外,还有赖于肾气的摄纳潜藏。

肾主纳气的原理:①肾的纳气功能,是肾气的封藏作用在呼吸运动中的具体体现。人体的呼吸功能由肺、肾两脏完成。体内外气体交换通过肺的呼吸运动完成,呼气主要依赖肺气宣发运动;吸气则由肺吸入清气,经肺气肃降下纳于肾,再经肾气的摄纳潜藏,使其维持一定的深度,保证呼吸功能的正常进行。清代何梦瑶《医碥·杂症·气》载:"气根于肾,亦归于肾,故曰肾纳气,其息深深。"肾气充沛,摄纳有权,则维持吸气深度,呼吸均匀和调。②肾的纳气功能,与肺、肾两脏气机升降运动有关。清代赵晴初《存存斋医话稿·卷二》载:"肺统五脏六腑之气而主之,肾受五脏六腑之精而藏之。肾气原上际于肺,肺气亦下归于肾,一气自为升降者也。"肺司呼吸,浊气呼出,清气吸入,下归于肾;肾主纳气,摄纳清气,以助肺气;肺、肾两脏气机升降协调,则肺为气之主,肾为气之根,阴阳相交,升降出入,呼吸正常。

(二)"肾主纳气"对"肾藏精主骨"理论的促进

《素问·上古天真论》曰:"肾者主水,受五脏六腑之精而藏之。"肾为先天之本,五脏六腑之精气藏于肾而化为肾精;肾精是人体生命活动的物质基础,决定着人的生殖功能、生长发育的全过程。肾藏真阴、真阳,肾阴滋润和营养五脏六腑四肢百骸,肾阳温煦和推动着五脏六腑的气机活动。而脏腑的正常功能活动产生的精气又将不断下藏于肾,如此循环无端,维持着人体的生、长、壮、老、已。可以看出这种肾闭藏五脏六腑之精气的功能,实质就是肾气对五脏六腑之精气的摄纳作用,即是"肾主纳气"功能的体现。

人体在肾的纳气作用下,五脏六腑之精气能下藏于肾。清代医家程杏轩引《怡堂散记》中的论述,对这一过程进行了总结:"五脏六腑之精,肾实藏而司其输泄,输泄以时,则五脏六腑之精相续不绝。"明确指出了肾脏藏脏腑精气的作用是在肾脏及时输泄下完成的。这里的"输泄"就是肾下藏脏腑精气的动力,也就是"肾主纳气"功能。

《素问·阴阳应象大论》曰:"肾生骨髓……在体为骨。"肾主五脏之精,骨为藏髓之器,受髓之充、血所养,精而生,髓、血、精均为肾精所化,所以骨的发育生长均依赖于肾精的濡养。肾主纳气功能正常,肾气对五脏六腑之精气的摄纳充足,即肾精充足,充养骨骼,促进骨骼的生长发育,使骨骼健壮有力。

"肾主纳气"对"肾藏精主骨"临床实践也具有指导作用。《素问·阴阳应象大论》曰:"形不足者,温之以气。"张介宾进一步发挥:"善治精者,能使精中生气;善补气者,能够气中生精。"肾精、肾气充足则骨骼强健。肾精、肾气亏虚则髓减骨枯,常引起小儿囟门迟闭、骨软无力以及老年人骨质疏松、易于骨折等。因此,在治疗"肾不纳气"的时候,首先要补充肾气,兼以填精壮骨。肾主藏精是肾纳气功能的体现。"肾主纳气"是指肾气摄纳肺所吸入的自然界清气,保持吸气的深度,防止呼吸表浅的功能。在临床上一般的久病咳喘,特别是年老肾虚患者,多有纳气困难,临床上称之为"肾不纳气",需要用补肾纳气的方法来治疗。"肾主纳气"功能失常时,即"肾不纳气",患者表现出来的症状主要涉及肺肾两脏,但患者多为久病、年老体衰者,病机多为肾气不足,不能营养全身,可致肾气不固,故多兼有腰脊酸软、骨质疏松。

四、中医"肾藏精主骨"生理表型与"齿为肾之标"

齿,即牙齿,为骨之延续,亦由肾中精气充养,故称"齿为骨之余"。《杂病源流犀烛·口齿唇舌病源流》曰:"齿者,肾之标,骨之本也。"非常确切地阐明了齿与肾、骨的关系。

(一)"齿为肾之标"理论的发生和发展

《灵枢·五味论》曰:"齿者,骨之所终"。明确齿与骨的关系。牙齿的生长状态及坚固与否,是肾中精气盈亏的外候之一。如《素问·上古天真论》已经有详细的描述(详见上文)。说明随着肾中精气的盛衰,牙齿出现相应变化:生长发育期,更换乳牙(齿更);壮盛期,智齿生长(真牙生);衰老期,牙齿枯槁松动而脱落(齿槁、齿发去)。

牙齿的主要功能,主要是切断、咀嚼食物,促进食物消化;辅助发音;维护面部形态。《难经》有"七冲门"之说,为饮食物摄入、消化、吸收、转输、排出的七个重要部位,其中"齿为户门",为食物入口的第二道门户,与食物的切割咀嚼密切相关。

《医述·齿》引《张氏医通》曰:"齿为户门,为饮食所入之路,百物之精皆由此入,可不惜与?"肾藏精,所藏后天之精的来源,便是经"户门"切割咀嚼后,吸收之水谷精微。因此,肾精充盛与否从齿体现。《医述·齿》引《医学入门》曰:"精完则齿固,肾衰则齿豁,虚热则齿动,髓溢则齿长。"

(二)"齿为肾之标"对"肾藏精主骨"理论的促进

肾精、肾气主司机体的生长发育,人体的生长发育情况,可以从齿、骨的变化体现出来。所以,齿、骨皆为肾之外候。骨与齿的生长发育依赖于肾中精气的营养和促进,随着肾中精气的变化,骨与齿的生长发育也发生了改变。

齿为肾之标,齿为骨之余。齿与骨同出一源,且两者营养来源相同,均赖肾精滋养而生长,正如《医述•齿》引李东垣之论:"牙者,肾之标,亦喜寒,寒则坚牢。"《证治汇补•上窍门•齿病》所言:"齿者,骨之余,髓之所养,故齿属肾,上下龈属阳明。凡动摇豁脱,或大痛或不痛,或出血或不出血,如欲脱之状者,皆属肾病。"肾精化髓而髓能养骨,故肾精充盛则骨髓生化有源,骨髓充足则骨骼得养,使得骨骼强劲有力、耐久立而强劳作,牙齿坚固。牙齿松动、脱落及小儿齿迟等,多与肾精、肾气不足有关。如《景岳全书》曰:"肾虚而牙病者其病不在经而在脏,盖齿为骨之所终,而骨则主于肾也,故曰肾衰则齿豁,精固则齿坚。"《医学正传》曰:"大抵齿龈宣露而动摇者,肾元虚也,治宜滋阴补肾为要。"

肾藏精,主骨。说明骨的生长发育及功能的发挥,需要依赖肾精的充养。实际上是肾精及肾气促进机体生长发育功能的具体体现。肾藏精,精生髓,髓居于骨中称骨髓,骨的生长发育有赖于骨髓的充盈及其所提供的营养。故《素问•六节藏象论》曰:"肾……其充在骨。"因此,肾精充足,骨髓生化有源,骨髓充盈,骨骼得到髓的滋养,才能坚固有力,不易折断,肢体活动有力,则骨坚筋强,牙齿坚固身体盛壮;若肾中精气不足,髓化乏源,骨髓空虚,不能营养骨骼,则骨骼失于滋养易于发生骨折,甚至腰膝酸软,牙齿松动易于脱落,在小儿则易出现发育迟缓的"五迟""五软"现象,五迟,便包括齿迟,即生牙过晚,在骨表现为小儿骨骼生长发育不良、囟门迟闭、骨软无力等骨骼发育障碍的表现,在老人则易出现骨质脆弱、易于折断等病变。

总之,肾精具有促进骨骼的生长、发育、修复的作用,故称"肾藏精"。齿为骨之余,齿与骨同出一源,也是由肾精所充养。故有"齿为肾之标,骨之本"之说。

(三)"齿为肾之标"对"肾藏精主骨"临床实践的指导

"齿为肾之标"是中医学诊断肾精盛衰的思路之一。肾藏精,齿为骨之余,肾中精气的盛衰,直接影响着牙齿的生长、枯槁和脱落。肾的疾病常常在牙齿上有所反映。临床上,牙齿相关病症很多情况下从肾辨析病机。

小儿牙齿生长迟缓或成人牙齿虚浮、松动易于脱落,均与肾精不足有密切关系。根据"肾藏精"的理论,常用补益肾精的方法治疗某些骨骼及牙齿病变,往往收到良效。如胎元受损、禀赋不足所致小儿齿迟,骨质发育不良,运用滋养肝肾、填精补髓的六味地黄丸加味,同时培补后天脾胃,令脏腑、筋骨、齿发的气血充盈,助其正常生长。

温热病中望齿的润燥和有无光泽,是判断肾精及津液盛衰的重要标志。如肾中有热,肾水枯竭则可见牙齿枯槁不润;《杂病广要•齿间出血》提出:"肾水不足,口不臭,牙不痛,但齿摇不坚,或微痛不甚,而牙缝时多出血者,此肾阴不固,虚火偶动而然,但宜壮肾,以六味地黄丸之类主之。或其阳虚于下而虚火上浮者,宜八味丸之类主之。"齿缝渗血龈无肿痛,多属肾中虚火上炎;牙齿松动脱落,多为肾精不足等。从观察牙齿的不同征象,可以间接探测肾之精气、阴液的正常与否,如《续名医类案•齿》载易思兰治一患者,"患齿病,每有房劳,齿即俱长,痛不可忍……诊其脉,惟二尺洪数有力。"易氏根据尺脉洪数、房劳诱发,结合"肾藏精,齿乃骨余"定位在肾,判断"肾经火邪太盛"所致。

牙齿、骨骼状态也可以判断预后,如《灵枢•经脉》曰:"足少阴气绝则骨枯,少阴者冬脉也,伏行而濡骨髓者也,故骨不濡则肉不能著也,骨肉不相亲则肉软却,肉软却故齿长而垢,发无泽,发无泽者骨先死。"

中医学认为,"齿为骨之余""齿统属于肾""肾之标寄于齿""肾衰则齿豁,精盛则齿坚"。现代研究中,也有牙齿脱落与骨骼疾病的相关性研究。研究人员通过回顾性分析108例60岁以上老人,了解他们牙齿脱落的情况以及全身系统性疾病的情况并进行分析。结果患1种或2种以上全身系统性疾病者牙齿脱落比率明显高于健康组,特别是骨质疏松症患者牙齿脱落比率最高。另有学者通过骨折组(126人)和对照组(102人)的牙齿脱落率、牙齿脱落年龄和牙齿脱落个数对骨折风险的影响采用多因素logistic回归模型分析。结果表明牙齿过早脱落与椎体压缩骨折风险高度相关。亦有国外医学表明牙齿脱落可作为骨骼健康与否的一个指标,是骨质疏松症的早期症状之一,提示全身骨量的健康程度。以上研究都表明"齿为肾之标"理论对"肾藏精"的临床实践有重要的指导意义,"齿、骨"的生长发育都有赖于肾精的滋养。

五、中医"肾藏精主骨"生理表型与"肾之华在发"

"肾其华在发"的理论首见于《黄帝内经》,发即头发。发之色泽荣枯是肾脏功能的反映。

(一)"肾之华在发"理论的发生和发展

《素问·六节藏象论》提出:"肾者,主蛰,封藏之本,精之处也,其华在发。"发的生长,赖精血以养,故称"发为血之余"。由于肾藏精,精生血,精血旺盛,则毛发粗壮、浓密而润泽,故说发的生机根于肾。

《素问·上古天真论》曰:"女子七岁,肾气盛,齿更发长……丈夫八岁,肾气实,发长齿更。"人出生以后,随着肾气逐渐充盛,机体生机逐渐旺盛。发育到青春期,能产生一种促性腺发育成熟的物质,中医学称之为"天癸"。以后随着肾(精)气的逐渐充盈,机体发育健全,功能活动增强,此阶段头发生长也达到最旺盛,头发浓密、乌黑、光亮。

随着人从中年转入老年,肾(精)气由充盛而逐渐衰退,天癸的生成也随之而减少,甚至逐渐衰竭,生殖能力也随之而下降,以至消失。而头发的生长速度减缓,逐渐枯槁,变白,脱落。如《灵枢·天年》曰:"四十岁,五脏六腑、十二经脉皆大盛以平定,腠理始疏,荣华颓落,发颇斑白"。可以看出,头发的生长、脱落与人体肾中精气密切相关,肾中精气能激发促使毛发生长,毛发的变化与肾气的盛衰一样,具有一定的生命节律性。肾精、肾气的盛衰,可从头发的色泽、疏密等表现出来。

头发的色泽、生长等与肾气和精血的盛衰密切相关。隋唐时期著名医家巢元方《诸病源候论·毛发病诸候》提出"若血气盛则肾气强,肾气强则骨髓充满,故发润而黑;若血气虚则肾气弱,肾气弱则骨髓枯竭,故发变白也"。明代医家王肯堂在《证治准绳·杂病·髭发》亦论及"若血盛则荣于头发,故须发美。若血气衰弱,经脉虚竭,不能荣润,故须发脱落"。强调毛发生长需要肾气强盛,血液濡养。肾精充盛,头发得肾精之荣养,发浓密有光泽;反之肾精虚衰,发失所养,则头发枯槁,易落变白。

此外,督脉循于脊里属肾,入络于脑,上过头顶。肾藏精生髓,脑为髓海,头发附着于头皮,肾、脊髓、脑髓、头发之间亦有经络相连、血气相通之基础。

(二)"肾之华在发"对"肾藏精主骨"理论的促进

"肾藏精"的重要生理作用是促进机体的生长发育。肾藏精,其华在发,且在体为骨。人出生以后,随着肾中精气的逐渐充盛,人体也逐渐发育成熟,表现为发长而润泽、筋骨劲强。因此,肾藏精生理功能可从骨、发的生长变化中体现出来。

王拥军教授团队提出,"肾藏精"主要或部分体现为干细胞及微环境的调和状态,体现为干细胞、微环境和 NEI 网络的动态平衡。"肾藏精"与 NEI 网络整体调控下的内源性干细胞"沉默"休眠、"唤醒"激活、增殖分化以及多种内在机制及其微环境因素密切相关。"从肾论治"的作用机制之一是动员"肾藏精"的生理功能而激活内源性干细胞和发挥微环境作用,同时调控 NEI 网络动态平衡。

2017 年,美国加州大学洛杉矶分校 Heather Christofk 和 William Lowry 团队发现了一种激活毛囊中干细胞以使头发生长的新方法(通过将丙酮酸转化为乳酸的葡萄糖的代谢方式,刺激毛囊干细胞的活性导致脱发,而抑制毛囊干细胞中乳酸的产生能够有效抑制脱发)。基于这种方法,科学家可以开发新的药物来促进秃发或脱发患者的头发生长,治疗内分泌失衡、压力、衰老或化疗相关的脱发症。该研究对应文章发表于自然细胞生物学杂志(Nature Cell Biology)。毛囊干细胞存在于人类头皮中的脑囊干细胞并在一个人的一生中不断分裂分化以产生头发。通常情况下,这些毛囊干细胞是"静止的",并没有分裂与分化活性,但在新的头发生长发生期,这些毛囊干细胞就会很快被激活。毛囊干细胞的"静止状态"受许多因素调节,在某些情况下,毛囊干细胞的激活异常会成为导致脱发的主要原因。

异曲同工之处在于,骨组织中存在成骨细胞(osteoblast, OB)和破骨细胞(osteoclast, OC)。OB 和 OC 共同完成旧骨退化、等量新骨取代的骨组织更新过程,即骨重建。OB 是负责骨形成的功能细胞,起源于多能的骨髓基质的间质干细胞,在骨形态发生蛋白 2(bone morphogenetic protein 2,BMP2)等调控因素的调节下,形成骨祖细胞、前成骨细胞,并定向分化为 OB,OB 分泌类骨质和多种细胞因子,促进骨组织矿化。OC 分布于骨组织表面,是一类起源于造血干细胞的成体细胞,可以分泌多种酸和溶解酶来降解骨组织,其重要功能是骨吸收。本研究团队在 OB、OC 与干细胞的相关性、补肾中药通过激活机体干细胞及其内环境而治疗骨质疏松症方面,取得丰硕成果,本书后面章节将有详细的阐述。

(三)"肾之华在发"对"肾藏精主骨"临床实践的指导

骨骼是代谢活跃的组织,经常处于不断地更新之中。骨组织不断进行新陈代谢,其代谢方式主要表现在不断地发生骨吸收和骨形成的过程。钙、锌、铁等是机体重要的无机盐,是牙齿和骨骼发育中不可缺少的物质。

钙是人体必需的营养元素,其主要作用是维持骨骼和牙齿的硬度,防止骨质疏松。钙主要分布在人体的骨骼和牙齿中,是其重要的组成的成分,维持骨骼和牙齿的硬度、骨小梁的密度,防止骨质疏松,小部分的钙还与头发生长有关。

锌存在于众多的酶系中,如碳酸酐酶、呼吸酶、乳酸脱氢酶、超氧化物歧化酶、碱性磷酸酶、DNA 和 RNA 聚中酶等中,是核酸、蛋白质、碳水化合物的合成和维生素 A 利用的必需物质。锌在骨骼中的作用近几年才被发现,锌可与多种必需和非必需阳离子相互作用,增加膳食钙含量,会使骨中锌沉积增加,当钙含量受限时,则效果相反,说明锌参与骨骼代谢。锌可使头发保持本来颜色,是头发光泽的主要成分,无论黑色、金色、褐色,都依靠锌元素来维持其鲜艳亮丽。

铁在人体中帮助生产血红素和肌红蛋白,血红素是一种在红细胞内携带氧气的物质。除此之外,铁还在体内红细胞氧化过程中扮演重要角色。铁是头发正常生长和维持必需的营养素。铁蛋白水平低或缺铁不仅是导致脱发的主要原因,还是头发稀疏的潜在原因。铁与骨代谢、铁与雌激素形成了"铁三角"关系。骨髓中储存的铁元素为细胞外铁和细胞内铁,细胞外体主要存在于骨髓小粒中。研究发现,原发性骨质疏松症(Ⅰ型)发生除了与雌激素缺乏有关,还可能与铁蓄积有关。女性随年龄增长雌激素下降,铁蓄积增加,同时骨质疏松症发生率也增高。

影响钙、锌、铁吸收的因素较多,如膳食中植酸盐类的含量,各种元素之间的相互作用等均可影响钙、锌、铁的吸收及其代谢。头发中元素的含量反映机体的营养状况。因此,临床可通过检测头发中的微量元素,探讨骨肉瘤、骨关节炎、骨质疏松症等骨代谢疾病的发生机制。

"肾藏精"是发、骨等组织的内在物质基础,头发和骨骼的生长发育都依赖于肾中精气的盛衰。《医学入门·养老》记载"少壮有发落,或须亦落者,肾枯火炎,肺痿内风妄动故也,肾气丸、单天门冬膏主之",提到使用具有补肾功效的肾气丸、天门冬膏可以治疗脱发。中医学认为,肾精足则血旺,血旺则毛发荣盛,而肾虚血亏,则头发稀疏早白。补益肾中精气,即可壮骨强肾,又可荣发乌发,一举多得。

六、中医"肾藏精主骨"生理表型与"肾开窍于耳"

(一)"肾开窍于耳"理论的发生和发展

肾与耳的关系,最早的记载见于《管子·水地》,曰:"肾生脑……肾发为耳。"又有《文子·九守》曰:"肝主目,肾主耳,脾主舌,肺主鼻,胆主口。"《黄帝内经》对肾与耳的关系做了更为详细的论述,《素问·阴阳应象大论》曰:"肾……在窍为耳。"《灵枢·五阅五使》曰:"耳者,肾之官也。"肾开窍于耳,即耳的功能与肾密切相关,"肾气通于耳,肾和则能闻五音矣"(《灵枢·脉度》)。如果肾的功能出现异常则会影响到耳的功能,"精脱者,耳聋"(《灵枢·决气》),"髓海不足,则脑转耳鸣"(《灵枢·海论》)。

《黄帝内经》奠定了"肾开窍于耳"的理论基础,肾藏精,精生髓,髓充于脑,上荣于耳,则耳聪。后世医家多以此为基础,进行阐发,如唐代孙思邈《备急千金要方·肾脏·肾脏脉论》:"肾在窍为耳,然则肾气上通于耳,五脏不和,则九窍不通,阴阳俱盛,不得相营,故曰关格。"宋代《济生方·耳门》曰:"肾者,精之所藏,肾气实则精气上通,闻五音而聪矣。"

耳听觉功能的正常其根本在于肾。若肾精不足、阴阳失调,或气血受损,外邪侵袭等,则会影响耳的功能,出现耳聋耳鸣等。耳聋耳鸣因虚而致者,责之于肾。如明代张介宾曰:"故人于中年之后,每多耳鸣，如风雨，如蝉鸣，如潮声者，是皆阴衰肾亏而然"(《景岳全书·耳证》)。清代沈金鳌《杂病源流犀烛·耳病源流》也有论述："肾为耳聋之原也。"《证治汇补·上窍门·耳病》分析："肾通乎耳，所主者精。精盛则肾气充足，耳闻耳聪(心法)。若疲劳过度，精气先虚，四气得以外入，七情得以内伤，遂致聋聩耳鸣(大全)。"《丹溪心法·耳聋》曰："耳属足少阴之经，肾家之寄窍于耳也。肾通乎耳，所主者精。精气调和，肾气充足，则耳闻而聪。若劳伤气血，风邪袭虚，使精脱肾惫，则耳转而聋。"肾精不足，则脑髓失养，耳也不得精髓滋养，进而出现功能异常。

耳除了发挥听觉功能，还与平衡觉相关。《灵枢·海论》曰："髓海不足，则脑转耳鸣，胫酸眩冒，目无所见，懈怠安卧。"《灵枢·口问》亦曰："上气不足，脑为之不满，耳为之苦鸣，头为之苦倾，目为之眩。"中医学虽然没有直接论述耳有主司平衡的功能，但是《黄帝内经》中所描述的症状与现代所说的耳源性眩晕的临床表现相吻合。听觉系统包括外耳、中耳和内耳，其中内耳最为复杂。内耳又称为迷路，由骨迷路和膜迷路构成，膜迷路是套在骨迷路内的一封闭的膜性囊。膜迷路内充满内淋巴液，骨迷路和膜迷路之间的腔隙内被外淋巴液填充，且内、外淋巴液互不相通。《血证论·耳衄》对耳的内部结构已有描述："上贯于耳，为司听之神所居，其形如珠，皮膜包裹真水，是为神之所出，声之所入，内通于脑。"与现代认识非常接近。耳内真水亦为津液，由肾所主。当肾精不足，髓海空虚，真水失调，则平衡失常，而出现眩晕。"精脱者，耳聋；气脱者，目不明；津脱者，腠理开，汗大泄；液脱者，骨属屈伸不利，色夭，脑髓消，胫酸，耳数鸣"(《灵枢·决气》)。对于"肾主耳"的现代研究也取得了诸多的成果。国内学者提出醛固酮等物质可能是中医肾主耳的物质基础，但肾主耳理论的机制尚需进一步深化研究。

（二）"肾开窍于耳"对"肾藏精主骨"理论的促进

肾开窍于耳，而耳又有多条经脉与之相联系。少阳与耳的关系密切相关，同时，亦并见骨关节疾病的异常表现。如《素问·诊要经终论》曰："少阳终者，耳聋，百节皆纵。"《灵枢·终始》也有相关记载，王冰注："少阳主骨，故气终则百节纵缓。"《灵枢·根结》载："少阳根于窍阴，结于窗笼，窗笼者耳中也……少阳为枢……枢折则骨繇而不安于地，故骨繇者取之少阳"。马莳注曰："所谓骨繇者，正以其骨缓而不能收，即骨之动摇者也。"张介宾说："胆味苦，苦走骨，故胆主骨所生病，又骨为干，其质刚，胆为中正之官，其气亦刚，胆病则失其刚，故病及于骨，凡惊伤胆者，骨必软，即是明证。"可见，古代医籍记载耳的病变与骨的病变常兼而有之。

现代研究也发现，耳病与骨病存在一定的联系。有研究表明，相当比例的老年性聋患者疑有骨异常代谢，老年性聋患者血清钙浓度显著低于正常，尿素氮浓度高于健康者，听敏度与血清碱性磷酸酶浓度间存在显著正相关。还有研究显示，骨质疏松症患者有较高的感音神经性聋发病率。强直性脊柱炎与听力损失也存在相关性。骨保护素作为骨代谢的调节因子对听力也存在影响，骨保护素基因缺失可导致小鼠耳蜗神经退化。

（三）"肾开窍于耳"对"肾藏精主骨"临床实践的指导

耳与骨皆与肾紧密联系，肾精不足可以出现耳的问题，也会出现骨的问题。如《灵枢·决气》曰："精脱者，耳聋……液脱者，骨属屈伸不利，色夭，脑髓消，胫酸，耳数鸣。"通过应用补肾中药进行治疗，对两者皆有良好的调节作用。《古今医统大全·耳证门》记载："肉苁蓉丸，治劳聋，肾脏虚损，腰脚无力，面黑体瘦，小便涩数。"在临床治疗过程中，考虑到两者的关联性，一方面，在治疗之时可以应用补肾中药对耳病骨病进行治疗，另一方面，当出现耳病之时，要注意到其患骨病的风险，反之亦然，可以通过补肾的方法早期干预，以期做到"治未病"。

七、中医"肾藏精主骨"生理表型与"肾在液为唾"

"肾在液为唾"是中医肾藏象理论的重要内容，从唾液角度来研究中医肾藏象的本质具有参考价值。

（一）"肾在液为唾"理论的发生和发展

"肾在液为唾"理论首次见于《黄帝内经》，如《素问·宣明五气》曰："五脏化液：心为汗，肺为涕，肝为泪,脾为涎,肾为唾。"唾主要来源于水谷,依赖脾胃的运化,输注于五脏六腑,而后归藏于肾中,肾精在肾气的作用下,沿足少阴肾经到达舌下或齿缝,分泌而出则为唾。

唾和涎均为口腔分泌物,《说文解字》曰"唾,口液也","涎,慕欲口水也",《辞源》曰"唾为唾沫","涎为口液"。质地清稀、流动性大、流出口腔者为涎,质地黏稠、流动性小、需吐而出者为唾。由于两者都分泌于口,临床实际中很难截然分开,故又常合称为口液、口水、口津、唾沫、唾液。

肾中所藏之液,通过足少阴肾经,由足上行至舌根,而舌下之廉泉,又是足少阴肾经经气流注归结之处,肾之阴液由经脉上行,自廉泉出于舌之端而为唾。《灵枢•经脉》曰:"肾足少阴之脉……循喉咙,挟舌本"。《类经•疾病类》曰:"唾生于舌下,足少阴肾脉循喉咙挟舌本也。"《灵枢•根结》亦曰:"少阴根于涌泉,结于廉泉。"西医学研究也发现,舌下腺体颌下腺及舌下腺,它们的导管开口都在口腔底部舌系带两侧的黏膜处,唾液由此分泌而出,而该部位正是足少阴肾经经气流注归结之处,从而揭示了唾液的分泌与肾直接相关。

唾为口津,具有润泽口腔,滋润食物及滋养肾精的作用。由于唾源于肾精,若咽而不吐,则能回滋肾精;若多唾、久唾,则能耗伤肾精。故古代养生家主张"吞唾"以养肾精。

(二)"肾在液为唾"对"肾藏精主骨"理论的促进

肾主五液,唾为五液之一。液既能"淖泽注于骨","泄泽,补益脑髓",又可使"皮肤润泽"。如《灵枢•决气》曰:"谷入气满,淖泽注于骨,骨属屈伸,泄泽,补益脑髓,皮肤润泽,是谓液"。《灵枢•口问》曰:"液者,所以灌精濡空窍者也。"液是精、血、髓等的重要组成部分。肾中精气不足,精血亏虚,阴阳失调,髓减骨虚,则可致腰膝酸软等症状。如《灵枢•五癃津液别》曰:"五谷之津液,和合而为膏者,内渗入于骨空,补益脑髓,而下流于阴股。阴阳不和,则使液溢而下流于阴,髓液皆减而下,下过度则虚,虚故腰背痛而胫酸。"

唾为肾之液,肾之功能的盛衰必然会影响唾液的分泌和排泄,导致唾液内物质的变化。现代研究采用大鼠肾虚模型,观察大鼠唾液腺白细胞介素 -6(IL-6)、分泌型免疫球蛋白 A(secretory immunoglobulin A,sIgA)和唾液溶菌酶的含量变化。与空白对照组比较,大鼠肾虚模型组的 IL-6、唾液溶菌酶增高,sIgA 降低,说明肾虚大鼠模型存在着免疫功能紊乱的现象,初步表明大鼠肾虚与唾液免疫有一定的关系。临床研究,通过比较肾阳虚患者与正常人唾液菌群重要菌种的检出率与构成比。结果显示,肾阳虚患者存在一定程度的唾液菌群失调,正常唾液菌群的优势菌种链球菌、葡萄球菌、消化链球菌、不产黑色素普氏菌等均显著性下降;而容易产生对口腔微环境有害的吲哚、内毒素等物质的产黑色素的革兰阴性无芽胞厌氧杆菌、CO_2 噬纤维菌检出率显著增高。以上研究结果,为"肾在液为唾"理论的内在联系提供了实验依据。

1994 年首次发现骨唾液酸蛋白(bone sialo protein,BSP)是细胞外基质中的一种酸性糖蛋白,其组织分布相对局限,主要分布在矿化组织(如骨、牙齿)和钙化的软骨与骨的交界区,其含量约占骨细胞外基质中非胶质蛋白质的 15%。骨唾液酸蛋白(BSP)是一个大的糖基化和磷酸化蛋白质,富含唾液酸,唾液酸是神经氨酸的酸基化衍生物,在 BSP 中为糖链末端的 N- 乙酰神经氨酸。其平均分子量是 70~80kDa,核心蛋白部分为 33~34kDa,大约含 50% 的碳水化合物,既有 O- 糖链也有 N- 链,且糖链结构为复杂型。BSP 基因序列分析结果显示,它是由 317 个氨基酸组成的分泌蛋白,包含一个 16 个氨基酸的疏水信号序列,引导蛋白进入内质网并分泌到脑外。在电显微镜下可观察到 BSP 呈小球形并连有丝状结构,推测球状部分是蛋白质缺乏聚糖的 C 端结构,丝状结构是蛋白质高度糖基化的 N 端结构。骨唾液酸蛋白(BSP)的基因表达局限在矿化组织中,是由成骨细胞、破骨细胞以及其他一些骨相关细胞合成和分泌的。BSP 的发现,为"肾在液为唾"和"肾藏精"理论的内在联系提供了现代科学依据,说明肾精充足,促进唾液的分泌和排泄,促进骨骼的充养,从而促进骨骼的生长发育。

(三)"肾在液为唾"对"肾藏精主骨"临床实践的指导

唾液的分泌与排泄受肾中精气、肾阴肾阳的调控,肾之精气充盛,阴阳协调,则能蒸化摄纳津液,上承于口,使其津常润,致口中和合,食饮甘味,而且还可灌注脏腑,润泽肢体肌肤。临床上,肾虚不同证候的变化,必然会影响唾液的泌泄,表现出不同的临床症状。若肾之精气不足,温煦、蒸化、摄纳、封藏失常,则可出现多唾、久唾、少唾、无唾等唾液分泌排泄失常等病证。因此,唾液的变化可以反映肾的功能盛衰。

唾液作为一种诊断标本,容易采集,内含物质丰富,且某些物质与血液中的相应成分有很好的相关性,因此常被作为无创检测的标本来源,应用于肾藏象相关疾病的诊查中。例如,临床中应用全自动生化分析仪分别检测肾病患者和健康成人唾液和血清中的尿素氮、肌酐及尿酸浓度,结果发现,健康对照组、肾功能正常的肾病组、慢性肾功能不全肾病组的唾液与血清中尿素氮(BUN)含量的相关性差异均有统计学意义;慢性肾功能不全肾病组唾液与血清肌酐亦密切相关,且随着血清肌酐浓度的升高,相关性亦越高;唾液中尿酸含量与血清差别较大且无相关性,但唾液中尿酸浓度随着肾功能损害的加重有逐渐上升的趋势,并随着血清尿酸浓度的升高而增加。由此认为唾液尿素氮、肌酐及尿酸的检测可用于判断肾脏病患者肾功能的损害程度。

中医认为,肾在液为唾,肾藏精,肾脏的功能与人体骨骼的生理性改变密切相关。利用唾液及相关蛋白检测骨代谢疾病,也将是未来临床研究的重点方向之一。

八、中医"肾藏精主骨"生理表型与"肾在志为恐"

中医理论认为,五脏藏精,精化为气,气的运动应答外界环境而产生情志活动,《素问·阴阳应象大论》曰:"人有五脏化五气,以生喜怒悲忧恐。"肾主藏精,为生气之源。《素问·阴阳应象大论》提出:"在脏为肾……在志为恐。"

(一)"肾在志为恐"理论的发生和发展

恐是一种胆怯、惧怕的心理作用,多自内生,由渐而发,事前自知。恐,是肾精、肾气对外在环境的应答而产生的恐惧、害怕的情志活动。正常情况下,恐惧,使人能自觉地避开危险,从而保护自身。

恐与肾关系密切,如《素问·五运行大论》曰:"肾……其志为恐,恐伤肾"。中医学认为,恐为肾之志,肾中精气是生成和维持人体生理功能活动的原动力,只有肾精充盈,气机和畅,才能滋养推动五脏六腑的正常生理功能,维持正常的思维活动。隋唐时代著名医家杨上善《黄帝内经太素·虚实补泻》曰:"肾藏志者,肾藏于精,精以舍志。今藏志者,言所舍也。肾有二枚,在左为肾,在右为命门。肾以藏志,命门藏精,故曰肾藏精者也。"杨上善不仅统一了"肾藏精"的概念内涵,还提出"肾藏精"是"肾藏志"的物质基础。

过度恐惧,可导致"恐伤肾""恐则气下"等病机变化,出现二便失禁,甚则遗精、滑精等症。过恐则伤肾精,见于《灵枢·本神》,曰:"恐惧而不解则伤精。"明代医家张介宾在《类经·疾病类·情志九气》曰:"恐惧伤肾则伤精,故致精却。"过恐则导致气机下陷,肾精不固,如《素问·举痛论》曰:"恐则精却,却则上焦闭,闭则气还,还则下焦胀,故气下行矣。"反之,肾精亏虚,易导致人的恐惧心理,如《灵枢·经脉》曰:"肾足少阴之脉……是动则病饥不欲食……心如悬若饥状,气不足则善恐,心惕惕如人将捕之。"《本经逢原·山草部》亦载:"盖精与志皆肾所藏,肾气充,九窍利,智慧生,耳目聪明,邪气不能为害。肾气不足则志气衰,不能上通于心,故迷惑善忘。"说明肾中精气是"肾在志为恐"的重要物质基础。肾伤则精却气下,志意失藏,魂魄离散,精神不御,气机逆乱,五脏失和。

肾中精气不足,必然会影响到机体的生长发育,出现"五迟"(立迟、行迟、齿迟、语迟、发迟)、"五软"(头颈软、口软、手软、脚软、肌肉软)等现象,人体骨骼的生长发育迟缓,亦在其中。

(二)"肾在志为恐"对"肾藏精主骨"理论的促进

由于五脏与情志活动有对应的关系,一般认为情志过度常损伤相应脏腑而发病,如《素问·阴阳应象大论》所论"怒伤肝""喜伤心""思伤脾""忧伤肺""恐伤肾"。恐为肾之志,因此过恐容易伤肾,导致肾的封藏失职,表现为遗精、二便失禁、滑胎流产等症状。恐伤肾的同时,由于肾精亏虚,骨骼失养,则可以出现骨的病变,如《灵枢·本神》曰:"恐惧而不解则伤精,精伤则骨酸痿厥。"晚清著名医家王泰林在《医学刍言·辨证概述》亦提出:"恐伤肾,或心跳遗精,或腰痛脊痛。"

近代对中医"肾在志为恐"的研究也多从机体整体系统性的角度进行。如制造惊恐的典型动物模型来研究惊恐的分子遗传学机制,实验中发现,惊恐应激可以从行为等整体水平到细胞水平甚至基因水平产生一系列的表现,并发现了与恐惧应激有关的10个差异基因图谱。有学者也以下丘脑-垂体-靶腺轴为研究生理基础，借鉴心理应激理论，说明"肾在志为恐"的理论与西医学的神经内分泌免疫调节网络密切有关。

在研究"恐伤肾"的动物模型上，研究者发现，滋补肾精方能提高"恐伤肾"雌性小鼠的雌二醇、促卵泡激素和黄体生成素水平以及体质量、子宫卵巢指数、垂体指数，从而证实滋补肾精方具有预防"恐伤肾"应激所致的神经内分泌系统紊乱的作用。也有学者探讨了金匮肾气丸对"恐伤肾"大鼠丘脑、海马部位c-Fos基因表达的影响，发现惊恐刺激可引起大鼠丘脑、海马c-Fos基因表达增高，而金匮肾气丸对高表达有控制或降低的作用趋势。这些研究都为"恐伤肾"理论提供了科学依据，说明过度惊恐会导致肾中精气不足，导致人体神经内分泌系统紊乱，进而影响人体的骨骼生长发育，从而易导致"骨酸痿厥""腰痛脊痛"等骨相关疾病。

（三）"肾在志为恐"对"肾藏精主骨"临床实践的指导

肾气虚弱，肾精不足，常易产生恐惧。如《灵枢·经脉》所言："肾足少阴之脉……气不足则善恐，心惕惕如人将捕之。"有实验观察到，恐吓孕鼠可造成其仔鼠生长发育迟缓，出牙时间较晚，体表被毛生长延迟，平均体重下降，是孕鼠惊恐伤肾，肾精不足，不能为仔鼠提供充足精血滋养，导致肾虚胎萎。而补肾法可以阻断恐吓对仔鼠生长发育的影响。

西医认为，人在惊恐状态下，下丘脑-垂体-肾上腺皮质轴兴奋，糖皮质激素分泌大量增加，而糖皮质激素可使骨基质Ⅰ型胶原和小肠对钙的吸收减少，抑制骨的生成；而在心理应激时生长激素受抑，亦使生长发育迟缓。惊恐也可使细胞出现细胞内信号转导和相应基因的激活，引起某些蛋白质表达的反应，如C反应蛋白作用于人体可使生长迟缓。这些对临床上治疗由于惊恐伤肾导致生长发育受阻有很好的指导意义。

中年人由于肾气衰退、肾精不足而身体出现早衰的症状时，会惧怕死亡。根据其病机施以补益肾气之法控制早衰，能有效控制患者对死亡的恐惧。如有临床见患者，情绪消极，自觉有早衰情况，甚恐死亡，还伴有牙齿松动，尺脉尤为虚弱，舌质淡红少苔。此为肾阴阳两虚，精气不足所致，以还少丹加减治之，服用六十余剂后转恐为安，牙齿浮动等早衰症状随即消失。在临床中，针对精气亏损，肾阴肾阳不足，出现早衰和恐惧心理，同补肾阴肾阳，兼以交通心肾之法，使阴阳平密，水火相济，则肾精肾气充盛，则恐惧自除。概言之，肾精不足与恐惧心理互为因果，肾精不足可令人恐惧，恐惧为甚亦可进一步损伤肾脏。"肾在志为恐"的理论对"肾藏精主骨"的指导意义颇深，为临床治疗骨相关疾病提供了更广阔的思路。

九、中医"肾藏精主骨"生理表型与"肾主二便"

二便的形成和排泄，主要与膀胱、大肠有关，但依赖于肾气、肾阳的推动与固摄，肾阴的滋润与濡养。

（一）"肾主二便"理论的发生和发展

肾主二便，见于《内经知要·道生》，曰："飧泄者，水谷不分，肾主二便，失封藏之职故也。"肾主二便主要与其开窍有关。肾开窍于二阴，二阴包括前阴和后阴。前阴包括男女的外生殖器及尿道，与人体的生殖和尿液的排泄有关。男性的前阴包括阴囊和阴茎，《灵枢·刺节真邪》曰："茎垂者，身中之机，阴精之候，津液之道也。"明确指出，茎垂既是津液（尿液）排泄之道，又是泄精之道，实合二为一（《类经·藏象类》曰："茎者，宗筋也。垂者，睾丸也"）。女性的前阴包括阴道和尿道，一曰"溺孔"，一曰"廷孔"（《素问·骨空论》中曰："女子入系廷孔，其孔，溺孔之端也"），均属"前阴"。后阴，即肛门，中医学称"魄门"，水谷中的糟粕会下传至大肠，最终形成粪便由此排出。

1. 尿液的生成与排泄

尿液是人体内津液代谢的最终产物之一。津液是人体内正常水液的总称，津液的代谢涉及诸多脏腑，是由五脏六腑协调配合完成的。津液的主要来源为水谷精微，与其生成关系最为密切的脏是脾，在脾的运化作用下，水谷可以转化为水谷精微，这部分精微中包含了津液；接下来要在肺、脾、肾及肝的协调配合下将津液输送至全身各处供人体所用；津液除了发挥滋润濡养人体的作用外，还会将人体代谢产生的废物排出体外。尿液的排泄对人体来说，是维持人体内水液平衡以及排出废物的重要途径。《素问·逆调论》曰:"肾者水脏,主津液。"人体之津液代谢虽由各脏腑协调配合完成,但总归肾所主。肾主津液,在人体水液代谢过程中起主导作用,一方面肾可以起到推动作用,推动参与水液代谢的各个脏腑发挥生理功能,如肾阳温煦脾阳,促进脾的运化功能有利于津液的生成及输布;肾阳充足,亦有利于肺的宣肃降、肝之疏泄对水液运行的推动作用,三焦作为人体水液代谢的通路,也在肾的促进下保持通达。另一方面肾本身也是水液代谢的重要一环,在肾阳的作用下对肺肃降而来的水液进行升清降浊。其清者由肺重新宣发肃降去发挥作用,其浊者将下输至膀胱生成尿液。《素问•灵兰秘典论》曰:"膀胱者,州都之官,津液藏焉,气化则能出矣。"膀胱与肾互为表里,为肾系统的一部分,膀胱的主要功能是贮藏尿液和排泄尿液,但其功能的正常发挥离不开肾的主导,明代张介宾曰:"肾主二阴而司开阖。"司,主管;开,打开,阖,关闭。开,则水液得以排出;阖,则机体需要的水液得以在体内留存。"气化则能出矣",要在肾阳、肾气的作用下推动水液排出;肾气的固摄作用保证津液不会无故流失。

2. 粪便的形成与排泄

粪便主要由水谷之中的糟粕形成,经由后阴(肛门)排出体外。水谷经口入胃,由胃受纳腐熟,然后下输至小肠,再下传至大肠,脾在这一过程中发挥运化作用,使水谷转化为水谷精微,而后水谷精微在脾的作用下布散全身。水谷精微向全身输布主要通过两条途径,一条是由脾的散精作用向四傍布散,另一条是通过脾的升清作用,将精微物质上输于肺,再由肺宣发肃降进一步布散,上至头面,内至脏腑,外达皮毛。水谷精微的生成和输布也是在五脏六腑的协调配合下共同完成的。胃的受纳功能是基础,而腐熟功能则为饮食物的进一步消化做好了准备。小肠接受胃输送而来的食糜,进行受盛化物,水谷在这里分成精微和糟粕,在小肠的泌别清浊作用下,清者被吸收,浊者则各走其道,其中浊液向前渗入膀胱形成尿液,糟粕则下输大肠形成粪便,大肠对糟粕中的水分进行适当吸收,燥化形成粪便,适时地经肛门排出体外。肛门(魄门)为粪便排出之门户,含义有二,一通粕,丹波元简《素问识》载"魄,粕通。……盖肛门传送糟粕,故名粕门";二因肺与大肠相表里,而肺藏魄,肛门位于大肠的最末端,所以称其为魄门,"肺藏魄,肛门上通于大肠,大肠与肺为表里,故亦可称之为魄门"(《黄帝内经素问注证发微》)。"大肠者,传导之官,变化出焉。"(《素问•灵兰秘典论》)大肠的气化传导功能最直接地反映于魄门的排便功能,正常情况下,魄门适时开启、排出糟粕。除与大肠功能密切相关外,魄门的开阖、大便的排泄也与心神的主宰,肺气的宣降,脾气的升提,胃气的通降,肝气的调达及肾气的固摄等有关,如《素问•五脏别论》所言:"魄门亦为五脏使,水谷不得久藏。"

《景岳全书》曰:"肾主二阴而司开阖,故大小便不禁者,其责在肾。"一方面糟粕的产生需要各脏腑协调配合共同完成,肾之阳气可以推动各脏腑功能,起到促进作用,另一方面糟粕的排泄需要肾气的推动,以利于大肠的气化功能。而糟粕的排出是要适时进行的,虽然不能久藏,但也需要一定的闭藏功能,这种闭藏离不开肾气的作用。

(二)"肾主二便"对"肾藏精主骨"理论的促进

"肾主二便"与"肾藏精主骨"理论均是肾藏象理论的重要组成部分,存在着密切的联系。沈自尹院士自20世纪50年代开始进行肾本质研究,首先邀请上海市名老中医按照《黄帝内经》理论结合实际病例进行讨论,建立肾虚辨证标准,经1978年、1982年、1986年多次修订沿用至今。按此辨证标准,选出数十例典型的肾虚患者,经多项生理、生化指标筛选,发现尿17-羟皮质类固醇在肾阳虚患者中普遍很低,具有规律性。现代研究中,骨代谢情况可以从尿液中某些成分的变化反映出来。如I型胶原氨基末端肽(type I collagen amino-terminal peptide,NTX)是骨胶原在肝脏中降解后尿中出现的一种稳定的最终产物,是反映骨吸收的特异和敏感的指标。I型胶原氨基末端肽通过骨吸收入血,经人体器官排泄后部分入尿液,尿液中的NTX只来源于成熟的I型胶原,因此,正常含胶原饮食不会影响该生化指标的测量,即NTX的代谢几乎不受食物影响。晨起和夜间的尿NTX最能反映骨吸收情况。临床上骨质疏松症、原发性甲状旁腺功能亢进、畸形性骨炎、甲状腺功能亢进、肿瘤骨转移和多发性骨髓瘤等都观察到NTX水平的升高。

人类体表及体内所寄居的微生物数量巨大,肠道菌群作为人体中最大的微生态系统,在促进食物消化、代谢中起到了不可忽视的作用,肠道菌群可直接或间接通过代谢产物影响破骨细胞、成骨细胞的活性,与人体的骨量降低及骨质疏松的发病相关。

(三)"肾主二便"对"肾藏精主骨"临床实践的指导

"肾主二便"为肾的封藏作用之一。当肾脏发挥正常功能时,二便的产生与排泄则正常,骨骼的生长发育正常,骨骼强壮运动矫健。当肾的功能出现异常时则会从多方面表现出来。如当骨代谢失常时,尿钙的含量会发生变化,通过应用补肾中药治疗后,尿钙含量降低,骨代谢情况改善。也有研究显示补肾益气法治疗糖尿病伴骨质疏松症也取得了良好的疗效。随着肠道菌群研究的逐渐深入,通过干预肠道菌群来调整人体骨代谢也正走向临床应用。

有研究表明,"脑 - 肠 - 骨骼轴"的变化是骨质疏松发生的重要病机,而肾虚是"脑 - 垂体 - 靶腺轴"的异常改变状态,通过补肾中药的治疗可以改善异常,进而治疗骨相关疾病。

十、中医"肾藏精主骨"生理表型与足少阴肾经

中医学认为,肾与肾经是两个概念,又密切相关。足少阴肾经为十二经脉之一,属肾脏而络膀胱。

(一)足少阴肾经的循行和功能

《灵枢·经脉》记载足少阴肾经的循行:"肾足少阴之脉,起于小指之下,邪走足心,出于然谷之下,循内踝之后,别入跟中,以上踹内,出腘内廉,上股内后廉,贯脊属肾络膀胱;其直者,从肾上贯肝膈,入肺中,循喉咙,挟舌本;其支者,从肺出,络心,注胸中。"足少阴肾经循行至"肾"所在部位而发生的"解剖"关系,即"属肾络膀胱"是维系"肾"与"肾足少阴之脉"相互关系的重要环节。

《灵枢·海论》曰:"夫十二经脉者,内属于腑脏,外络于肢节。"从脏与经络的角度看,五脏皆有与其紧密相连的经脉,是五脏与周围的组织结构相联系的通道,即《素问·调经论》所言:"五脏之道,皆出于经隧,以行血气,血气不和,百病乃变化而生,是故守经隧焉。"足少阴肾经就是肾脏的重要"经隧",或者说是肾之气血的重要通道,因此可应用足少阴肾经的腧穴来指导肾疾的治疗。《医学启源·五脏六腑除心包络十一经脉证法》曰:"肾者,精神之舍,性命之根,外通于耳,男子以藏精,女子以系胞,与膀胱为表里,足少阴太阳是其经也。"《中藏经》曰:"肾者,精神之舍,性命之根,外通于耳,男以闭精,女以包血,与膀胱为表里,足少阴、太阳是其经也。"三国时期华佗《中藏经》传承《黄帝内经》之精华,集中对肾病之脉象、虚实寒热之证候表现等进行了详尽论述,对后世从肾论治相关疾病的研究具有重要的指导意义。

足少阴肾经每侧27穴,左右共54穴,首穴是涌泉穴,末穴是俞府穴。本经主治泌尿生殖系统疾病、呼吸系统疾病、消化系统疾病、循环系统疾病和神经精神方面病症,以及本经脉所经过部位的其他病症,如月经不调、水肿、遗精、阳痿、带下异常、哮喘、泄泻及下肢疼痛、麻木等病症。

(二)足少阴肾经对"肾藏精主骨"理论的完善

《景岳全书·血证》提到"血从齿缝牙龈中出者,名为齿衄,此手足阳明二经及足少阴肾家之病。盖手阳明入下齿中,足阳明入上齿中,又肾主骨,齿者骨之所终也。此虽为齿病,然血出于经,则惟阳明为最。"齿为骨之余,同属肾所主,足少阴肾经和手足阳明经共同主司齿病,是"肾藏精"理论的另一体现。

《素问·脉要精微论》指出:"腰者肾之府,转摇不能,肾将惫矣。"肾藏精,人体骨骼生长、发育及退变和肾中精气的变化有密切关系。若肾中精气亏虚,就会出现腰痛和肾藏精功能减退。张介宾认为:"腰痛证凡悠悠戚戚屡发不已者,肾之虚也。"故腰痛病变本于肾虚,如腰椎间盘突出症的发生与肾中精气的变化所导致的肾经及其经筋的生理功能减退有关。腰椎间盘突出症的病位在脊柱,和足少阴之脉循行关系密切。

此外,足少阴肾经连缀筋肉关节部分,称为"经筋"。肾经经筋与腰椎间盘突出症也有密切联系,《灵枢·经筋》中记载:"足少阴之筋,起于小指之下……循脊内挟脊,上至项,结于枕骨,与足太阳之筋合。"可见,足少阴肾经经筋在循行中,有部分是从外阴起,沿脊柱内,挟脊旁肌肉向上到项部,其分布包括了脊柱及脊柱两侧部分肌肉及韧带,正如《灵枢·经筋》中记载:"其病足下转筋,及所过而结者皆痛及转筋……故阳病者腰反折不能俯,阴病者不能仰。"不能俯仰的描述与腰椎间盘突出症活动不利的症状相一致。

临床上，从足少阴肾经取穴治疗腰脊骨骼病变有其经络依据。如太溪穴，是足少阴肾经的输穴，最早记载于《灵枢·九针十二原》曰："阴中之太阴，肾也，其原出于太溪，太溪二。"有补肾填精的作用。复溜穴，《素问·刺腰痛》就有"足少阴令人腰痛，痛引脊内廉，刺少阴于内踝上二痏……"这里所说的"少阴于内踝上"即为复溜穴，为肾经母穴，"虚则补其母"，故有较强补肾益髓之功。可见从足少阴肾经腧穴论治腰痛等"肾藏精"的疾病具有较强的理论依据支撑。

（三）足少阴肾经对"肾藏精主骨"临床实践的指导

《灵枢·经脉》有曰："是动则病饥不欲食，面如漆柴，咳唾则有血，喝喝而喘，坐而欲起。目𥉂𥉂如无所见，心如悬若饥状，气不足则善恐，心惕惕如人将捕之，是为骨厥。是主肾所生病者，口热舌干，咽肿上气，嗌干及痛，烦心心痛，黄疸肠澼，脊股内后廉痛，痿厥嗜卧，足下热而痛。"足少阴肾经病变，主要表现为足少阴肾经经脉循行部位及肾脏功能失调所表现的临床症状。足少阴肾经异常变动就表现为下列病症：饥不欲食，面色暗黑如漆柴（炭），咳嗽痰唾带血，喝喝气急，刚坐下就想起来，两目视物模糊不清，心悬空而不安，有如饥饿之感；肾气虚的容易发生恐怖、心中怦怦跳动，如被人捉捕；还可发生为"骨"方面的深部的气血阻逆，如厥冷、麻木、酸痛等症。本经所属腧穴能主治"肾"脏相关的病症：口热，舌干燥，咽部发肿，气上逆，喉咙发干而痛，心内烦扰且痛，黄疸，腹泻，脊柱、大腿内后侧痛，痿软，厥冷，喜卧，脚心发热而痛等。肾虽属阴，内藏元阳，水中有火；肾又为五脏之本，如果肾脏功能失衡，则易影响其脏腑而出现寒热错杂、虚实相兼的证候，所以可能出现以上多脏腑和部位的症状。病邪阻滞肾经，也会发生与"肾藏精"有关的"脊骨内后廉痛，痿厥嗜卧"，即腰脊下肢疼痛、无力或痿厥。

《素问·刺热》曰："肾热病者，先腰痛骱酸，苦渴数饮身热，热争则项痛而强，骱寒且酸，足下热，不欲言，其逆则项痛员员淡淡然。戊己甚，壬癸大汗，气逆则戊己死，刺足少阴、太阳……肾热病者，颐先赤……热病先身重骨痛，耳聋好暝，刺足少阴，病甚为五十九刺。"介绍了针刺足少阴肾经治疗五脏肾热病以及相关的"肾藏精""肾主耳"等病的方法。

吴鞠通《医医病书点注》曰："药之有引经，如人之不识路径者，用向导也，能接引众药，直入本经，用力寡而获效捷也。"有临床研究发现，用入肝、肾经的牛膝配伍丹杞颗粒，可有效治疗经络辨证属于肝、肾经的骨质疏松症，能明显提高腰椎骨密度，提高骨痛缓解率。有实验研究表明，归肾经的中药对骨转移癌灶的生长具有一定的抑制作用。有研究用抗骨松穴位贴剂外贴穴位、非经非穴位，并与口服补肾方药比较治疗骨质疏松症，结果发现抗骨松穴位贴剂能提高雌二醇、睾酮水平，增加骨密度，使骨小梁面积和数量减少明显减轻，使骨吸收率受到明显抑制，增加新骨形成和骨量。还有研究应用电针刺激去卵巢致骨质疏松大鼠肾经的涌泉穴，以此判断该法对骨质疏松症的疗效，结果发现，模型组大鼠胫骨和平均骨密度降低，经过治疗，肾经组大鼠胫骨和平均骨密度的提高明显优于非经非穴组。综上可见，此类利用归肾经药物和循肾经穴位治疗肾所主之"骨"病的方法效如桴鼓，为临床上应用足少阴肾经辨治"肾藏精"疾病提供了有力证据。

十一、中医"肾藏精主骨"生理表型与"肾应冬"

（一）"肾应冬"理论与肾的生理特点

1. 肾主蛰藏理论

"蛰"指自然界的虫类等动物过冬隐藏不出，见于刘安《淮南子·主术训》，曰："昆虫未蛰，不得以火烧田。"《说文解字》曰："蛰，藏也……凡虫之伏为蛰。"意即潜藏、封藏、闭藏。《素问·阴阳应象大论》曰："北方生寒，寒生水，水生咸，咸生肾，肾生骨髓，髓生肝，肾主耳。其在天为寒，在地为水，在体为骨，在脏为肾，在色为黑，在音为羽，在声为呻，在变动为栗，在窍为耳，在味为咸，在志为恐。"水性潜藏、润下，旺于冬气，冬季寒冷，万物蛰伏、闭藏，引申到肾具有蛰藏的特性，如《素问·六节藏象论》曰："肾者，主蛰，封藏之本，精之处也，其华在发，其充在骨，为阴中之少阴，通于冬气。"说的就是肾具有潜藏、封藏、闭藏的生理特性。《内经知要·藏象》对其解释曰："肾者，主蛰，封藏之本，精之处也；其华在发，其充在骨，为阴中之少阴,通于冬气(位居亥子。职司闭藏,犹之蛰虫也。肾主水,受五脏六腑之精而藏之,精之处也。发色黑而为血之余,精足者血充,发受其华矣。肾之合,骨也,故充在骨。以少阴之经居至下之地,故为阴中之少阴,通于冬也)。"

后世医家在此基础上有所补充,如《冯氏锦囊秘录》曰:"脾司仓廪,土为万物之母;肾主蛰藏,水为万物之元;二脏皆根本之地也。"《四圣心源》曰:"盖水以蛰藏为性,火秘于内,水敛于外,是谓平人。"《脉诀汇辨》曰:"肾之为脏,配坎应冬,万物蛰藏;阳气下陷,冽为雪霜;故脉主沉阴而居里。"有医家认为,肾的闭藏之职是由肾中阴阳相互协调共同完成。如《杂病源流犀烛·肾病源流》曰:"是肾固以寒为位,以水为体,以火为本。故其坚滑者,水之体也;其流行者,火之本也。所以诸脏各一,独肾有水火两具,而命门真火,与蛰藏真水两相并见。"《医醇賸义·火·肾火》曰:"肾火者,龙火也。龙不蛰藏,飞腾于上,口燥咽干,面红目赤,耳流脓血,不闻人声,加味肾热汤主之。"

2."肾应冬"理论与肾的生理特征

"肾应冬"是指肾的生理特性与冬日闭藏蛰伏之性相应。如《灵枢·顺气一日分为四时》曰:"肾为牝脏,其色黑,其时冬,其日壬癸,其音羽,其味咸。"肾的封藏调控功能在冬季增强,人体的生化代谢及功能活动相适应而伏藏。"肾应冬"是"五脏应时"理论的重要组成部分,是指人体与肾相关的生理功能变化和自然四时中的冬季相适应,即随着冬季时令的变化,与肾相关的人体生理功能会表现出与之同步的协调变化。古人总结了这种脏与时相关的协调同步变化,并将其作为对人体脏腑认识的依据。《难经》曰:"冬脉石者,肾北方水也,万物之所藏也,盛冬之时,水凝如石,故其脉之来,沉濡而滑,故曰石。此四时之脉也。"《类经·摄生类·四气调神》做出详细的阐述和解释:"冬三月,此谓闭藏(阳气藏伏,闭塞成冬也)。水冰地坼,无扰乎阳(坼,裂也。天地闭塞,故不可烦扰以泄阳气。坼音策)。早卧晚起,必待日光(所以避寒也)。使志若伏若匿,若有私意,若已有得(皆所以法冬令,欲其自重,无妄动也)。去寒就温,无泄皮肤,使气亟夺(去寒就温。所以养阳,无使泄夺,所以养气。亟,数也。真氏曰:冬气闭藏不密,温暖无霜雪,则来年阳气无力,五谷不登;人身亦是如此,静时纷扰,则动时安能中节?故周子以主静为本,程子以主敬为本,其理一也。亟,棘、器二音)。此冬气之应,养藏之道也(凡此应冬气者,正所以养脏气也)。逆之则伤肾,春为痿厥,奉生者少(肾属水,王于冬。冬失所养,故伤肾,肾伤则肝木失其所生,肝主筋,故当春令而筋病为痿。阳欲藏,故冬不能藏,则阳虚为厥。冬藏既逆,承脏气而春生者少矣)。"说明天人合一,即人体是与自然界息息相关的有机整体,并能相互适应协调统一。

中医学认为人是自然界的一部分,与自然界的万物同源于一气,人体具有阴阳消长、五行生克制化的变化规律,概而言之,人与自然同源、同构、同气。正是如此,人能够做出适应性的调控,从而与自然环境的变化保持同步。故《素问·宝命全形论》曰:"人能应四时者,天地为之父母。"人对自然界变化的适应性调控,正是通过阴阳的变化实现的。人体的五脏,也正是通过对阴阳消长的调控而与自然界保持同步,表现出"五脏应四时,各有攸受"的现象。

(二)"肾应冬"对"肾藏精主骨"理论的完善

"肾应冬"与"肾藏精主骨"理论均是肾藏象理论的重要组成部分,存在着密切的联系。"时"和"藏"相应体现了人体脏腑功能的一定规律,"时"为外在的激发源,"藏"为内在的接收靶点,两者的相应性活动是有序又有质的生理效应过程。这与既有物质基础又能体现生物整体工作方式的生物信息转导系统有着密切的关系。"肾者,主蛰,封藏之本,精之处也⋯⋯通于冬气。"肾主蛰藏,现代多以肾藏精的功能称之,肾贮藏人体精气的作用,防止无故妄泻,体现在封藏、闭藏的功能上。现代研究包括对其发生学的考察、理论内涵的扩展和诠释等方面。有学者从发生学角度考察了肾主封藏的特点,认为肾应冬是"肾主蛰"理论发生的前提,或从经络方面考察了肾主封藏的生理特性,认为奇经八脉与肾及肾经联系密切,肾经之气归于肾则藏精,归于奇经八脉,则气化、推动、温煦、化血、滋养其他脏腑组织。

辽宁中医药大学研究团队通过对春夏秋冬四时健康人群1～70岁各个年龄段神经-内分泌-免疫相关指标变化,发现神经系统中5-羟色胺,内分泌系统中的生长激素、促肾上腺皮质激素、皮质醇、雌二醇、超敏促甲状腺激素，免疫系统中 B 细胞、自然杀伤细胞（NK 细胞）、白细胞介素 -1（IL-1）、干扰素 γ（IFN-γ）、转化生长因子 -β（TGF-β）指标变化，冬季均高于夏季；而神经系统中去甲肾上腺素、多巴胺、乙酰胆碱受体、血管活性肠肽，内分泌系统中睾酮、β- 内啡肽，免疫系统中 CD3$^+$、CD4$^+$、CD4$^+$/CD8$^+$ 指标变化，冬季均低于夏季。研究表明，"肾应冬"，其气旺盛于冬，肾的封藏调控功能在冬季增强，神经 - 内分泌 - 免疫系统功能与自然四时中的冬季相适应，随着冬季时令的变化，与肾相关的人体生理功能会表现出与之同步的协调变化。

关于肾应冬的实验研究，主要集中在松果体分泌褪黑素的激活与抑制上。冬季自然光照的减少，促使松果体褪黑激素分泌增多，激活了褪黑激素受体和与其相关联的细胞信号转导物质，进而抑制了下丘脑 - 垂体 - 睾丸各水平神经内分泌激素的分泌，同时产生了性腺轴相应受体的改变，最终表现出生精细胞萎缩、睾丸重量减轻等一系列与冬时自然万物蛰伏之象相应的生理效应。检测睾丸标本总 RNA，以筛选在冬夏季节变化中睾丸差异表达的基因片段，实验得到 44 条差异片段，测序 10 条片段，有 7 条与已知的基因有较高同源性，并发现了 3 个新基因，被基因库收录。由此得出结论，认为生理状态下，冬夏季节变化可以导致睾丸基因表达的变化；"肾应冬"具有物质基础，其调节机制涉及松果体对睾丸差异基因表达的调节作用；实验中所发现的 3 条新基因可能是动物自身应时而变调节的需要，也是动物自身进化的需要。

（三）"肾应冬"理论对"肾藏精主骨"临床实践的指导

基于"肾应冬""肾主骨"理论，该研究团队进行中药干预治疗绝经后骨质疏松症的临床研究，治疗时间由立冬节气至大寒节气共 75 日，中药组使用二仙汤加减自拟方配合常规西药治疗。结果表明，冬夏两季使用补肾填精中药治疗绝经后骨质疏松症均具一定疗效，疗效存在季节性差异，冬季用药较夏季存在优势，提示基于"肾应冬"理论指导用药治疗绝经后骨质疏松症具有可行性与科学性。

基于"肾应冬""肾藏精"理论，在临床实践中应用最为广泛的，当属冬季膏方。膏方，又称"膏滋方"，是一种具有高级营养滋补和治疗预防综合作用的中药剂型。膏方虽四时皆可应用，但以冬季进补最佳。根据中医学"肾藏精""肾应冬"理论，冬季是一年四季中进补的最好季节。合理服用膏方养生，对儿童可以帮助正常发育，提高智力；对中青年人可以增强体质，青春常驻；对老年人可以强筋壮骨，健康长寿。服用膏方防治疾病，凡肾精亏虚、阴阳两虚、气血不足、五脏亏损、体质虚弱或因外科手术、产后以及大病、重病、慢性消耗性疾病恢复期出现各种虚弱症状，均可冬令进补膏方，能有效促使虚弱者恢复健康，增强体质，改善生活质量。针对中老年人常见的心脑血管病，如高血压、高脂血症、冠心病、脑梗死、糖尿病等，都具有很好的疗效。

参 考 文 献

[1] 郑洪新. 中医基础理论 [M]. 4 版. 北京：中国中医药出版社，2016.

[2] 郑洪新，李敬林. "肾藏精"基本概念诠释 [J]. 中华中医药杂志，2013，28（9）：2548-2550.

[3] 沈自尹，黄建华. 从淫羊藿激活内源性干细胞探讨"肾藏精"的科学涵义 [J]. 中医杂志，2010，51（1）：8-10.

[4] 张进，徐志伟，陈群，等. 干细胞与中医基础理论中的先天之精学说（英文）[J]. 中国临床康复，2006，10（7）：189-192.

[5] 郑洪新，王拥军，李佳，等. "肾藏精"与干细胞及其微环境及 NEI 网络动态平衡关系 [J]. 中华中医药杂志，2012，27（9）：2267-2270.

[6] 王拥军. 肾藏精藏象理论与实践 [M]. 北京：人民卫生出版社，2016.

[7] 卞琴，刘书芬，黄建华，等. 3 种补肾中药有效成分对去卵巢骨质疏松大鼠骨髓间充质干细胞的调控作用 [J]. 中华中医药杂志，2011，26（5）：889-893.

[8] 卞琴，黄建华，杨铸，等. 三种补肾中药有效成分对皮质酮致骨质疏松大鼠骨髓间充质干细胞基因表达谱的作用 [J]. 中西医结合学报，2011，9（2）：179-185.

[9] 刘永琦，王倩，颜春鲁，等. 不同补肾法在脑梗死大鼠体内促骨髓间充质干细胞向神经元样细胞分化的作用 [J]. 中国老年学杂志，2013，33（6）：1300-1303.

[10] 童晓云，杨忠奇，冼绍祥，等. 补肾活血方动员急性心肌梗死大鼠骨髓干细胞的研究 [J]. 中国中医基础医学杂志，2008，14（8）：588-591.

[11] 吴顺杰,周健,吴远彬,等.参附汤对移植小鼠造血干细胞表面 CD44 及 CD62L 的影响 [J].山东医药,2008,48(14):20-22.

[12] 沈自尹.有关证与神经内分泌免疫网络的研究 [J].中医药学刊,2003,21(1):10-11+14.

[13] 郑洪新,燕燕,王思程,等."肾藏精生髓主骨"藏象理论研究——肾虚骨质疏松症大鼠转化生长因子相关基因及蛋白表达的异常 [J].世界科学技术(中医药现代化),2010,12(1):57-64.

[14] 郑洪新.肾藏精藏象理论研究 [M].北京:中国中医药出版社,2015.

[15] 张鹏,施杞,王拥军."肾者,作强之官,伎巧出焉"刍议 [J].中医杂志,2011,52(3):259-262.

[16] 张智学."肾主纳气"新释 [J].国医论坛,1994,(5):36.

[17] 邹小娟,刘娇萍,李萍,等.肾之外候"齿发"与原发性骨质疏松症的关系探讨 [J].时珍国医国药,2014,25(4):911-912.

[18] 王林群,巴元明."肾其华在发"理论研究概况 [J].中医杂志,2014,55(7):620-623.

[19] 刘晓燕.中医"肾应冬"调控机制与细胞信号转导相关性的研究 [D].北京:北京中医药大学,2004.

[20] 李万里,席景砖,田玉慧,等.老年人头发中锌铜铁钙与骨密度的关系 [J].实用预防医学,2000,7(5):323-325.

[21] 王智兴,张沪生,叶衍庆,等.骨肉瘤患者头发、血清和肉瘤组织的微量元素分析 [J].中华实验外科杂志,1994,11(2):91-92+128.

[22] 张吉仲,尹巧芝.浅谈补肾 [J].江西中医药,2005,36(268):19-20.

[23] 李翠娟,孙理军,巩振东,等."肾在液为唾"理论的研究现状与展望 [J].现代中医药,2014,34(2):87-89.

[24] 周凌辉,黄悦.慢性肾病患者唾液尿素氮、肌酐、尿酸测定(附80例分析)[J].福建医药杂志,2007,29(3):115-117.

[25] 来岳标."恐则伤肾"中西医解读 [J].浙江中西医结合杂志,2011,21(4):230+273.

[26] 王米渠,薛嘉莲,王刚,等."恐伤肾"基因心理学的前沿研究 [J].中国中医药现代远程教育,2005,3(1):35-37.

[27] 冯晓芬,王玉萍,乔玉洁,等.滋补肾精方对雌性肾虚小鼠内分泌调节功能影响的实验研究 [J].中医研究,2010,23(3):14-17.

[28] 沈雁,匡调元,张伟荣,等."恐伤肾"的实验研究 [J].中国医药学报,1991,6(1):13-16+64.

[29] 冯新玲,周安方,曹继刚.恐伤孕鼠对其仔鼠生长发育的影响 [J].湖北中医杂志,2008,30(12):10-12.

[30] 袁世宏,王米渠,金沈锐.金匮肾气丸对"恐伤肾"大鼠丘脑、海马 c-fos 基因表达的影响 [J].北京中医药大学学报,2001,24(6):34-36+57.

[31] 焦东亮,高艳.PTSD 创伤性恐惧记忆与肾在志为恐的比较 [J].南京中医药大学学报,2013,29(4):309-311.

[32] 刘新生.谈谈肾藏志、恐伤肾的临床意义 [J].陕西中医,1982,3(2):25-26.

[33] 陈慧娟,朱凌凌,石晓兰."体华窍"理论指导从肾辨治疾病意义探讨 [J].北京中医药大学学报,2011,34(10):659-661.

[34] 李平顺,王钢,周孟茹."脑-肠-骨骼"轴对骨质疏松症发病机制的影响 [J].中国骨质疏松杂志,2020,26(7):1068-1073.

[35] 白增华,任路.《灵枢经》之"从肾论治"病候 [J].辽宁中医杂志,2012,39(5):838-839.

[36] 温乃元,范志勇.浅析腰椎间盘突出症从肝肾二经论治 [J].按摩与导引,2006,22(11):24-25.

[37] 武密山,武博文,任立中,等.骨靶向亲和性引经药防治原发性骨质疏松症 [J].中国组织工程研究,2012,16(30):5569-5576.

[38] 武密山,李恩,赵素芝.抗骨松穴位贴剂对实验性骨质疏松大鼠骨重塑因子的影响 [J].中国中西医结合杂志,2003,23(S1):162-164.

[39] 王艳君,崔书国,王普恒.电针涌泉和昆仑穴对去卵巢大鼠骨密度的影响 [J].河北中医药学报,2003,18(3):34-35+47-49.

[40] 谭朝坚,李里,张泓.从经络学基础考辨肾主封藏的生理特性 [J].中医药导报,2008,14(5):15-16.

[41] 邓洋洋,王梅,吕爱平,等.基于"肾应冬"理论对健康人群神经内分泌免疫网络相关指标变化趋势研究 [J].中华中医药杂志,2017,32(4):1782-1785.

[42] 马淑然,刘晓燕,郭霞珍,等."肾应冬"睾丸差异基因表达的实验研究 [J].北京中医药大学学报,2006,29(9):610-612+616.

[43] 刘晓燕,郭霞珍,刘燕池,等.中医"肾应冬"调控机制与下丘脑 G 蛋白关系的研究 [J].中国医药学报,2002,17(11):660-662+704.

[44] 刘晓燕,郭霞珍,刘燕池,等.中医"肾应冬"调控机制与褪黑素受体关系的研究 [J].北京中医药大学学报,2007,30(1):25-28.

第三章 "肾主骨"理论指导临床应用研究

中医"肾主骨"理论是脏腑理论的核心内容之一，在防治骨与关节疾病以及相关疾病方面具有重要的理论价值和临床价值，在"肾主骨"理论指导下的基础研究和临床研究对该理论的发展同样具有重要意义。

第一节 "肾主骨"理论指导下的辨证论治

《素问》曰"肾主骨"，"其充在肾"，"肾生骨髓"，肾主骨生髓，充养脑海，伎巧出焉，即肢体的精细、协调运动由肾精充养髓海而成。肾为先天之本，主骨生髓，骨的生长、发育、强劲、衰弱与肾精盛衰关系密切。而骨疾病是由内外相因，虚实夹杂，诸邪共犯，多个病理产物共同致病所致的复杂疾病。因此，"以辨病为先，辨证为主"的中医疾病诊疗特色模式逐渐形成，以此提高临床疗效，成为中医"肾主骨"理论指导临床诊治的一大特色。

辨证，是以脏腑、经络、气血、津液等理论为基础，对通过望、闻、问、切四诊所收集的症状和体征等资料进行综合、归纳、分析，以对疾病作出病理性的概括。是采取治疗措施的重要依据。中医辨证方法众多，主要有八纲辨证、脏腑辨证、六经辨证、气血辨证、三焦辨证等。

一、"肾主骨"理论与八纲辨证

八纲辨证是根据四诊的材料，综合分析，按疾病的性质、部位、轻重等情况，归纳为阴、阳、表、里、寒、热、虚、实八类证候。起源可追溯至《黄帝内经》，如《素问·阴阳应象大论》指出"阴阳者，天地之道也，万物之纲纪，变化之父母，生杀之本始，神明之府也，治病必求于本"，"善诊者，察色按脉，先别阴阳"，为"八纲"的发展奠定了理论基础。张仲景在《伤寒杂病论》中，通过望、闻、问、切四诊所获得的临床资料，采用经络、脏腑理论，按表里、寒热、虚实、阴阳的八纲辨证判定疾病性质，在此基础上，提出相应治法方药。明代张三锡《医学六要》提出："古人治病大法有八，曰阴、曰阳、曰表、曰里、曰寒、曰热、曰虚、曰实。"明确八纲辨证之法。张介宾对八纲进行进一步发挥，以阴阳为二纲，以表里、寒热、虚实为六要。祝味菊确立了八纲名称，创立了为后世医家所推崇"辨证论治"的总原则，以此指导着慢性筋骨病临床诊疗。

在临床八纲辨证时，首先要辨阴阳。如肤色明亮属阳，肤色暗晦属阴；声洪亮属阳，声音微者属阴；脉浮、数、大、滑、实属阳，脉沉、迟、小、涩、虚属阴。《素问·阴阳应象大论》曰："善诊者……先别阴阳。"说明辨别阴阳在诊治疾病中，具有纲举目张的重要意义。《景岳全书·传忠录》曰："凡诊病施治，必须先审阴阳，乃为医道之纲领，阴阳无谬，治焉有差？医道虽繁，而可以一言蔽之者，曰阴阳而已。"故证有阴阳，脉有阴阳，药有阴阳。以证而言，则表为阳，里为阴；热为阳，寒为阴；上为阳，下为阴；气为阳，血为阴；动为阳，静为阴；多言者为阳，无声者为阴；喜明者为阳，欲暗者为阴。

骨疾病亦以辨阴阳为先。人体遭受创伤，外伤皮肉筋骨，内伤及脏腑气血，外伤内损互相影响，或先后受累，或同时致病。肢体外伤，由外及内，筋经骨骼失衡，脏腑气血失和，导致阴阳平衡失调，百病从生。对于骨折、脱位、伤筋之症，当首辨阴阳，补其不足，泻其有余，以调整阴阳，恢复阴阳的相对平衡。

《素问•至真要大论》曰："谨察阴阳所在而调之，以平为期。"应用"寒者热之，热者寒之……各安其气，必清必静，则病气衰去，归其所宗，此治之大体也"的治疗原则，采用"壮水之主，以制阳光，益水之源，以消阴翳"，以及热因热用、寒因寒用、塞因塞用、通因通用、同病异治、异病同治等治疗方法，以达到阴阳平衡之目标。在损伤中，阳盛者常见于外力损伤，血溢脉外，瘀久不散，郁而化热，症见局部肿胀，身热自汗，口渴烦躁，小便黄赤舌红，脉沉数。治当清热解毒，活血祛瘀。阴盛者，多为劳伤肾虚，症见疼痛日久，面色苍白，腰膝酸软舌淡，脉沉迟。治当温经散寒、补益肝肾。阳虚者，常见于素体虚弱，或损伤日久，气血两亏，肝肾不足，症见畏寒肢冷，两腿酸软无力。治当健脾养血，补益肝肾。阴虚者，症见两颧潮红，潮热盗汗，舌红，脉细。治当养阴为主。

《疡医大全》论损伤发热曰："或出血过多，或大溃之后而发热者，乃阴血耗散，阳气无所依附，遂致浮散于肌表之间，是为阴虚，非实热也。"明确提出，此乃阴虚发热，不同实证之热，治当以养阴清热治之。对损伤出汗者，《疡医大全》曰："凡伤损之症，有出汗者，当审其阴阳虚实而治之，若阴虚，阳往乘之，则发热汗出，以甘寒之剂补其气；若阳虚，阴往乘之，则发厥自汗，以甘温之剂助其阳；有因痛甚而自汗者，宜清肝火为主；有因阴阳伤损而自汗、盗汗者，宜补气生血为主。"指出损伤汗出者，也当分虚实阴阳，对阴血虚者，以甘寒之剂养阴止汗；对阳虚汗出者，当用甘温之剂助其阳，以气摄汗。综上所述，诸多辨证，八纲为统领。八纲中以阴阳为纲，以寒热、表里、虚实为目，纲举目张。以此辨证论治，诸疾可愈。正如清末著名伤寒学家郑寿全在《医法圆通》自序曰："知此始明仲景之六经，还是一经，人身之五气，还是一气，三焦还是一焦，万病总是在阴阳之中。"可见阴阳辨证乃八纲辨证之总纲。

二、"肾主骨"理论与脏腑辨证

脏腑辨证是辨疾病所在的脏腑部位，是把八纲辨证运用于脏腑，以确定脏腑病的寒热、虚实。如心的辨证有心血虚、心阴虚、心气虚、心阳虚、心火旺等；肺的辨证有肺气虚、肺阴虚、风寒犯肺、风热犯肺、肺热炽盛等；脾的辨证有脾气虚、脾气下陷，脾阳虚、脾不统血等；肝的辨证有肝血虚、肝阴虚、肝气郁滞、肝火上炎、肝阳上亢、肝风内动等；肾的辨证有肾阳虚、肾阴虚、肾精不足、肾气不固等。《素问•痹论》曰："五脏皆有合，病久而不去者，内舍于其合也。"可见，损伤日久，累及于内，导致相应脏腑病变。或外力直接损伤脏腑，导致脏腑功能失调，出现损伤脏腑的症状。

1. 心与小肠病辨证

胸前损伤常累及心脉，导致心脉受损，瘀滞于脉，心神失养，出现心悸心慌，胸闷气短，胸前疼痛甚则昏迷不醒，或烦躁不安等，正如《血证论•跌打血》："跌打最危险者，则有血攻心肺之症，血攻心者，心痛欲死，或心烦乱，或昏迷不省人事。"损伤后期，耗气伤津，心气不足，心血亏虚，血运无力，脉道空虚，瘀滞于内，出现体倦无力、气短、自汗和心悸、胸闷、眩晕、失眠等症。当小肠功能受损时，浊气上泛，出现腹胀、腹痛、呕吐、便秘等症，清气在下，则可出现便溏、泄下等症。

2. 肺与大肠病辨证

胸部挫伤常累及肺脏，肺气郁滞，血瘀留内，阻遏肺气，肺失宣肃，瘀壅气道，症见胸闷，咳嗽，短气等，故《血证论•跌打血》曰："肺为清虚之府，其能下行，以制节诸脏，则气顺而血自宁。"如损伤日久，耗损气血，导致肺气虚弱，影响人体之清气的吸入和宗气的生成，影响肺对全身气机的调节。出现气短，自汗等症。同时气虚无力推动血液，血运缓慢，各脏腑失于濡养。正如《医学正传•气血》曰："人之一身，皆气血之所循行。气非血不和，血非气不运。"大肠，传导之官，传化糟粕，当大肠功能失调，其传化失常，出现相应证候。

3. 脾与胃病辨证

外力损伤，筋肉首当其冲，致使活动减少，卧床日久脾胃气虚，脾气失运，水谷难以运化，生化乏源，致使肌肉瘦削，肢体无力，行动不利。正如《素问•太阴阳明论》曰："四肢皆禀气于胃，而不得至经，必因于脾，乃得禀也。今脾病不能为胃行其津液，四肢不得禀水谷气，气日以衰，脉道不利，筋骨肌肉，皆无气以生，故不用焉。"所以脾胃功能对于人体肌肉的强弱有决定性作用，脾之运化功能受损，水谷精微不得输布四肢，筋骨肌肉则失所养而瘦削、无力、行动不利。

4. 肝与胆病辨证

胁肋并挫伤，或肢体筋经损伤，由外及里，导致气机不畅，肝失疏泄，气机失常，运血阻滞，瘀血留内，伤及肝脉，出现胁肋疼痛，胸胁胀满，当肝气犯胃，脾胃气滞，失于健运，生化乏源。症见面色萎黄，纳呆，腹胀，肢体无力等。或久病体虚者，筋脉坚强，肝血虚衰，筋无所养，筋痿不健，运动力而成痿证，出现手足拘挛、肢体麻木、屈伸不利等症。正如《灵枢·邪气脏腑病形》曰："有所堕坠，恶血留内，若有所大怒，气上而不下，积于胁下，则伤肝。"所以凡跌打损伤之属，而有恶血留内时，则不分何经，皆以肝为主，当肝阴暗耗，肝阳失于制压，导致肝阳上亢，肝火上炎，症见面红目赤、急躁易怒、烦躁、吐血，甚则动风抽搐。胆受肝气的调节，具有储存和分泌胆汁功效，以帮助消化食物。当肝失疏泄，胆汁排泄不利，出现胁下胀满、食欲减退、腹胀、便溏等症；若胆汁上逆，症见口苦、呕吐等；如胆汁外溢，则出现黄疸。

5. 肾与膀胱病辨证

骨折脱位，经久不愈，耗损精气，肾精不足，筋骨失于充养，使骨折难愈，筋断难连。或因年老体弱，肾精亏虚，骨髓空虚，无所充养，可见骨骼痿弱、行走无力、骨脆易折等症。故《诸病源候论·腰背痛诸候·腰痛不得俯仰候》曰"肾主腰脚"，"劳损于肾，动伤经络，又为风冷所侵，血气击搏，故腰痛也"。可见肾精充盈与否与骨骼有密切关系。正如《灵枢·海论》曰："髓海有余，则轻劲多力，自过其度；髓海不足，则脑转耳鸣，胫酸眩冒，目无所见，懈怠安卧。"膀胱与肾相连，在肾气化影响下，具有贮尿和排尿功能。当膀胱功能受损，则出现尿急、尿频、尿痛；或小便不利，尿有余沥，遗尿，小便失禁等症。

三、"肾主骨"理论与六经辨证

六经辨证为东汉医圣张仲景所创，他在《黄帝内经》"治病必求于本""生之本，本于阴阳"理论指导下，以阴阳两纲为基础，提出六经辨证。其中太阳经证、阳明经证、少阳经证为阳证，相表里的少阴经证、太阴经证、厥阴经证为阴证。纵观《伤寒论》的六经辨证，其每一经皆包含有阴阳、表里、寒热、虚实的内容，以反映六经为病的证候和治疗。全篇以阴阳统摄六经，进而以表里、寒热、虚实辨六经的经络、脏腑等证。六经辨证之法在运用中医"肾主骨"理论指导临床诊治过程中有着十分重要的地位，用之巧妙，施之切合，常有意想不到之效。故其常言，骨伤诸病，可求于六经，疑病杂病，更寻六经辨证。

1. 太阳病证

筋骨病初期，多由风、寒、湿、热、毒等邪，外袭肌表，滞阻经气所致，属太阳为病，若失治误治，则易内传阳明。风寒湿之邪，常夹杂并犯，然各有殊状。其中，太阳中风之候，起病急，筋骨强痛麻木，时觉恶风，自汗，纳呆，脉浮。风气开泄，滞留不解则耗伤膀胱经气，营血虚弱，而见一身疼痛，筋肉拘急，肌肤不仁。治以调和营卫，祛邪解肌，方以桂枝汤化裁。

2. 阳明病证

阳明经热者，热淫经脉，而见筋膜挛急，热痛，身热口渴，面目红赤，脉洪大，治以清热生津，白虎汤合大黄黄连泻心汤加减，津气衰少者，白虎汤加人参方主之。阳明腑实者，热与燥屎互结，津液灼伤，浊阴逆犯，证见肢体挛急，手足濈然汗出，便秘，腹胀满硬痛，苔黄燥，脉沉紧。治以通腑泻热，方以承气汤类方加减。

3. 少阳病证

少阳主骨，筋骨少阳病者，邪由腠理传于筋骨，经络痹阻或少阳自病所致，为枢机不利，筋骨失用之候，失治误治，则易内传太阴。表邪不解，内传少阳，抑或情志不舒，抑郁思愁，则枢机失利，而见少阳病证。证见筋骨疼痛，时痛时休，口苦，咽干，烦躁，目眩，胸胁苦满，不欲饮食，小便短涩不畅，舌红苔白，脉弦。治以和解少阳，通利气血，方以小柴胡合血府逐瘀汤加减。交感型颈椎病伴口苦、咽干、目眩、胸胁苦满者,多投以小柴胡汤治之。"少阳主骨,为枢"的思想补充了"肾主骨"在治疗骨病的理论和治法,将中医学的整体论治融入了中医骨伤科临床诊治中,将调和、求衡的治则运用到临证中。将气血、脏腑、经络辨证有机结合,从和解少阳、调和气血、平衡筋骨等角度,建立了调和、求衡的治则,丰富了理论内涵,并创有效治则。

4. 太阴病证

太阴病者,邪由外在肢体传入脏腑,脾胃为病或太阴自病所致,多属湿寒淫筋,筋骨失养之候,证见筋骨隐痛或痿软,四肢沉重不舒,周身困倦,形乏神疲,头晕耳鸣,手足欠温,肌肉菲薄,畏寒自汗,失眠,舌淡白,苔白厚水滑,大便稀溏,脉沉缓而弱,腹按脐周悸动。治以温中益气,化湿祛滞,方以理中丸合补中益气汤加减。

5. 少阴病证

少阴病者,邪由太阴内传,伤及心肾或少阴自病所致,多为筋骨失于温煦、濡养之候,失治误治,则易内传太阴。少阴寒化者,阳气内乏,寒淫筋骨,证见筋骨寒痛或痿软,得温则舒,遇寒加重,精神萎靡,面色晦暗无光,四肢逆冷,肢体沉重,下利清谷,心率变缓或不齐,舌质胖大暗淡或紫,苔白腻水滑,脉沉细。治以补火助阳,散寒通滞,方以附子汤合麻黄附子甘草汤加减。

6. 厥阴病证

厥阴病者,邪由少阴内传,厥阴为病或厥阴自病所致,证见筋骨热疼或痿,肌表作痒泛红,口干欲饮,气上撞心,心中疼热,烦躁易怒,目赤息热,下肢厥冷,久痢不止,夜半病显。治宜清上温下,和调阴阳,方以乌梅丸加减。厥阴虚寒者,厥阴寒化,阳气不振,血寒不温之候。证见筋骨隐痛或萎,畏寒怕冷,四末厥寒,爪甲不荣,神疲乏力,时感左腹坠胀,不得安眠,舌淡红,苔薄白,脉沉细弱。治以温经荣脉,散寒通滞,方以当归四逆汤加减。临床证见繁杂,难以具悉,在筋骨不利基础上,但见厥阴经气化失司之机,无论病之新旧,俱可辨为厥阴病证。

四、"肾主骨"理论与气血辨证

气血辨证是病理性质的辨证,根据患者所表现的症状、体征等,分析、判断疾病当前病理本质是否存在气血亏损或运行障碍的证候,其包括气血虚证、血热证、血寒证。证型又可进一步细分,对于外力损伤,由外及内,临床常见于气滞、气闭、气虚和气脱等各种证候,或因暴力所伤,导致血脉受损,瘀血流滞于内,出现血瘀、血虚、血热等证候,或气血两伤,出现气滞血瘀、气血两虚等证候。

1. 气滞

外力所伤,气机失常,郁滞于内,出现闷胀疼痛,痛无定处,呼吸不利,故《素问•阴阳应象大论》谓:"气伤痛,形伤肿。"治当理气止痛,解郁宽胸。方选复元通气散加减,木香、茴香、青皮、陈皮、白芷、甘草、贝母等。

2. 气闭

严重损伤所致,气为血壅,闭而不宣。出现一时性的晕厥,或昏不省人事、重者可窒息、烦躁妄动等。如《医宗金鉴•正骨心法要旨》言"或昏迷目闭、身软而不能起、声气短少、语言不出、心中忙乱、睡卧喘促、饮食少进"等。治当宣闭开窍。方选苏合香丸加减,苏合香、安息香、冰片、水牛角粉、人工麝香、檀香、沉香、丁香、香附、木香、乳香(制)、荜茇、白术、诃子肉、朱砂等。

3. 气虚

素体虚弱复受外伤,或病久不愈,耗损元气,出现神疲乏力、语声低微、呼吸气短、胃纳不振、自汗、脉细软无力等。治当益气养血。方选参苓白术散加减,党参,山药、白术、扁豆、薏苡仁、桔梗、大枣等。

4. 气脱

损伤大量出血,气随血脱,元气不固,出现气脱之突然昏迷、目闭口开、面色苍白、呼吸浅促、四肢厥冷。二便失禁,脉微弱等。治当大补元气。方选参附汤加减。

5. 血瘀

外伤气滞，血滞成瘀，或离经之血，瘀滞体内，表现为针刺样疼痛、肤色青紫、瘀斑、局部肿块、固定不移、舌暗或有瘀斑、脉细或涩等。治当活血化瘀，消肿止痛。方选血府逐瘀汤加减，当归、生地黄、桃仁、红花、枳壳、柴胡、甘草、桔梗、川芎、牛膝等。

6. 血虚

损伤出血较多，或伤后瘀血未去，新血不生终成血虚之证。表现为面色萎黄、头晕目眩、心悸不寐、手足麻木、爪甲色淡、唇舌淡白、脉细无力。治当养血补血。方选归脾汤加减，白术、当归、党参、黄芪、酸枣仁、木香、远志、龙眼肉、茯苓等。

7. 血热

伤后瘀滞，郁久化热，或创面不愈，外邪化热，热毒入血，症见局部红、肿、热、痛，发热、心烦，甚者高热、神昏，舌红、脉数。治当清热解毒，凉血消肿。方选五味消毒饮加减，金银花、野菊花、蒲公英、紫花地丁、连翘、板蓝根等。

8. 气滞血瘀

气血关系十分密切，难以分割，两者常同时受损，出现气滞血瘀，症见疼痛剧烈，肿胀明显，肤色青紫，活动不利，舌紫暗，脉沉涩。治疗当行气活血，祛瘀止痛。方选复元活血汤加减。

9. 气血两虚

外伤失血过多，气随血脱，或心脾两虚，生血不足。或因瘀血不去，新血不生；或因筋骨严重损伤，累及肝肾，肝血肾精不充，都能导致血虚。症见神疲乏力、面色萎黄、少气懒言、头晕目眩、心烦心悸、手足发麻、唇舌淡白、脉细无力。治当益气养血。方选八珍汤加减，川芎、当归、熟地黄、白芍、白术、黄芪、党参、茯苓、甘草等。

五、"肾主骨"理论与三焦辨证

三焦辨证由清代温病学家吴鞠通所创立，是按人体上、中、下三部分的脏腑辨证。上焦辨证包含"邪热犯卫证""邪热壅肺证"和"逆传心包证"。中焦辨证，主要病位在脾胃，包括"中焦燥热证"和"中焦湿热证"。下焦为肝肾之所在，主要辨肝肾，包括"肾阴亏虚""肝阴亏虚"等。三焦辨证是在八纲辨证统领下的辨证方法。中医"肾主骨"理论在指导三焦辨证过程中主要注意急性、慢性之别。

1. 急性创伤

损伤疾患中，开放性的创伤实为临床较常见的病症之一，邪毒多由损伤局部创口而入。温热邪毒，入于创口，先与卫表之气相争，出现肺卫功能的失常，临床初见全身不适，倦怠，恶寒发热，继而寒战，高热，局部红肿疼痛，舌红苔薄黄，脉浮数或迅速转为洪数之象，可从上焦病热而治，以辛凉清热，活血散瘀为法。病渐入里，气热、耗津之状，临床可见壮热不退，渴甚，患肢肿胀，皮肤红热，可触及波动感，或破溃流脓，甚或神疲体乏，周身衰惫，可从中焦病热而治，治以辛寒清气，化瘀排脓，散血解毒，周身衰惫者辅以甘寒生津之品；而若病急深重，邪扰心神，则见高热，烦躁不安，神昏谵语，舌质红绛者，则属邪热逆传心包之证，治以凉血散血，清心开窍。病久缠绵，迁延不解，症见低热，皮肤破溃流脓，脓稀而少，神情疲惫，少气无力，形体瘦弱，面色苍白，舌淡苔少，脉虚数，而为精气血衰，肝、脾、肾虚损之候，病以中下二焦为主，治以补益肝肾，补气益阴，通滞复脉。其发展可顺传，可逆传，变动不一，临证结合筋骨病之特点，此正承于其说，变通而用之法也。

2. 慢性筋骨劳损

按照三焦病证传变规律，其病由表及里、由轻到重。慢性筋骨病早期，多邪气外感，其有风、有湿，或寒，或热，或夹杂而中。然不论何邪，其卫表之气多被抑遏，经之气血津液不行，而见肌表麻木不仁，关节疼痛不显，或伴恶寒，局部肿胀、沉重，或红肿微热，舌红苔薄白，脉浮缓或紧等。故此时，肺卫失职，宣布失用，上焦之能为乱，而作上焦之病，治宜解表祛邪，宣通卫气。

慢性筋骨病中期，邪气深入，犯于经络，流滞筋肉，正气渐衰，症见局部疼痛、麻木、肢体重着，屈伸不利，乏力，食少纳呆，舌淡紫等。此时经脉滞行，筋骨失养、痹阻，病在外之筋肉，并见气血不足，以脾胃耗伤为主，中焦之能为乱，而作中焦之病，治以补中益气，祛瘀通络为法，佐以益肾。

慢性筋骨病后期，邪气入深，留于络脉，内犯脏腑，而脏腑皆衰，症见肢体隐痛、痿软，肿胀不显，迁延不解，神疲乏力，精神困顿，少气懒言，脉沉细等。此时脏腑皆虚，三焦之能皆乱，而三焦为病，但以肝脾肾为主，中下焦之能大失，而以中下二焦病为主，治以补肾填精，健脾养肝。

此外，慢性筋骨之疾，常非一焦之病，而多焦并见，其有大致发展规律，但亦多见变证，固不可固守也。筋骨病三焦辨证之用，未必俱囿于温病之识，明三焦之所指，但见其用乱，则断一焦之病，是为灵活之法。而其治法，则可参照"治上焦如羽（非轻不举），治中焦如衡（非平不安），治下焦如权（非重不沉）"，变通运用。三焦者，脏腑器"用"之合也，不拘一处，不泥于形，重于无形之用，而其义深广。三焦辨法，可进一步深入发展于温热病之学，扩展、丰富其运用及内涵，促进中医理念及实践的变化与革新。

辨证结合辨病也是中医"肾主骨"理论指导临床诊治的一大特色。应用现代检查设备诊断疾病的基础上，采用八纲辨证、脏腑辨证、气血辨证等进行中医辨证分型，然后选择方药调治，是目前中医临床最常用的诊疗模式。

中医"肾主骨"理论指导临床就是在中医药理论体系的指导下，研究、总结内损性和外伤性骨与骨相关系统疾病预防、治疗、康复、养生、治未病的一门应用学科。就是有机地将西医学和中医学结合，在中医骨伤科疾病诊断上，我们除了运用西医学的临床指南、诊断标准进行确诊，还要通过中医"望闻问切"的传统经验，注意辨证论治，找到疾病的发病规律，同时，结合整体观的中医循证治疗及中医精准治疗，兼顾个人的体质，运用中药的现代药理以及传统中医有效的治疗方法进行设计，注重用数理逻辑不断分析筛选，在经验方的基础上，因人制宜，制定个体化方案，提高对疾病的认识和治疗效果。

第二节 "肾主骨"理论指导的"从肾论治"

一、"肾主骨"理论与"从肾论治"法则

（一）"肾主骨"理论的临床应用与发展

"肾主骨"理论首见于秦汉时期《黄帝内经》，《素问·宣明五气》指出"五脏所主……肾主骨"。《素问·六节藏象论》曰："肾者，主蛰，封藏之本，精之处也，其华在发，其充在骨。"肾所充养的组织在骨，明确指出肾与骨关系密切。《素问·阴阳应象大论》曰："肾生骨髓。"强调了肾生骨髓，骨髓能够滋养骨骼。《素问·痿论》曰："……肾主身之骨髓。……肾气热，则腰脊不举，骨枯而髓减，发为骨痿。"指出肾病（肾气热）导致骨髓减少和骨枯，腰脊不能举动，变生骨痿，明确指出骨痿发生与肾关系密切，初步阐述了骨痿从肾论治的理论基础，也是"肾主骨"理论早期的具体临床应用。经过历代医家的探索，该理论不断完善和发展，从不同方面推动了"肾主骨"理论的发展和临床实践。

东汉末年，"医圣"张仲景对"肾主骨"理论进行了广泛的临床实践，《金匮要略》曰"肾着之病，其人身体重……甘姜苓术汤主之"，是较早出现的使用"补肾法"治疗骨病导致腰痛的方剂。

唐代孙思邈对"肾主骨"理论也进行了实践和发展，提出"肾骨相合"的思想。《备急千金要方·肾脏·骨极》言"骨极者，主肾也，肾应骨，骨与肾合"，指出了肾与骨的高度相关性，强调"肾骨"内外结合进行辨证论治的思路。

至明代，"肾主骨"理论得到了全面系统的发展和临床实践，"肾主骨"理论的内涵不断丰富。龚廷贤《寿世保元》言"年高之人，阴虚筋骨柔弱无力……多因肾气久虚"，指出了肾气亏虚是导致老年人筋骨疾病的基础，因而老年筋骨病多从肾治疗。

1943 年，中国内分泌学家朱宪彝、刘士豪提出了"肾性骨病"（肾性骨营养不良）的概念，描述了临床中

慢性肾功能衰竭时由于钙、磷及维生素 D 代谢障碍，继发甲状旁腺功能亢进，酸碱平衡紊乱等因素而引起的骨病；此后国际学术界逐渐丰富了肾性骨病的描述，形成了现代慢性肾脏病 - 矿物质和骨异常（chronic kidney disease-mineral and bone disorder，CKD-MBD）的概念，更加全面地概括了慢性肾脏病导致的矿物质及骨代谢异常综合征，从解剖学以及病理生理学的角度部分阐述"肾主骨"理论的现代机制。

（二）"从肾论治"重要治法——滋肾阴法、温肾阳法

"阴阳辨证"是中医八纲辨证的最重要的因素，将机体的阴阳状态其与脏腑互相配合，对中医证候可以进行明确的定位和定性。肾阴虚证主要是由于肾阴亏损，失于滋养，虚热内生而致，因此多表现为头晕耳鸣、腰膝酸痛、失眠多梦、潮热盗汗、五心烦热、咽干颧红、齿松发脱、形体消瘦、小便短黄或大便干结等。

肾阳虚证主要由于肾的阳气不足所致，多见神疲乏力、四肢发凉、手脚冰凉、腰膝酸软、腰背冷痛以及小便清长、夜尿频多等表现。关于肾阳亏虚导致骨病的机制，也早在《黄帝内经》中有所描述。如《素问·痹论》中叙述"以冬遇此者为骨痹……故骨痹不已，复感于邪，内舍于肾"，指出了肾阳不足，肾阴阳失衡而发为骨痹的机制。冬与肾气相通，冬季寒邪盛，若肾阳不足，则同气相求，易感寒而发为骨痹。

阴阳调和能够保证机体的正常生理功能，《黄帝内经》中关于调和肾阴肾阳的论述颇多，如《灵枢·五癃津液别》言"阴阳不和，则使液溢而下流于阴，髓液皆减而下，下过度则虚，虚故腰背痛而胫酸"，指出阴阳失调是骨病发生的根本原因。滋肾阴论治骨病的思想根植于《黄帝内经》"肾主骨"理论，是"肾主骨"理论指导下形成的具体治疗之法，是骨病论治的重要治则。《黄帝内经》虽未明确提出"滋肾阴"，但在其"调和肾阴、肾阳"理念基础上，结合其对肾骨疾病的论述，不难发现"滋肾阴法、温肾阳法"的雏形。《素问·至真要大论》记载"谨察阴阳所在而调之，以平为期"，是调和肾阴、肾阳治疗疾病的整体思路，具体到肾脏，就是调和肾阴、肾阳。

21 世纪以来，王拥军教授团队进行了"滋肾阴法、温肾阳法"治疗骨代谢疾病的基础研究和临床实践，阐述了滋肾阴中药对骨形成和骨吸收平衡的调控机制，对"滋肾阴法、温肾阳法"思想进行了系统的研究。通过长期研究，项目组建立了"肾主骨"理论现代生物医学内涵的新认知："肾主骨"理论内涵包括解剖肾（肾脏）和功能肾（神经 - 内分泌 - 免疫 - 循环）对骨组织的生长、发育和状态的综合调控作用。因此，"肾主骨"理论内涵包括以下方面：一方面解剖肾对骨组织功能和状态的影响，主要指肾脏组织对钙磷代谢和骨代谢的调控作用，其中包括了对多种相关信号通路、细胞因子和激素表达水平的调节；另一方面是以下丘脑 - 垂体 - 靶腺轴（甲状腺、肾上腺、性腺）为主的神经 - 内分泌 - 免疫 - 循环因素从不同环节、不同层面功能对骨组织功能和状态的概括。在此基础上，开展了"滋肾阴法、温肾阳法"思想指导下的"补肾填精法"防治原发性骨质疏松症（primary osteoporosis，POP）的临床实践和疗效机制研究（图 3-1）。

二、"肾主骨"理论与 POP 的临床研究

针对现代疾病发生、发展过程中的中医证型变化，进行辨证论治，实现"证病结合"，是项目组开展"肾主骨"理论的指导下"滋肾阴法、温肾阳法"防治 POP 的临床研究的关键原则。项目组分别从中医"证病结合"队列研究、动物模型验证、分子机制解析和中医的"以药测证"板块，进行系统地研究，全面阐述了"滋肾阴法、温肾阳法"防治 POP 多层面、多环节的机制（图 3-2），形成了补肾填精法治疗 POP 的理、法、方、药的辨证论治体系。

1."滋肾阴法、温肾阳法"防治 POP 策略的形成

POP 的病理改变是骨形成低于骨吸收导致不平衡。临床上多运用抑制骨吸收类药物进行干预，但是存在许多不足之处。如激素补充替代疗法可以有效防止骨丢失，但增加了肿瘤发生的风险，长期使用钙制剂防治 POP 和骨质疏松性骨折的疗效存疑，且常出现胃肠不吸收和高钙血症等。

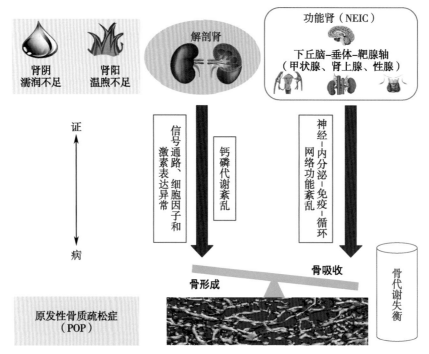

图 3-1　"滋肾阴法、温肾阳法"防治 POP 学术思想

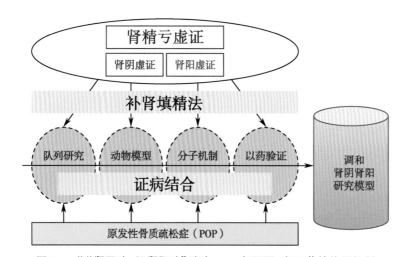

图 3-2　"滋肾阴法、温肾阳法"防治 POP 多层面、多环节的作用机制

肾精充足，骨髓生化有源，则骨骼得到骨髓的滋养而坚固有力。若肾精虚少，骨髓化源不足，不能营养骨骼，就会出现骨骼脆弱，导致骨质疏松症与骨折的发生，根据"肾藏精，精生髓"理论，项目组建立了"补肾填精法"防治 POP 的防治策略；在此基础上，项目组根据临床流行病学调查的结果和中医"肾主骨"和"肾阴肾阳"理论指导，又进一步建立了"滋肾阴法、温肾阳法"防治 POP 的治疗思想。

2. POP 前瞻性队列研究

本项目组长期坚持中医药防治 POP 临床与应用基础研究，在全国范围内通过大规模临床流行病学调查，证明了 POP 患者以"肾阴虚"和"肾阳虚"为主要证候，为临床规范化方案制定奠定了基础。通过完成我国华东、华北、东南、东北、西北等地区城市人口 6 447 例 POP 患者的中医证候调查，发现肾阳虚证和肾阴虚证的比例为 83%，是 POP 的主要证型，该研究为"滋肾阴法、温肾阳法"防治 POP 奠定临床流行病学基础。

王拥军教授团队通过全国多中心骨质疏松症前瞻性社区队列研究，发现阳虚质在不同偏颇体质中构成比最高。进一步研究发现阳虚质人群患骨质疏松症风险最高，阴虚质患病也位于前列。运用前瞻性队列研究，分析不同偏颇体质人群骨密度 1 年后的变化情况。发现阳虚质，高龄和女性是骨量丢失的主要危险因素。

通过对 18 180 例人群调查发现,其中平和质占 47.7%、阳虚质占 19.1%、气虚质占 11.5%、阴虚质占 7.8%、痰湿质占 4.1%、气郁质占 3.8%、血瘀质占 3.3%、特禀质占 1.6%、湿热质占 1.1%。根据地区、性别、年龄、文化程度、收入水平以及吸烟饮酒习惯进行分层分析,发现阳虚质人群构成比最高(39.59%),阴虚质亦在前列(33.70%)。各种体质骨质疏松症人群患病率如下:

平和质人群中,骨质疏松症患病率(95%CI)为 30.76(29.48~32.05);

气虚质人群中,骨质疏松症患病率(95%CI)为 34.47(30.41~38.52);

阳虚质人群中,骨质疏松症患病率(95%CI)为 39.59(35.31~43.87);

阴虚质人群中,骨质疏松症患病率(95%CI)为 33.70(25.95~41.44);

痰湿质人群中,骨质疏松症患病率(95%CI)为 25.58(13.04~38.12);

湿热质人群中,骨质疏松症患病率(95%CI)为 22.95(0~49.45);

血瘀质人群中,骨质疏松症患病率(95%CI)为 36.18(15.77~56.60);

气郁质人群中,骨质疏松症患病率(95%CI)为 36.49(15.76~57.22);

特禀质人群中,骨质疏松症患病率(95%CI)为 29.35(0~62.78)。

以上研究可以看出,根据不同中医体质类型,骨质疏松症发病率最高的分别为阳虚质 39.59%,气郁质 36.49%,血瘀质 36.18%,气虚质 34.47%,阴虚质 33.70%(图 3-3)。组间差异有统计学意义($P<0.001$)。

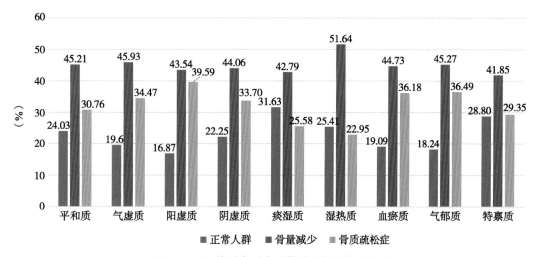

图 3-3 不同体质类型人群骨质疏松症的患病率

利用上海市社区队列人群 1 278 例进行观察,其中男性 355 例,女性 923 例。年龄最小者 41 岁,年龄最大者 86 岁,平均年龄(64.84±6.84)岁。中医体质分布情况,其中平和质 665 人,占 52.0%;气虚质 155 人,占 12.1%;阳虚质 220 人,占 17.2%;阴虚质 112 人,占 8.8%;痰湿质 59 人,占 4.6%;湿热质 11 人,占 0.9%;血瘀质 30 人,占 2.3%;气郁质 16 人,占 1.3%;特禀质 10 人,占 0.8%。

将阳虚质和平和质人群进行比较,阳虚质人群 1 年后从正常骨量到骨量减少的风险高于平和质人群(OR=2.105,95%CI:1.164~3.806),组间差异有统计学意义,详见表 3-1。

表 3-1 阳虚质与平和质人群正常骨量到骨量减少人数比较(人数)

骨量	人数	平和质	阳虚质	OR	95%CI
总计	314	260	54	2.105	1.164~3.806
正常到骨量减少	116	88	28		

阳虚质人群 1 年后从骨量减少者到骨质疏松症者的风险高于平和质人群(OR=1.876,95%CI:1.001~3.516),组间差异有统计学意义,详见表 3-2。

表3-2 阳虚质与平和质人群骨量减少到骨质疏松症人数比较（人数）

骨量变化	人数	平和质	阳虚质	OR	95%CI
总计	317	227	90	1.876	1.001~3.516
骨量减少到骨质疏松症	50	30	20		

使用多因素 Logistic 回归分析从骨量正常到骨量减少的危险因素。年龄每增加1岁，从骨量正常者到骨量减少的风险增高（OR＝1.037，95%CI：1.004~1.071，P＝0.03）；女性人群从骨量正常者到骨量减少者的风险高于男性（OR＝2.011，95%CI：1.284~3.148，P＝0.002）；阳虚质人群从骨量正常者到骨量减少者的风险高于平和质（OR＝1.846，95%CI：1.01~3.372，P＝0.046）；痰湿质人群1年后从骨量正常者到骨量减少者的风险低于平和质（OR＝0.270，95%CI：0.089~0.816，P＝0.020）。详见表3-3。

表3-3 正常骨量到骨量减少危险因素的 Logistic 回归分析

因素	B	SE	Wald	df	P	OR	OR（95%CI）
年龄	0.036	0.017	4.719	1	0.030	1.037	1.004~1.071
性别	0.698	0.229	9.328	1	0.002	2.011	1.284~3.148
体质			14.058	8	0.080		
气虚质	0.417	0.319	1.703	1	0.192	1.517	0.811~2.837
阳虚质	0.613	0.307	3.974	1	0.046	1.846	1.01~3.372
阴虚质	0.167	0.362	0.213	1	0.645	1.182	0.581~2.405
痰湿质	−1.310	0.565	5.377	1	0.020	0.270	0.089~0.816
湿热质	−0.897	1.157	0.601	1	0.438	0.408	0.042~3.939
血瘀质	−0.712	0.839	0.719	1	0.396	0.491	0.095~2.543
气郁质	0.691	1.016	0.463	1	0.496	1.996	0.273~14.606
特禀质	−20.239	40 192.97	0.000	1	1.000	0.000	
常量	−3.295	1.119	8.671	1	0.003	0.037	

3. "滋肾阴法、温肾阳法"防治POP的循证医学评价和药效研究

王拥军教授团队通过在国际循证医学协作网站注册，构建循证医学系统评价，建立了规范的研究方法和评价方法。利用循证医学手段，证明补肾中药与安慰剂对照，明显提高腰椎与股骨颈的骨矿物质密度（BMD）和骨骼的强度。

基于"滋肾阴法、温肾阳法"治疗POP的思路，该研究团队开展了补肾填精法治疗POP的随机双盲双模拟、安慰剂对照、多中心临床试验研究，在国际循证医学协作网站进行注册并发表。受试者共计200例，来源于4个临床研究中心。滋肾阴颗粒组及其安慰剂组（各50例），温肾阳颗粒组及其安慰剂组（各50例）。各组均同时服用基础治疗量的钙剂。该方案完成了6个月的治疗和6个月随访。结果发现，与安慰剂组相比，治疗6个月，滋肾阴颗粒总有效率90%，温肾阳颗粒总有效率92%，并都能够明显缓解患者骨骼疼痛、腰膝酸软、畏寒肢冷、下肢抽筋、腿软困重、夜尿频多等"肾精亏虚"等临床症状和体征。滋肾阴颗粒干预后腰椎BMD提高了4.1%，随访6个月后提高到4.7%；温肾阳颗粒提高POP患者的腰椎BMD为2.13%，随访6个月后还能维持。证明"滋肾阴法、温肾阳法"治疗POP具有较好的临床疗效（图3-4）。

通过生化指标检测，发现与安慰剂比较，滋肾阴颗粒提高POP患者血清中骨代谢合成指标Ⅰ型前胶原氨基端延长肽（PINP）的表达水平，降低Ⅰ型胶原羧基末端肽（CTX-I）的水平；温肾阳颗粒提高患者骨代谢合成指标骨钙素（OCN）的水平，降低骨代谢吸收指标CTX-I的水平。证明了滋肾阴颗粒、温肾阳颗粒均能增加骨形成，还能抑制骨吸收，都具有"双重调节骨代谢"作用（图3-5）。

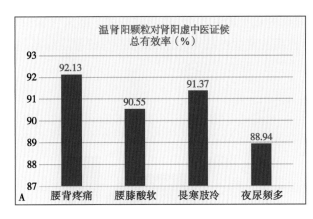
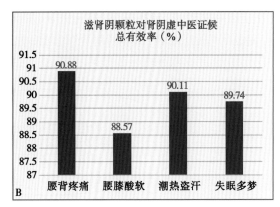
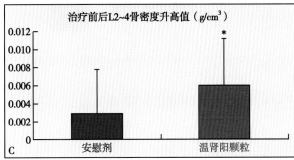
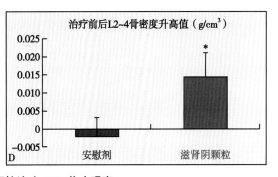

图 3-4 温肾阳颗粒、滋肾阴颗粒治疗 POP 临床观察

A. 温肾阳颗粒明显缓解患者腰背疼痛、腰膝酸软、畏寒肢冷、夜尿频多等临床症状体征；B. 滋肾阴颗粒缓解患者腰背疼痛、腰膝酸软、潮热盗汗、失眠多梦等临床症状体征；C. 温肾阳颗粒治疗前后骨密度升高值；D. 滋肾阴颗粒治疗前后骨密度升高值

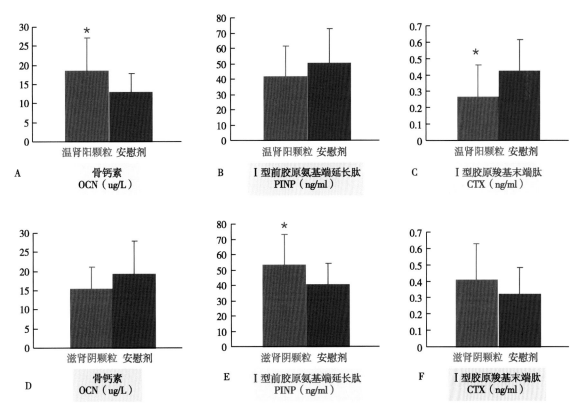

图 3-5 温肾阳颗粒、滋肾阴颗粒均能增加骨形成和抑制骨吸收

A. 温肾阳颗粒对骨钙素的影响；B. 温肾阳颗粒对Ⅰ型前胶原氨基端延长肽的影响；C. 温肾阳颗粒对Ⅰ型胶原羧基末端肽的影响；D. 滋肾阴颗粒对骨钙素的影响；E. 滋肾阴颗粒对Ⅰ型前胶原氨基端延长肽的影响；F. 滋肾阴颗粒对Ⅰ型胶原羧基末端肽的影响

在上述中医理论、流行病学、循证医学、临床研究研究成果的基础上,项目组形成了临床方案和诊疗指南,建立了"病证结合、调和肾阴肾阳"防治骨退行性病变整体性技术与方法,已经广泛推广应用,推动了中医药防治 POP 水平的显著提高,并发展了中医"肾主骨"理论(图 3-6)。

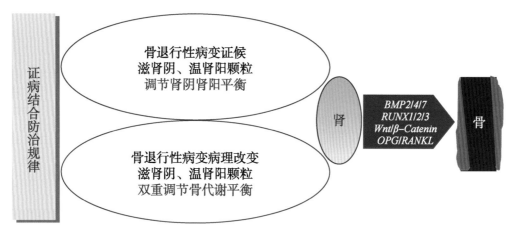

图 3-6　证病结合"调和肾阴、肾阳"防治骨退行性病变整体性技术与方法

三、"肾主骨"理论与 POP 的机制研究

1."肾虚证"物质基础研究

随着西医学的发展,围绕"肾虚"的研究开始进入了寻找物质基础的阶段。20 世纪 50 年代,复旦大学沈自尹教授(中国科学院院士)等就开始了"肾阳"的内涵研究。在随后的几十年中,沈自尹院士针对"肾阳虚"与"下丘脑-垂体-靶腺轴(肾上腺、甲状腺、性腺)"等功能的相关性研究,取得一系列临床和基础研究成果。1980 年,梁德任等通过基础实验发现"肾主骨"与 1α-羟化酶激活维生素 D 具有相关性,其研究还证明了钙、磷代谢和腺体分泌的激素等对骨的作用。进而医家对"调和肾阴、肾阳"的现代临床应用有了进一步的理解。阙再忠等著文指出肾精不足、骨髓空虚,则可引起腿足痿弱、不能行动,小儿则可出现骨软无力甚至发育畸形,骨折便可引起愈合不良。韦以宗教授等指出肾的功能包括了内分泌系统及生殖系统的功能,直接影响到骨骼的生长和修复。

王拥军教授承担国家自然科学基金重点项目研究(项目名称:原发性骨质疏松症 DBP 基因多态性及滋肾阴方、温肾阳方作用机制研究;项目批准号:81730107)。通过收集前期队列人群基本信息、生理参数及生物样本(包括血清、血浆、粪便、尿液及 DNA),利用血清检测骨代谢和钙磷代谢指标。骨转换标志物包括 β 胶原羧基末端肽(β-CTX)、骨钙素(osteocalcin,OCN)、血清 I 型前胶原氨基端延长肽(PINP)水平在阳虚质人群呈现最高水平,均要高于平和质人群,组间差异有统计学意义($P<0.05$);阳虚质人群 25(OH)D$_3$(25-羟维生素 D$_3$)水平高于平和质人群,平和质人群 PTH 水平高于阳虚质人群,组间差异有统计学意义($P<0.05$)。

采用分层随机抽样法选取上海市徐汇区龙华街道女性年龄≥40 岁、男性年龄≥50 岁的社区常住居民,排除患有严重急慢性疾病、精神性疾病或因行动不便不能配合完成调查者。最终纳入 802 例调查对象,年龄为 40～70 岁,平均年龄为(61.8±4.4)岁,其中男性 184 例、女性 618 例。8 种偏颇体质在 3 组受试者中均以阳虚质最多见,且骨质疏松组阳虚质构成比大于骨量正常组,差异有统计学意义(27.67% VS 14.89%,$P=0.004$)。骨量减少组和骨质疏松组痰湿质构成比小于骨量正常组,差异均有统计学意义($P=0.004$)。阳虚质人群的肌酐水平低于非阳虚质人群,差异有统计学意义($P<0.01$)。

通过检测血清维生素 B$_6$(Vit B$_6$)、骨转换标志物及钙磷代谢相关指标的血清浓度。我们还发现在女性人群中,当血清 Vit B$_6$ 浓度<19.2μg/L 时,患骨质疏松症的风险提高 61%。当校正了 25(OH)D$_3$ 浓度和甲状旁腺激素(PTH)浓度之后,血清 Vit B$_6$ 的浓度与骨质疏松症风险之间则无显著性差异。血清 Vit B$_6$

浓度与骨代谢指标呈显著负相关,与血清 25(OH)D$_3$ 水平呈显著正相关,与血清 PTH 水平呈负相关。因此正常范围内相对较低血清 Vit B$_6$ 浓度,可能是妇女绝经后骨质疏松症的危险因素,且这种相关性取决于血清 25(OH)D$_3$ 浓度和 PTH 的浓度。

通过前瞻性队列研究,在不同体质人群中还发现维生素 D 结合蛋白(DBP)基因多态性对总 25(OH)D$_3$、钙离子、骨代谢和骨密度的作用差异。从单纯 25(OH)D$_3$ 相关基因位点 SNP 碱基与阴虚质、阳虚质相关性研究分析,DBPrs12785878 G/T 型碱基,DBPrs10741657 GG、A/G 型碱基,DBPrs4588 GG、T/G 型碱基,DBPrs7041 T/G、TT 型碱基,DBPrs2282679G/T、TT 型碱基,DBPrs6013897 TT 型碱基携带者更容易诱发阴虚质或阳虚质体质出现临床病理改变,即该类人群并发阴虚质或阳虚质的概率基本相同。中医学认为阴虚、阳虚总体属于虚。DBPrs6013897 是肾脏 24-羟化酶 CYP24A1 的重要 SNP 位点,与 25(OH)D$_3$、1,25-(OH)$_2$D$_3$ 的降解有关。25(OH)D$_3$、1,25-(OH)$_2$D$_3$ 水平与 BMD 呈现一定的正相关。从这个意义来看,肾脏 24-羟化酶 rs6013897 TT-阴虚质-骨量减少之间存在一定的相关度(图 3-7)。

该项目组还建立基因多态性位点 DBPrs4588 特定基因型的转基因小鼠,分别观察滋肾阴方、温肾阳方对 DBPrs4588 特定基因型 SNP 位点的去卵巢小鼠总 25(OH)D$_3$、钙离子、骨代谢和骨密度的作用差异。温肾阳方可以从增加雌激素、总 25(OH)D$_3$ 以及降低骨吸收角度,改善 DBPrs4588g/wt 去卵巢(OVX)小鼠的骨量水平。而滋肾阴方组则可以从增加雌激素、总 25(OH)D$_3$、DBP、降低骨吸收和促进骨形成角度,改善 DBPrs4588t/wt OVX 小鼠的骨量水平。温肾阳方对于 DBPrs4588g/wt 转基因型 OVX 骨量减少杂合子小鼠治疗效果显著,而 DBPrs4588t/wt 转基因型 OVX 杂合子小鼠对于滋肾阴方的治疗更为敏感(图 3-8)。

该项目组其他研究中也证实左归丸和右归丸在对骨髓间充质干细胞向成骨细胞的分化功能有明显改善,其中左归丸的主要靶基因有 G 相互作用因子(TG-interacting factor 2,TGIF2)、Runt 相关转录因子 2(RUNX2)、BMP2、β-Catenin 等。通过对上述靶基因的调控,发挥滋肾阴法、温肾阳法治疗骨质疏松症的作用。

总结上述工作,该项目组深入探讨了原发性骨质疏松症 DBP 基因多态性以及滋肾阴方、温肾阳作用机制。主要体现在:①发现了的 DBP 单核苷酸基因多态性生物活性维生素 D(简称 VD)与骨质疏松症存在相关性;②通过基于社区人群的全国多中心骨质疏松症队列(China community-based cohort of osteoporosis,CCCO)研究,发现了中医体质、舌脉特征与 VD 相关 SNP、骨质疏松症存在相关性;③发现了用生物活性 VD 来界定是否 VD 不足的界限;④证明了滋肾阴方和温肾阳方能够治疗去卵巢 DBPrs4588g 和 DBPrs4588t 杂合子小鼠出现的骨质疏松,并采用代谢组学和蛋白质组学的方法,揭示了其作用机制,此外还开展了包括骨质疏松症、证候和表型在内的人类表型组研究,在国家自然科学基金重点项目(项目名称:原发性骨质疏松症 DBP 基因多态性及滋肾阴方、温肾阳方作用机制研究;项目批准号:81730107)2020 年中期基础考核中,专家一致评议该研究结果具有明显的创新性,为中医治疗骨质疏松症提供了进一步的科学依据,并进一步丰富了中医"肾主骨"的科学内涵。

2. 骨病从肾论治的核心——"调和肾阴、肾阳"的确立

"肾主骨"理论是中医基础和藏象理论核心内容之一,突出中医肾与骨骼系统生理病理的密切关联,该理论在"证病结合"防治原发性骨质疏松症中发挥提纲挈领的作用。肾主骨理论具体到"肾"分"肾阴"和"肾阳",阴阳不可分,阴阳同治是历代中医临床所秉承的重要理念。明代张介宾是灵活应用阴阳理论进行随证治疗的理论和实践的大家,也是"调和肾阴、肾阳"思想的集大成者。《景岳全书•传忠录•命门余义》曰:"命门为元气之根,为水火之宅,五脏之阴气,非此不能滋;五脏之阳气,非此不能发。"根据阴阳相互为用、制约依存的关系,构建了临床常用的"阳中求阴"和"阴中求阳"的配伍法则,并创制左归丸、右归丸,以"调和肾阴、肾阳"确立了理论体系和实践方剂,是"调和肾阴、肾阳"思想的直接来源之一(图 3-9)。

长期以来,中医药界一直尝试构建中医"肾主骨"基础和临床系统研究的创新模式,这是一项极具挑战性的工作。王拥军教授带领团队在"整体观"和"辨证论治"思想和临床实践指导下,丰富和拓展"肾主骨"理论,综合"阴中求阳"和"阳中求阴"理论,逐渐形成了"调和肾阴、肾阳"防治 POP 理、法、方、药的研究体系和创新模式。

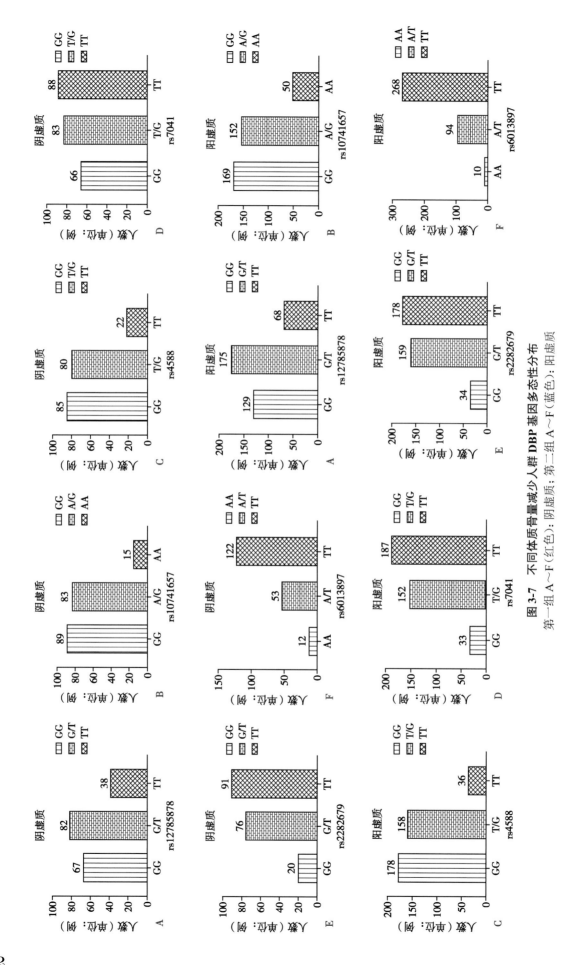

图 3-7 不同体质骨量减少人群 DBP 基因多态性分布
第一组 A～F（红色）：阴虚质；第二组 A～F（蓝色）：阳虚质

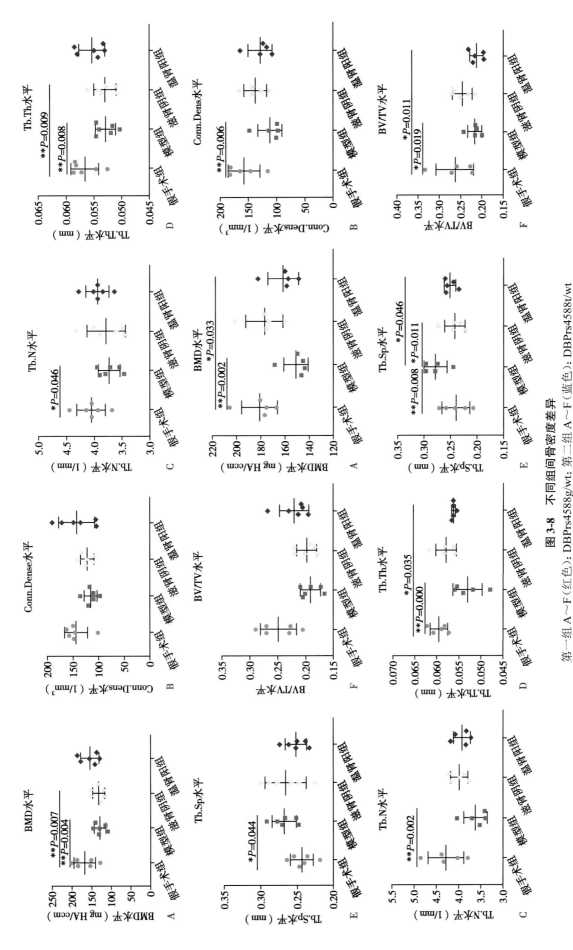

图 3-8 不同组间骨密度差异

第一组 A～F（红色）：DBPrs4588g/wt；第二组 A～F（蓝色）：DBPrs4588t/wt

BMD：骨密度；Conn.Dense：连接密度；Tb.N：骨小梁数目；Tb.Th：骨小梁厚度；Tb.Sp：骨小梁间隙；BV/TV：骨体积分数

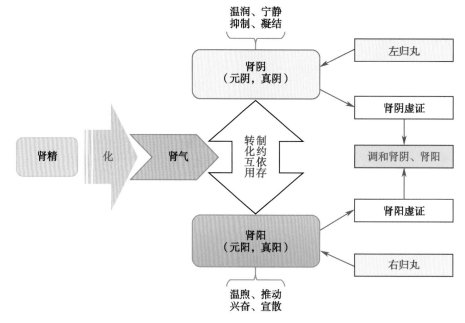

图3-9 "调和肾阴、肾阳"理论的学术思想框架

遵循"肾主骨"理论和"调和肾阴、肾阳"思想，按照"证病结合"的研究思路，系统阐述了"补肾填精法"防治POP的临床和基础研究，突破基础和临床研究中的瓶颈，成为具有代表性的实践范例。首先，系统地完成了"肾主骨"理论诞生和发展体系的整理，通过对"肾主骨"理论进行溯源和梳理，阐述了其现代指导价值。其次，在"肾主骨"理论指导下，形成了"调和肾阴、肾阳"防治POP临床实践策略，包括：①在中医"证病结合"队列研究的基础上，建立了防治POP的临床策略，进一步证明了从"肾"论治POP的有效性；②基于临床循证医学证据，创建了"调和肾阴、肾阳"防治POP法则和完整的理、法、方、药体系；③运用"证病结合"模式动物探索"调和肾阴、肾阳"的生命科学内涵；④在"调和肾阴、肾阳"思想指导下，探讨补肾填精药物在细胞和亚细胞水平的系统作用机制。项目组通过系统研究，将"肾主骨"理论凝练为"调和肾阴、肾阳"思想防治POP的全新理念，赋予了"肾主骨"理论现代科学内涵和临床实践准则，为慢性筋骨病的防治和药物开发拓展了创新模式。

四、"肾主骨"理论与骨肉相亲、脾肾同治

随着时代发展，人们平均寿命的延长，骨伤病谱也随之变化。脊柱、髋、膝等关节的骨与关节退变性疾病，慢性劳损等导致的痹证、痿证已成为当前临床主要病症，中医骨伤科学的研究重点已由"急性创伤逐步转向慢性筋骨性病变"。因此，重视对慢性筋骨病的病因病机及治法方药的探讨，应是当前中医骨伤科的研究重点。"肾主骨"理论是中医基础和藏象理论核心内容之一，突出中医肾与骨骼系统生理病理关联。本研究团队已发表详细的"肾主骨"理论的介绍，本书从"骨肉相亲、脾肾同治"角度，讲述其思想的形成、临床研究、基础研究中信号通路等方面进行阐述。

（一）"骨肉相亲""脾肾同治"理论的形成

"骨肉相亲"理论是中医学对肌肉和骨骼两者平衡关系的高度总结。对于骨与肌肉的记载，早在秦汉时期《灵枢·邪气脏腑病形》便有论述："有所用力举重，若入房过度，汗出浴水，则伤肾。"《素问·长刺节论》曰："病在骨，骨重不可举，骨髓酸痛，寒气至，名曰骨痹。"《灵枢·刺节真邪》曰："内搏于骨，则为骨痹。"对于骨痿及肉痿，《素问·痿论》指出："脾气热，则胃干而渴，肌肉不仁，发为肉痿；肾气热，则腰脊不举，骨枯而髓减，发为骨痿。"阐明了痿证的病因病机与脾肾相关，尤其与脾胃功能更为密切，从而为临床治疗痿证提供了理论依据。

《难经·十四难》言"一损损于皮毛，皮聚而毛落；二损损于血脉，血脉虚少，不能荣于五脏六腑；三损

损于肌肉,肌肉消瘦,饮食不能为肌肤;四损损于筋,筋缓不能自收持;五损损于骨,骨痿不能起于床……损其肺者,益其气;损其心者,调其荣卫;损其脾者,调其饮食,适其寒温;损其肝者,缓其中;损其肾者,益其精。此治损之法也",阐明了不同组织及脏腑损伤后各种病理变化。《难经·二十四难》记载"少阴者,冬脉也,伏行而濡于骨髓。故骨髓不濡,即肉不着骨。骨肉不相亲,即肉濡而却……发无润泽;无润泽者,骨先死",阐释了骨肉不相亲的病理变化。《难经·四十九难》提出五劳七伤、情绪,饮食致病,言"忧愁思虑则伤心;形寒饮冷则伤肺;恚怒气逆,上而不下则伤肝;饮食劳倦则伤脾;久坐湿地,强力入水则伤肾",强调了过度的情绪变化,可造成相应脏腑功能的紊乱,如劳伤脾、强力举重或寒湿伤肾等。

《灵枢·五癃津液别》曰:"五谷之津液,和合而为膏者,内渗入于骨空。"说明肾精包含先天之精和后天之精,先天之精在后天之精的不断充养下,保持其精气充盛,以充养骨髓,使骨骼坚固有力。清代,汪宏在《望诊遵经》中,根据色泽的变化判断肾气的变化,"然齿者,总谓口中之骨,滋润者,津液犹充;干燥者,津液已耗形色枯槁者,精气将竭;形色明亮者,精气未衰"皆为肾精亏虚之证。由此显示了体内的脏腑与外在的肢体在结构和功能上的统一性,尤以肝、脾、肾与筋、肉、骨的关系最为显著,故在诊断和治疗中应予特别重视。

脾主运化水谷之气,胃主受纳和腐熟水谷,水谷之精微化生血液,输布精气至全身各脏腑器官,正如黄元御在《四圣心源》曰:"肌肉者,脾土之所生也。"《太平圣惠方》曰:"脾胃者,水谷之精,化为气血,气血充盛,营卫流通,润养身形,荣于肌肉也。"脾为气血生化之源,脾胃健运,四肢得以水谷精微所充养,肌肉丰健。《素问·太阴阳明论》阐述了脾虚不运,导致肌肉萎缩的机理:"四肢皆禀气于胃,而不得至经,必因于脾,乃得禀也。今脾病不能为胃行其津液,四肢不得禀水谷气,气日以衰,脉道不利,筋骨肌肉,皆无气以生,故不用焉。"脾的运化功能障碍,可出现四肢困倦乏力,不耐劳作,肌肉消瘦,甚至痿软不用。水湿留滞体内,脾气被阻,清气不升,脾运化失司,肌无所养,肌软无力。脾主肌肉四肢,主运化,生气血,为后天之本,营养骨骼。因此,益气健脾也是治疗肾性骨病过程中常用的治疗法则。

从"脾主肌肉""肾主骨""先、后天之本"等论治骨科疾患,历代有较多论述。《张聿青医案》曰:"脾胃之腐化,尤赖肾中这一点真阳蒸变,炉薪不熄,釜爨方成。"《傅青主女科·妊娠》曰:"脾为后天,肾为先天,脾非先天之气不能化,肾非后天之气不能生。"《医门棒喝》曰:"脾胃之能生化者,实由肾中元阳之鼓舞,而元阳以固密为贵,其所以能固密者,又赖脾胃生化阴精以涵育耳。"因此,脾肾之间为先天温养后天、后天补养先天的相互关系。在骨科疾患的临床治疗中广为应用。

(二)"骨肉相亲""脾肾同治"理论的临床研究

"骨肉不相亲"是老年骨质疏松性骨折发生的重要诱因。大数据分析显示,骨质疏松性骨折的发生常合并众多疾病,而肌少症是值得我们关注的焦点。肌肉和骨骼解剖上毗邻,功能上互为影响。肌少症引起的肌肉质量下降是跌倒发生的易感因素,而跌倒又是骨质疏松性骨折发生的直接诱因。有报道显示,全球65岁以上老年人大约有35%的比例会发生跌倒,而跌倒后发生骨折的概率更是接近15%。大量前瞻性研究更是证实肌少症的发生与老年人跌倒和骨折的发生呈正相关,肌少症会引起骨骼肌功能的减退,而这也是跌倒的重要原因。对于肌肉与骨骼两者病理失衡关系的现象,中医学早有概述并将其归纳为"骨肉不相亲"理论。"骨肉不相亲"临床上主要以"骨质疏松症与肌少症"共存的方式呈现,而"骨肉不相亲"又是老年骨质疏松性骨折发生的重要诱因。

王拥军教授团队在前期中老年骨质疏松性骨折患者证候数据挖掘中发现脾肾阳虚证患者占比最高。"脾肾阳虚、血瘀络阻"为脾肾阳虚型老年骨质疏松性髋部骨折的基本病机,"脾肾亏虚,本虚标实"为其病理基础,"骨肉不相亲"为其病理表现。因此,采用健脾补肾的治法是治疗老年骨质疏松性骨折的关键。国医大师施杞教授根据脾肾阳虚型骨质疏松性骨折的病机特点及"骨肉不相亲"的病理表现,创制了健脾补肾方并取得了较好的临床效果。我们通过多中心、随机、双盲、安慰剂对照临床研究,证明了健脾补肾方治疗脾肾阳虚型老年骨质疏松性粗隆间骨折疗效显著,可提高患者术后骨密度,改善患者髋关节功能和骨代谢紊乱症状,安全性高。

梁涛等在以维生素 D 为基础治疗药物的基础上，采用了健脾补肾法对骨质疏松症患者进行治疗，同样发现该法在升高骨质疏松症患者血钙水平，降低血磷水平的同时，也提高了患者的 25（OH）D$_3$ 的水平。唐丽君等在低盐低脂优质低蛋白饮食基础上，治疗组加服益肾健脾活血汤，药物组成有独活、槲寄生、补骨脂、骨碎补、青风藤、金刚刺等，治疗肾性骨病患者 32 例，疗程 3 个月。结果显示治疗组临床症状有效率为 84.4%，且血清 Ca、P、血浆全段甲状旁腺激素（intact PTH，iPTH）均有所改善。刘焱等则运用益肾健脾方联合鲑鱼降钙素治疗退行性骨质疏松症患者，在常规口服维生素 D 及肌内注射鲑鱼降钙素的基础上，给予益肾健脾方治疗，治疗后两组血钙升高、血磷降低，且益肾健脾方效果更优于对照组。白万姣等通过 Meta 分析系统评价健脾补肾活血法联合西医治疗糖尿病肾病的临床疗效发现，健脾补肾活血法联合西医常规治疗糖尿病肾病在改善临床疗效、空腹血糖（FPG）、24h 尿蛋白定量、BUN、血清肌酐（Scr）、总胆固醇（TC）等方面优于单纯西医常规治疗。陈海琳等采用健脾补肾解毒方加减结合西医常规疗法治疗骨髓增生异常综合征，治疗 6 个月后，评价临床疗效，并探讨对治疗有应答者与无应答者 KIR 基因型的差异，发现细胞免疫球蛋白样受体基因多态性可能与骨髓增生异常综合征发病相关。王斌等通过补肾健脾活血汤联合阿仑膦酸钠治疗 2 型糖尿病性骨质疏松，发现治疗 2 型糖尿病性骨质疏松具有较高的疗效及安全性，两者不仅能提高其骨密度，同时还能改善患者临床症状。此外，健脾补肾汤联合塞来昔布治疗 100 例膝骨关节炎患者，发现健脾补肾汤联合塞来昔布能显著改善膝骨关节炎患者膝关节功能及炎性因子水平，且不良反应发生率无明显增加，安全性较高。观察健脾补肾通络方结合银质针治疗股骨头缺血性坏死的临床疗效实验中证实，两者可以有效缓解患者疼痛，提高生活质量，提高骨密度。因此，健脾补肾法可以指导原发性骨质疏松症、骨关节炎、肾性骨病等"肾骨代谢"相关疾病的治疗与康复。

（三）"骨肉相亲""脾肾同治"理论的基础研究

1."骨肉相亲""脾肾同治"模式动物研究

为研究国医大师施杞教授经验方——健脾补肾方促进骨质疏松性骨折愈合的疗效机制，探讨"脾肾相关""先后天之本"中医理论在骨质疏松性骨折防治中的运用，通过建立去卵巢骨质疏松性骨折小鼠模型，随机分为 2 组：生理盐水组和健脾补肾组。每组又分为 7、14、28 日三个时间点，每个时间点各 6 只小鼠。于骨折术后第二天给予相应药物灌胃治疗，分别于治疗三个时间点后处死小鼠，取材，进行 X 线（X-Ray）、显微 CT（Micro-CT）、苏木素 - 伊红（hematoxylin-eosin，HE）染色、阿尔新蓝 - 橙黄 G（AB/OG）染色和免疫组织化学染色。结果发现：X-Ray、Micro-CT 显示，健脾补肾组 7、14、28 日均可促进骨痂形成及骨折愈合；Micro-CT 定量分析显示，健脾补肾组 7、14 日骨痂的骨体积分数（bone volume，BV/TV）、连接密度（connectivity density）、骨组织密度（mean/density of TV）、骨小梁密度（mean/density of BV）均明显高于生理盐水组；有限元分析结果提示，健脾补肾组 28 日骨折部位刚度、弹性模量结果均高于生理盐水组；HE 染色、AB/OG 染色结果显示，健脾补肾方可以促进骨折部位早、中期膜内成骨和软骨内成骨，加速骨折愈合；免疫组化染色结果显示，健脾补肾方能增加骨痂部位 β- 连环蛋白（β-Catenin）、Runt 相关转录因子 2（RUNX2）的表达，促进骨折愈合（图 3-10）。

2."骨肉相亲""脾肾同治"信号通路研究

人体的各个组织、器官都是由共同的胚胎细胞，在不同或相同的信号通路调节机制下增殖、分化而来，因此，调控"骨与肉"发生发育的信号通路会不同程度地重叠或串话。

（1）Wnt 信号通路：Wnt（Wingless/integrated）是分泌型蛋白，在骨骼肌成肌、肌纤维类型多样化，神经肌肉接头的形成和肌肉干细胞功能等起着重要的作用。在骨骼肌发育和再生的不同阶段，参与的成员起着不同的作用，如：Wnt1 和 Wnt3a 可诱导发育中神经管背侧和内侧体节的肌分化。Wnt 信号存在时，Wnt 蛋白与 Frizzled 受体和低密度脂蛋白受体相关蛋白 5 或 6（LRP-5/LRP-6）结合，Wnt 蛋白和 Frizzled 受体形成复合体。Wnt 复合物形成后，LRP-5/LRP-6 的羧基端与轴蛋白（Axin）结合，从蛋白复合体中释放 β-Catenin，使糖原蛋白合成酶激酶 -3β（glycogen synthase kinase-3β，GSK-3β）无法磷酸化 β-Catenin，进而激活 β-Catenin 信号通路。来自 Wnt 的信号可使 β-Catenin 从其结合蛋白 Axin 中释放，在胞浆中堆积，

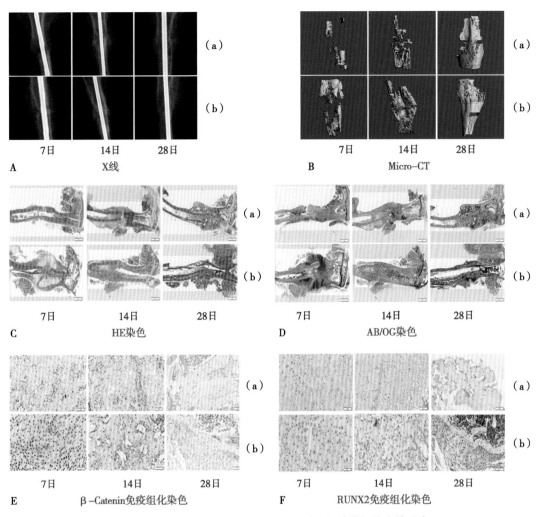

图 3-10 健脾补肾方对去卵巢小鼠骨质疏松性骨折的疗效观察

A. X 线检查；B. Micro-CT 检测；C. HE 染色；D. AB/OG 染色；E. β-Catenin 免疫组化染色；F. RUNX2 免疫组化染色
（a）生理盐水组；（b）健脾补肾组；Micro-CT：微计算机断层扫描技术；HE 染色：苏木素 - 伊红染色；AB/OG 染色：阿尔新蓝 / 橙黄染色

从而转入至细胞核。在细胞核，β-Catenin 与 T 细胞因子 / 淋巴增强因子（TCF 或 LEF）蛋白结合，激活靶基因 Axin2、DKK-1（dickkopf-1）等。在肌肉损伤后 2～5 日内，再生肌肉中许多单核细胞内的 Wnt 信号显著增加；同时，损伤后微环境中由肌卫星细胞释放的大量纤粘连蛋白，促进 Wnt7a 调节肌卫星干细胞和肌卫星细胞在肌肉再生中的稳态水平，诱导肌卫星干细胞池的扩增。Wnt 蛋白除了具有促进成肌细胞分化的作用外，在一定条件下还有成纤维化的功能。

（2）β-Catenin 信号通路：β-Catenin 信号调节作为关键途径，作用于广泛的生理过程，包括细胞增殖和迁移，胚胎发育和细胞命运指标。β-Catenin 作为一种多功能蛋白质，广泛存在于各种类型的细胞，如内皮细胞、成纤维细胞、成骨细胞中，并通过相同的信号转导通路机制，不同上、下游作用因子来调节这些细胞代谢（增殖、分化和凋亡）和表型等方面。在成年肌肉的再生中，滑膜间充质干细胞（synovium-derived mesenchymal stem cells，SMSCs）的激活和增殖与 Wnt 信号途径的 β-Catenin 激活和核定位有关。β-Catenin/TCF 复合物是 C2C12 细胞增殖必不可少的，并可通过 FH535 促进细胞凋亡，抑制该复合物的形成。在肌分化早期阶段可能需要 β-Catenin 信号，而生肌决定后肌管形成则不必要或被抑制。细胞质中积累的 β-Catenin 与钙黏蛋白和肌动蛋白结合并参与细胞间相互作用。β-Catenin 信号最有可能由于遗传缺陷或表观遗传因素而在有肌病和萎缩等肌肉缺陷的患者中发生变化。从机制上讲，β-Catenin 代表了经典的 Wnt 途径，在干细胞的各种生物学活性中起着重要作用。因此，在 C2C12 细胞增殖和分化中，β-Catenin 作用类似一个分子开关。从早期肌源性诱导到后期成肌细胞相互作用、融合的肌肉分化过程中，β-Catenin 作为钙黏蛋白所介导的细胞黏附连接的主要成分，也可作为其发展过程中调节基因表达的信号转导分子，与钙黏蛋白共同发挥调节成肌分化的作用。一旦 β-Catenin 和钙黏蛋白之间量的平衡被破坏，如在 β-Catenin 过度表达的情况下，钙黏蛋白介导的细胞 - 细胞接触形成受损，将会导致成肌过程的抑制。

在愈合过程中，Wnt 蛋白可能是调节成熟肌纤维中卫星细胞增殖率的关键因素，而 β-Catenin 的胞内反应，又是经典 Wnt 信号通路到卫星细胞增殖活化过程的一个关键的下游转录辅助活化剂。在单纤维以及细胞核内表达的活化 β-Catenin，诱导的卫星细胞增殖和分化，可概括为体内慢肌、快肌纤维的再生。而分布于细胞核外，细胞则表现出无活性的有丝分裂。β-Catenin 和 Wnt/β-Catenin 信号活性的升高，还可缓解由 I-mfa（MyoD 家族的抑制剂 a）介导的生肌调节因子（MRFS）的转录抑制机制。其中通过 Wnt1 和 Wnt3a 可增强 β-Catenin 与 I-mfa 之间的相互作用，进而衰减了 I-mfa 对 MRFS 转录活性和胞浆封存的抑制作用，促进肌生成。

（3）Notch 信号通路：通过自我更新和分化的调节，Notch 信号可保持肌卫星细胞的沉默状态和肌肉干细胞的动态平衡，这是出生后肌肉正常发育的关键过程。功能性 Notch 信号是 BMP4 介导抑制肌源性干细胞（肌卫星细胞和成肌细胞系 C2C12）分化所需要的。通过抑制 Notch 信号可逆转 BMP4 对卫星细胞和 C2C12 细胞分化的抑制作用。因此，Notch 信号在 BMP 介导的细胞分化的某些方面，执行了至关重要的作用。在缺乏 Notch 信号情况下，可能会出现肌纤维不能产生足够的机械力，来局限 / 稳定肌纤维远端的纽蛋白 - 黏着斑，通过自我更新和分化的调节，Notch 信号可保持肌卫星细胞的沉默状态和肌肉干细胞的动态平衡，这是出生后肌肉正常发育的关键过程。

在缺乏 Notch 信号情况下，可能会出现肌纤维不能产生足够的机械力。随着年龄的增长，肌肉再生时卫星细胞增殖和产生必要成肌细胞的能力明显受损。Notch 信号会抑制受损的年轻肌肉再生，而 Notch 的强制激活却可修复衰老肌肉的再生潜能。因此，Notch 信号是随年龄增长而下降的肌肉再生潜能中一个关键决定因素，通过 Notch 信号的活化可发生逆转。

（4）BMP-Smads 信号通路：BMPs 在协调激活肌卫星细胞的增殖和分化中扮演着关键角色。BMPs 可抑制 C2C12 和肌卫星细胞的成肌分化，其中，BMP2 是一个不仅可决定多能性未分化间充质细胞成骨细胞分化的有力调控蛋白，同样也作用于成肌细胞。BMPs 在协调激活的肌卫星细胞的增殖和分化中也发挥重要作用，C2C12 细胞中至少一个子细胞池将表达成骨细胞标志物，如 RUNX2 和碱性磷酸酶（ALP）的表达；来源于肌卫星细胞的成肌细胞则不能够转分化为类成骨细胞。BMPs 不能引起成熟的多核肌管中碱性磷酸酶（ALP）的活性，成骨细胞分化仅在尚未开始肌分化的未成熟成肌细胞中被激活。BMP2 不仅是多能性未分化间充质干细胞向成骨细胞分化的重要调控蛋白，也同时作用于成肌细胞，抑制肌管的形成、诱导分化抑制因子 -1（inhibitor of differentiation-1, Id-1）表达，也抑制肌细胞生成素的表达。

在肌生成过程中，高度活化的 Smad 信号通路，并不会导致 Smad 蛋白靶基因的表达，但却是骨形成所需要的。Smad 信号通路参与了肌分化的抑制作用，在应答 BMP 刺激后，Smad4 基因与 R-Smad 蛋白复合物从细胞质转运到细胞核，促进成肌细胞转化为成骨细胞。经 BMP2 或者睾丸转化生长因子 -β1（TGF-β1）处理后，C2C12 细胞中 Smad1、Smad2、Smad4、Smad5 表达水平没有改变；在缺乏 BMP2 的情况下，Smads 瞬时转染至 C2C12 细胞中时，Smad1 和 Smad5 过表达诱导了 ALP 的活性。两者都涉及了 C2C12 细胞内 BMPs 信号抑制成肌分化、激活成骨分化过程。

体内和体外实验研究证明 Smad 信号可能涉及肌源性祖细胞生长和分化间的关键转化，其信号强度阈值足以维持肌细胞处于未分化状态。Smad1/Smad5/Smad8 蛋白可在大鼠肌肉再生及肌源性祖细胞增殖的过程中被瞬间激活，随后失去活性；高细胞密度或降低血清，则可能灭活 Smad 信号通路。使用 Smad 信号拮抗剂去氧吗啡和 BMP 拮抗剂 Noggin 都可以诱导肌源性祖细胞早期的终末分化。另外，BMP-

ALK-Smad 信号通路造成肌细胞的成骨分化命运,导致异位成骨。在肌生成过程中,高度活化的 Smad 信号通路,并不会导致 Smad 蛋白靶基因的表达,但却是骨形成所需要的。BMP 结合 II 型受体使 I 型受体激酶磷酸化,而激活的 BMP I 型受体又进一步磷酸化下游底物,如受体调节 Smads(R-Smads),包括 Smad1,Smad5 和与 Smad8 和 p38 丝裂原活化蛋白激酶(p38 MAPK)。Smad 信号通路参与了肌分化的抑制作用,在应答 BMP 刺激后,Smad4 基因与 R-Smad 蛋白复合物从细胞质转运到细胞核,促进成肌细胞转化为成骨细胞。但不同于成骨细胞分化,Smad 通路的这种抑制活性似乎主要依赖于 Smad4,而不是 R-Smads。Smad1 与 Smad4 的共转染,能够诱导 C2C12 成肌细胞成骨细胞分化,而与 Smad7 的共表达并不会抑制成骨分化的诱导,提示 Smad1 诱导 BMP I 型受体下游活性,并未激活内源性 BMP 或受体。

(四)思考与展望

"肾主骨"理论是《黄帝内经》在脏腑理论基础上对肾与骨关系的著名论断,千百年来指导着广大医家的临床实践,收效甚丰。"少阳主骨"是《黄帝内经》从经络学说上对骨生理病理等代谢变化的又一阐述,同样具有其所适合的应用范围,因此了解这两种理论的异同,具有十分重要的临床意义。

明代《普济方》曰:"凡骨髓虚实之应,主于肾膀胱。若其脏腑有病,从骨生,热则应脏,寒则应腑,故肾生骨髓,若肾气之余,其气虚则骨弱酸疼,倦而无力;其气实则骨热苦烦,津液内燥,当随证以治之。夫骨髓之病应肝胆。若其脏腑有病,从髓生,热则应脏,寒则应腑。故髓虚者脑痛不安,身常青栗;髓实者身体烦燥,勇悍惊悸,亦当随证治之。"由此提出肾主骨生髓,髓虚属胆之理论,认为肾能藏精生髓,胆能输精于髓。

对于"肾主骨"理论,《素问·六节藏象论》曰:"肾者,主蛰,封藏之本,精之处也,其华在发,其充在骨。"《素问·痿论》曰:"肾主身之骨髓。"在生理上,通过肾精主控全身骨骼生长发育的全过程,肾精在骨骼的生长具有至关重要作用。中医对人体生命活动规律及其骨骼发育、退化、衰老过程的最早的认识,解释了肾与骨之间的生理病理关系。"肾主骨"(《素问·宣明五气》)、"肾生骨髓"(《素问·阴阳应象大论》)指出肾精是骨骼发育的物质基础;肾藏精,精聚为髓,精髓化生为血,肾精是血液生成之源泉。可见,肾精是人体生长发育以及脑、骨、血形成的重要物质基础,肾主生殖、主骨、生髓是肾藏精的主要功能体现。《素问·灵兰秘典论》曰:"肾者,作强之官,伎巧出焉。"《素问·五脏生成》中"肾之合骨也。"《素问·六节藏象论》曰:"肾者,主蛰,封藏之本,精之处也,其华在发,其充在骨。"这些论述皆表示肾藏精主骨生髓是肾的生理功能的具体表现,肾与骨之间存在特殊功能联系。《黄帝内经》中将肾与骨的关系精辟概括为"肾主骨",对其论述内容异常丰富,涉及生理、病理、防治,为中医药防治肾骨相关疾病奠定了坚实的理论基础。

脾主肌肉四肢,主运化,生气血,为后天之本,营养骨骼。因此,调补肝脾也是治疗肾性骨病过程中常用的治疗法则。脾主运化,后天气血生化之源,能营养全身。土能承载、生化万物,故脾属土;脾为气血生化之源,脾气健运,肌肉得以濡养而强壮。《灵枢·邪客》曰:"营气者,泌其津液,注之于脉,化以为血,以荣四末,内注五脏六腑。"《黄帝内经素问集注·五脏生成》曰:"脾主运化水谷之精,以生养肌肉,故主肉。"肌肉是运动的动力,肌肉丰臻,运动有力,能维持人体的正常活动。脾为后天之本,肾为先天之本。脾之健运,化生精微,须借助于肾阳的温煦,故有"脾阳根于肾阳"之说。《黄帝内经》曰:"脾生肉。"《素问·阴阳应象大论》曰:"脾主身之肌肉。"李东垣《脾胃论》曰:"食罢,皮肉、筋骨、血脉皆滑利,屈伸柔和,而骨刚力盛,用力不乏。"肾中精气亦有赖于水谷精微的培育和充养,才能不断充盈和成熟。

《正体类要》问世,诞生了以薛己为代表的重视损伤整体辨证论治的理论,陆师道在《序》中,明确指出:"且肢体损于外,则气血伤于内,荣卫有所不贯,脏腑由之不和,岂可纯任手法,而不求之脉理,审其虚实,以施补泻哉?"明确指出肢体外伤与体内脏腑气血密切相关,损伤之后,如出现"肌肉间作痛"则为气滞实证,治宜行气祛瘀;如见肌肤"肿黯",则为瘀血在外,治宜活血化瘀。如出现"四肢困倦,精神短少","腐肉不溃,新肉不生","青肿不退"等。而骨折患者的治疗多重用破血逐瘀、滋腻补益药物,易致胃失纳呆、脾失健运,周慎斋《慎斋遗书》曰:"脾胃一伤,四脏皆无生气。""诸病不愈,必寻到脾胃之中。"故顾护脾胃,则精血充盈。同时脾土健运,可充分吸收、摄取药物的有效成分,发挥药物的治疗作用,濡养肌肉、骨骼，促进骨折愈合。在病理上脾肾两者亦常相互影响，互为因果。如肾阳不足不能温煦脾阳，则可见腹部冷痛，下利清谷，或五更泄泻，水肿等症。若脾阳久虚，进而可损及肾阳，而成脾肾阳虚之病证。"善治病者，惟治在脾""内伤脾胃，百病由生"，故脾胃在骨伤科疾病诊治中起到至关重要的作用。因此，脾与肾在是后天与先天的关系，两者相互资助相互促进。

五、"肾主骨"理论与肝肾同源、筋骨同治

"肾主骨"理论与"肝肾同源""筋骨同治"理论都是中医藏象理论的核心内容，在防治骨与脊柱关节等慢性筋骨病方面具有重要理论和临床应用价值。运用现代科学研究方法我们发现"肾主骨"与"肝肾同源""筋骨同治"理论存在密切的相互作用，为了进一步提高"肾主骨"与"肝肾同源""筋骨同治"理论的临床指导价值，发展中医脏腑理论，本节从中医"肾主骨"理论概述、"肾主骨"理论与肝肾同源、筋骨同治相互关系、临床应用三个方面论述"肾主骨"与肝肾同源、筋骨同治理论治疗慢性筋骨病研究进展。

（一）"肾主骨"理论与肝肾同源、筋骨同治的相互关系

1. 肝肾同源概念及内涵

中医学中的"肝肾同源"最早起源于《黄帝内经》。《黄帝内经》中五行学说提到，肾在五行主水，肝在五行主木，而水生木，所以肾为肝之母，肝为肾之子，肾源于脑，主骨生髓，髓又可化生肝血，则肝肾同源，且肾与肝存在相生关系。明代医家李中梓在《医宗必读·乙癸同源论》中将肝肾这种相互关系概括为"乙癸同源，肾肝同治"。肝肾精血同源具体表现在三个方面。一是肝肾精血互化。精血之间存在着相互滋生、相互转化的关系。二是阴阳互生互制。肝肾阴阳互生互制，维持肝肾阴阳平衡。三是疏泄与封藏互用互制。肝主疏泄，肾主藏精，疏泄与封藏互用互制，以调节女子月经与男子排精功能。

2. "筋骨同治"概念及内涵

"筋骨并重"是骨折治疗原则之一，由尚天裕教授首次提出。强调对骨伤患者整体治疗，既重视骨折的治疗，也要重视局部软组织损伤的治疗，这与"生物学接骨学（biological osteosynthesis，BO）"倡导的重视软组织损伤的诊治可谓不谋而合。近年来，本项目组将"筋骨并重"理论逐渐用于慢性筋骨病的防治，形成"筋骨同治"的概念，并明确具体含义。

3. "肾主骨"理论与肝肾同源、筋骨同治

《普济方》曰："肾者，主水……心中大烦者……骨节苦疼者，肾主骨也。"说明了肾精是骨的物质基础，肾中之精充足，充足则生化骨髓，骨髓进而滋养骨骼，骨骼则强健，不易折断受伤；反之，肾中之精亏虚，肾精无法生化髓海，致髓海枯竭，骨骼失养，则骨骼软弱无力。而肾藏精，在体合骨，肝藏血，在体合筋，肝肾两脏在生理、病理上存在着的相互滋生、相互影响的密切关系，因此临床治疗慢性筋骨病时要强调肝肾同源，筋骨同治，方能取得较好的临床效果。

（二）"肾主骨"与肝肾同源、筋骨同治理论防治慢性筋骨病的临床研究

1. 治疗骨质疏松症的研究

骨质疏松症（OP）是指单位体积骨量减少，骨组织微结构发生改变，骨的脆性增加，以致易于发生骨折的代谢性骨病。主要临床症状是腰背痛、驼背、骨折，并与年龄有密切相关。根据其发病原因和主要临床症状可归属于中医学"骨痿""骨枯""骨痹"范畴，其中比较准确的当属"骨痿"。《素问·痿论》曰："肾主身之骨髓，……肾气热，则腰脊不举，骨枯而髓减，发为骨痿。"明代张介宾亦认为"肾痿者，骨痿也"，可见"骨痿"与肾藏精、生髓功能的下降密切相关。《证治准绳·杂病》曰："肝虚无以养筋，故机关不利。"肝虚则气血不足或疏泄失常，筋失其所养，筋病及骨，则髓燥筋枯，痿废不起，而出现痿弱无力，腰酸背痛，甚或关节疼痛等原发性骨质疏松症症状。

唐德志教授等根据肾主骨生髓理论，利用左归丸加减方、右归丸加减方治疗骨质疏松症的多中心、随机、双盲、安慰剂对照临床试验研究发现左归丸加减方治疗6个月可显著提高腰椎骨密度，右归丸加减方可以显著减轻疼痛、改善生活质量、抑制骨分解和促进骨合成。贺生才认为糖尿病患者并发的骨质疏松

症是由于肝肾精血不足,骨髓失养引起,根据肾主骨生髓理论通过补益肝肾强筋健骨可以改善患者的脂质代谢指标和骨代谢指标。张雪娅认为骨质疏松症主要病机是肾精亏虚、肝气郁结、脾气亏虚。根据肝郁肾虚脾虚病机,其治疗原则宜补肾柔肝健脾。

2. 治疗膝骨关节炎的研究

膝骨关节炎(knee osteoarthritis,KOA)作为一种慢性关节退行性变疾病,临床主要以关节软骨退变和继发性骨质增生为特点。属于中医"膝痹""骨痹"的范畴。中医学认为肝藏血,血养筋,故筋与肝相合。肾藏精,精生髓,骨髓又生于精,故肾与骨相合。中年以后,肝肾亏虚,筋骨不得濡养而出现骨节张弛,关节失滑利,进而出现相应的关节退变。利用肾主骨、肝肾同源、筋骨同治的理论治疗 KOA 取得了一些较好的临床效果。

黄丹奇利用中医"肾主骨"的理论治疗膝骨关节炎,临床有效率 86.7%,可以改善患者临床症状。曾浩以"肾主骨"理论为指导,将活血化瘀,补益肝肾作为 KOA 的临床治疗原则,发现 34 例服用补肾壮骨舒筋汤的患者,临床有效率达 94.1%。周凯认为肝肾同源,在膝关节就表现为筋骨同源。老年患者肾精亏虚,不能濡养脏腑筋骨,肝失所养,肝不能主筋,筋骨失养,日久而产生关节退变形成 KOA。叶枫认为筋骨相互联系密不可分,在 KOA 的临床治疗上应该重视筋骨同治。在一项临床研究中利用肝肾同源、筋骨同治理论治疗 KOA 40 例,发现治疗组临床总有效率(95.0%)显著高于对照组(77.5%),差异有统计学意义。

3. 治疗腰椎间盘突出症的研究

腰椎间盘突出症(lumbar disc herniation,LDH)是骨科常见的疾病之一,因腰椎间盘退行性变,髓核失去弹性,在外力作用下导致纤维环撕裂或破裂,髓核突出,压迫或刺激了相应的腰部神经根而出现相应神经根炎症,表现为腰痛、坐骨神经痛,甚至明显的神经功能障碍的一种疾病。隶属于中医学的"腰痛""腰腿痛""痹证"范畴。

祝盼盼等认为肝血不足与肾精亏损相互影响,以致出现腰膝酸软,筋骨酸痛等肝肾两虚的病变。而肝肾不足,精血亏虚,骨骼失养,筋脉失濡,出现筋脉不荣,不荣则痛,故认为肝肾经与 LDH 有密切关系。因此在治疗上重视补益肝肾取得了较好的临床效果。董宪传用滋补肝肾法治疗 LDH 患者 60 例,临床总有效率为 96.7%,与对照组有较显著的差异。刘鑫等认为 LDH 都与乙癸同源论有着密不可分联系,因此在 LDH 临床辨证论治的过程中,应重视肝肾二脏在生理、病理上的相互联系、相互作用,通过应用乙癸同源理论来指导 LDH 的治疗,可提高临床疗效。周玉明认为 LDH 根源在于肝肾亏虚、筋骨不坚,其依据即为"肾主骨、肝主筋"这一《黄帝内经》基本理论。在治疗中重视补益肝肾,强筋健骨取得了较好的临床效果。

4. 治疗类风湿关节炎的研究

类风湿关节炎(rheumatoid arthritis,RA)是一种慢性、进行性、多发性、侵袭性的,以关节滑膜炎和关节外病变为主要临床表现的自身免疫性疾病,好发于中年女性,儿童和老年人也有发病,具有渐进和反复发作的特点。RA 发病机制复杂,尚无特效治疗。RA 在中医文献中多属于痹证、历节的范畴。《素问》记载"诸筋者皆属于节","手足,肝之分野","肝主身之筋膜","肝气衰则筋不能动"。肝主筋,筋的舒缩功能正常,方能使肢节活动自如,而筋的正常舒张有赖于肝血的濡养,肝血充盛,筋脉充养,肢体运动灵。阐明了肝肾在治疗关节筋骨病中的作用。通过阅读文献我们发现利用"肾主骨",肝肾同源,筋骨同治理论治疗 RA 取得了较好的临床治疗效果和实验进展。

黄政治基于"肾主骨"理论对肝肾阴虚型 RA 继发骨质疏松患者给予补肾中药,发现补肾中药可使患者关节疼痛指数、关节肿胀指数、关节压痛指数及抗环瓜氨酸肽抗体、骨碱性磷酸酶均较前有所下降,同时提高患者 $25(OH)D_3$、骨密度。余跃利用自拟补肝益肾活血汤联合甲氨蝶呤治疗老年 RA 患者发现补益肝肾活血汤可以提高患者视觉模拟评分(VAS)、健康评估问卷调查(HAQ)评分、疾病活动度评分(DAS28),提高血红蛋白含量,减轻炎症反应改善患者生活质量。赵慧敏基于肝肾同源,筋骨同治理论自拟中药处方，发现自拟方可显著改善关节肿痛、晨僵、腰膝酸软乏力症状缓解，饮食睡眠可，口眼干涩、大便干燥症状。

（三）"肾主骨"与肝肾同源、筋骨同治理论防治慢性筋骨病的基础研究

中医在治疗老年骨质疏松性骨折时根据《黄帝内经》筋主束骨而利关节的思想，强调"肝肾同源""筋骨并重"，其中"筋"为肌肉、韧带的统称。骨骼与肌肉位置毗邻，相互作用，相互影响，调节两者的共同因素包括机械因素、化学因素、遗传因素、内分泌因素、疾病因素、营养因素、个体运动量因素和神经功能因素，以及有密切联系的信号通路和共同的靶点。但是肌肉是直接影响骨骼，还是通过媒介发挥对骨骼的间接作用，以及两者的具体作用机制目前尚不清楚。

王拥军教授团队利用临床生物样本发现骨质疏松性骨折患者骨骼肌卫星细胞数目明显减少，β-Catenin 表达明显降低；并进一步建立了 Pax7-CreER$^{T2/+}$；β-Catenin$^{fx/fx}$ 条件性基因敲除动物模型，特异性基因敲除骨骼肌卫星细胞中的 β-Catenin，发现骨骼肌卫星细胞不仅成肌分化下降，而且成骨分化能力也降低，并且出现严重的骨量减少和骨微结构破坏，导致骨质疏松性骨折愈合的延迟。进一步研究发现补肾中药有效组分蛇床子素可以激活骨骼肌卫星细胞中 β-Catenin 信号通路，促进肌肉中骨骼肌卫星细胞向骨折部位迁移，刺激其成骨分化，加速骨折愈合，从而阐明了筋骨同治在治疗骨质疏松性骨折中的疗效机制。

（四）思考与展望

随着我国老龄化的到来，慢性筋骨病的发生率越来越高，这不仅严重影响患者的生活质量和心理健康，也给家庭和社会带来沉重的负担。而基于"肾主骨"与肝肾同源、筋骨同治理论在防治慢性筋骨病方面取得了较好的临床效果，这无疑不是给我们提供了新的研究方向和治疗方法，值得我们深入挖掘与研究。但是我们也要发现该理论基础机制研究还不够深入，临床研究上墨守经典方剂，缺乏辨证论治和加减化裁，值得我们后续不断完善。

第三节 "肾主骨"理论与骨科疾病辨证论治

一、"肾主骨"理论与骨之发育迟缓

五迟是指立迟、行迟、语迟、发迟、齿迟；五软是指头项软、口软、手软、足软、肌肉软，均属于小儿生长发育障碍。西医学上的脑发育不全、智力低下、脑性瘫痪、佝偻病等，均可见到五迟、五软证候。五迟以发育迟缓为特征，五软以痿软无力为主症，两者既可单独出现，也常互为并见。多数患儿由先天禀赋不足所致，证情较重，预后不良；少数由后天因素引起者，若症状较轻，治疗及时，也可康复。

古代医籍有关五迟、五软的记载颇多，早在《诸病源候论·小儿杂病诸候》中就记载有"齿不生候""数岁不能行候""头发不生候""四五岁不能语候"。《小儿药证直诀·杂病证》曰："长大不行，行则脚细；齿久不生，生则不固；发久不生，生则不黑。"记载了五迟的某些典型症状。《张氏医通·婴儿门》指出其病因是"皆胎弱也，良由父母精血不足，肾气虚弱，不能荣养而然"。《活幼心书·五软》指出："头项手足身软，是名五软。"并认为："良由父精不足，母血素衰而得。"《保婴撮要·五软》指出："五软者，头项、手、足、肉、口是也。……皆因禀五脏之气虚弱，不能滋养充达。"有关其预后，《活幼心书·五软》明确指出："苟或有生，譬诸阴地浅土之草，虽有发生而畅茂者少。又如培植树木，动摇其根而成者鲜矣。由是论之，婴孩怯弱不耐寒暑，纵使成人，亦多有疾。"

五迟五软的病因，主要有先天禀赋不足，亦有属后天失于调养者。先天因素父精不足，母血气虚，禀赋不足；或母孕时患病、药物受害等不利因素遗患胎儿，以致早产、难产，生子多弱，先天精气未充，髓脑未满，脏气虚弱，筋骨肌肉失养而成。后天因素小儿生后，护理不当，或平素乳食不足，哺养失调，或体弱多病，或大病之后失于调养，以致脾胃亏损，气血虚弱，筋骨肌肉失于滋养所致。五迟五软的病机总为五脏不足，气血虚弱，精髓不充，导致生长发育障碍。

肾主骨,肝主筋,脾主肌肉,人能站立行走,需要筋骨肌肉协调运动。若肝肾脾不足,则筋骨肌肉失养,可出现立迟、行迟;头项软而无力,不能抬举;手软无力下垂,不能握举;足软无力,难于行走。齿为骨之余,若肾精不足,可见牙齿迟出。发为血之余,肾之苗,若肾气不充,血虚失养,可见发迟或发稀而枯。言为心声,脑为髓海,若心气不足,肾精不充,髓海不足,则见言语迟缓,智力不聪。脾开窍于口,又主肌肉,若脾气不足,则可见口软乏力,咀嚼困难;肌肉软弱,松弛无力。

一般而言,辨脏腑,立迟、行迟、齿迟、头项软、手软、足软,主要在肝肾脾不足;语迟、发迟、肌肉软、口软,主要在心脾不足。辨轻重,五迟、五软并见,病情较重;五迟、五软仅见一二症者,病情较轻。

肝肾亏损者,因筋骨不能荣养,筋骨牙齿不能按期生长发育,证见筋骨痿弱,发育迟缓,坐起、站立、行走、生齿等明显迟于正常同龄小儿,头项痿软,天柱骨倒,舌淡,苔少,脉沉细无力。

心脾两虚者,心主神明,言为心声,心气虚弱,故语言迟钝,精神呆滞,智力低下。心主血,脾生血,发为血之余,心脾两虚,血不荣发,故发迟难长,发稀萎黄。脾主四肢肌肉,开窍于口,摄取精微化生气血,脾虚生化乏源,气血不荣脏腑肌肤,故见四肢痿软,手足失用,肌肉松弛无力,口流清涎,咀嚼吮吸无力,纳食欠佳,大便多秘结。弄舌乃智力不聪之征,舌淡苔少,脉细,为心脾两亏,气血虚弱之象。

治疗上,因五迟、五软属于弱证,以补为其治疗大法,根据证型不同,分别施以补肾养肝,健脾养心。

(一) 小儿脑瘫

小儿脑瘫即小儿脑性瘫痪(cerebralpalsy,CP),一般发生于出生前后的1个月内,由多种原因造成脑损伤或者发育缺陷所导致的一组综合征,最终导致小儿的动功能障碍以及姿势的异常,同时常伴随有感觉、认知、交流、感知或行为障碍,甚至可能出现癫痫、继发性肌肉骨骼障碍。据世界卫生组织(WHO)报道:CP的发病率为1‰~5‰,其中发达国家为2‰~3‰,我国为1.8‰~4‰,目前我国CP儿童为400万~500万,致残率为42%~45%。从男女比例来看,CP当中男性患儿更多,其患病率是女性患儿的3倍左右;从患病地区来看,通常农村CP患病率更高,其是城市儿童患病的2倍左右。该病严重影响患儿未来成长发育,同时也会给患儿家庭造成较大经济负担,由于沟通困难、早期临床症状不易引起患儿家属注意,容易错过最佳治疗时机,因此,加强研究小儿脑瘫早期诊治方法已经成为临床医学亟待解决的问题之一。

目前对于小CP的分型采用首届全国CP座谈会制定的六型,分别是痉挛型、共济失调型、迟缓型、强直型、共济失调型和弛缓型。CP的发病是多因素协同作用导致的,具体的发病机制十分复杂,1841年,英国医师Willim首次提出脑瘫综合征,通过其长时间的研究探索,将脑瘫的发病归因于产时因素。Vincer也证实了早产儿发生CP的概率呈上升趋势。妊娠不足月,胎儿在母体内发育不成熟,有报道指出CP的发病随着妊娠周期的降低呈上升趋势,且与新生儿的出生体重相关。免疫学机制认为孕期宫内感染易造成脑室旁白质软化,造成脑损伤。也有研究发现双胎是脑瘫独立的危险因素。母体是胚胎营养的主要来源,母体的状态决定着胎儿的发育,因此母体在孕期的营养、生活方式、滥用药物等均可导致CP的发病。产妇产时发生窒息也会造成新生儿的脑损伤。

1. 中医对CP的认识

根据CP的症状,中医学将CP归属于"五迟""五软""五硬""小儿痴呆"范畴。清代吴谦在《医宗金鉴》中最早提出"五迟"一病,同时期医家张璐在《张氏医通》指出:"五迟者,立迟、行迟、语迟、发迟、齿迟是也"。《幼幼新书》最早提出:"小儿五软不治,手软、项软、脚软、腰软、背软。"明代儿科医家鲁伯嗣在《婴童百问•五软》书中确立"五软",即"头软""项软""手软""脚软""肌肉软"。清代陈复正的《幼幼集成》正名"五硬",分别是"颈硬""手硬""脚硬""腰硬""肉硬"。五迟常合并五软或五硬。

脾胃乃后天之本,气血生化之源;肾为先天之本,主生长发育,藏精生髓,通脑。《景岳全书•先天后天论》《活幼心书》以及《医宗金鉴》中有提及CP的发病是先天不足、后天失宜共同作用所致。其认为先天形气未充而致胎失所养不足;后天失宜,气血无源,损伤脑髓,促使CP的发病。《古今医统•五软五硬》认为此病病机主要为肝肾不足,脾胃亏损,气血亏虚。《保婴撮要》中有此论述:"五硬者……此阳气不营于四末也……此病从肝脾二脏受病。"其认为肝主筋、肾主骨,肝肾亏虚则发五迟;肾主髓,脑为髓海,肝肾同源,肝肾亏虚则髓海空虚,故见痴呆等。总之,先天及后天因素是小儿脑瘫发病的主要病因。先天不足使胎气未充而病;后天生化无源,气血亏虚,髓失所养而病。病位主要在脑,涉及肝、脾、肾,其中与脾、肾关系最为密切。

2. 中医对 CP 的治疗

中医疗法治疗 CP 是以中医基本理论为依据,强调整体观念、辨证论治,针对 CP 的具体病因病机选用恰当的治疗方法,对脑瘫患儿的康复有较好的作用。目前 CP 的治疗多采用综合疗法进行治疗,通常是以中医学中传统的中药、推拿按摩、针灸等治疗方法为主并结合西医学的康复疗法,充分发挥传统中医与现代康复医学相结合的优势,在临床上取得了良好的效果。

推拿疗法是我国传统的外治方法,其特点是通过推拿按摩能使局部的组织放松下来,使挛缩的肌肉逐渐放松,痉挛的肢体得到舒展;推拿按摩能够刺激人体相应的经络腧穴,激发经气,通畅经络;推拿按摩能使机体局部温度升高,促进局部的血液循环,加快新陈代谢,促进有害物质的排出;推拿按摩还能通过对神经的刺激,调节神经系统的功能。通过推拿治疗能够达到"通则不痛"的目的,使患儿在生长发育过程中加速康复。

针刺疗法是以中医基础理论作为指导,运用针刺防治疾病的一种方法,也是中医治疗 CP 的重要手段。该疗法具有适应证广、疗效明显、操作方便、经济安全等优点。针灸治疗 CP 以整体观念、辨证论治为基础,从经络脏腑以及经络腧穴入手,治以循经取穴、远道取穴、邻近取穴等。近年来针灸治疗 CP 取得了较大进展,治法和取穴逐渐走向多样化和综合化。在临床应用中也较为广泛,目前多以头针、体针、电针、水针几种疗法为主。研究证实,治疗 CP 语言障碍的患儿,选取四神针、智三针、颞三针、百会、哑门、风池、天柱等穴,针刺后配合悬灸百会穴;针刺足三里穴对 CP 患儿的粗大运动功能康复有较好疗效,因为足三里为足阳明胃经的合穴及下合穴,加之阳明经多气多血,针刺此穴有调理脾胃、生化气血、通经活络等作用;对痉挛型 CP 患儿可俯卧位选取委中、委阳、承山、飞扬等穴,仰卧位选取阳陵泉、解溪、太冲等穴,坐位选头部腧穴及相应反射区;应用体穴针刺疗法治疗 CP 异常姿势疗效确切,主要选取足三里、血海、曲泉、阳陵泉、悬钟、三阴交、太溪、申脉、照海等穴;使用头皮针治疗 CP 也能提高康复疗效,如取顶中线、顶旁线、顶颞前斜线、顶颞后斜线、枕上正中线等反射区,选取四神聪、百会、太阳、率谷、廉泉等穴位。

(二)软骨发育不全

1. 定义

软骨发育不全(achondroplasia, ACH)又称胎儿型软骨营养障碍、软骨营养障碍性侏儒等。为常染色体显性单基因遗传疾病。是由成纤维细胞生长因子受体 3(fibroblast growth factor receptor, FGFR3)基因突变,导致包括四肢长骨、椎骨、颅底及面中部骨在内的大多数骨的软骨内成骨过程受影响,从而导致患儿出现以不成比例的身材矮小、特征性面容和叉状手等为主要的临床表现的疾病。我国 ACH 的发生率为 0.18/ 万,80%~90% ACH 患儿为新发突变导致,仅 10%~20% 由家族遗传所致。呼吸暂停、中耳炎是 ACH 的常见并发症。

2. 病因病机

(1)中医学病因病机:中医学中无 ACH 的记载,根据其病因及临床特点,参考古代文献记载,可归属于中医"五迟""胎弱""虚劳""疳积"等范畴。《灵枢·天年》载"人之始生……以母为基,以父为楯",提示身高与先天遗传因素有密切关系。中医"肾藏精生髓主骨"的认识,对 ACH 的治疗,有重要参考意义。隋代巢元方《诸病源候论·小儿杂病诸候·数岁不能行候》曰:"骨是髓之所养,若禀生血气不足者,即髓不充强,故其骨不即成。"提示人的生长发育与肾有着密切关系,人体的生长发育有赖于肾精的生髓与充养,在骨的增长中肾起到了关键作用。元代曾世荣《活幼口议·卷第九》指出,五迟多为"父精不足,母气衰羸,滋育涵沫之不及,护爱安存之失调",提示先天不足可影响身高的发育而出现矮小。明代万全《片玉心书·形声门》曰:"行迟者何也?盖骨乃髓之所养,血气不充,则髓不满骨,故弱软不能行,此由肾与肝俱虚得之……加味地黄丸主之。"清代吴谦《医宗金鉴·幼科心法要诀·五迟》指出："小儿五迟之证，多因父母气血虚弱，先天有亏，致儿生下筋骨软弱，行步艰难，齿不速长，坐不能稳，要皆肾气不足之故。先用加味地黄丸滋养其血，再以补中益气汤调养其气。"

（2）西医学病因病机：ACH 是 FGFR3 跨膜部分的基因的点突变引起的。该部分位于 4 号染色体的短臂。由此产生的异常软骨生成，影响软骨内骨化导致线性骨生长减少。超过 80% 的病例是由散发性或新发突变引起的。因此，患有 ACH 的孩子可以由没有该疾病家族史的健康父母所生。其余 20% 的 ACH 者至少有一位患病的父母。ACH 以常染色体显性方式遗传，它是完全外显的。所有具有 FGFR3 杂合致病性变异的个体都会表现出该疾病的临床表现。父母双方都患病时，他们的后代有 25% 的机会拥有正常身高，有 50% 的机会患有 ACH（杂合子），25% 的机会患有 ACH（纯合子）。纯合子通常会导致新生儿因胸廓狭小导致呼吸功能不全和颈髓狭窄引起的神经功能障碍而过早死亡。患儿与高龄的父亲，尤其是 35 岁以上，密切相关。这个因素被认为与精子质量有关。

3. 临床表现

ACH 的临床特征非常独特，在出生时以及以后的生活中，可以很容易地在临床和放射学上加以诊断，但仍有大约 20% 的个体在出生时未被识别。

特征是身材矮小，头大，额头隆起（前额宽），面中部发育不全（鼻梁小），枕骨大孔狭窄（颅底起源于软骨内），肢根型短肢（肢体近端短于远端），短指，"三叉手"（无名指和中指之间有突出的间隙）、桡骨头半脱位、肱骨后弯、胸腰椎后凸、腰椎前凸和膝内翻（弓形腿）。患者男性平均身高为（131±5.6）cm，女性为（124±5.9）cm。躯干平均大小，四肢短，坐高可能在正常范围内，上肢肘部可能无法充分伸展。

胸腰段脊柱后凸常见于新生儿，由于头部过大、躯干张力过低（被认为是该特征的病因）、胸部扁平和腹部隆起，尤其是当婴儿开始直立时，会加重。患者由于椎弓根短，椎体小关节面增厚，黄韧带增厚，容易发生腰椎管狭窄。症状包括假性跛行、站立时感到不适、长时间行走困难、腿部无力和感觉异常。

枕骨大孔狭窄通常是婴儿期 ACH 的第一个脊柱表现。它与高病死率有关，从 2% 到 5% 不等。常见的症状和体征包括睡眠时呼吸暂停和过度打鼾。其他主观或客观的表现包括吞咽困难，下颅神经麻痹，反射亢进，全身性张力减退，虚弱和阵挛。阻塞性睡眠呼吸暂停综合征在年龄较大的儿童和成人中都很常见。在婴儿期，一小部分患者有限制性肺部问题。胸廓小和胸廓顺应性增加结合在一起导致肺体积变小和限制性肺疾病。

由于中耳功能障碍，患儿可以观察到听力损伤。如果治疗不当，这些问题可能导致传导性听力损失，严重到足以干扰语言发展。智力通常正常，除非儿童出现脑积水或其他中枢神经系统并发症。有些婴儿也会出现脑积水。

4. 诊断要点

（1）主诉：身材矮小，头大，四肢短小。

（2）症状及体征：不成比例的矮小身材；大头畸形伴额部隆起；面中部后缩和鼻桥凹陷；胸廓小，肋骨柔韧性高，容易引起矛盾呼吸和呼吸窘迫；胸腰段后凸，出生时没有，幼年出现明显胸腰段的脊柱后凸；明显的腰椎前凸，行走时明显的腰椎前凸导致臀部后翘；肘关节伸直受限，随着年龄的增加，肘关节逐渐僵硬；"三叉手"；髋关节与膝关节松弛；下肢的弯曲，出生时没有，但较早即出现膝内翻，直到发育成熟中止；肌张力低，全身骨关节表现柔软松弛。对于手臂近端缩短、头部较大、胸部狭窄、手指较短的新生儿，应怀疑软骨发育不全。

（3）实验室与影像检查：产前诊断尤为重要。X 线、分子遗传学检测可以确定诊断。①产前诊断：目前常用的筛查和诊断方法主要是通过胎儿超声来筛查出长骨（即肱骨和股骨）短小的可疑胎儿，再对筛查出的可疑胎儿和宫内生长迟缓胎儿进行染色体检查和 FGFR3 基因检测，完成对可疑胎儿的产前诊断。常规的超声检查在孕中晚期才能观察到胎儿长骨的缩短。利用游离胎儿 DNA 进行无创性产前诊断，据报道具有很高的敏感性和特异性。②X 线检查：可证实诊断。新生儿 X 线片显示髂骨和水平髋臼呈方形，骶骨切迹狭窄，股骨近端透射率高，广泛性干骺端异常，椎弓根尾部间距减小。儿童骨骼检查可能显示颅底收缩，长骨缩短，股骨近端放射学透明，全身干骺端"扩张"不规则，股骨远端骨骺呈倒"V"形或人字形，一个"香槟杯"形的骨盆（比骨盆深出口宽，有小的骶骨切口）。脊柱影像学表现，包括椎弓根间距狭窄（短椎弓根通常出现在 L1～S1），椎体楔入（通常出现在 T12 或 L1）和椎体后缘广泛脱垂。③CT 扫描或磁共振成像：用于对存在睡眠呼吸暂停，或者有明显的颈髓疾病的症状和体征患者的颈髓连接的影像学检查。④分子遗传学检测：FGFR3 基因突变的分子遗传学检测可以证实诊断。具有典型临床表现的患者通常不需要分子诊断。常用于非典型表现的儿童或与类似疾病的鉴别。

5. 治疗方法

（1）中医辨证论治：中医学中无 ACH 的病名，可归属于中医"五迟""胎弱""虚劳""疳积"等范畴。现有辨证治疗尚不系统。可以参照中医矮小症的治疗。现代医家认为 ACH 为先天禀赋不足。肾藏精，寓元阴元阳，主骨生髓，主生殖发育，为先天之本。脾化水谷为气血，为气血生化之源，乃后天之本。治疗以温肾填精为主，佐以扶脾助运。①肝肾阴虚证：其证候可见周身酸痛，灼痛，咽干舌燥，舌苔少津，舌边尖红，多梦，急躁易怒，眼睛酸胀等，治法以滋补肝肾、活血止痛为主，六味地黄丸加减。②脾肾阳虚证：其证候多见肢体无力、神疲乏力、失眠，足跟痛，耳鸣耳聋，舌形胖，盗汗，齿松发脱，畏寒肢冷，自汗，舌苔白，治法以温补脾肾、化瘀通络，济生肾气丸加减。

（2）西医治疗：ACH 治疗应在全面评估的基础上进行，包括神经、呼吸及听力等各个可能受损的方面，然后再进行相对应的内、外科治疗，同时应关注患儿的心理精神变化，满足其社会适应的心理需求。

首先进行全面的评估：身高、体重和头围与 ACH 症特有的生长标准相比较；颅颈交界处评估，包括神经病史和检查，使用 CT 或 MRI 对颅颈交界处进行神经影像学检查。出生后尽快进行多导睡眠监测。在确诊后尽快对脑进行基线神经影像学检查，以评估脑室大小。1 周岁及更大时行听力学评估。治疗方案：可以选择的治疗手段有：①分子靶向治疗等；②手术治疗；③其他支持治疗。

1）身材矮小的治疗：药物主要有两大类，包括生长激素及分子靶向药物。虽然我国目前还没有明确的指南推荐生长激素用于治疗 ACH，但临床有尝试使用的案例。美国小儿科学会的关于护理软骨发育不全患者的健康监护指南（2020）指出生长激素对最终身高没有显著影响。分子靶向药物主要通过不同途径直接或间接阻断 FGFR3 介导的信号通路，促进软骨细胞的增殖及分化，以达到治疗目的。目前各种靶向药物仍在研发和试验阶段，其中最有应用前景的是 C 型利钠肽类似物。肢体的骨延长手术通过将骨骼截骨后应用肢体外各种器械固定截骨两端并逐渐拉长，以达到延长骨骼的目的。部分患儿可选择该方法以延长上下肢，其优点是能大幅度地延长肢体长度，但治疗过程漫长、艰巨，且出现严重并发症的风险较高。可能发生的并发症和后遗症包括足下垂、残留的腓总神经麻痹、膝关节和踝关节外翻畸形、四肢骨折、踝关节挛缩及骨骼延迟愈合或不愈合等。因此，许多学者一致认为应延迟手术直至患儿自身可参与临床决策，患儿年龄应达到 12 岁以上。

2）脑积水：枕骨大孔狭窄（FMS）可能导致这些儿童出现严重的脑积水。这可以通过内窥镜第三脑室造口术、脑室分流术或后颅窝减压术进行手术矫正。

3）枕骨大孔狭窄（FMS）：建议首先进行睡眠检查（多导睡眠图），如果结果为阳性，则进行 CT 扫描或 MRI 以评估颈髓区域是否存在压迫性脊髓病。如果异常，应安排神经外科的及时评估，以进行可能的手术治疗。FMS 患者的 MRI 很可能显示相对较大的颅穹窿和缩小的颅底（除枕大孔狭窄外），前额突出，鼻梁凹陷。严重 FMS 者可见"颈髓扭结"。治疗方法为枕大孔减压术和上颈椎椎板切除术加或不加硬脑膜成形术。术前症状通常得到完全缓解或部分改善。影像学检查发现患有 FMS 的儿童应避免从事有头部或颈部受伤风险的活动。

4）听力损失：对于那些经常出现中耳炎和 / 或听力问题的患者，应转诊给儿科耳鼻喉科医生。长期持续鼓室造瘘管可能是必要的，经常需要到 8 岁。

5）非中枢性病因的阻塞性睡眠呼吸暂停：需要由儿科耳鼻喉科专家排除和治疗。患有严重阻塞性睡眠呼吸暂停的儿童可能需要减重、扁桃体切除术、夜间气道正压通气和／或非常严重的情况下的气管切开术。

6）胸腰椎后凸畸形：经常出现在新生儿，通常在 18 个月大时自发消退，大约 90% 的患儿随着躯干肌肉的加强，与正常儿童的行走能力平行。建议 1 岁以下的软骨发育不全儿童应限制无支撑的坐姿，以帮助防止后凸畸形的进展。

7）腰椎管狭窄：是日后残疾的最可能的原因。所有希望进行接触性运动或参加高风险活动的患者都应考虑使用 X 线评估狭窄。可以首先通过非手术方式治疗，例如减肥、物理治疗和皮质类固醇注射。当休息时出现严重跛行、尿潴留和／或神经系统症状等进行性症状时，需要进行手术干预。手术治疗包括多节段椎板切除术，侧隐窝减压和器械后路脊柱融合术，以避免椎板切除术后后凸畸形。

8）弓形腿：弓形和／或胫骨内扭转的检查必须作为这些儿童每次身体评估的一部分，如果有任何问题需要立即进行骨科转诊。通常很难确定这些儿童的手术适应证，但是他们可能包括膝关节或腿部疼痛的发作，行走（侧推）的改变，和／或严重的排列。有进行性和症状性下肢弯曲的患者可以接受股骨截骨术或胫骨／腓骨截骨术。

6. 预后

患者在儿童期的病死率增加。多项研究表明，ACH 患者的骨异常，如 FMS 和椎管狭窄，对所有年龄组的发病率和病死率都有显著影响，但主要影响出现 FMS 的儿童组。ACH 患者的平均寿命估计为 61 岁，与一般人群相比大约缩短了 10 年。

7. 述评

ACH 患者多伴并发症及后遗症给其生理和心理带来巨大负担，生活质量较差。因此对有骨骼发育不良相关疾病家族史的家庭来说，进行有效的遗传咨询和产前诊断十分必要。对 ACH 儿童的治疗可以通过多学科团队联合的方法来加强。由于患者一生中可能会面临大量的并发症，如肥胖和腰椎管狭窄症，强调预防性治疗和良好的锻炼。随着对发病机制及 FGFR3 相关信号通路的深入研究，很多分子靶向药物开始受到研究者的重视，这些药物可能在疗效、安全性及患者依从性等各个方面有所突破，给患者带来更多、更有效的治疗途径，但对这些靶向药物还需进一步深入探索和研究。

二、"肾主骨"理论与骨之发育异常

五软是指：项软、口软、手软、足软、肌肉软，中医认为与肾，尤其是肾精和肾气的不足密切关联。

（一）脊柱侧弯

1. 定义

按照国际脊柱侧凸研究学会（scoliosis research society，SRS）的定义，脊柱侧弯指在骨骼发育未成熟期间，Cobb 法测量站立正位 X 线片显示脊柱侧方弯曲，如角度大于 10° 则定义为脊柱侧弯。脊柱侧弯是危害青少年和儿童的常见病，如不及时发现、及时治疗，可发展成严重的畸形，并可影响心肺功能。

脊柱侧弯的分类，按其病因可分为非结构性（功能性）脊柱侧弯和结构性（器质性）脊柱侧弯两类。

（1）结构性脊柱侧弯：结构性脊柱侧弯是指伴有旋转的结构固定的侧方弯曲，即患者不能通过平卧或侧方弯曲自行矫正侧弯，或虽矫正但无法维持，X 线片可见累及的椎体固定于旋转位，或两侧弯曲的 X 线片表现不对称。①姿势性侧弯：由于身体姿势不正，如长期坐姿不正，偏向一方，习惯于长期用一侧肩负重等所造成的脊柱侧弯。如果及时纠正姿势，这种侧弯可很快恢复正常。②神经根刺激性侧弯：如胸椎间盘突出症、马尾肿瘤所引起的侧弯。这种侧弯椎体并旋转畸形，如把压迫在神经根上的椎间盘或肿瘤切除，脊柱侧弯可消除。③下肢不等长：如脊髓灰质炎或骨骺发育不等造成的肢体不等长，引起骨盆倾斜，继而发生腰椎的侧弯，这实际上是一种代偿性侧弯，令患者坐下或患肢垫平后侧弯则随之消失。④癔症性侧弯：癔症引起的暂时性脊柱侧弯，癔症消除，侧弯随之消失。一般在平卧时侧弯即可消失，X 线检查脊柱骨性结构正常，但长期存在这可发展为结构性侧弯。

（2）非结构性脊柱侧弯：非结构性脊柱侧弯在侧方弯曲像或牵引像上可以被矫正。非结构性侧弯的脊柱及支持组织无内在的固有改变，向两侧弯曲的X线片表现对称，累及椎体未固定在旋转位。①青少年特发性脊柱侧弯（adolescent idiopathic scoliosis，AIS）：又称原发性脊柱侧弯，此类侧凸最为常见，约占总数的75%～85%，其发病原因不清楚，所以称之为特发性。②先天性脊柱侧弯：其原因尚未清楚，可能与妊娠期第4～7日时受到母体内外环境变化刺激有关。患儿出生后即可出现有畸形现象，但由于诊断常识和诊断手段缺乏等原因，病变常被家长和医师忽视，直至畸形发展明显后，才被发现。先天性侧弯是否发展加重，取决于畸形形态。③肌肉神经性脊柱侧弯：这是由于神经和肌肉方面的疾病所致的肌力不平衡，特别是脊柱旁肌力不对称所造成的侧弯。常见的类型包括脑瘫、脊柱裂、肌肉营养失调、脊髓损伤等。大部分患儿的共同特征是躯干无力。伴随着成长发育，躯干变得更加软弱，脊柱就会逐渐塌下去而产生一个长的C形弯曲。这类弯曲绝大多数是倾向于进展性的，在迅速发育时期病情会变得越发严重。④神经纤维瘤病合并脊柱侧弯：是一种特殊类型的脊柱侧弯，皮肤上常有牛奶咖啡斑。其侧弯可分为两类：一类和特发性脊柱侧弯相同，另一类是脊椎骨发育不良所造成的畸形，其侵犯节段不多，常呈锐角，因此继发性截瘫的病例很多见。⑤其他类型：间质病变所致的脊柱侧弯，如马方综合征；后天获得性脊柱侧弯，如强直性脊柱炎、脊柱骨折、脊柱结核、脓胸等。上述各型脊柱侧弯中，以AIS最为常见。

2.病因病机

（1）中医学病因病机：在中医学中，AIS的病因病机在外责之于筋伤肉䐃，在内责之于肝，肝、脾、肾功能失调。肝主筋，脾主肉，肾主骨，肾封藏先天之精，充养五脏六腑之精；脾主运化，运化水谷而成后天之精，以荣养四肢百骸；肝藏血，疏泄有道，以筋强体壮，运动不息。青少年群体有其独特的生理特点，清代吴鞠通认为小儿的生理特点是"稚阳未充，稚阴未长"，"脏腑娇嫩，形气未充"，即是小儿出生之后，五脏六腑功能皆属不足，尤其以肺、脾、肾三脏更为突出，认为小儿的病理特点是肺常不足、脾常不足、肾常虚，而肝常有余、心常有余。《素问·上古天真论》曰：女子七岁，肾气盛，齿更发长……丈夫八岁，肾气实，发长齿更。二八，肾气盛，天癸至，精气溢泻，阴阳和，故能有子等论述，说明了青少年独特的生理特点。研究表明，AIS的发病先后天因素有密切的相关性。内在先后天的肝脾肾功能失调，外在各种因素导致的筋伤肉䐃，导致该病的发生。有文献报道AIS患者的侧弯双侧椎旁肌形态、大小、结构呈明显的不对称分布。韦以宗等人在对49例（男11例，女38例）年龄6～22岁AIS患者进行脊柱凸凹侧椎旁肌（主要是竖脊肌、腰大肌）的磁共振成像检测对比中AIS患者凸侧椎旁肌由下至上随着椎体的偏歪则变化越明显，凸侧椎旁肌较凹侧变短、增粗，凹侧椎旁肌较凸侧不同程度变细、变长，以顶椎区最明显，佐证了AIS患者伤筋伤肉的机制。

（2）西医学病因病机：关于AIS的病因至今尚未明确。研究显示，包括遗传因素、骨骼发育异常因素、内分泌与生长发育因素、神经肌肉因素等均与AIS的发病有关，但是还没有哪个假说能确切地解释AIS的自然史和发病过程。①遗传因素：众多研究表明，基因及遗传因素与AIS的发病有着密切的关系。在遗传模式上，目前倾向于认为AIS是复杂的多基因遗传病，可能存在多个基因的相互作用。②生长发育不平衡：主要包括青春期发育异常；在青春发育早期AIS软骨内成骨活跃；AIS的凹凸侧椎间盘存在着基质合成代谢的异常等；脊柱前后柱不平衡，后柱膜内成骨延迟，导致前柱生长过快而后柱生长缓慢等。③激素内分泌因素：AIS患者血液中的循环瘦素显著减少可引起脊柱椎体骨代谢异常，进而引起脊柱侧弯的进展；另外，褪黑素通路受损，雌激素、生长激素分泌异常等因素，均在脊柱侧弯的发病及进展中发挥重要作用。④中枢神经系统异常：中枢神经系统的发育异常如小脑扁桃体异位；脊髓栓系引起后柱发育受阻；姿势反射、本体反射和视觉反射障碍，引起脑干的信息整合障碍，从而姿势控制困难等，这些中枢神经系统的异常也是脊柱侧弯发生的重要因素。

3.临床表现

以背部不对称为主要临床表现，体格检查可发现背部的一侧局限性隆起，或脊柱呈"S"形侧弯。有小部分患者以背部疼痛为主要临床症状，但多数患者除了背部畸形可以没有其他临床症状。较为严重的侧弯畸形则可引起内脏功能紊乱,以及脊髓、神经根受压等症状。

4. 诊断要点

(1)病史:患者发病年龄 10～18 岁,应详细了解患者的健康状况及骨骼成熟程度,其母亲妊娠期的健康状况,妊娠初期 3 个月内有无服药史,怀孕分娩过程中有无并发症等;家族中其他人员脊柱畸形的情况等。

(2)主诉:患者多无明显主诉,或主诉多为肩背或腰部双侧不对称、隆起,可伴有腰背疼痛,严重者可伴有心、肺功能受损。

(3)症状与体征

1)主要症状:①畸形:多数脊柱侧凸患者主诉发现畸形而来就诊。多在无意中被他人如亲属、朋友等发现。②疼痛:背部疼痛不适多发生在严重的侧凸或晚期侧凸角度比较大的时候出现,背部疼痛与脊柱双侧软组织力量不平衡有密切关系,多为肌筋膜疼痛,尤其以腰背部疼痛为主。③心肺功能及内脏、神经系统功能障碍:多发生在严重的侧凸患者。心肺功能改变的主要表现是心跳加快、呼吸短促,患者可有心悸、气短、胸闷等症状。

2)主要体征:①一般检查:患者直立,正常情况下背部棘突连线成一直线。用一垂线自 C7 棘突向下至臀沟间,应无棘突侧向弯曲。侧凸患者可有两种情况:一是垂线向下,但偏于臀侧,这种情况为"C"形侧凸,侧凸尚未代偿,有加重趋势;二是垂线位于臀沟,但是棘突向两侧偏离垂线,呈"S"形侧凸,这种侧凸多为代偿性,加重趋势不大。同时还应注意两侧肩胛下角是否对称,胸廓是否对称。②前后弯腰试验:用于检测有无胸廓、肋骨畸形。检测方法是检查者立于患者头部或尾端,患者直立,双膝伸直,双足并拢,弯腰屈膝 90°,两上肢自然下垂,双手掌相对,如有侧凸,则凸侧背部可见剃刀背样畸形。③骨盆检查:患者直立,检查者双手置于患者双侧髂嵴上,观察双侧髂嵴是否在同一平面上。如有倾斜,可能为下肢不等长所致。

3)辅助检查:① X 线检查:需要拍摄站立位脊柱正侧位全长像、卧位左右弯曲像。必要时加拍牵引像、支点弯曲像等。X 线测量包括:端椎、顶椎、应用 Cobb 法测量侧弯度数、椎体旋转度的测定,Cobb 角大于 10° 即可诊断为脊柱侧弯。②其他检查:有神经症状者可选择行肌电图或其他神经电生理检查;必要时行脊髓造影、造影后 CT 或全脊柱 MRI 检查以鉴别其他类型脊柱侧凸。

5. 治疗方法

(1)中医辨证施治:王拥军教授团队认为,人体脊柱稳定性由两大部分组成:一是内源性稳定,包括椎体、附件,椎间盘,维持静力平衡;二是外源性稳定,主要是附着于脊柱的肌肉和韧带,维持动力平衡,即"经筋系统"。经筋是十二经脉之气结、聚、散、络于筋肉、关节的体系,受十二经脉气血的濡养和调节。维持脊柱动力平衡的经筋系统是保持脊柱姿势、曲度的必需条件。外源性稳定在某种意义上比内源性稳定更重要。当经受风寒之邪、外力损伤或长期慢性劳损,如在风寒湿刺激下的长期低头工作者,头颈屈曲,颈肌强直,韧带痉挛,造成慢性劳损,加重外源性平衡的失调,并形成恶性循环,不仅进一步加重了动力性失衡,而且诱导静力性失衡,导致 AIS 的发生。因此在 AIS 中医治疗中应时刻"法宗调衡",通过调衡筋骨达到"骨正筋柔,气血以流"。

上海中医大学附属龙华医院骨伤科从 20 世纪 80 年代就开始对 AIS 临床研究做了大量的工作,在传承武术伤科专家王子平先生及其传人吴诚德教授"脊柱侧弯体疗操"基础上,根据"经筋痹阻,筋骨失衡,气血失和,脏腑失调"的脊柱筋骨病发病理论,并结合古代导引术,将手法纳入 AIS 的康复治疗,从而形成了"脊柱平衡手法"结合"脊柱平衡导引术"的综合治疗方案,并形成了规范化文本。其中"脊柱平衡导引术"分为"立位导引"(包括:按摩腰眼、风摆荷叶、转腰推碑、掌插华山、摘星换斗、白马分鬃、凤凰顺翅)和"卧位导引"(仰卧位、侧卧位、俯卧位、俯伏位)。脊柱平衡导引术通过进行脊柱六个方向的锻炼,提高和改善整个脊柱的活动度和力量,通过腰部的锻炼,疏通督脉,有利于气血的运行,改善脊柱功能的恢复。

"脊柱平衡手法"分为第一步:循经理筋(包括:按揉、捏脊、点法);第二步:整骨扳拿(包括:推扳法、正斜扳腰法、抖拉松腰法);第三步:通络放松法(包括:滚法、指压华佗夹脊穴、摩法)。通过手法缓解脊柱侧弯引起的弓弦效应，松解肌肉挛缩和僵直，纠正椎体的位移，从而恢复关节的解剖位置，调节脊柱力学失衡。项目组联合复旦大学附属华东医院、江苏省苏州市中医医院、上海市江湾医院、上海市奉贤区中医医院等多家单位开展导引手法治疗青少年特发性脊柱侧凸症多中心、分层区组、随机对照临床研究，结果显示，脊柱平衡导引和手法可以显著减少 AIS 患者侧凸 Cobb 角度，改善患者肺功能，且临床操作简便，无不良反应发生。

（2）现代治疗

1）支具治疗：① Milwaukee 支具：1943 年设计此支具，主要用于脊柱结核术后患儿，后来用于脊柱侧弯非手术治疗。目前制作的支具选用轻型的塑料加 3 条金属片连接，上方形成胸圈，顶住枕后及下颌，下方为紧贴骨盆的塑料壳，侧方有带，能提供横向加力，可用于顶椎在 T7 上的胸段侧凸，Cochran 和 Waugh 计算了该支具产生的矫形力，侧方加力可达 2.4kg，上方下颌可达 1.4kg，枕后达 1kg，纵轴方向的牵引力一半以上由枕后产生，仰卧时更明显。电子计算机模型显示该支具能产生较好的横向力。虽然没有使治疗后侧凸减少的作用，但该支具能有效防止侧凸加重。但是，因佩戴后外形不美观，Milwaukee 支具的使用率大为降低，而多为低轮廓的支具所替代。② Boston 支具：该支具是 1971 年由 Hall 和 Miller 推荐的。该设计是一预制的对称的胸腰和骨盆为一体的筒柱，内置腰生理前凸和弧度凸侧的加压衬垫。支具是以脊柱全长的 X 线照片为蓝图，按不同患者分别制造的。支具的范围多以胸腰骶支具（TLSO）为主，结果证实其对控制弧度与 Milwaukee 支具同样有效。曾有报告称 Boston 支具有矫正脊柱旋转功效，但最近研究发现并非如此。Boston 支具对顶椎在胸或胸以下的单一弧度或双弧度类型均有效。对控制顶椎高的胸椎侧弯需要在一般支具上增加上部结构，已有人据此设想作了改进。③ SpinCor 矫形带：该方法是近年在支具治疗上提出了新概念。1998 年，在纽约 CharlesRivard 医生首次报告了 AIS 新的保守治疗方法。作为小儿骨科医生，他赞同支具是治疗 AIS 的一个选择。然而佩戴支具对 AIS 患者来说也面临许多问题。小儿在不断的生长发育中，支具治疗对其心理、生理均可能造成影响，而且小儿均需要足够的运动，这种运动均不断进行。SpinCor 试图既能固定脊柱侧凸，防止侧凸加重，又能让 AIS 患者正常运动。这种设计注重患儿四个方面的变化：脊柱侧凸畸形、姿势异常、肌肉功能不正常、生长发育不同步。SpinCor 由四个部分组成：附于骨盆的塑料外壳、棉制外套、固定带、可调节带。构成一个能动的矫形带，维持和改善脊柱侧凸，使躯体回复到正常的位置。设计 SpinCor 矫形带时，强调该带能在三维空间上矫正畸形，并注意到 AIS 病变随年龄而变化。该系统通过矫正运动，提供一个动态矫正脊柱侧凸的过程，适用于 Cobb 角大于 15°患儿。矫形原理与支具比较，SpinCor 具有一个伸缩的带，能保证躯体的运动，故日常生活如常，穿戴也较为容易，尤其能被 AIS 患者接受的是，穿戴隐蔽，不影响自己形象。由于 SpinCor 使用的时间不长，其疗效还需要长期的随访。④ Charleston 支具：该支具属于非对称胸腰骶支具，是世界上第一款夜间佩戴支具。该支具获取患者凸侧屈曲时的模型，使患者在佩戴过程中，脊柱凸侧的骶板处受到按压、凹侧骶板处受到牵拉，肌肉软组织拉伸，从而达到矫正侧弯的目的。Charleston 支具主要适用于 12～14 岁、Cobb 角 25°～35°、侧弯的类型为单胸弯或单腰弯的 AIS 患者，尤其适用于无法全天佩戴支具的患者。青少年在夜间睡眠时，生长激素分泌达到高峰，因此夜间佩戴支具符合青少年的发育特点，充分利用脊柱纵向生长，矫正畸形。但由于该支具使患者的脊柱始终维持向凸侧屈曲的状态，给患者带来较为强烈的不适感，导致患者依从性较差。

2）手术治疗：AIS 的手术治疗方法，在过去的几十年里有了巨大的进展。手术方法多种多样，有后路融合，也有前后路联合手术，并且有各式各样的内固定系统。Harrington 首先发明了用于治疗脊柱侧凸的器械，其原理是通过单纯撑开的作用来矫正脊柱侧凸。Luque 发明了椎板下钢丝及节段性脊柱固定的方法，它是通过多节段脊柱固定，应力分布来达到畸形的矫正。大多数患者术后不需要继续支具治疗。在 20 世纪 80 年代，Dubousset 和 Cotrel 引入了双棒多钩系统从而达到去脊柱旋转的概念，这就是"CD"系统，该系统术后也不需要佩戴支具，是一项有创新的手术方法，可以对脊柱侧凸进行三维矫正。最近，第三代的内固定系统出现了，主要是钩、棒及椎弓根螺钉系统。该系统通过凹侧撑开、凸侧加压来达到脊柱的矫形。椎弓根系统适用于后路,并且目前主要是用于腰椎。也有文章报道了胸椎的椎弓根螺钉系统治疗胸段侧凸取得了很好的效果。最近还出现了一些新的术中用导航系统,对于翻修手术有较大的作用。

6.述评

(1)流行病学研究:迄今为止,人们对 AIS 的发病率进行了大量的流行病学调查,但由于筛查手段和筛查对象的差异,以及采取的诊断标准不同,因此对 AIS 的发病率统计结果不尽相同。如果以 Cobb 角 >5° 为标准,发病率为 5%~15%;以 Cobb 角 >10° 为标准,为 1.5%~3%;以 Cobb 角 >20° 为标准,为 0.3%~0.5%;以 Cobb 角 >30° 为标准,则为 0.2%~0.3%。目前,人们已经倾向于采取 Cobb 角 >10° 为统一标准,因此,可以认为 AIS 的发病率为 1.5%~3%。流行病学调查显示,AIS 存在家族聚集性。Harrington 的早期研究对侧凸超过 15° 的女性进行了跟踪调查,结果发现她们的女儿中侧凸的发生率约为 27%。一项 207 名患者和 2 662 名家族亲属的调查显示,一级亲属的患病率为 11%;二级亲属 2.4%;三级亲属 1.4%。

部分 AIS 患者在青春发育期,其脊柱畸形会有进展。所谓进展,多数报告将其定义为:用 Cobb 法测量 2~3 次,如增加 5° 以上,即为侧凸进展。这成为 AIS 最重要的问题。Tolo 及 Gillespie 在其 59 例患者中发现,71% 侧凸增加。Figuerlds 在观察 98 例患者后发现,73% 有进展。尤其在青春期侧凸很容易进展。骨发育成熟后,尤其是侧凸畸形趋于平衡之后,进展可能停止。然而,又有很多病例表明,侧凸在患者发育完成之后并不停止进展。在 Hugoakeim 的病例中,很多患者在 21 岁时为轻度侧凸或中度侧凸,随着年龄的增加,其侧凸也逐年加重,随访中发现不少患者的侧凸角度在 50°~60° 以上。因此,研究 AIS 进展的原因,对于治疗的决策具有重要意义。

(2)AIS 发病前的预防:脊柱侧弯是危害我国青少年儿童的常见病、多发病。我国中小学生脊柱侧弯的发生率呈明显上升趋势。但至今尚未引起家庭、学校及社会的高度重视。上海中医药大学脊柱病研究所曾在 2004 年,针对上海市徐汇区、虹口区、奉贤区等数个区县近 10 所中小学的在校学生进行脊柱健康普查。调查结果发现,在这些学校中,青少年特发性脊柱侧弯的发病率达到了 4%。以此发病率推算,上海市近 600 万的青少年中,将有 20 多万花季少年将因此而失去挺拔的身材。因此,如何保护青少年脊柱的健康,对青少年教育其树立正确的日常生活和学习习惯对预防脊柱侧凸症的发生尤为重要。①在站立姿势方面:两眼平视,下颌稍内收,胸部挺起,腰背平直,小腿微收,两腿直立,两足距离与双肩宽度相等。这样整个骨盆会前倾,全身的重力均匀通过脊柱、骨盆传向下肢至足,成为真正的"脚踏实地"。此时,人体的重力线正好通过腰椎及椎间盘后部,能有效地避免脊柱侧凸的发生。②在坐姿方面:椅子的高度要适中,以能保持膝盖与臀部同高,并且两脚能平踩地面,紧贴椅背坐稳。不要坐在过高或离工作点太远的椅子上,以防上身过度前倾,更不能瘫在椅子上。③在卧姿方面:首先要选择硬的床垫。一般我们都会以为睡觉时腿伸直会比较好,其实最好的是垫一枕头,保持脊柱一定的曲度。同样,侧睡时,头部较肩部微微向后,双髋及双膝略屈,更能保持肌肉的自然松弛。不要睡在柔软、中间下限、无支撑力的床垫上。不要俯卧睡眠以免造成凹背或背部扭伤。

(3)AIS 发病后的养护:对于 40° 以下的青少年特发性脊柱侧凸,在发病后应积极配合支具治疗,并在日常生活坚持导引锻炼治疗,避免脊柱负重,养成良好的生活和学习习惯。对于 40° 以上的青少年特发性脊柱侧凸,一般选择手术矫正治疗。一般来说,术后第一个月内是以卧床休息为主的,可以适当起来走动,就餐、如厕等,但是只要起来就需要佩戴支具保护。术后个 1 月之内的日常生活是需要有人照顾的。术后 1 个月的时候最好拍片复查一下,了解内固定是否有松动或者变化,如果没有问题,就可以逐渐增加活动的时间了。很多患者术后 2 个月就可以完全恢复如常生活或者上学了。术后起来活动的时候,腰背部的酸痛是正常的,毕竟手术部位的肌肉等软组织完全愈合也需要 3~4 周的时间,一般都没有问题的。只要身体没有突然的变化,如背部剧痛、身高降低、后背再次隆起等,就没有大的问题。术后的康复是需要循序渐进的,不要操之过急。一般来说。术后半年之内是不允许做剧烈的活动的,尤其不要弯腰、扭腰、搬提重物等,术后 1 年之内也不可以做对抗性的活动或运动。

（二）佝偻病

1. 定义

佝偻病又称为维生素 D 缺乏性佝偻病，是由于婴幼儿、儿童、青少年体内维生素 D 不足，从而引起钙、磷代谢紊乱，产生的一种以骨骼病变为特征的全身、慢性、营养性疾病。

佝偻病多见于 3 个月～2 岁的婴幼儿，其病理改变是由于钙、磷不足，骨的钙化过程受阻，软骨细胞增殖、分化和凋亡的正常程序被破坏，在骨骼端产生骨样组织堆积，临时钙化带增厚，骨骺膨出，导致临床出现肋骨"串珠"等症状和体征。

2. 病因病机

（1）中医学病因病机：中国古代文献很早就对佝偻病有记载。《庄子·达生》曰："仲尼适楚，出于林中，见痀偻者承蜩，犹掇之也。"这里的"痀偻"指的就是"佝偻"。《诗经》中将佝偻病的症状称之为"籧篨"与"戚施"。如《诗经·邶风·新台》曰："燕婉之求，得此戚施。""燕婉之求，籧篨不鲜。"其中"籧篨"和"戚施"分别指的是"鸡胸"和"驼背"。

在该病的病因病机上，历代医家因观察角度不同而各有侧重。宋代钱乙在《小儿药证直诀》中指出，本病主要先天不足，重在肾虚，以肾阴虚为著，选用六味地黄丸加减治疗。元代朱丹溪则认为，主要是肝肾不足所致筋骨痿软，以滋补肝肾用虎潜丸加减治疗。明代医学家薛铠在《保婴撮要》中将该病归之于脾肾，认为肾生髓主骨，齿为骨之余，髓之所养，发为血之余，肾之苗，肾气通于督脉，若肾气不足，则髓不充骨，骨骼发育生长迟缓，出现颅骨软化，前囟宽大，闭合延迟。精髓亏损，督脉虚而脊柱软，日久脊柱弯曲，凸如龟背。程国彭根据囟门不闭，鸡胸漏斗胸，肋骨串珠，龟背，下肢弯曲等症状体征，以脾肾亏损为病机，创制了补脾益肾的补天大造丸。

（2）西医学病因病机：①钙、磷和维生素 D 贮备不足：胎儿的钙、磷和维生素 D 均来自母体。孕期偏食、日照不足、多次妊娠、妊娠高血压等母体原因，以及双胎、早产等胎儿原因，均导致新生儿体内钙、磷或维生素 D 的贮备不足。②维生素 D 摄取不足：无论是人乳还是牛乳中维生素 D 水平都很低，不能满足新生儿每日的所需量。足月新生儿需补充维生素 D 10μg/d，早产儿需要量可高达 20μg/d。由于早产儿摄入奶量较少，更易发生维生素 D 缺乏。③生长速度过快：钙磷储备主要在妊娠后 3 个月。在此时期，胎儿的骨骼生长速度加快，钙磷的需要量大，早产儿因过早出生，钙、磷、维生素 D 储备和摄取不足，加之生长追赶速度较快，易发生佝偻病。④甲状旁腺激素分泌不足及肝肾功能不完善：新生儿的甲状旁腺激素分泌不足易出现肾小管对钙再吸收减少、对磷的再吸收增加，导致出现低钙、高磷血症。新生儿的肝肾功能不完善，影响维生素 D 在体内的羟化作用，降低了维生素 D 的生物活性。⑤其他因素：各种影响胃肠道、肝胆或肾脏对维生素 D 和／或钙、磷的吸收、代谢和利用的疾病，如新生儿肝炎、长期腹泻引起的吸收不良等均可导致新生儿佝偻病的发生。当体内钙、磷水平降低，就会导致骨质钙盐沉着障碍，不能在骨基质中充分沉积，导致骨样纤维堆积而出现佝偻病的临床表现。

3. 临床表现

临床可为早期、活动期、恢复期和后遗症期，年龄不同，其临床表现不同。

（1）初期：多见于 6 个月以内，主要以神经兴奋性增高为主要表现，如易激惹、烦躁、夜啼、多汗等。此期无骨骼病变，X 线片可正常或出现钙化带稍模糊。实验室检查可出现血钙、血磷降低、血清 25（OH）D$_3$ 含量下降等。

（2）活动期：初期症状进一步加重，部分患儿出现全身肌肉松弛、乏力、运动功能发育落后等表现。此期可见颅骨软化、方颅、肋骨串珠、郝氏沟、漏斗胸、鸡胸、手、足镯症及 X 形或 O 形腿等改变。长骨 X 线可显示骨骺端钙化带消失，呈杯口状、毛刷样改变，骨骼软骨带增宽，骨质稀疏，骨皮质变薄，骨干弯曲畸形或青枝骨折等。实验室检查可出现血钙、磷浓度明显下降，血清碱性磷酸酶明显升高、血 PTH 增高、血清维生素 D 含量下降等。

（3）恢复期：患儿经治疗后，临床症状和体征逐渐减轻、消失。X 线片出现不规则的钙化线，钙化带致密增厚，骨质密度逐渐恢复正常。实验室检查血钙、磷浓度逐渐恢复正常。

（4）后遗症期：一般无相关临床症状，重度佝偻病可残留不同程度的骨骼畸形，多见于 >2 岁的儿童。

4. 检查诊断要点

（1）病史：有日光照射不足史，摄入不足史，生长过速史等。如早产儿或双胎婴儿体内维生素 D 存贮不足，且生后生长速度快，易发生维生素 D 缺乏性佝偻病。有胃肠病史；严重肝、肾损害病史；长期服用抗惊厥药物或糖皮质激素等用药史。

（2）主诉：临床多有夜惊、多汗、烦躁不安等表现。

（3）症状及体征：主要表现为颅骨软化、方颅、肋骨串珠、典型肋膈沟、鸡胸、漏斗胸、手镯、脚镯、O 形腿或 X 形腿等表现。

（4）实验室检查：实验室检查主要表现为血生化指标中血钙、血磷降低，碱性磷酸酶增高，25（OH）D_3 减少，骨碱性磷酸酶增高。

（5）影像学表现：腕部 X 线检查可见干骺端临时钙化带模糊或消失，干骺端增宽为初期，干骺端呈毛刷状或杯口状该病，骨骺软骨加宽为激期表现。

5. 治疗方法

（1）中医辨证论治：该病以益气健脾，补肾填精为主要治疗原则。证属脾肺气虚者，治以健脾补肺；证属脾虚肝旺者，治以健脾平肝；证属肾精亏损者，治以补肾填精。

1）肺脾气虚：可见形体虚胖，神疲乏力，面色苍白，多汗，发稀易落，肌肉松弛，大便不实，纳食减少，囟门增大，易反复感冒，舌淡，苔薄白，脉细无力。治法以健脾补肺为主，人参五味子汤加减。

2）脾虚肝旺：可见头部多汗，面色少华，发稀枕秃，纳呆食少，坐立、行走无力，夜啼不宁，时有惊惕，甚至抽搐，囟门迟闭，齿生较晚，舌淡，苔薄，脉细弦。治法以健脾平肝为主，益脾镇惊散加减。

3）肾精亏损：可见面白虚烦，多汗肢软，精神淡漠，智识不聪，出牙、坐立、行走迟缓，头颅方大，鸡胸龟背，肋骨串珠，肋缘外翻，下肢弯曲，或见漏斗胸等，舌淡，苔少，脉细无力。治法以补肾填精为主，补天大造丸加减。

（2）现代治疗：维生素 D 缺乏所致的佝偻病临床治疗相对较为简单，对于营养不良或者伴有低钙血症的患儿通常予以口服维生素 D 和钙制剂即可。在维生素 D 制剂的选择上，目前临床主要以维生素 D_3 为主。维生素 D_2 在佝偻病的治疗方面也在逐步得到关注。有研究显示，维生素 D_2 能够升高血清中 25（OH）D_3 的水平，同时在结束治疗后其血清浓度能迅速下降。英国国家儿童处方集指出在维生素 D 治疗时间上要考虑到与年龄相关的体格和生长速率的变化，建议给予 8～12 周的治疗剂量后，继续予以补充剂量，直到完成了线性生长过程。美国内分泌协会临床实践指南推荐 0～1 岁婴幼儿给予维生素 D_2 或者维生素 D_3 的剂量为 2 000IU/日或者 50 000IU/周，连续 6 周，之后给予 400IU/日，对于 1～18 岁的儿童也推荐此方案，但是维持剂量为 600IU/日。维生素 D 肌内注射冲击治疗不作为常规的推荐治疗方法，每次 600 000IU 的维生素 D 冲击治疗可能会导致高钙血症和肾钙质沉着症。

6. 述评

（1）流行病学研究：世界范围内，佝偻病的发病率似乎呈上升趋势，在欠发达地区，佝偻病的发病率较高。如蒙古的发病率为 70%，埃塞俄比亚为 42%，尼日利亚为 9%，冈比亚为 3.3%，孟加拉国为 2.2%。英国西北地区，多半是亚洲人群，大约有 1.6% 为佝偻病患者。澳大利亚一项监测研究估计小于 15 岁的儿童中，维生素 D 缺乏和佝偻病的总体发病率约为 4.9/10 万，其中 98% 为有色人种。2011 年英国国家饮食和营养调查对年龄在 11～18 岁之间的人群进行血清 25（OH）D_3 的测定，结果显示男孩平均血清 25（OH）D_3 水平为 44.6nmol/L，女孩为 42.2nmol/L，结果表明这个年龄段的青少年维生素 D 普遍不足甚至缺乏。

佝偻病的发病与季节、气候、喂养方式、出生情况、环境卫生等因素密切相关，是我国重点防治的婴幼儿疾病。在 20 世纪 70 年代，我国普查 3 岁以下小儿佝偻病的患病率为 40.3%。20 世纪 90 年代，全国儿童健康状况调查时城乡婴幼儿发病率下降到了 26.7%。虽然近 30 年来，我国佝偻病的患病率呈逐年下降趋势，但 3 岁以内的儿童佝偻病的患病率在一些偏远地区仍处于偏高水平。进一步加强对佝偻病的认识和防治，做到早期预防和治疗仍是目前的重要工作。

（2）佝偻病的预防重于治疗

1）孕产期的预防：有研究显示，在孕晚期，25- 羟维生素 D_3 可通过胎盘转运至胎儿，使脐血 25- 羟维生素 D_3 浓度接近或较母亲 25- 羟维生素 D_3 浓度低 20% 左右，是新生儿维生素 D 储备的主要来源。因此，在妊娠后 3 个月应合理补充维生素 D，维生素 D 补充剂量可以维持在 800～1 000U/d。在条件允许下，孕妇应监测血 25- 羟维生素 D_3 浓度，如存在维生素 D 缺乏，应给予维生素 D 治疗，使 25- 羟维生素 D_3 水平保持在正常范围。

2）0～18 岁儿童和青少年的预防：①初始补充维生素 D 的时间：尽管已经大力提倡妊娠后期应该给予补充维生素 D，但是在我国新生儿期维生素 D 缺乏的情况仍然很严重。应该于出生后即开始补充维生素 D，以期减少维生素 D 缺乏及维生素 D 缺乏性佝偻病的发生。②补充维生素 D 的年龄阶段：维生素 D 缺乏及维生素 D 缺乏性佝偻病的预防应从围生期开始，以婴幼儿为重点对象并持续到青春期，做到"因时、因地、因人而异"。应进行广泛宣传教育，使父母及看护人学到有关的知识。补充维生素 D 的预防剂量：维生素 D 的预防剂量为 400～800U/d，可以根据北方或南方，冬季或夏季不同情况选择 400 或 800U/d。至于孕后期妇女维生素 D 补充剂量建议日 800～1 000U/d。早产儿、低出生体重儿、双胎儿生后即应补充维生素 D 800～1 000U/d。连用 3 个月后改为 400～800U/d。③日光照射：日光照射是获取维生素 D 的主要途径。因此，为保证儿童的骨骼健康，冬季应增加户外活动时间，夏季可到室外阴凉处活动，孕妇及儿童尤应注意适当晒太阳。但过度日晒有可能造成皮肤损伤。提醒特别是 <6 个月的小婴儿应避开正午时间，避免日光直射。同时，对于儿童日照量亦要适宜。降低皮肤损伤的措施有：尽量选择夏季早晨或午后晒太阳，这个时段的紫外线不仅有助于皮肤合成维生素 D，而且对皮肤的伤害较小，避免 10:00～16:00 的太阳照射。

（三）成骨不全症

1. 定义

成骨不全症（osteogenesis imperfecta，OI）又称脆骨病、玻璃娃娃、瓷娃娃等，是一种因先天遗传性缺陷（ICD-10-Q），由于患者 I 型胶原蛋白纤维病变，造成骨骼强度耐受力差而容易骨折的疾病。约 90% 的 OI 是由于 I 型胶原 α1 链（*Col1A1*）和 α2 链（*Col1A2*）基因突变所致。该病多呈现为常染色体显性遗传，少数病例表现为隐性遗传。

2. 病因病机

（1）中医学病因病机：该病属中医学"五软"范畴。五软，最早见于元代曾世荣《活幼心书•五软》曰："爱自降生之后，精髓不充，筋骨痿弱，肌肉虚瘦，神色昏慢，才为六淫所侵，便致头项手足身软，是名五软。"明代《婴童百问•二十六问》提出"五软者，头软、项软、手软、脚软、肌肉软是也"，沿用至今。五软之病因，多为先天胎禀不足，肝肾亏损，气血虚衰，筋骨肌肉痿弱无力；或后天调护失宜，病后失养，以致脾胃虚弱，气血化生无源，筋骨肌肉失于滋养；或感受外邪，损耗气血津液，灼伤筋脉，而成五软之证。

（2）西医学病因病机：人体骨骼系统的骨组织由无机质和有机质共同构成，其中有机质 90% 以上是 I 型胶原蛋白。I 型胶原蛋白在维持骨骼结构的完整性和生物力学性能中具有重要作用。I 型胶原蛋白编码基因或其代谢相关调控基因突变，是 OI 发病的重要因素。I 型胶原蛋白数量减少或质量异常，可引起骨皮质变薄，骨小梁形态异常，骨密度显著降低，骨强度下降，最终导致骨折反复发生和进行性骨骼畸形。OI 可由多种致病基因突变所致，大部分属于常染色体显性遗传，少数呈常染色体隐性遗传，罕有 X 染色体伴性遗传。I 型胶原呈三螺旋结构，由两条 α1 链和一条 α2 链构成，当其编码基因 *Col1A1* 和 *Col1A2* 发生突变时，就会导致 OI 的发生，因此 OI 属于常染色体显性遗传疾病。少数 OI 呈常染色体隐性遗传或 X 染色体伴性遗传，其相关基因突变影响 I 型胶原分子的修饰、组装、运输等过程，或影响骨骼矿化、成骨细胞分化等导致 OI。

3. 临床表现

OI 的临床表现多种多样，轻者可无症状出现，身高正常，仅表现较容易出现轻度易发骨折；症状重者可出现残疾，甚至死亡。OI 一般骨骼的临床表现多为骨脆性增加，常出现自发性骨折，或反复多发骨折，轻微损伤即可导致骨折的发生。骨折大多以青枝型为主要表现，骨折移位较少，疼痛轻，愈合比较快，依靠骨膜下成骨完成骨折的愈合，畸形愈合多见，肢体常弯曲或成角。在青春期以后，患者骨折次数逐渐减少，可伴有脊柱侧凸出现，骨盆扁平，或有身材矮小、蓝巩膜、巩膜变薄，透明度增加等临床症状。由于听骨硬化、声音传导障碍或听神经卡压等原因，临床可有进行性耳聋出现。牙齿发育不良，灰黄，切齿变薄，切缘有缺损，关节松弛，肌腱及韧带的胶原组织发育障碍可有畸形，关节不稳定。由于胶原组织有缺陷，肌肉多较为薄弱，皮肤瘢痕加宽。传统上 OI 分为四型（Ⅰ～Ⅳ型）。近年的研究又增加四种分型（Ⅴ～Ⅷ型），不同分型临床表现略有差异。

（1）Ⅰ型 OI：该型是临床最常见和最轻的类型，临床易出现骨折，且大多数骨折多发生于青春期前。患者身高基本正常，关节较为松弛，肌肉力量较弱；巩膜常为蓝色、紫色或灰色；脸部多呈现为三角形；有脊柱弯曲的倾向；没有或少见有骨骼畸形；可能有牙齿易碎、听力减退等表现。

（2）Ⅱ型 OI：该型是临床最严重的类型，由于呼吸系统问题，患者常在出生或出生后极短时间内发生致死；骨折次数非常多并有严重的骨骼畸形；患者通常身材比较矮小，肺部发育较差；巩膜有色素沉着。

（3）Ⅲ型 OI：该型多易发生骨折，通常出生时即可有骨折出现。患者通常身材较为矮小；巩膜呈蓝色、紫色或灰色表现；四肢关节松弛，肌肉发育差；胸部可有桶状胸表现；脸部多呈现为三角形；有脊柱弯曲的倾向；可伴有呼吸系统相关症状；常出现较为严重的骨骼畸形；可能有牙齿易碎、听力减退等表现。

（4）Ⅳ型 OI：该型严重程度介于Ⅰ型和Ⅲ型之间；临床易出现骨折，其骨折大多数发生于青春期前；患者身材通常低于同年龄平均水平；巩膜白色或接近白色；可有轻度或中度的骨骼畸形；有脊椎弯曲的倾向；胸部可有桶状胸表现；脸部多呈现为三角形；可能有牙齿易碎、听力减退等表现。

（5）Ⅴ型 OI：该型临床表现和症状与Ⅳ型相似，属显性遗传；X 线检查可以看到在长骨的干骺端附近有致密条带出现；在骨折或手术部位可出现肥厚型骨痂；由于尺骨和桡骨之间的骨间膜出现钙化，导致前臂旋转功能受限；巩膜呈白色；牙齿多正常；显微镜下可见骨骼有"网格样"改变。

（6）Ⅵ型 OI：该型临床表现和症状与Ⅳ型相似，患者可出现轻微的碱性磷酸酶活性升高；显微镜下可见骨骼呈现一种与其他类型截然不同的"鱼鳞样"改变；尽管此类 OI 的遗传模式还未确定是显性或隐性遗传，但研究人员认为隐性遗传的可能性更大。

（7）Ⅶ型 OI：本型的首例患者在许多表现和症状上与Ⅳ型类似；在其他患者，除了婴儿有巩膜呈白色、小头和圆脸以外，其他表现和症状则类似Ⅱ型致死性 OI；患者通常身材较为矮小；肱骨和股骨较短；常见有髋内翻症状出现。该型属 CRTAP（软骨相关蛋白）基因突变导致的隐性遗传疾病。

（8）Ⅷ型 OI：该型除了婴儿巩膜呈白色以外，其他表现和症状与致死性Ⅱ型或Ⅲ型类似；患者常有严重的生长缺陷；末端骨骼钙化差；该病多是由于 LEPRE1 基因突变引发脯氨酸-3-羟化酶1（P3H1）缺乏而致，属隐性遗传疾病。

4. 诊断要点

（1）OI 的临床诊断依据主要包括以下几个方面包括：①骨质疏松且骨脆性增加，有反复脆性骨折史。②蓝色巩膜。③牙本质发育不全，特征是牙齿透明、变色、变脆易折断。见于约 50% 的 OI 患者，尤其是重度患者。牙齿的异常通常在长第一颗牙的时候就很明显。有健康乳牙的幼儿不会发育为牙齿发育不全。牙齿发育不全往往在家族内遗传。④早熟性耳硬化，听力下降。

具备以上 4 项中的 2 项，特别是前 2 项，临床诊断即可成立，但 OI 的病因诊断有赖于 *Col1A1* 和 *Col1A2* 基因的分析。

（2）OI 的辅助检查：①实验室检查：OI 患者的血清钙、磷、碱性磷酸酶水平通常正常。在儿童时期，骨吸收指标、骨形成指标等骨转换生化指标通常正常范围内，当有骨折发生时，骨转换生化指标可一过性轻度升高。Ⅵ型 OI 具有独特的血清色素上皮衍生生长因子水平降低。②骨密度检查：绝大多数 OI 患者的腰椎、髋部及全身骨密度值显著低于同龄、同性别正常人，骨密度 Z 值小于 −2.0。

5. 治疗方法

（1）中医辨证论治

1）肝肾亏损：生长发育缓慢，精神呆滞，智力迟钝，天柱骨无力，头项倾斜，不能抬举，手足筋骨软弱，不能握举及站立。舌淡苔白，脉细弱。治法以补益肝肾，填补精髓为主，补肾地黄丸加减。

2）脾胃虚弱：面色萎黄，精神倦怠，少气懒言，肌肉消瘦，皮肤松弛，四肢痿弱，手不能举，足不能立，口唇软薄，咀嚼乏力，舌常伸出，涎出不禁，纳呆便溏。舌淡，脉细弱。治法以益气补脾为主，补中益气汤加减。

（2）现代治疗

1）生活方式干预：由于 OI 患者伴有严重的骨质疏松，骨脆性增高，跌倒后容易导致骨折的发生。因此，OI 患者在日常生活中应在居住环境中增添防跌倒设施，同时应积极加强功能锻炼，提高自身肌肉功能，改善身体平衡和协调能力，避免跌倒的发生。

2）药物治疗：对于 OI 患者，当出现下列情况时应考虑应用药物干预治疗。存在椎体压缩性骨折的儿童 OI 患者或 10 岁前发生 2 次以上长骨骨折；青少年患者在 18 岁前发生 3 次以上长骨骨折；成人 OI 患者发生椎体压缩性骨折或长骨骨折；绝经后和 50 岁以上男性 OI 患者，骨密度符合骨质疏松（即骨密度 T 评分≤−2.5）。

药物治疗主要有以下几个方面：①基础药物治疗：可参照骨质疏松症患者的处理原则，予以补充适量的钙剂和维生素 D。患儿钙剂的补充按身体重量在 15kg 以下的，予以元素钙 500mg/d；在 15kg 以上的，予以元素钙 1 000mg/d。维生素 D 的补充按身体重量在 30kg 以下的予以普通维生素 D 500IU/d；在 30kg 以上的予以普通维生素 D 1 000IU/d。成人钙剂和维生素 D 的补充按常规剂量。②特异性药物治疗：双膦酸盐类药物（bisphos phonates，BPs）：BPs 是目前临床上广泛应用的治疗 OI 药物，包括第二代 BPs（如阿仑膦酸钠和帕米膦酸钠）和第三代 BPs（如唑来膦酸、伊班膦酸钠和利塞膦酸钠等）。BPs 类药物属于骨吸收抑制剂，其主要作用机制是骨骼羟基磷灰石结合，抑制破骨细胞活性，减少骨吸收，从而增加骨密度、降低骨折风险。BPs 类药物治疗 OI 目前属于超适应证用药，因此在临床应用时需患者或其法定监护人签署知情同意书。BPs 治疗 OI 的合适剂量、使用频率、药物疗程尚需进一步探索。值得注意的是，BPs 主要经过肾脏排泄，肌酐清除率 <35ml/min 者禁用 BPs。BPs 治疗 OI 的常见不良反应包括：首次静脉输注 BPs 常出现急性期反应，包括发热、头痛、恶心、肌痛、关节痛和低钙血症等，多在第一次输液后 24 小时内出现，3 日左右缓解，症状明显者可予非甾体抗炎药对症处理。口服 BPs 常见不良反应为胃肠道不适，具有消化系统疾病者慎用。③甲状旁腺激素类似物（PTH1-34）：PTH 类似物属于骨形成促进剂，可增加成骨细胞活性，促进骨形成、增加骨密度。小样本成年 OI 患者接受 PTH1-34 20μg/d 皮下注射，治疗 18 个月，腰椎、股骨颈及全髋骨密度显著增加。狄诺塞麦（denosumab）属于骨吸收抑制剂，是 RANKL 的单克隆抗体，其主要作用机制是减少破骨细胞的生成与活性，抑制骨吸收、增加骨密度、降低骨折风险。有小样本 OI 患儿接受狄诺塞麦治疗，每 12 周皮下注射 1mg/kg 体质量狄诺塞麦 1 次，治疗 2 年，患者骨密度升高、骨折次数下降，椎体出现再塑形，且耐受性较好，但其远期疗效和安全性，尚需评估。

3）手术治疗：对于发生不稳定骨折、骨折延迟愈合或不愈合，出现严重骨骼畸形、严重或反复关节内骨折造成创伤性关节炎，引起 OI 患者活动受限，明显影响生活质量时，需行手术治疗。对于四肢骨折，髓内钉技术优于钢板内固定术，具有避免应力集中的优势，内固定物周围骨折发生率更低。髓内固定困难时，考虑选择锁定接骨板或单臂多功能外固定器行外固定。对于脊柱骨折，选用椎体成形术，可显著缓解患者疼痛症状，提高患者生活质量。

创伤性关节炎是 OI 患者临床常见并发症。成年 OI 患者的创伤性关节炎常选择保守治疗，对于保守治疗不能缓解疼痛、日常生活明显受影响及需要用助行器辅助行走者，可考虑关节置换手术。对于肢体反复发生骨折、骨折不愈合、形成假关节或肢体畸形严重影响生活质量的 OI 患者，可考虑四肢矫形手术。下肢矫形手术可以减轻患儿的疼痛，帮助患儿尽快学习站立和行走。手术时机建议选择患儿开始尝试站立且学习走路之前；同时患儿长骨的髓腔直径达到能够放置弹性髓内钉或可延长髓内钉的标准。对于骨骺未闭合的儿童患者，可使用弹性髓内钉，具有保护骨骺、保持患肢生长潜能的优势。弹性髓内钉的不足之处在于，易发生退钉、髓内钉末端刺激局部软组织、突出部位穿破皮肤引发感染、肢体短缩、内外翻畸形等。

4）康复治疗：康复训练对于增强 OI 患者的肌肉力量，改善患者活动能力，提高患者生活治疗具有重要作用。OI 患者的康复训练主要包括特定关节的伸展以及相关肌肉的力量训练；适当负重训练；水疗；适当辅具治疗，弥补身材短缩、畸形所致生活不便；佩戴合适的下肢支具，弥补关节松弛和肌肉无力对下肢功能的影响；选择合适的助行工具，行走训练等。对于儿童期的 OI 患者，应教会患者的监护人相关正确的技能，主要包括如何正确给患儿洗澡、换尿布；如何正确搬运患儿；正确使用缓冲垫、模具化的座位等，减少患儿四肢的运动；在夜间使用夹板防止关节挛缩或结构变形等。通过加强感觉统合训练、抗重力肌肉训练等方式，使患儿增强对头部、躯干、上肢等功能的控制。对于学龄期儿童，应加强对患儿独立能力以及快速运动能力的培养，使其适应学校环境，在此时期合理选择轮椅对患儿下肢功能保护很有意义。从儿童期到青少年期的成长过程中，频发性骨折是 OI 患者的常见现象。OI 患者骨折后通常需要较长时间制动和康复。在 OI 患者康复期，水疗的选择至关重要。可早期开始在水中进行康复训练，一方面可以增强肌肉力量，另一方面水中的康复可以保护骨骼避免再次损伤，同时在水疗过程中，通过闭气和呼吸锻炼还可以增加肺功能。要注重对 OI 患者的营养支持，注意热量摄入以及蛋白营养的均衡，防止出现体重超标或肌肉消耗过大。心理支持对于患者父母和患者都有重要意义，通过对于患者父母，尤其是逐步步入青春期的患者，需要心理精神上的支持帮助他们解决感情、性和社会交往中可能出现的问题。对于 I 型及轻度和中度的 IV 型 OI 患者，帮助其融入社会，拥有正常的工作生活是康复治疗的主要目的。应通过精确的、个性化的康复评估，制定相应的康复训练计划，强化肌肉功能，帮助患者合理使用辅具等。

6.述评

随着分子生物学的发展，目前已明确发现 19 种基因突变可以导致 OI 表型，这对于深入探索 OI 发病机制提供了充实的理论基础。据文献报道，约占 90% 的 OI 属于常染色体显性遗传，主要由 I 型胶原编码基因 *Col1A1* 和 *CPL1A2* 突变所致，其常见突变机制包括 2 种：一方面是，由于 *Col1A1* 无义突变和移码突变通过无义介导的 mRNA 降解，从而导致 I 型胶原合成数量减半，最终引起 I 型胶原单倍剂量不足；另一方面是，*Col1A1* 和 *CPL1A2* 三螺旋区错义突变通过显性负效应，影响胶原三螺旋合成及其与细胞外基质相互作用，导致的 I 型胶原三螺旋结构变异。除此之外，还有干扰素诱导跨膜蛋白 5 基因突变导致的常染色体显性遗传性 V 型 OI，患者表现为特征性桡骨小头半脱位、骨间膜钙化、肥厚性骨痂形成等；而该基因的编码产物骨特异性干扰素诱导跨膜蛋白，则主要参与成骨细胞的分化及骨骼矿化过程。

对于罕见的常染色体隐性遗传性 OI，致病基因则十分复杂。例如，负责 I 型胶原翻译后修饰的 3- 羟基复合物编码基因突变，即软骨相关蛋白、脯氨酸 -3- 羟化酶 1 和亲环蛋白 B，将使 OI 患者的骨组织 I 型胶原呈现过度修饰状态；参与胶原组装的分子伴侣和细胞外交联的相关酶编码基因突变，即热休克蛋白 47、FK506 结合蛋白 10 和前胶原赖氨酰羟基化酶，可引起胶原错误折叠和异常交联；与 I 型前胶原 C 端切割、胶原成熟相关的骨形态发生蛋白 1 编码基因突变，患者可出现高骨密度和反复骨折；与骨骼矿化相关的色素上皮衍生因子编码基因突变，患者可出现骨骼和血清中色素上皮衍生因子水平下降和鱼鳞状骨组织。此外，还有与成骨细胞分化及其功能相关的多种蛋白编码基因突变，如转录因子 7、三聚细胞内阳离子通道 B、Wnt1 蛋白、骨粘连蛋白和星形胶质细胞诱导物质等。

近年来，也发现了 X 染色体连锁遗传性 OI，包括呈 X 连锁显性遗传的丝束蛋白 3 编码基因突变，以及呈 X 连锁隐性遗传的位点 2 蛋白酶基因突变。然而，目前除 I 型胶原编码基因外，其余基因突变导致

OI 的机制尚不十分清楚,可能与胶原肽链合成、翻译后剪切、修饰折叠、胶原分子伴侣、胶原矿化等异常,以及破骨细胞活性增加等相关。

三、"肾主骨"理论与骨代谢异常

(一)骨痿(骨弱):骨质疏松症

1. 定义

骨质疏松症(OP)是 Pommer 在 1885 年将其从骨软化症中划分出来的一个独立性疾病。OP 是以骨量减少和骨组织微结构破坏,继而引起骨骼脆性和骨折危险性增加为特征的全身性骨骼疾病。2001 年美国国立卫生研究院(NIH)提出 OP 是以骨强度下降、骨折风险性增加为特征的全身骨骼系统疾病,骨强度反映了骨骼的两个主要方面,即骨矿密度和骨质量。该病可发生于不同性别和任何年龄,但多见于绝经后妇女和老年男性。

我国 50 岁以上女性 OP 的患病率达 19.2%,2010 年我国骨质疏松性骨折患者达 233 万,至 2050 年,这个数字将上升至 599 万,严重威胁中老年人的健康与生命,也给家庭和社会带来了沉重的负担。因此,如何防治 OP 已成为全球关注的公共卫生问题,也是我国人口与健康领域的重要研究内容。

2. 病因病机

OP 属于中医学骨痿、骨痹、骨枯、腰痛等范畴,多发于老年人,尤其是绝经后女性。《素问•六节藏象论》曰:"肾者……其充在骨"。说明肾精的肾衰与骨骼坚强、脆弱密切相关。而肾精充盈与否,随年龄的增长而盛衰,骨骼也随之而发生变化。原发性骨质疏松症的发生、发展与"肾气"密切相关。肾为先天之本,主骨生髓,肾精的盛衰决定骨的生长、发育、成熟、强劲、衰弱的过程;若患者年迈,天癸已竭,或因他病日久,房劳过度,禀赋不足,肾精亏虚无以养骨,骨枯髓减,经脉失荣,气血失和而致腰脊酸痛乏力。

《灵枢•本神》曰"脾气虚则四肢不用";《素问•痿论》曰"治痿者独取阳明"等都说明脾胃在本病中的重要性。脾为后天之本,主四肢百骸,先天之精有赖于后天之脾胃运化水谷精微的不断充养,若饮食失调、饥饱无常,或久病卧床,四肢少动,脾气受损,脾运失健,运化无力,则气血乏源无以化精生髓,髓枯骨痿,经脉失和而发本病。女子以肝为先天,肝藏血,肝主筋,肝血不足则筋脉失养;且骨质疏松的老年女性,又常表现出肝失疏泄的特点,故本病与肝亦有一定关联。

西医学将 OP 分为原发性和继发性两种。原发性是指由于绝经后和年龄增长而引起骨组织的退行性变化,也包括一些儿童和青少年原因不明的特发性骨质疏松;而继发性主要是指由于某些疾病或某些诱因而引起的骨质疏松症,主要是一些内分泌疾病、遗传性结缔组织病、营养不良等,如糖尿病、肝病、类风湿性关节炎、库欣综合征、长期使用糖皮质激素或抗癫痫药物等。

原发性骨质疏松症(POP)的发病率与性别、年龄、种族、地区等因素有关,女性多于男性,比例约 2.6:1。OP 的发病机制尚未明确,普遍认为与人体内激素调控、物理、营养、遗传等因素导致骨吸收增加,骨形成下降有关。

由于随着年龄增加,老年人体内的 $1,25-(OH)_2D_3$ 也随之减少导致其血钙浓度下降,促使甲状旁腺激素的增高。在女性的绝经期,由于雌激素水平急剧下降,对甲状旁腺激素的抑制能力减弱,致使降钙素、骨钙素随之发生一系列的变化。甲状旁腺激素、降钙素是调节骨代谢的重要激素。所以血中雌激素、甲状旁腺激素、降钙素、骨钙素和血清钙、磷等在骨代谢过程中,对骨细胞、成骨细胞、破骨细胞的活动和骨基质、骨胶原纤维、骨矿物质变化具有重要的调节作用,对 OP 的形成和发展极具影响。

(1)雌激素的缺乏:绝经后女性较易发生骨质疏松,雌激素的减少与骨折的发生率亦有关。雌激素的缺乏致骨量丢失的机制尚不明确,可能是由于雌激素缺乏引起骨对甲状旁腺激素的敏感性增加,导致骨吸收增加;也可能是雌激素直接作用于骨组织。

(2)甲状旁腺激素:是由甲状旁腺分泌的 84 个氨基酸构成的多肽,是调节钙、镁、磷平衡的重要激素,它能减少肾近曲小管无机磷自我吸收,增加肾远曲小管钙的重吸收而促进骨吸收,使骨钙释放入血,故甲状旁腺激素增加，骨吸收随之增加，骨质丢失增多，所以控制甲状旁腺激素血中浓度对于防止骨质丢失很重要。

（3）维生素 D（vitamin D，VD）：VD 最主要的作用是增加肠道对钙的吸收，从而调节骨骼生长、保持骨骼健康。当人体内有足够的 VD 时，人体对饮食摄入的钙能吸收 30%～40%；如果 VD 缺乏，就只能吸收 10%～15%。成年人缺乏 VD 会引起骨软化症和骨质疏松症。维生素 D 直接或间接地参与骨细胞的增生、分化，骨基质的形成、成熟和钙化，骨质的重吸收等；维生素 D 对骨钙、磷的沉积与释放，对体液酸碱度的调节，对骨的结构和物理性都有直接的影响。

（4）降钙素（calcitonin，CT）：CT 是甲状腺滤泡旁细胞分泌的由 32 个氨基酸构成的多肽，它通过抑制破骨细胞的活性和数量，调节成骨细胞的活性和数量，同时还抑制甲状旁腺激素，减少骨钙释放，抑制骨吸收，促进骨生成。所以维持血中 CT 浓度，保持甲状旁腺激素和 CT 的合适比例是保持骨矿含量的重要因素。

（5）雄激素：雄激素主要是由睾丸合成和分泌，肾上腺和卵巢也能分泌少量。天然的雄性激素为睾丸素（睾酮）具有雄激素活性，并有一定的蛋白质同化作用。雄激素促进蛋白质的合成与骨骼肌的生长，使肌肉发达；抑制体内脂肪增加，刺激红细胞的生成和长骨的生长，雄激素缺乏被认为是引起男性 OP 的最主要原因。雄激素受脑垂体和下丘脑的调节，下丘脑、脑垂体及性腺激素之间存在相互联系、相互制约的复杂关系，抑制下丘脑释放促性腺激素释放激素（GnRH），从而减少垂体促性腺激素的分泌。

（6）骨钙素：也称 R- 羟基谷氨酸蛋白，是成骨细胞分泌的一种非胶原蛋白，主要沉积在骨组织间质细胞外，也释放到血中，血骨钙素与骨内骨钙素呈正相关，与年龄呈负相关。其血中浓度与骨形态计量学测量，骨形成指标呈正相关，主要功能为是维持骨代谢正常矿化率，抑制异常羟基磷灰石结晶的形成和生长软骨矿化速度。

（7）营养不良：长期钙、蛋白质、维生素 C 的缺乏，均会导致骨代谢水平异常。

（8）废用因素：老年人活动少，肌肉强度减弱，机械刺激少，骨量减少，同时肌肉强度的减弱和协调障碍，导致老人较易摔倒；伴有骨量减少时，则容易发生骨折。

（9）遗传因素：OP 多见于白种人，其次黄种人，黑种人较少；可见于一个家庭的多名成员，骨量受遗传因素一定程度的影响。

3．临床表现

（1）疼痛：腰背酸痛或周身酸痛是骨质疏松症患者早期的主要症状，负荷增加时疼痛加重或活动受限，严重时翻身、起坐及行走困难。

（2）脊柱变形：OP 严重者可有身高缩短和驼背。椎体压缩性骨折会导致胸廓畸形，腹部受压，影响心肺功能等。

（3）脆性骨折：轻度外伤或日常活动后发生的骨折为脆性骨折。发生脆性骨折的常见部位为胸、腰椎、髋部、桡、尺骨远端和肱骨近端。其他部位亦可发生骨折。发生过一次脆性骨折后，再次发生骨折的风险明显增加。脆性骨折是骨强度下降的最终体现，有过脆性骨折临床上即可诊断 OP。疼痛、脊柱变形和发生脆性骨折是 OP 的典型临床表现。但有许多 OP 患者常无明显的临床症状，在发生骨折后，经 X 线或骨密度检查时才发现已有骨质疏松改变。

4．诊断要点

（1）腰背酸痛，身材变矮，驼背畸形和容易骨折的典型临床表现。

（2）影像学检查：包括 X 线、骨密度等检查。

1）X 线检查：可观察骨组织的形态结构，是对 OP 所致各种骨折进行定位诊断的一种较好的方法，也是一种将 OP 与其他疾病进行鉴别的方法。受多种技术因素影响，用 X 线摄片法诊断 OP 的敏感性和准确性较低，只有当骨量下降 30% 才可以在 X 线摄片中显现出来，故对早期诊断的意义不大。X 线主要表现是：①透光度改变：由于骨量减少，骨对 X 线的吸收减少而导致 X 线片透光度增高。②骨小梁改变：骨小梁是松质骨的主要成分，其对骨质疏松的反应较皮质骨敏感。在椎体初期表现为非承重骨小梁吸收，承重骨小梁相对增粗，椎体内的骨小梁稀疏排列呈栅状。当进一步累及纵向骨小梁和骨皮质时，X线透光度增加，椎体残存的皮质缘呈"画框样"改变。③骨皮质改变：严重的 OP 表现为皮质变薄，髓腔扩大。OP 严重者常常导致椎体压缩骨折，脊柱椎体侧位可呈楔形或双凹形改变。

2）骨密度（BMD）测定：双能 X 线吸收测定法（DEXA）是目前公认的诊断 OP 的最佳检查法，它具有精确度高，准确性强，射线剂量低，图像清晰等优点而得到广泛的临床应用，可以测量全身任何部位，临床上常用的推荐测量部位是腰椎 1～4 和近端股骨的股骨颈、大转子、股骨体及三角区，诊断时要结合临床情况进行分析。1994 年世界卫生组织（WHO）已设定的诊断标为：正常值：$T > -1.0$。骨量减少：$-2.5 \leqslant T \leqslant -1.0$。骨质疏松：$T < -2.5$。严重骨质疏松：$T < -2.5$ 并伴有一个部位以上骨折。由于它能有效地测定变化最灵敏的腰椎和髋部骨密度变化，故既能作为 OP 的诊断法，也能为治疗和预防 OP 提供有效评价方法，目前广泛用于对骨质疏松症的诊断和疗效评定。

3）其他：单光子吸收测定法（SPA）、定量 CT（QCT）测定法、超声波测定法等方法，一般用于有特殊需要者。单光子吸收测定法（SPA）：一般选用桡骨和尺骨中远 1/3 交界处（前臂中下 1/3）为测量点。一般右手为主的人测量左前臂，"左撇子"测量右前臂。该方法在我国应用较多，且设备简单，价格低廉，适合于流行病学普查。该法不能测定髋骨及中轴骨（脊椎骨）的骨密度。定量 CT（QCT）测定法：QCT 能精确地选择特定部位的骨测量骨矿密度，能分别评估皮质骨和骨松质的骨矿密度。临床上骨质疏松引发的骨折常位于脊柱、股骨颈和桡骨远端等富含骨松质的部位，运用 QCT 能观测这些部位的骨矿变化，因受试者接受 X 线量较大，目前仅用于研究工作中。超声波测定法：主要用于周围肢体骨的测量，利用声波传导速度和振幅衰减能反映骨矿含量多少和骨结构及骨强度的情况。该法操作简便、无辐射、诊断骨折较敏感，价格便宜。

（3）实验室检查：实验室检查不能单独用于诊断 OP，但可用于排除引起继发性 OP 的因素，或根据其检验值的变化检测疗效。可以根据患者的不同情况选择检查项目。POP 的血液生化检查，种类繁多，有钙磷代谢调节指标：甲状旁腺激素、降钙素、维生素 D、钙、磷等；骨吸收标志物：抗酒石酸酸性磷酸酶（TRAP）、Ⅰ型胶原羧基末端肽（CTX-I）、Ⅰ型胶原氨基末端肽（NTX）、尿吡啶啉（Pyr）、尿脱氧吡啶啉（D-Pyr）、尿Ⅰ型胶原羧基末端肽（U-CTX-I）、尿Ⅰ型胶原氨基末端肽（U-NTX），空腹 2 小时尿钙/肌酐比值 Ca/Cr 等；骨形成标志物：碱性磷酸酶（ALP），骨特异性碱性磷酸酶（BALP），骨钙素（OCN），Ⅰ型前胶原羧基末端肽（PICP），Ⅰ型前胶原氨基端延长肽（PINP），骨保护素（OPG）等。

临床较常选的检查有：①血钙（calcium）：分血浆总钙和游离钙，其中游离钙具有生物活性，参与钙磷代谢循环。其准确性与敏感性均优于血浆总钙测定。血钙增高，见于甲状旁腺功能亢进、多发性骨髓瘤等；血钙降低，见于甲状旁腺功能减退、慢性肾炎、尿毒症、佝偻病等。②血磷（phosphorus）：血中的无机磷，与骨骼吸收和形成有很大关系。它的升高，见于肾功能衰竭，甲状旁腺功能减退，恶性肿瘤等。它的减低，见于甲状旁腺功能亢进，维生素 D 缺乏，严重糖尿病磷吸收不良等疾病。③维生素 D：生理剂量下，可促进成骨细胞的增殖和成骨细胞活性，增加骨基质形成，并在骨钙动员中起重要作用。但在过大剂量时，则激活破骨细胞活性，增加骨吸收。所以必须保持适当的含量，它的减少可见于继发甲状旁腺功能亢进、佝偻病、OP 等。④碱性磷酸酶（ALP）：是 OP 治疗疗效评价重要指标。它的增高，可见于 Paget's 病、原发和继发性甲状旁腺功能亢进、佝偻病和软骨病、骨转移癌等。⑤甲状旁腺激素（PTH）：是参与骨代谢的重要因素。增高见于原发性甲状旁腺功能亢进、异位性甲状旁腺功能亢进、继发于肾病的甲状旁腺功能亢进等。其减低，见于甲状腺手术切除的甲状旁腺功能减退、肾功能衰竭等。⑥降钙素（CT）：能降低体内血钙浓度，使其向骨组织中转化；抑制破骨细胞骨吸收作用，与甲状旁腺激素（PTH）共同维持着血钙平衡。它的增高，见于恶性肿瘤、严重骨病嗜铬细胞瘤、肾脏疾病等。它的减低，见于重度甲状腺功能亢进、甲状腺手术切除等。⑦骨钙素（OCN）：能维持骨的矿化速度，也是骨基质矿化的必需物质。它的升高，见于变形性骨炎、肿瘤骨转移等。其降低，见于甲状腺功能减退、肾上腺皮质功能亢进、长期使用糖皮质激素、甲状旁腺功能减退等。

5.治疗方法

现代研究表明,肾虚者下丘脑-垂体-性腺轴功能减退、性激素分泌下降,从而导致机体成骨功能减退,致使单位体积内骨组织量减少,OP 发生。可见,肾虚是 OP 发生的重要因素。《素问•痿论》曰:"肾者水脏也,今水不胜火。则骨枯而髓虚,故足不任身,发为骨痿。"脾为后天之本,气血生化之源,脾气健运,则生化有源。肾之先天之本得到脾之后天之本的补充,肾精充实,则骨骼强健。脾气充盈,水谷精微充养于肝,肝主筋藏血,肝有所藏,筋脉得以濡养,坚强有力,伸屈自如。因此补肾壮骨、益气健脾、肝肾同补、活血化瘀为 OP 之治则。

(1)辨证施治:根据中医辨证分型,OP 分为 6 个常见证型:肾阳虚证、肝肾阴虚证、脾肾阳虚证、肾虚血瘀证、脾胃虚弱证及血瘀气滞证。

1)肾阳虚证:腰背冷痛,酸软乏力。驼背弯腰,活动受限,畏寒喜暖,遇冷加重,尤以下肢为甚,小便频多,舌淡苔白,脉弱等。治以补肾壮阳,强筋健骨。温肾通痹方(国医大师施杞教授经验方):黄芪、川芎、党参、当归、白芍、熟地黄、附子、桂枝、山茱萸、枸杞子、鹿角胶、菟丝子、杜仲、柴胡、稻谷芽、巴戟天、骨碎补。加减:虚寒证候明显者,可加用仙茅、肉苁蓉、淫羊藿、干姜等以温阳散寒。

2)肝肾阴虚证:腰膝酸痛,手足心热。下肢抽筋,驼背弯腰,两目干涩,形体消瘦,眩晕耳鸣,潮热盗汗,失眠多梦,舌红少苔,脉细数等。治以滋补肝肾,填精壮骨。益肾通痹方(国医大师施杞教授经验方):黄芪、川芎、党参、当归、白芍、川芎、柴胡、生熟地黄、山药、山茱萸、甘杞子、川牛膝、炙龟板、鹿角胶、菟丝子。加减:阴虚火旺证明显者,可加知母、黄柏;酸痛明显者,可加甘草、木瓜、香附、煅龙牡、全蝎、蜈蚣等。

3)脾肾阳虚证:腰髋冷痛,食少便溏。腰膝酸软,双膝行走无力,弯腰驼背,畏寒喜暖,腹胀,面色萎黄,舌淡胖,苔白滑,脉沉弱等。治以补益脾肾,强筋壮骨。健脾补肾方或金匮肾气丸(《金匮要略》)加减:党参、刺五加、骨碎补、淫羊藿、丹参、独活、杜仲、山药、茯苓、白术、附子、熟地黄、山茱萸、牛膝、淫羊藿、骨碎补、菟丝子。

4)肾虚血瘀证:腰脊刺痛,腰膝酸软。下肢痿弱,步履艰难,耳鸣,舌质淡紫,脉细涩等。治以补肾活血化瘀。筋痹方(国医大师施杞教授经验方):黄芪、川芎、党参、当归、白芍、熟地黄、独活、桑寄生、秦艽、防风、桂枝、茯苓、川牛膝、柴胡、杜仲、制附子、山茱萸、桃仁、红花。

5)脾胃虚弱证:腰背疼痛,肌肉乏力。形体瘦弱,神疲倦怠,记忆力下降,大便溏泄,面色㿠白,舌质淡,苔白,脉细弱等。治以益气健脾,补益脾胃。健脾通痹方(国医大师施杞教授经验方):黄芪、川芎、党参、当归、白芍、生地黄、茯神、山栀、木香、柴胡、制香附、白扁豆、白术、茯苓、桔梗、莲子、砂仁、山药、薏苡仁。

6)血瘀气滞证:骨节刺痛,痛有定处。痛处拒按,筋肉挛缩,骨折,多有骨折史,舌质紫暗,有瘀点或瘀斑,脉涩或弦等。治以理气活血,化瘀止痛。筋痹方(国医大师施杞教授经验方):黄芪、川芎、党参、当归、白芍、生地黄、红花、桃仁、乳香、没药、五灵脂、羌活、秦艽、柴胡、制香附、牛膝、地龙、桃仁、红花。骨痛以上肢为主者,加桑枝、姜黄;下肢为甚者,加独活、防己以通络止痛;久病关节变形、痛剧者,加全蝎、蜈蚣以通络活血。

(2)辨病治疗

1)抗骨吸收药物:①双膦酸盐类:有效抑制破骨细胞活性、降低骨转换。目前国内多用阿仑膦酸盐制剂。其他双膦酸盐如羟乙基双膦酸盐(etidronate)也可探索性地应用(周期用药)。应用时应根据各种制剂的特点,严格遵照正确的用药方法。如阿仑膦酸盐应在早晨空腹时以 200ml 清水送服,进药后 30 分钟内不能平卧和进食,极少数患者发生药物反流或食管溃疡。故有食管炎、活动性胃及十二指肠溃疡、反流性食管炎者慎用。②降钙素类:能抑制破骨细胞的生物活性和减少破骨细胞的数量。可预防骨量丢失并增加骨量。目前应用于临床的降钙素类制剂有两种,鲑鱼降钙素和鳗鱼降钙素类似物。能降低 OP 患者的椎体骨折发生率,能明显缓解骨痛。对骨质疏松性骨折或骨骼变形所致的慢性疼痛以及骨肿瘤等疾病引起的骨痛均有效,因而更适合有疼痛症状的 OP 患者。应用降钙素,少数患者可有面部潮红、恶心等不良反应,偶有过敏现象。③选择性雌激素受体调节剂(SERM):抑制破骨细胞活性,降低骨转换至妇女绝经前水平。能阻止骨丢失,增加骨密度,明显降低椎体骨折发生率,是预防和治疗绝经后 OP 的有效药物。该药只用于女性患者,其特点是选择性地作用于雌激素的靶器官,对乳房和子宫内膜无不良作用,能降低雌激素受体阳性浸润性乳癌的发生率,不增加子宫内膜增生及子宫内膜癌的危险。它对血脂也有调节作用。少数患者服药期间会出现潮热和下肢痉挛症状。潮热症状严重的围绝经期妇女暂时不宜用。国外研究显示该药轻度增加静脉栓塞的危险性,故有静脉栓塞病史及有血栓倾向者如长期卧床和久坐期间禁用。④雌激素类:此类药物只能用于女性患者。雌激素类药物能抑制骨转换,阻止骨丢失,能降低骨质疏松性骨折的发生危险,是防治绝经后 OP 的有效措施。基于对激素补充治疗利与弊的全面评估,建议激素补充治疗遵循以下原则。适应证:有绝经期症状(潮热、出汗等)和 / 或 OP 和 / 或骨质疏松危险因素的妇女,尤其提倡绝经早期开始用,收益更大风险更小。禁忌证:雌激素依赖性肿瘤(乳腺癌、子宫内膜癌)、血栓性疾病、不明原因阴道出血及活动性肝病和结缔组织病为绝对禁忌证。子宫肌瘤、子宫内膜异位症、有乳腺癌家族史、胆囊疾病和垂体催乳素瘤者慎用。有子宫者应用雌激素时应配合适当剂量的孕激素制剂,以对抗雌激素对子宫内膜的刺激,已行子宫切除的妇女应只用雌激素,不加孕激素。激素治疗的方案、剂量、制剂选择及治疗期限等应根据患者情况个体化应用最低有效剂量。坚持定期随访和安全性监测(尤其是乳腺和子宫)。是否继续用药应根据每位妇女的特点每年进行利弊评估。

2)促进骨形成药物:甲状旁腺激素(PTH)促进骨形成,能有效地治疗绝经后严重 OP,增加骨密度,降低椎体和非椎体骨折发生的危险,适用于严重 OP 患者。一定要在专业医师指导下应用。治疗时间不宜超过 2 年。用药期间要监测血钙水平,防止高钙血症的发生。

3)其他药物:①钙剂:钙剂可减缓骨的丢失,改善骨矿化。我国营养学会制定成人每日钙摄入推荐量 800mg(元素钙量)是获得理想骨峰值,维护骨骼健康的适宜剂量,如果饮食中钙供给不足可选用钙剂补充,绝经后妇女和老年人每日钙摄入推荐量为 1 000mg。我国老年人平均每日从饮食中获钙约 400mg,故平均每日应补充的元素钙量为 500~600mg。②维生素 D:维生素 D 有利于钙在胃肠道的吸收,维生素 D 缺乏可导致继发性甲状腺功能亢进,增加骨的吸收,从而引起或加重骨质疏松。成年人推荐量为 5μg/d,老年人因缺乏日照以及摄入和吸收障碍常有维生素 D 缺乏,故推荐剂量为(10~20)μg/d。补充维生素 D 能增加老年人肌肉力量和平衡能力,因此降低了跌倒的危险,进而降低骨折风险。适当剂量的活性维生素 D 能促进骨形成和矿化,并抑制骨吸收。活性维生素 D 对增加骨密度有益,能增加老年人肌肉力量和平衡能力,降低跌倒的危险,进而降低骨折风险。老年人更适宜选用活性维生素 D,目前临床应用有阿法骨化醇和 1,25-$(OH)_2D_3$(骨化三醇)两种,前者在肝功能正常时才有效,后者不受肝、肾功能的影响。应在医师指导下使用,并定期监测血钙和尿钙水平。在治疗 OP 时,可与其他抗骨质疏松药物联合应用。

(3)针灸治疗:针药并举是中医的传统优势。针灸治疗 OP 的机制探讨表明,不论是全身调理气血,疏通经络,良好的镇痛效应还是局部应力学刺激,调节骨代谢因子,都体现出了多靶协同、标本兼顾治疗骨质的优点。目前本团队主总结石氏伤科综合技术,推广采用辨病、辨证和辨部位三结合取穴的适宜技术。①辨病:A. 绝经后 OP:任脉、足少阴肾经穴位为主。关元、太溪、三阴交。B. 老年性 OP:督脉、足太阳膀胱经穴位为主。大椎、肾俞、脾俞、命门。②辨证:A. 肾阳虚证:针刺关元、命门、足三里,可加灸。B. 肾阴虚证:针刺肾俞、三阴交、太溪。C. 眩晕证:针刺百会、风池、合谷、太冲。③辨部位:关节疼痛和功能障碍部位,如颈部取穴大椎、风池、颈夹脊穴;肩部取穴肩井、肩髃、秉风、天宗、肩贞、曲池、丰隆;腰部取穴志室、腰阳关、委中;髋部:髀关、环跳、秩边;膝部取穴内外膝眼穴、犊鼻、血海、梁丘、阳陵泉。疗程:一个疗程 2 周,每周 2 次到 3 次针灸。阳虚证明显者可加艾灸或隔姜灸。

(4)练功疗法:推荐由上海中医药大学脊柱病研究所创编的《筋骨平衡操》,通过动静结合、开合有序、刚柔相济,调节人体的脊柱筋骨平衡,达到了气血和脏腑平衡的目的,对于中老年人防治骨质疏松症及骨折的发生意义重大。骨质疏松性骨折是世界范围内严重的健康问题,主要发生在老年人,并且发病率较高。发生骨折时,手术是主要治疗策略。但是,患者的年龄、身体状态和基础疾病均可能导致预后不良,再次骨折的风险以及并发症也显著增加。中医在治疗该病时根据《黄帝内经》筋主束骨而利关节的思想,强调"筋骨并重",其中"筋"就是肌肉、韧带的统称。从人体解剖学角度分析,骨骼与肌肉位置毗邻,相互作用,相互影响,调节两者的共同因素包括机械因素、化学因素、遗传因素、内分泌因素、疾病因素、营养因素、个体运动量的减少和神经功能因素,以及有密切联系的信号通路和共同的靶点。

6. 述评

一百余年来,国内外学者对 OP 做了广泛的研究,尤其随着人类寿命的延长,其发病率有了明显增加。OP 日益受到人们的重视,早在 1986 年英国率先成立了全国性的骨质疏松症学会,用以协调全国的研究工作,并向世界卫生组织和各政府发出了重视 OP 研究的呼吁,此后美国等相继出版了本国的诊疗指南,对于 OP 的治疗更加规范。

(1)先天禀赋与体质证型研究进展:基因多态性是指在一个生物群体中,同时和经常存在两种或多种不连续的变异型或基因型(genotype)或等位基因(allele),亦称遗传多态性(genetic polymorphism)或基因多态性。这些差异形成了不同的基因型,决定了人们患有某种疾病的不同风险和对药物的不同反应。王琦教授的中医体质学说,认为中医体质的基本构成禀赋遗传与基因多态性高度相关。Wu 等按照这一研究思路揭示了四种体质:痰湿体质、阴虚体质、阳虚体质的特异基因位点及其生理功能,证明了不同体质具体各自的代谢特征和易患病种。在血液循环中 85%~90% 的总 $25(OH)D_3$ 与其载体蛋白结合成维生素 D 结合蛋白(DBP),从而完成在体内的运输。研究发现 DBP 结合形式的 $25(OH)D_3$ 和 $1,25\text{-}(OH)_2D_3$ 都是没有生物活性的,不能被目标细胞利用,并且 DBP 基因的多态性位点 rs7041 和 rs4588,对于循环中 DBP 水平和 DBP 与维生素 D 的结合力都产生不同的影响。本研究团队前期开展了 POP 社区队列研究纳入的 967 例绝经后妇女中,发现维生素 D 结合蛋白(DBP)的基因多态性(基因多态性位点 rs4588 和 rs7041)影响了中国绝经后妇女的血液中的 DBP 水平。DBP 的水平与总 $25(OH)D_3$ 水平正相关,而与活性 $25(OH)D_3$ 水平是负相关。虽然总 $25(OH)D_3$ 水平和活性 $25(OH)D_3$ 水平都与绝经后妇女的骨密度相关,但是在去除了影响骨密度的其他相关因素如:年龄、身体质量指数、骨转换因子骨钙素和 I 型胶原羧基末端肽,只有活性 $25(OH)D_3$ 水平是影响绝经后妇女的骨密度的独立因素。具有生物活性的维生素 D 水平不但取决于总维生素 D 的含量,同时也受到 DBP 蛋白水平及其基因多态性的影响。基因多态性应属于中医先天禀赋的范畴,多项独立疾病的研究表明,其与中医证型存在可能的相关性,需要大样本量和精准基因表型的研究。

(2)肾主骨的研究:肾为先天之本,主骨生髓,骨的生长、发育、强劲、衰弱与肾精盛衰关系密切。肾气旺盛,则精充髓满,骨得所养则骨骼强健;肾气虚衰,则精亏髓减,骨骼失养则骨质疏松。上海中医药大学脊柱病研究所在我国华东、华北、东南、东北、西北地区的城市人口中完成了 POP 人群的调查(共计 6 447 例),发现患者多出现倦怠乏力、骨骼疼痛、腰膝酸软、畏寒肢冷、下肢抽筋、腿软困重、齿摇发脱、夜尿频多等"肾精亏虚证"表现。统计显示:"肾精亏虚"共占 83%,其中"肾阳虚证"占 34%,"肾阴虚证"占 49%,其他为血瘀肾亏证、肝肾阴虚证。证明"肾精亏虚"是 POP 的主要证候。

(3)补肾中药治疗 OP 的实验研究:在温肾阳颗粒、滋肾阴颗粒临床疗效的基础上,对药效机制进行了初步研究。温肾阳颗粒、滋肾阴颗粒能够增加去卵巢小鼠的骨密度,延缓骨丢失,具有调控骨吸收和骨生成的作用。王拥军教授团队率先发现了温肾阳颗粒和滋肾阴颗粒都具有"双重调节骨代谢平衡"的作用规律,阐明了补肾中药及有效组分调控骨代谢的作用机制,形成了"调和肾阴、肾阳"防治 POP 的整体观思想。在去卵巢骨质疏松大鼠模型的基础上,证明补肾填精方及温肾阳颗粒、滋肾阴颗粒通过增加骨密度、提高生物力学载荷,改善骨结构,防治 POP。利用 $12 \times$ SBE-OC-Luc 报导基因,转染至成骨细胞,获得单克隆细胞株,建立了"中药防治 POP 体外筛选系统"以及"补肾中药有效组分库"。选出补肾中药及相关有效组分骨碎补总黄酮、淫羊藿苷、补骨脂素、蛇床子素能够显著增加成骨细胞中 BMP 的表达,优于益气类、化瘀类中药。利用 Wnt/β-Catenin、BMP2/4/7、OPG 基因敲除小鼠和去卵巢大鼠模型，建立了"中药防治 POP 体内筛选系统"。证明了温肾阳颗粒、滋肾阴颗粒及其有效组分骨碎补总黄酮、淫羊藿苷、补骨脂素、蛇床子素、齐墩果酸能够促进骨形成，抑制骨吸收，从而抑制骨量丢失。本研究团队证明了温肾阳颗粒、滋肾阴颗粒及有效组分通过上调 Wnt/β-Catenin、BMP2/4/7 等信号通路促进骨形成，并调节 OPG/RANKL 信号通路抑制骨吸收。从而发现了温肾阳和滋肾阴中药具有不同的作用靶点，促进骨形成，并抑制骨丢失，从而共同发挥了"双重调节骨代谢平衡"的作用。温肾阳颗粒主要是通过上调 Wnt/β-Catenin-BMP 信号通路，促进 BMSCs 成骨分化，促进骨形成；同时还可以间接调节 OPG/RANKL 信号，抑制骨吸收。其中淫羊藿苷、骨碎补总黄酮上调 β-Catenin-BMP 信号通路；补骨脂素上调 BMP 信号通路；蛇床子素上调成骨细胞中 β-Catenin 信号转导通路，抑制 RANKL 信号。滋肾阴颗粒一方面通过下调 Notch 信号通路，促进骨形成，另一方面通过直接调节 OPG/RANKL 信号，抑制骨吸收。女贞子、旱莲草有效组分齐墩果酸通过调节 Notch 信号通路，促进 BMSCs 成骨分化；抑制骨吸收的分子机制与调节 OPG/RANKL 信号相关，能够增加成骨细胞数目和活性以及成骨特异性蛋白骨钙素和 RUNX2 蛋白表达。

王拥军教授团队利用 β-Catenin 条件性基因敲除小鼠和 BMP2 基因敲除小鼠以及去卵巢大鼠等模式动物，发现蛇床子素（蛇床子和独活有效组分）可激活成骨细胞中 Wnt/β-Catenin-BMP 信号通路，从而促进成骨细胞的分化和骨形成。同时我们还利用 β-Catenin 条件性基因敲除小鼠和 OPG 基因敲除小鼠以及老年性小鼠等模式动物，证实蛇床子素（Osthole）通过介导 Wnt/β-Catenin/OPG 信号通路抑制破骨细胞的形成，减少骨吸收，从而治疗 OP。进一步研究发现蛇床子素能够通过激活骨骼肌卫星细胞中 β-Catenin 信号通路而加速骨质疏松性骨折的愈合（图 3-11）。研究成果在肌肉研究领域国际顶级期刊：恶病质、肌肉减少症和肌肉杂志（Journal of Cachexia, Sarcopenia and Muscle）发表，在国际上率先证明肌肉中骨骼肌卫星细胞介导 β-Catenin 信号通路在骨质疏松性骨折愈合过程中发挥重要作用，首次从现代生物学角度阐明了"筋损骨衰"中医病机理论的科学依据，对中医药防治骨质疏松症及骨质疏松性骨折具有重要的意义。

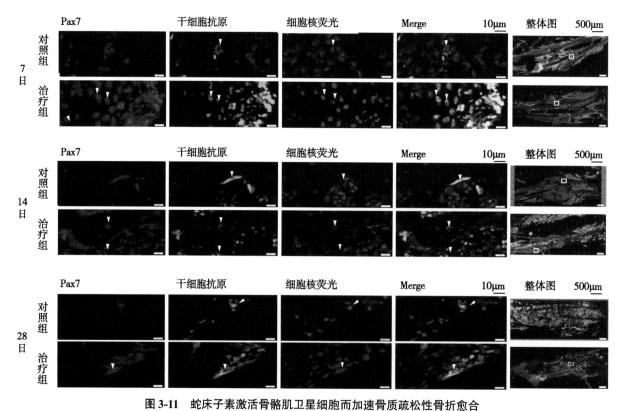

图 3-11　蛇床子素激活骨骼肌卫星细胞而加速骨质疏松性骨折愈合

Pax7：在肌肉祖细胞表达（Pax7 对于生肌祖细胞的生肌潜能、存活和增殖至关重要）；Merge：融合

(二)骨痿(骨弱):肾性骨病

1.定义

肾性骨病(renal osteodystrophy,ROD)泛指继发于肾脏疾病的代谢性骨病,如纤维性骨炎、骨质疏松、骨软化、无力型骨病、骨硬化、混合型肾性骨病、骨淀粉样变等。分为广义 ROD 与狭义 ROD 两类。广义的 ROD 是指一切和肾脏有关的骨病,如患肾病综合征时发生的骨病、肾小管酸中毒伴发的软骨病等;狭义的肾病骨病也称肾性骨营养不良(renal osteodystrophy,ROD),即慢性肾脏病 - 矿物质和骨异常(CKD-MBD),是慢性肾功能衰竭(CRF)时由于钙、磷及维生素 D 代谢障碍继发甲状旁腺功能亢进,酸碱平衡紊乱等因素而引起的骨病。我们常常讲的 ROD 往往是狭义概念,即慢性肾脏病矿物质和骨代谢紊乱。

肾性骨病其可发生于慢性肾病早期,贯穿于肾功能进行性恶化的整个过程,并随之进行性加重,常引起心血管钙化及其他多系统病变,给慢性肾脏病(CKD)患者的生存和生活质量带来重大影响。发展到慢性肾脏病终末期(尿毒症期)时,几乎 100% 的患者都会出现肾性骨病,当肾小球滤过率(GFR)<50% 时,半数患者会出现肾性骨病的病理变化。慢性肾病患者椎体和髋部发生骨折的概率是非慢性肾脏病患者的 3～4 倍。由于肾性骨病的发病率高,危害性大,已成为医学界关注的重大疑难病。

2.病因病机

中医学对肾性骨病无系统详细的记载与分类,也无肾性骨病的病名,目前学者大多将其归于中医"骨痿""骨痹""虚劳"等范畴。《素问•痿论》曰:"肾主身之骨髓……肾气热,则腰脊不举,骨枯而髓减,发为骨痿。"《医宗必读》曰:"肾虚者,骨痿者。"指明 ROD 的病因病机是肾虚骨枯。《素问•脉要精微论》言"腰者肾之府,转摇不能,肾将惫矣";"骨者髓之府,不能久立,行则振掉,骨将惫矣"。骨折作为 ROD 的主要显性症状,相关研究表明,骨折患者在腰椎(骨小梁)处的骨密度都较低,而腰椎骨密度则是反映 ROD 椎体骨折的敏感预测指标。肾虚精亏,骨髓化生不足,骨骼失于濡养,劳力耗损,腰府失养,发为 ROD。

《灵枢•决气》曰:"谷入气满,淖泽注于骨,骨属屈伸。"因脾胃虚损,则受纳、运化、输布的功能失常,枢机壅滞,血不化精,气血生化之源不足,致骨骼精虚,不能灌注,血虚不能营养,气虚不能充达、无以生髓养骨而发生骨痿。瘀血一旦形成脉络凝滞,气机不调,血脉瘀滞,经脉不畅,不通则痛,则成骨痹。瘀血使水谷精微得不到布散,致骨骼失养,脆性增加,发生骨痿。

总体而言,肾性骨病是在关格病机基础上出现肾精亏虚无以生髓主骨,骨失所养,除肾元衰败、精血亏虚的本虚证,同时存在因虚致瘀、因湿致毒、瘀毒互阻、虚实夹杂的证候特征。其病因病机主要与肝、脾、肾密切相关。肾主骨生髓,为先天之本。肝主筋,主藏血,筋束骨,筋骨相连;脾主肌肉四肢,主运化,化生气血,为后天之本,气血生化之源,骨肉不分。若肝脾虚弱,筋弱肉萎,则易导致骨折和运动障碍;肝肾亏虚,筋骨失养,肾虚不能主骨,肾虚精亏,骨髓空虚,骨失所养,则会出现骨骼软弱、变形、生长发育迟缓;肝虚血亏,血不营筋,筋不束骨,则易导致骨折和运动障碍。脾肾虚弱,骨肉失养,肾虚骨弱加上脾虚气血生化无源,则后天无以滋养先天,骨弱更甚;脾虚肌肉失养,则骨肉痿弱,易导致骨病发生。

肾脏是参与机体骨代谢的重要器官,也是维持体内矿物质和各种相关激素作用平衡的器官,通过肾小球滤过和肾小管的重吸收、排泄,直接调节钙磷水平。通过分泌的 1α- 羟化酶,使无生物活性的维生素 D 转化成 $1,25$- 二羟维生素 D_3($1,25$-$(OH)_2D_3$,骨化三醇,又称活性维生素 D),而骨化三醇能够促进肠道对钙磷的吸收,提高血钙和血磷的水平,利于钙化和骨盐的沉着,与骨基质矿化有关。

西医学认为,CKD 患者随着肾功能受损日益严重,肾小球滤过率下降,肾小管重吸收、排泄功能逐渐下降。1α- 羟化酶的分泌减少,尿磷、钙、铝的排泄异常,导致活性维生素 D 缺乏、血磷升高、血钙降低,代谢性酸中毒,PTH 增加等。成纤维细胞生长因子 23(fibroblast growth factor 23,FGF23)代偿性分泌增加,下调 25- 羟维生素 D_3 的 1α- 羟化酶表达,减少活性维生素 D 生成。低钙血症、低 $1,25$-$(OH)_2D_3$ 水平、高磷血症引发机体继发性甲状旁腺功能亢进,甲状旁腺激素大量分泌。高甲状旁腺激素通过增加成骨细胞和间质细胞 RANKL 合成,促进破骨细胞活化,增加骨吸收,引起骨质形成不足,矿化障碍,使得骨质重塑紊乱,骨密度减少,形成肾性骨病。

肾性骨病一般分为高转运性骨病、低转运性骨病和混合性骨病,其中低转运性骨病又分为无动力型骨病和骨软化症。甲状旁腺细胞功能亢进可产生高 PTH 血症,出现骨破坏增加,导致高转化型骨病,即纤维性骨炎、骨质疏松症和肾性骨硬化症。功能被过度抑制时则产生低 PTH 血症,出现骨形成障碍,导致低转化型骨病,即肾性骨软化症。肾性骨病的发病机制呈多元化,尚未完全明了。

3. 临床表现

临床主要表现为一种渐进的全身性骨骼疾病,往往起病较为隐匿,症状和体征出现较晚,且为非特异性,CKD 早期仅仅表现为血生化检查异常和某些非特异性组织学改变。然而,随着病程进展,各种致病因素的长期作用,慢性肾衰竭患者,尤其是血液透析患者几乎 100% 发生肾性骨病。

(1)肌肉骨骼症状:肾性骨营养不良早期可以没有任何症状。一般常由骨质疏松症表现起病,或出现轻微腰部酸胀痛,全身乏力等症状。随着肾病的进展和钙、磷、维生素 D 与甲状旁腺激素代谢异常加重,可以出现骨痛、关节疼痛、骨骼变形。①骨痛、骨折:骨痛常呈持续性进行性,疼痛部位多样,可全身或局部,通常在负重或位置改变时加重,骨痛进一步加重可使患者劳动力逐步丧失。骨痛通常不会引起体征改变,但严重骨痛常提示骨折的发生,骨折常表现椎骨和管状骨骨折,也可表现为肋骨骨折。②无菌性骨坏死:类似痛风性关节炎,特别是有转移性钙化如钙盐沉积在关节周围时可出现关节不适、疼痛、僵硬及关节坏死。③骨生长迟缓、骨骼畸形、身高变矮:骨骼畸形如驼背鸡胸、杵状指、O 型腿、头颅增大、上下颌骨前突,身高变矮常见于无动力型骨病,可有椎体压缩性骨折使身高缩短。④肌肉肌腱病变:四肢近端肢体最常出现肌无力,尤其是下肢,患者走路摇晃,可出现"企鹅"步态,电镜提示严重的肌肉变性。自发性肌腱断裂常见于股四头肌、三头肌或手指伸肌,患者病变部位无法伸展,局部出现瘀斑并可触及裂隙,多发生在透析患者长久站立时,也有发生在行走时。

(2)皮肤瘙痒:晚期 CKD 患者最常见的并发症,部分患者瘙痒极其顽固,抗过敏治疗无效。

(3)转移性钙化:既可发生在有病变的组织,也可发生于正常组织,内脏和非内脏均可见到,包括皮肤、软骨、血管、瓣膜组织、眼结膜、心、肺、肾等。以心血管钙化最为常见,尤其是冠状动脉钙化,其发生率随透析时间的延长而进行性增加。关节钙化表现为关节渗液、强直和疼痛,钙化多见于创伤后的关节周围和破裂的肌腱中。皮肤钙化初期表现为痛性结节,伴杂色斑点、紫色斑点,类似网状斑,逐步发展为局部缺血性坏死,可累及肌肉和皮下脂肪,常伴有难治性皮肤溃疡、结痂并发感染。

(4)透析相关性淀粉样变:多数患者在血液透析 8~12 年后才有临床症状,表现为慢性关节痛,无关节肿胀,呈进行性,通常为双侧性,最常影响肩关节,其次为髋肘腕和指间关节,大关节可出现软骨侵蚀。

4. 诊断要点

慢性肾衰病史、临床症状、体征、血生化检查、X 线表现、同位素骨扫描和骨矿质密度测定有助于诊断。骨活检 - 非脱钙骨病理检查是目前唯一的确诊方法。骨病理检查能区分骨病类型,明确骨病严重程度及反映治疗效果。

(1)主诉:轻微腰部酸胀痛,全身乏力等慢性肾病的临床表现。

(2)生化指标:目前还没有公认的骨质疏松生化指标的检测频率和目标值。①定期检查血清钙、磷:CKD 早期血磷可维持正常,肾小球滤过率低于正常的 20% 时才发生高磷血症。血钙浓度与 CKD 进程直接相关,低转运性骨病患者可出现高钙血症,也可是肾性骨病治疗的后果,通常过多的钙并不沉积在骨。②甲状旁腺激素:血浆全段甲状旁腺激素(intact PTH, iPTH)浓度基本反映了甲状旁腺释放 iPTH 的速率,是骨矿化的生化指标之一,是 CKD 患者骨骼重建及骨转运的主要决定因子,决定肾性骨病的类型。PTH 是影响终末期肾病患者骨骼重建及骨转运的主要决定因素。血浆 PTH 浓度,基本反映甲状旁腺释放 PTH 的速率,并决定终末期肾病患者肾性骨病的类型。是体内维持血钙稳态的主要激素,总的效应是升高血钙和降低血磷水平,肾脏功能的减退,PTH 可因肾脏排泄减少而导致在血中浓度增高。根据 iPTH 基线水平和 CKD 进展情况决定 iPTH 的检查间隔时间。③血清 25(OH)D_3: 25(OH)D_3 是肾脏合成活性维生素 D 的底物,其减少会导致甲状旁腺功能亢进。有助于判断维生素 D 缺乏,指导临床治疗。并根据基线水平和治疗干预措施决定重复检测的频率。维生素 D 是机体调节钙磷代谢平衡的重要因子,其主要作用是增强机体对钙、磷的利用,促进新骨形成。可促进小肠钙磷吸收,促进钙盐的沉积,还可刺激成骨细胞分泌胶原蛋白,促进骨有机基质的成熟,从而有利于成骨。④骨转换指标:骨组织是非常活跃的新陈代谢组织,全身组织的不同部位一直进行的骨吸收和骨形成的代谢耦联过程即为骨转换,是其代谢活动的主要标志。在骨转换过程中产生的一些代谢产物,被称为骨转换标志物。目前国内外的研究均在探索肾性骨营养不良的早期诊断,而骨转换标志物的研究是非侵入性指标观察的重要内容。碱性磷酸酶(ALP)水平,骨碱性磷酸酶是由成骨细胞和成骨细胞前体产生的,并参与矿化过程。而且因 BALP 单克隆抗体与其他磷酸酶交叉反应少,故可区分是肝病还是骨病引起的总碱性磷酸酶升高。一般认为,骨碱性磷酸酶的血清水平反映了成骨细胞的代谢状况,血浆 BALP 值与骨小梁密度呈正相关。骨钙素即羧基谷氨酸蛋白,是骨基质中最重要的特异性的一种非胶原蛋白,主要由成骨细胞产生和分泌。骨钙素产生后一部分释放进入外周血,另一部分吸收进入骨基质。因此血中骨钙素的含量与各种骨代谢紊乱的骨转化率有密切关系。血清中 Ⅰ 型前胶原氨基端延长肽(PINP)的水平是反映成骨细胞活动相骨形成以及 Ⅰ 型胶原合成速率的特异性指标。当破骨细胞活性增强,大量降解 Ⅰ 型胶原,形成的羧基末端肽降解为 β 胶原羧基末端肽(β-CTX)入血,通过肾脏排出,但不被肾脏降解,结果不受影响,故成为理想的稳定的骨吸收标志物。

(3)放射学检测:放射学检查的敏感性低,对骨病类型的鉴别能力差。骨密度双能 X 线检测可以明确骨质疏松程度,按 1994 年世界卫生组织(WHO)设定的诊断标为,正常值:T>-1.0;骨量减少:-2.5≤T≤-1.0;骨质疏松:T<-2.5。严重骨质疏松:T<-2.5 并伴有一个部位以上骨折。甲状旁腺超声检查简便、无创伤性,既可协助肾性骨病诊断,又可用于随访病情进展和疗效观察,成为甲状旁腺定位检查的首选。定量超声主要用于评估骨量及骨密度,常用指标有宽频超声衰减值和声速。

(4)骨活检:骨活检揭示了骨组织形态学特征,如骨转化、矿化和体积。特别是四环素标记后的经皮髂骨间骨活检在 CKD-MBD 的病理分型及骨折风险相关性分析中具有重要意义。然而,这是一种侵入性和昂贵的检查,因此,并不是一个在临床实践中的标准程序。具备以下指征的患者,在有条件的情况下建议行骨活检,以明确诊断。如不明原因的骨折、持续性骨痛、不明原因的高钙血症、不明原因的低磷血症、可能的铝中毒及使用双膦酸盐治疗 CKD-MBD 之前,均有行骨活检指征,且指征并不局限于以上情况。

5. 治疗方法

中医药治疗肾性骨病具有一定优势,根据其临床表现,可归属于"虚劳""骨痹""骨痿"等范畴。其病机为本虚标实,以肾虚髓亏为主,水湿瘀毒为标。运用补肾生髓壮骨理论治疗肾性骨病,对于改善患者生活质量、延缓慢性肾衰有一定作用。

(1)中医辨证论治

1)湿邪化热型:全身浮肿,皮色光亮绷急,口渴烦热,胸腹痞满,尿赤,便秘,或皮肤有疮痍。舌红,苔黄腻,脉滑数。治宜分利湿热,利水退肿。方选疏凿饮子加减。羌活、生大黄、泽泻、赤小豆、大腹皮、茯苓皮、黄芪、熟地黄、枸杞子、甘草。

2)水瘀互结型:面浮肢肿反复发作,渐见肌肤甲错,面色黧黑,红丝赤缕,瘀点瘀斑,或兼腰痛尿赤。舌淡或暗红,舌边有瘀点,舌下筋系瘀紫,苔薄黄或腻,脉细涩。治宜活血化瘀,利水行滞。方选桃红四物汤合猪苓散加减。当归、生地黄、熟地黄、赤芍、桃仁、益母草、泽泻、黄芪、桑寄生、猪苓、茯苓、甘草。

3)脾肾阳虚型:周身俱肿,按之没指,甚者可伴胸腹水,气急胸闷,大便溏薄,小便短少,形寒肢冷,面色苍白。舌淡体胖,苔薄或腻,脉沉细。治宜补脾益肾,温阳利水。方选真武汤合实脾饮加减。附子、白术、干姜、大腹皮、泽泻、茯苓、白芍、黄芪、骨碎补、牛膝、女贞子、木香、甘草。

4)肝肾阴亏型:浮肿反复不甚,头晕目眩,烦热口渴,咽喉肿痛,情绪急躁,盗汗,腰酸尿赤。舌红,脉细弦数。治宜滋肝补肾,清热利水。方选大补阴丸合猪苓汤加减。女贞子、旱莲草、知母、龟板、生地黄、黄芪、骨碎补、杜仲、肉苁蓉、茯苓、猪苓、薏苡仁、甘草。

(2)西医治疗:肾性骨病的治疗主要是针对钙、磷、PTH、维生素 D 的代谢紊乱问题,高 PTH 水平、低血钙、高血磷、血 $1,25\text{-}(OH)_2D_3$ 降低等进行肾性骨病治疗的主要目标是：①尽量维持正常的血钙、血磷水平，降低由钙磷乘积升高引起的心血管事件的发生率；②防止和纠正甲状旁腺功能亢进、甲状旁腺增生，减少 PTH 的分泌，控制血 PTH 水平，降低由 PTH 水平升高引起的心血管事件的发生率与病死率；③预防并逆转转移性钙化；④纠正 $1,25\text{-}(OH)_2D_3$ 的缺乏；⑤防止铝和其他毒物在骨的沉积；⑥促进儿童的生长发育；⑦纠正代谢性酸中毒；⑧延缓肾性骨病的产生或发展；⑨避免与治疗相关的不利因素发生。降低肾性骨病的严重性，维持骨代谢，预防软组织和血管钙化的发生。根据不同症情，可采用限制含磷食物摄入、应用磷结合剂、充分透析等方法以纠正高磷血症。采用补钙以纠正低钙血症。同时可配合应用维生素 D 受体激动剂、钙敏感受体激动剂等纠正高钙血症，抑制 PTH 水平。甲状旁腺切除术是治疗肾性骨病继发性甲状旁腺功能亢进安全有效的治疗方法。必要时以肾移植恢复肾功能。

6. 述评

随着我国透析人群的增加，透析技术的进步带来的透析患者寿命的延长，我国透析患者的肾性骨病发病率也越来越高，且治疗效果并不理想，严重影响了患者的生活质量。由于该病的发生率高、发病机制复杂、危害大、治疗有一定难度，倍受临床医生的重视。国医大师施杞教授等根据"肾藏精，精生髓，髓生骨"理论，利用以药测证法研究了补肾中药复方、中药有效组分对骨代谢的作用及其相关机制，通过临床实践证实，补肾填精法在治疗肾性骨代谢疾病方面收到良好效果。

王拥军教授团队利用基因敲除模式动物和表达特异性报道基因的克隆细胞筛选药物的技术，建立了骨代谢疾病中药筛选技术平台，并建立了治疗代谢性骨病的补肾中药数据库。并证明补肾中药具有促进骨形成，抑制骨吸收，降低骨转换，提高骨质量的作用，研制中药新制剂健腰密骨片（淫羊藿、补骨脂、女贞子等），并系统进行作用机制研究；其临床研究表明，健腰密骨片明显改善骨质疏松症患者的肾虚症状，缓解腰背痛，增加椎体和前臂尺侧骨密度值。其总有效率高达 93.33%，明显高于单纯化瘀通络的对照组，在消除下肢疼痛、麻木等症状方面，健腰密骨片持续时间更长。

徐氏等报道根据"肾主骨"理论而组成的益肾壮骨汤对肾虚证骨损害的症状改善总有效率达 97.22%。张氏等在研究补肾活血汤发现该方具有延缓肾衰进程，减轻肾衰程度，改善肾衰状态下的低血钙，减轻骨丢失等作用。关氏等研究发现，中药和西药均能较好地降低血 PTH、骨钙素（OCN）、P^{3+} 和尿中二氢嘧啶脱氢酶（DPD）的浓度，提升血钙浓度，改善骨组织病理损害，且保护肾功能，中药明显优于西药。朱氏等报道，应用以黄芪、何首乌等为主的补肾益气中药，可使模型动物的骨密度提高，骨小梁体积增大，骨的质量得到改善。补肾中药对骨组织局部调节因子也有正性影响而发挥改善骨骼质量的作用，并能使肾脏线粒体的损伤得到修复，腹胀明显改善，线粒体嵴排列致密等。以上研究结果为临床运用补肾法治疗肾性骨病提供了依据，同时也说明了补肾法在肾性骨病中的治疗价值值得肯定。安氏等根据"肾主骨"的中医理论，自拟补骨汤采用中西医结合治疗肾性骨病总有效率达 85%；张氏等研究发现补肾活血法治疗后，血清全段甲状旁腺激素（iPTH）、骨特异性碱性磷酸酶（BALP）水平较治疗前均有所下降，单纯补肾法治疗后血清 iPTH、BALP 水平较治疗前均显著升高，认为补肾活血中药可以缓解肾性骨病患者甲状旁腺功能亢进的状态，有效改善骨代谢异常，从而延缓肾性骨病的进展。

四、"肾主骨"理论与骨之恶性变化

（一）骨枯（骨消）：多发性骨髓瘤

1. 定义

多发性骨髓瘤（multiple myeloma，MM）是浆细胞克隆性增殖的恶性种类。主要特征是异常浆细胞的克隆性增殖，浸润骨骼和软组织，引起溶骨性骨骼破坏，并产生异常单克隆免疫球蛋白（M 蛋白）或其多肽链，沉积在组织器官，引起多脏器组织功能的损害，同时抑制正常多克隆免疫球蛋白的合成，降低机体免疫功能。临床上主要表现为骨骼疼痛、感染、贫血、高钙血症、肾功能损害及出血倾向。该病多发于中老年，确诊平均年龄 62 岁，发病率约为（2～4）/10 万，约占恶性肿瘤 1/100，占造血系统肿瘤 1/10，男女比例 3:1,近年来发病率有增长趋势。目前根治本病比较困难,经化疗后中数生存期可延长 26 个月左右,在化疗基础上联合传统中医治疗,才能取得更加满意的疗效。

2. 病因病机

(1)中医学病因病机:中医学中无多发性骨髓瘤之名,殷墟甲骨文中云有"瘤"字,是中医学对肿瘤的最早文字记载。根据疾病不同的临床症状,古代医家多将其归属于"骨蚀""痹证""骨痹""腰痛""血证""虚劳"等范畴。其最早记载于《黄帝内经》,《素问·长刺节论》曰:"病在骨,骨重不可举,骨髓酸痛,寒气至,名曰骨痹。"《灵枢·刺节真邪》曰:"虚邪之入于身也深,寒与热相搏,久留而内著⋯⋯内伤骨为骨蚀。"《灵枢·刺节真邪》曰:"虚邪之中人也⋯⋯其入深,内搏于骨,则为骨痹。"指出患者正气虚弱,卫外不固,外邪乘虚而入,深传至骨,瘀阻经脉,血行不畅,骨失所养导致骨痛,重则麻痹,甚则瘫痪。《金匮要略》"虚劳里急,悸,衄,腹中痛,梦失精,四肢酸痛,手足烦热,咽口燥"等症状,与多发性骨髓瘤患者出现的乏力、心悸、腹痛、出血及骨痛表现相似。"肾主骨,生髓","骨者,髓之腑也",中医认为本病定位在骨,疾病特点为"痹痛"。现代医者在古代认识基础上,认为该疾病的痹痛范围广泛甚至遍布全身,即西医所述"广泛性溶骨性改变"所致,故以"多发骨痹"命名或更能准确地体现以中医理论阐述多发性骨髓瘤的疾病特征。

(2)西医学病因病机:MM 病因尚不明确。目前有证据表明分子细胞遗传异常与多发性骨髓瘤的发病有关,另外辐射接触、病毒感染、某些化学物品的接触等均被认为可能与多发性骨髓瘤的发病相关,但无直接证据。MM 发病相关危险因素仍不明确,流行病学资料显示 MM 的发病和性别、年龄、种族相关。除此之外,职业环境、生活方式、电离辐射、接触化学毒物、慢性抗原刺激、自身免疫性疾病、药物、病毒感染等在 MM 的发病中可能起一定作用,具体机制仍存在争议。有学者认为人类 8 型疱疹病毒参与了骨髓瘤的发生。目前认为骨髓瘤细胞起源于 B 记忆细胞或幼浆细胞。进展性骨髓瘤患者骨髓中 IL-6 异常升高,认为 IL-6 是骨髓瘤细胞的生长因子,促进了骨髓瘤细胞的增生,抑制骨髓瘤细胞的凋亡。真正的病因尚不清楚。根据骨髓瘤细胞分泌的免疫球蛋白类型把疾病分为以下类型:IgG 型、IgA 型、IgD 型、IgM 型、IgE 型、轻链型、双克隆型以及不分泌型,还可以进一步根据轻链类型分为 κ 型、λ 型。多发性骨髓瘤的临床分期标准有传统的 Durie-Salmon(D-S)分期体系、国际分期体系和修订后的国际分期体系,虽然分期的临床条目不同,均根据严重程度分为 Ⅰ、Ⅱ、Ⅲ 期。在 D-S 分期中,根据肾功能正常与否分为 A、B 亚型。

3. 临床表现

(1)骨骼损害:①骨痛:是本病主要症状,发生率高达 70%,特点为负重时加重,X 线表现可有溶骨、骨质疏松、骨折等。②病理性骨折:多见于肋骨、胸椎和腰椎,多自发,也有活动后诱发,骨折后疼痛畸形。③局部肿瘤:骨髓瘤细胞浸润骨质、骨膜及邻近组织导致局部隆起,多见于肩胛骨,亦可见于头颅、肋骨、胸骨、椎骨、鼻骨及下颌骨、四肢骨。

(2)贫血与出血:常见贫血,轻重程度不一,严重程度一般随病程加重。出血以皮下黏膜多见,晚期可出现内脏及颅内出现。

(3)肾功损害:肾功能衰竭常称为本病主要临床表现,发生率为 40%～50%,原因与轻链蛋白、血液黏稠度高、蛋白尿、感染、瘤细胞浸润、淀粉样变、高血钙、高尿酸、肾盂造影等有关。

(4)全身及局部感染:本病免疫功能异常。常易于感染,加之化疗药物和激素的使用亦增加了感染的机会。病原微生物多为细菌、病毒。细菌以肺炎球菌性肺炎最多见,其次为泌尿系感染和败血症;病毒感染以带状疱疹、周身性水痘较多见。感染严重时常成为本病的致死原因。

(5)高钙血症:表现为恶心、纳差、呕吐、便秘、烦渴、多尿、表情淡漠、抑郁、乏力、意识模糊或昏迷。

(6)高黏滞综合征:因血液中免疫球蛋白大量增多,导致血液黏滞性增加。临床可见头昏、眼花、视力障碍、手足麻木、肾浓缩、意识障碍、冠状动脉供血不足、充血性心力衰竭等。

(7)淀粉样变:较少见,约 15% 患者并发本病变,主要以 IgD 型患者为主。蛋白质(轻链)和多糖的复合物沉淀于各组织器官。造成各系统损伤。

（8）神经系统症状、关节症状、肝脾肿大等也可能是本病的症状。

4．诊断要点

（1）主诉：全身乏力、骨骼疼痛，伴发热、乏力等不适。

（2）症状及体征：多发性骨髓瘤的症状多样，最经典四联征（CRAB）为：血钙升高、肾功能不全、贫血、骨痛。其他症状包括感觉异常、肝脾大、淋巴结肿大、发热等。MM 导致骨骼破坏可导致骨痛和病理性骨折，椎体病理性骨折可压迫脊髓或神经根产生刺激导致截瘫或神经根炎。肾损伤导致少尿、浮肿，造血系统损伤可导致贫血或出血，因抵抗力下降时可诱发感染，如呼吸系统感染、泌尿系统感染、消化系统感染从而导致发热；其他如高黏滞综合征导致头昏、耳鸣、肝脾肿大、指端麻木、刺痛、雷诺现象也经常出现。因 MM 多处发病、多发性病损的特点，低诊断率与高误诊漏诊率也是不典型骨髓瘤的临床特点。全身疲乏常伴以发热和贫血、肝脾肿大、肾功能不全、高血压及出血倾向，渐渐发展至恶病质。骨痛部位深在，由间歇性发展至持续性，夜间睡眠时可因疼痛而惊醒，疼痛性质半数以上呈剧痛。如肿痛位于脊柱可产生严重的神经根放射性疼痛。

（3）实验室检查：血液检查包括血常规、肝肾功能（含白蛋白、乳酸脱氢酶）、电解质（含钙离子）、凝血功能、血清蛋白电泳（含 M 蛋白含量）、免疫固定电泳、血清免疫球蛋白定量、β2 微球蛋白、血清游离轻链、C 反应蛋白、外周血涂片。怀疑心脏受累需要完善心肌酶谱、B 型利钠肽（又名脑钠肽，brain natriuretic peptide，BNP）和 N 末端脑钠肽前体（NT-proBNP）。尿液检查包括尿常规、24h 尿轻链、蛋白电泳、尿免疫固定电泳。骨髓检查包括骨髓细胞学涂片分类、骨髓活检＋免疫组化（包含针对以下分子的抗体：CD19、CD20、CD38、CD56、CD138、轻链 λ、轻链 κ）。

（4）影像学表现：包括全身 X 线片（包含头颅、骨盆、股骨、肱骨、胸椎、腰椎、颈椎）、CT 或磁共振成像（全身或局部，包含颈椎、胸椎、腰骶椎、头颅）及 PET/CT。

① X 线表现：骨髓瘤的 X 线表现也是多种形态的。已确诊为骨髓瘤的患者有约 10% 的患者无阳性 X 线异常发现。而典型的 X 线表现是在病变骨如颅骨、髂骨和长管状骨上有穿凿样或称作轧洞状溶骨破坏。每一病灶直径在 2mm 至 1cm 不等。分布相对集中。在病损周围没有密度增高的硬化影，也没有骨膜反应。发生在脊柱上的多数位于下部胸椎和腰椎，呈不典型的溶骨性改变，椎体附件多呈溶骨状破坏，部分可有轻度膨胀。在椎体可因椎体压缩而呈密度增高但椎体变形而椎间隙正常。多发性骨质破坏可导致穿凿状、蜂窝状、鼠咬状、皂泡状、蛋壳样骨破坏。MM 好发部位呈局部骨质疏松，骨皮质变薄，骨髓腔扩大，密度减低，骨小梁纤细，有时可见到米粒状的密度更低的阴影。偶见骨质硬化表现，多见于治疗后。骨髓瘤破坏皮质可显示软组织肿块阴影，肿块内无密度增高的成骨或成软骨的 X 线表现。

② CT 表现：CT 平扫可见受累骨骼多发、边缘锐利的虫蚀状或穿凿状小圆形骨破坏之低密度区，边缘无硬化。融合性大块溶骨性低密度区，有时表现为骨小梁的减少并夹杂有低密度骨质缺损。晚期，也可出现骨质破坏，甚至侵入软组织形成肿块，但无钙化。颅骨部位的骨髓瘤可见板障内多发的更低密度灶，内外板完整或肿瘤突破造成缺损，并可在其周围形成软组织肿块。椎体的骨髓瘤可累及多个脊椎的散在的小骨质破坏区，还可侵犯椎弓及附件，破坏部位形成软组织肿块，压迫硬膜囊。

③ MR 表现：MRI 基本表现为高信号背景下的长 T1、长 T2 信号，在脂肪抑制 T2WI 序列上呈高信号，增强扫描可表现为不同程度的强化，与正常骨髓对比更明显，不同分型多发性骨髓瘤 MRI 各有特点：正常型、局灶型、"椒盐"型以临床 I 期常见，弥漫型、混合型以临床 II、III 期常见。

5．治疗方法

（1）中医辨证论治：

1）肝肾阴虚型：可见腰膝酸痛，肢体屈伸不利，胸肋疼痛，骨痛剧烈，热盗汗，五心烦热，心悸不寐，烦躁不安，舌质暗红，或有瘀斑，固定不移，头晕耳鸣，口渴咽干，低苔少，脉细数。治法以滋补肝肾、活血止痛为主，方选六味地黄丸合身痛逐瘀汤加减。

2）脾肾阳虚型：可见肢体麻木，抬举无力，骨痛有包块，纳呆食少，腹胀便溏，倦怠无力，腰膝酸软，形寒肢冷、浮肿，舌淡胖，苔薄白，脉沉滑细。治法以温补脾肾、化瘀通络为主，方选济生肾气丸（《济生方》）加减。

3）气血两虚证：可见筋骨疼痛，绵绵不止，遇劳加重，面色萎黄无华，头晕目眩，神疲乏力，心悸气短，纳呆，腹胀便溏，舌淡，苔薄白，脉细无力。治法以益气养血，补肾活血为主，方选当归补血汤合六味地黄丸加减。

4）邪毒内侵证：主症见骨痛剧烈，难以忍受，高热，烦躁，咳嗽咯痰，甚则出血发斑，尿血，便血，神昏谵语，舌淡红，苔黄燥，脉虚大而数。治法以清热解毒、凉血止血，佐以扶正为主，方选清瘟败毒散加减。

5）痰瘀互结证：可见骨痛剧烈，固定不移，拒按，或腰背、头部、胸胁等处肿块，面色晦黯，倦怠乏力，舌质紫或有瘀点、瘀斑，脉沉细涩。治法以祛瘀化痰、补益肝肾为主，方选益肾蠲痹汤加减。

（2）现代治疗：无症状的骨髓瘤不推荐治疗，但高危患者可根据患者意愿综合考虑。孤立性浆细胞瘤的治疗无论是骨型还是骨外型浆细胞瘤首选对受累野进行放疗（≥45Gy），如有必要则行手术治疗。疾病进展至有症状骨髓瘤者，按骨髓瘤治疗。有症状的骨髓瘤的完整治疗流程包括：对于年龄≤65岁（国外可至70岁），一般状况良好患者建议诱导治疗-自体造血干细胞移植-维持治疗。对于年龄＞65岁或者没有自体移植指征的患者建议诱导治疗-巩固治疗-维持治疗。复发患者需要再次完成全面评估，尽快启动治疗。而对于急性期患者，例如部分患者因肿瘤细胞浸润、溶骨性病变等导致病理性骨折，或因肿物压迫脊髓或神经等引起神经脊髓压迫症状，甚至截瘫。例如截瘫发生时，往往需要先行外科急诊手术，恢复脊柱稳态，解除神经或骨髓压迫引起的相应临床症状。如无手术指针建议可采用局部放疗。

骨髓瘤的治疗以内科治疗为主。主要是化疗和支持疗法。既往标准骨髓瘤化疗方案是MP方案。即烷化剂苯丙酸氮芥加地塞米松。M2方案也是常用有效方案，完全缓解率达70%～80%。M2方案（苯丙酸氮芥、环磷酰胺、卡莫司汀、地塞米松）、VMCP-VBAP方案（长春新碱、多柔比星）也是既往常规方案，其中VMCP和VBAP可交叉使用，并用VMCP维持治疗12个月，有效率53%较MP方案优越。随着西医学的进步，目前可根据不同病情采用CyBorD方案（环磷酰胺、硼替佐米、地塞米松组成），KRD方案（卡非佐米、来那度胺、地塞米松组成），RVD方案（来那度胺、硼替佐米、地塞米松组成），IRD（ixazomib、来那度胺、地塞米松组成）以更好地控制病情。

对早期或有条件患者可采用自体干细胞移植治疗，对于复发难治的患者可考虑挽救治疗后进行异基因骨髓移植。另可采用血管免疫抑制剂（如第三代的泊马度胺）、蛋白酶体抑制剂（如第二代的卡非佐米）、Bcl-2抑制剂（如venetoclax）。免疫治疗可显著改善多发性骨髓瘤患者的无病生存和总生存时间，并且不良反应可控，给复发难治骨髓瘤患者带来了获益，甚至有治愈的希望。抗体介导的免疫治疗，主要针对肿瘤细胞表面抗原的单克隆抗体疗法，如针对CD38抗原的单抗。双特异性抗体（BiTE-R）治疗，指同时靶向肿瘤细胞和自身T细胞，介导自身的免疫系统杀伤肿瘤细胞，在多发性骨髓瘤中，主要有抗CD3/BCMA的BiTE-R、抗CD3/CD138的BiTE®。细胞免疫治疗，目前研究比较广泛的主要是嵌合抗原受体T细胞（CAR-T），指通过体外编辑T细胞，来实现靶向抗肿瘤作用。在多发性骨髓瘤中比较有前景的有抗BCMA的CAR-T治疗。

6. 述评

（1）流行病学研究：1846年Dalrymple提出了骨髓瘤的组织学特征，1889年Kahlar总结描述了本病的临床表现，目前对本病的认识已进一步清晰。最新研究表明MM在全部肿瘤中占1%、占血液学肿瘤的10%。中、日等国发病率低有报告为0.6/10万，欧美为2～9/10万老年及男性高发。在美国，MM已超过白血病成为仅次于淋巴瘤的第二位血液系统高发肿瘤。诊断时的中位年龄为60岁，40岁以下发病很罕见。

（2）药物与临床研究：在移植方面，自体造血干细胞移植可使得3%～10%的患者完全缓解并维持超过10年，一项关于移植组应用硼替佐米方案与非移植组疗效比较的研究显示，早期缓解后自体移植仍然是≤65岁新诊断多发性骨髓瘤患者的首选治疗，而异基因造血干细胞移植仍然被视为唯一有希望治愈该病的方法，但目前困境是适合患者人群少、不良反应大。传统治疗方案均无法真正意义上治愈多发性骨髓瘤,大多数患者最终复发而需要挽救疗法。其中应用免疫调节剂和蛋白酶体抑制剂均失败的复发/难治性多发性骨髓瘤患者,预示预后较差,为挽救应用原有新型药物后仍复发/难治的患者,通过对克隆性浆细胞内与多发性骨髓瘤的发病机制和耐药机制相关的复杂分子机制等免疫因素的研究,新一代药物及相关免疫治疗技术等得以研发。目前新型靶向治疗药物如卡非佐米、泊马度胺、帕比司他、Daratumumab、Elotuzumab 和 Ixazomib 等已被批准用于治疗多发性骨髓瘤,这些药物与原有药物如环磷酰胺、地塞米松、沙利度胺、来那度胺和硼替佐米的组合,形成新的联合用药方案。同时包括单克隆抗体、嵌合抗原受体修饰的 T 细胞治疗、检查点阻断等免疫治疗新技术及疗法已进入临床试验,成为多发性骨髓瘤免疫治疗新里程碑。

(二)骨枯(骨消):乳腺癌骨转移

1. 定义

乳腺癌骨转移是乳腺癌晚期常见的症状,乳腺癌细胞通过局部浸润、渗入血管和/或淋巴管、随循环系统转移到骨、移出血管和/或淋巴管、在骨定居并增殖引起溶骨性骨损伤,引起的以骨损害、疼痛为主要表现的疾病。乳腺癌骨转移发生率为 65%~75%,在乳腺癌远处转移中,首发症状为骨转移者占 27%~50%。骨痛、骨损伤、骨相关事件(SRE)及生活质量降低是乳腺癌骨转移的常见并发症。

2. 病因病机

(1)中医学病因病机:中医学中并无乳腺癌骨转移癌的病名,但根据临床特点,可能归属中医"骨瘤""骨痹""骨痛"范畴。中医"肾藏精生髓主骨"的认识,对乳腺癌骨转移的治疗,有重要参考意义。《灵枢·刺节真邪》曰:"虚邪之入于身也深,寒与热相搏,久留而内著,寒胜其热,则骨疼肉枯。"邪气入内,留着日久,寒胜阴结,气血瘀阻,不通则痛,故可以发生骨痛。同篇中"有所结,深中骨,气因于骨,骨与气并,日以益大,则为骨疽"进一步说明,寒胜阴结,气血瘀阻,留滞骨中,骨骼因而肿大,发为骨疽,大约相当于现代骨肿瘤性疾病。关于肿瘤骨转移的论述,古人并没有明确的论述,但《黄帝内经》中有关传舍理论的描述,可能与转移性肿瘤的认识有一定的相关性。

《素问·皮部论》曰:"凡十二经络脉者,皮之部也,是故百病之始生也,必先客于皮毛,邪中之则腠理开,开则入客于络脉,留而不去,传入于经,留而不去,传入于腑,廪于肠胃。邪之始入于皮也,泝然起毫毛,开腠理;其入于络也,则络脉盛,色变;其入客于经也,则感虚,乃陷下;其留于筋骨之间,寒多则筋挛骨痛,热多则筋弛骨消,肉烁䐃破,毛直而败。"邪之传舍,病邪深入,留于筋骨之间,寒多则骨痛。而在《灵枢·五邪》中描述:"邪在肾,则病骨痛阴痹。阴痹者,按之而不得,腹胀腰痛,大便难,肩背颈项痛,时眩。"肾阳虚衰,命门之火不能温脾,致脾失健运,水谷停留于腹,而致腹胀。腰为肾府,故"肾"病则腰脊酸痛。这段论述类似腰椎骨转移的表现。

中医学家认为,骨转移癌在古籍虽无专指的病名,但其持续性疼痛的特点或昼轻夜重、缠绵难愈的表现,与"顽痹""尪痹"相似,其疼痛可见痹痛、胀痛、酸痛、冷痛、隐痛、刺痛等,有的难以名状,其病因病机,不外"不荣则痛""不通则痛"两方面,肾虚不能养髓生骨,为"不荣"的主要原因,而"不通则痛"的病机,多与痰凝血瘀有关。乳腺癌骨转移,多属久病气虚邪气内结于骨而形成,其病机不外"不荣则痛""不通则痛"两方面,与肾、肝、脾三脏关系最为密切。

(2)西医学病因病机:在乳腺癌转移中,乳腺癌原发灶生长和增殖并获得转移特征是初始步骤,之后乳腺恶性肿瘤细胞突破基膜侵入周围基质,进入脉管系统,在脉管系统中存活并逃避免疫监视,最终到达转移部位,迁徙到血管外,形成微转移,最后定植于骨并在其中克隆,经历了从原发灶到转移灶的侵袭—转移级联生物学过程。肿瘤细胞到达转移部位后多会进入休眠状态,在特定条件刺激下能重新进入增殖状态并形成临床可检测到的转移克隆灶。乳腺癌骨转移最常见的转移部位是富含红骨髓的骨骺干骺端,其原因可能是骨骺内结构复杂,血流缓慢,血供丰富,骨髓产生特异的黏附分子能够捕获乳腺癌播散肿瘤细胞(disseminating tumor cell,DTCs),DTCs 在形成克隆增殖灶,在富血供微环境中通过"休眠"逃避化疗杀伤。

3. 临床表现

乳腺癌骨转移多表现为多发性溶骨性病变，部分患者在溶骨病变治疗后的修复可以在影像学中表现为过度钙化而被误诊为成骨性改变，对这部分患者应追溯其首诊时 X 线片，查看是否有溶骨性改变。乳腺癌骨转移的特点：伴有疼痛的骨转移，严重影响患者生活质量，但骨转移本身一般不直接对生命构成威胁；有效的治疗手段较多，不合并内脏转移的患者生存期相对较长。

骨相关事件包括：骨痛加剧或出现新的骨痛、病理性骨折（椎体骨折、非椎体骨折）、椎体压缩或变形、脊髓压迫、骨放疗（因骨痛或防治病理性骨折或脊髓压迫）、骨转移病灶进展（出现新发、多发骨转移、原有骨转移灶扩大）及高钙血症。

4. 诊断要点

（1）主诉：乳腺癌晚期，全身乏力，骨骼疼痛，伴乏力、发热等不适。

（2）症状及体征：乳腺癌骨转移主要通过血行播散方式转移，有 60% 未治愈乳腺癌患者发生骨转移，转移位置以胸腰段椎骨和骨盆最易发生，其发生率占 64.7% 和 41.2%，其次为肋骨（与癌灶邻近部位多见）、股骨、颅骨，此外胸骨的转移率最低，约为 3.5%，临床上多发性骨转移比单发性多见。转移早期可引起轻度、间歇性骨痛，逐渐发展成持续性骨痛，进行性加剧。如转移至椎体可以出现脊椎棘突的压痛和叩击痛。疼痛部位可以固定或不固定，夜间尤甚，痛性多种多样，疼痛造成肌肉紧张、关节活动受限而使患者出现被动体位。如果骨转移病灶的位置较浅，或转移日久骨膨胀增大，可以见局部肿胀。病理性骨折：骨转移侵蚀后，可见自发性病理性骨折，也可以在轻微外力的作用下发生，发生的部位不同症状和体征也不同。椎骨病理性骨折表现为锥体变形、塌陷，可出现脊髓的压迫症状，最初症状为神经根痛和感觉障碍，当病变发展到脊髓部分受压时可出现半切综合征，当进入脊髓完全受压期后则发生截瘫。

（3）实验室检查：对于疑似骨转移的乳腺癌患者，应进一步常规检查：血常规、肌酐、血钙等肝肾功能及血生化指标检查等。

（4）影像学检查：乳腺癌骨转移的临床诊断，骨放射性核素扫描（ECT）可以作为初筛检查，X 线、CT 可以明确有无骨质破坏，MRI 有助于了解骨转移对周围组织的影响，尤其是脊柱稳定性，临床上各种诊断方法应该合理应用，必要时应通过骨活检取得病理诊断。

①ECT：骨放射性核素扫描（ECT）是骨转移初筛诊断方法，可用于乳腺癌患者常规分期，也可推荐用于乳腺癌出现骨疼痛、骨折、碱性磷酸酶升高、高钙血症等可疑骨转移的常规初筛诊断检查；乳腺癌 TNM 分期 >T3NM（癌瘤 >5cm，N：同侧淋巴结转移；M：远处淋巴结转移），具有灵敏度高、早期发现、全身成像不易漏诊的优点。但也存在特异度较低、不易区分成骨性还是溶骨性病变、不能显示骨破坏程度的缺点。

②磁共振扫描（MRI）、CT 扫描，或 X 线拍片是骨转移的影像学确诊检查方法。对于骨 ECT 扫描异常的患者，应该针对可疑骨转移灶部位进行 MRI、CT、X 线拍片检查，以确认骨转移诊断，并了解骨破坏的严重程度。

③正电子发射计算机断层显像（PET-CT）：可以直接反映肿瘤细胞对葡萄糖的摄入，临床研究提示氟脱氧葡萄糖 - 正电子体层扫描（FDG-PET）具有与骨扫描相似的灵敏度，更高的特异度，对乳腺癌骨转移治疗后病情的跟踪优于骨扫描，但是目前专家共识认为 PET-CT 在骨转移诊断的价值有待进一步研究，临床并不作为常规推荐。所以骨转移的临床诊断，ECT 可以作为初筛检查，X 线、CT、MRI 可以明确有无骨质破坏。

（5）骨活检：针对临床可疑骨转移灶，尤其是不含软组织转移或内脏转移的单发骨病灶，应争取进行穿刺活检以明确病理诊断，骨活检是诊断乳腺癌骨转移的金标准。

5. 治疗方法

（1）中医辨证论治：目前通过多项临床研究与中医证候分布及组合规律研究，认为乳腺癌骨转移其病位在经筋骨骼，以肾虚为本，以"痰""瘀"两端为标，概括为以下证型：

1）肝肾阴虚型：可见周身酸痛，灼痛，咽干舌燥，多梦，急躁易怒，眼睛酸胀等，舌苔少津，舌边尖红，治以滋补肝肾、活血止痛之法,方以六味地黄丸合身痛逐瘀汤加减。

2)脾肾阳虚型:多见肢体麻木,口苦,嗳气吞酸气短,神疲乏力,失眠,足跟痛,耳鸣耳聋,盗汗,齿松发脱,畏寒肢冷,自汗,舌形胖,舌苔白,治以温补脾肾、化瘀通络之法,方以济生肾气丸加减。

3)气血亏虚型:可见隐痛,腹胀,咳嗽,心悸,失眠,腰膝酸软,尿频,便溏,纳差,舌色淡红,舌苔薄,舌苔裂纹、舌齿痕,脉细,治以益气养血、补肾活血之法,方以当归补血汤合六味地黄丸加减。

4)气滞血瘀型:可见刺痛,闷闷不乐,叹气,胀痛,健忘,黄褐斑,舌质暗,脉弦涩,治以祛瘀化痰、补益肝肾之法,方以益肾蠲痹汤加减。

5)热毒内结型:口干,心烦燥热,潮热,盗汗,舌红绛,苔黄而干,治以清热解毒、凉血止血之法,佐以扶正,方以清瘟败毒散加减。

(2)西医学治疗:本病以全身治疗为主,其中化疗、内分泌治疗、分子靶向治疗作为复发转移性乳腺癌的基本药物治疗,双膦酸盐类可以预防和治疗骨相关事件。合理的局部治疗可以更好地控制骨转移症状,其中手术是治疗单发骨转移病灶的积极手段,放射治疗是有效的局部治疗手段。复发转移性乳腺癌选择治疗方案,要考虑患者肿瘤组织的激素受体状况(ER/PR)、人表皮生长因子受体2(Her-2)情况、年龄、月经状态以及疾病进展是否缓慢。原则上疾病进展缓慢的激素反应性乳腺癌患者可以首选内分泌治疗,疾病进展迅速的复发转移患者应首选化疗,而Her-2过表达的患者可以考虑单用或联合使用曲妥珠单抗治疗。

放射治疗是乳腺癌骨转移姑息性治疗的有效方法,主要作用是缓解骨疼痛,减少病理性骨折的危险。通过体外照射有症状的骨转移灶;选择性用于负重部位骨转移的预防性治疗,如脊柱或股骨转移。放射性核素治疗对于缓解全身性骨转移疼痛有一定疗效。针对因病理骨折或肿瘤占位导致神经压迫功能障碍,手术治疗最大限度解决对神经的压迫,减轻功能,恢复肢体功能从而改善患者生活质量,常用方式为骨损伤固定术、骨损伤置换术、神经松解术,但一般情况下并不推荐用于晚期乳腺癌骨转移患者。

乳腺癌骨转移治疗主要目的是缓解疼痛,恢复功能;改善生活质量,预防和治疗SREs;控制肿瘤进展,延长患者生存期。①止痛药治疗:止痛药是缓解乳腺癌骨转移疼痛的主要方法。应遵循WHO癌症三阶梯止痛指导原则,首选口服或无创给药途径;按阶梯给药;按时给药;个体化给药;注意具体细节。②骨改良药物:双膦酸盐适应证:高钙血症、骨痛、治疗和预防SREs,目的是降低SREs发生率。地诺单抗作为一种有独特作用机制的骨吸收抑制剂,其特异性靶向核因子κB受体活化因子配体(RANKL),抑制破骨细胞活化和发展,减少骨吸收,增加骨密度,在体内不会产生中和性抗体,故几乎不会产生耐药。

6. 述评

乳腺癌骨转移属于恶性骨肿瘤,中医治疗骨肿瘤注重整体与局部协调统一,激发人体正气抵御外邪,按"治病必求其本"的原则辨证施治,血气是"本",肿瘤是"标"。从病因与症状而言,病因是"本",症状是"标"辨证施治,标本兼顾,扶正必须祛邪。中医古籍对骨肿瘤治法的记述精辟抽象,方法繁多,但始终贯穿着"辨证施治""天人合一""扶正祛邪"等基本观点和方法。中医对肿瘤的治疗一是整体与局部并重;二是标本兼顾。《灵枢·刺节真邪》曰:"虚邪之入于身也深,寒与热相搏,久留而内著,寒胜其热,则骨疼肉枯,热胜其寒,则烂肉腐肌为脓,内伤骨为骨蚀……有所结,深中骨,气因于骨,骨与气并,日以益大,则为骨瘤。"《外科枢要》记载若劳伤肾水,不能荣骨而为肿瘤,名为骨瘤。夫瘤者,留也。随气凝滞,皆因脏腑受伤,气血和违。许多学者根据不同的临床实践,对乳腺癌骨转移的病因病机提出了不同的见解。

国医大师朱良春教授认为骨转移癌病因病机是"不荣则痛""不通则痛"。肾虚不能养髓生骨,为"不荣"的主要原因,而"不通则痛"的病机,多与痰凝血瘀血有关。其病位在经筋骨骼,以肾虚为本,以"痰""瘀"两端为标,治疗上宜化痰散结,温阳通络,四法合用,方可使筋骨得荣,痰瘀得化,血络得通而症消痛止,故方中多选用制南星化风痰、开结闭、止骨痛为君药;以补肾壮阳、强筋壮骨、祛风除湿的淫羊藿为臣药,补骨脂能补肾助阳、益精髓、暖腰膝、逐冷除顽痹而止痛;地龙走窜能通经活络、引诸药至病所,故用其为使药。朱老认为"顽痹邪气久羁,深入经髓骨骼,气血凝滞不行,湿痰癖浊胶固,经络闭塞不通,非草木之品所能宣达,必借虫蚁之类搜剔窜透,方能使浊去凝开,经行络畅,邪除正复",故方中又加用全蝎以破癥通络,搜剔定痛以增强止痛之效。方用仙龙定痛饮,治疗观察了骨转移癌痛患者共 32 例,收到较好疗效,且无不良反应。林毅常用六味地黄汤合三骨汤补益肝肾、填精壮骨、活血止痛、抗癌解毒。处方:山药、茯苓、牡丹皮、泽泻、山茱萸、生地黄、补骨脂、透骨草、骨碎补、续断、杜仲、白花蛇舌草。若骨痛难眠者加郁金、延胡索、五灵脂、僵蚕。唐汉钧治疗乳腺癌骨转移,以调补肝肾扶正为基础,加独活、续断、杜仲、桑寄生、补骨脂、肿节风、延胡索等药,骨痛甚者可加蜈蚣、全蝎等。

实验采用裸鼠乳腺癌骨转移模型,发现高浓度的补肾活血汤能够有效降低并抑制乳腺癌骨转移的发生,同时增加裸鼠的体重,其机制可能是通过增加 OPG 的表达,降低 RANKL 的表达,从而影响到 OPG/RANK/RANKL 系统,减少破骨细胞的活化,从而一定程度上抑制乳腺癌骨转移的发生;同时或可通过降低 Jagged1 及 TGF-β 的表达,从而干预 Jagged1/Notch 及 TGF-β 通路,抑制乳腺癌骨转移;还可抑制 VEGF、碱性成纤维细胞生长因子(basic fibroblast growth factor,bFGF)的表达来抑制新生血管生成,并可降低裸鼠乳腺癌骨转移组织的微血管密度(MVD 数值)。通过网络药理学模型构建,发现淫羊藿和肉苁蓉抑制乳腺骨转移的作用机制涉及抗肿瘤、促进成骨细胞分化、诱导破骨细胞凋亡和调节骨微环境。在蛋白互作网络分析中发现了可能治疗乳腺癌骨转移的关键基因。温肾壮骨方能明显缓解裸鼠乳腺癌骨转移模型骨组织损伤,骨转移灶中的相关蛋白表达明显降低,从而抑制乳腺癌骨转移。

在临床与药物研究方面,第三代双膦酸盐依然占据重要地位,其中包括氯膦酸盐、阿仑膦酸盐、帕米膦酸盐、唑来膦酸盐等。唑来膦酸对破骨细胞活性的抑制作用最强。地诺单抗作为一种特异性阻断 RANKL 的单克隆抗体,能够抑制破骨细胞的活性,从而减少骨的吸收与破坏。而埃博霉素衍生物沙戈匹隆作为一种新型全合成型抗肿瘤药,能够抑制破骨细胞的活性,抑制骨吸收,减轻肿瘤恶病质。目前的临床试验显示,贝伐单抗联合瓦拉他尼能够阻断或者切割供应肿瘤的血管,从而很好地抑制乳腺癌骨转移病灶的生长,其深入机制尚在进一步临床研究中。受体酪氨酸激酶(CKI)抑制剂可通过非 RANKL 依赖的途径激活破骨细胞,CKI 抑制剂可抑制破骨细胞活性。

乳腺癌骨转移是一个非常复杂的过程,不仅涉及肿瘤细胞本身,还涉及原发灶与转移灶肿瘤微环境中的基质细胞及多种分子。目前的治疗方法多为姑息性治疗,不能有效延长患者生存时间,因此进一步阐明其发病机制、研发有效的靶向药物有重大意义。未来研究的难点和目标可能存在于进一步寻找能早期预测乳腺癌骨转移发生的标志物,最好是在外周血中的生物学标志物;阐明乳腺癌细胞侵蚀骨质过程中破骨细胞、成骨细胞、骨髓脂肪细胞、巨噬细胞等促进肿瘤细胞骨转移的机制;探索发现多靶点、多环节、多时空同时抑制肿瘤细胞活性的联合用药方案。随着乳腺癌骨转移的机制被逐渐阐明,将有利于研发更高效、安全的治疗方法,并最终减少、控制乳腺癌骨转移的发生。

(三)骨枯(骨消):内分泌骨病

内分泌骨病系指由下丘脑 - 垂体功能失调引起肾上腺、甲状腺、性腺等靶腺功能异常进而造成骨代谢紊乱的疾病,其骨代谢特征依原发病而定,主要表现为能量代谢引起的成骨细胞功能紊乱与骨形成不足。下丘脑 - 垂体 - 肾上腺(HPA)轴、下丘脑 - 垂体 - 甲状腺(HPT)轴、下丘脑 - 垂体 - 性腺(HPG)轴是人体调控骨代谢最重要的神经内分泌系统,近年来的研究发现肾虚的病理学基础与上述三轴的功能和形态密切相关。

1. 肾虚证与 HPA 轴

(1)HPA 轴与骨病:HPA 轴由下丘脑、垂体、肾上腺构成,下丘脑室旁核可分泌促肾上腺皮质激素释放激素(CRH)作用于垂体门脉系统,刺激促肾上腺皮质激素(ACTH)产生,进而诱导肾上腺合成并释放皮质类固醇到循环中。皮质类固醇是一种糖皮质激素(GC),循环的糖皮质激素除了与相关受体结合参与骨代谢、免疫等功能外,还可与脑中糖皮质激素受体结合启动 HPA 轴负反馈回路以关闭皮质类固醇产生。炎症反应、自身免疫性疾病、压力源等可诱发 HPA 轴失调,引起 GC 全身性释放,过量的 GC 可直接抑制成骨细胞增殖与分化,上调破骨细胞数量与活性,造成骨重塑与骨吸收平衡破坏,导致骨量减少引发骨质疏松症。

（2）肾虚证与 HPA 轴的相关性：自 20 世纪中叶开始，学者们便开始研究肾虚证与 HPA 轴及其代谢产物之间的联系。以沈自尹为代表的项目组提出肾阳虚证存在 HPA 轴不同环节、不同程度的功能障碍，且主要发病环节在下丘脑的调节功能紊乱；孙金玥等发现老年男性肾阳证者肾阳虚程度与 ACTH 和皮质类固醇水平负相关，即肾阳虚程度越严重这些激素浓度水平越低下；任大蔚等提出 HPA 轴与中医肾密切相关：肾阳虚证垂体 - 肾上腺皮质系统兴奋性低下，认为 HPA 轴系统功能紊乱是"肾虚骨痿"发病的重要环节。上述研究证实了肾虚证以 HPA 轴功能障碍为特征，提示了 HPA 轴功能紊乱是"肾虚证"的一种体现。

肾虚证与 HPA 轴存在相关性为补肾调节 HPA 轴功能提供了新的线索。李耿研究发现桂附地黄丸和六味地黄丸均可显著恢复肾阳虚大鼠 HPA 轴抑制状态；郑小伟报道金匮肾气丸可作用于垂体 - 肾上腺轴，通过促进垂体细胞增殖改善体内类固醇皮质激素含量；徐翠萍等发现金匮肾气丸可使肾阳虚小鼠 HPA 轴抑制状态恢复，认为温补肾阳药能在一定程度上可促进 HPA 轴功能；AnR 等报道氢化可的松诱导的高尿酸血症大鼠 HPA 轴处于抑制状态，补肾中药淫羊藿及其活性成分淫羊藿苷可促进大鼠血清皮质醇；GongZH 等发现哮喘反复发作时 HPA 轴功能紊乱，补肾中药可使哮喘大鼠皮质醇、ACTH 水平增高，其作用靶点在下丘脑。由此可见，补肾疗法是调节 HPA 轴的一种潜在治疗方法。

2. 肾虚证与 HPT 轴

（1）HPT 轴与骨病：HPT 轴由下丘脑、垂体与甲状腺组成，其生理机制为下丘脑释放的促甲状腺激素释放激素（TRH）刺激腺垂体细胞分泌促甲状腺激素（TSH），TSH 经循环到达甲状腺促使甲状腺激素（T_3、T_4）合成与分泌，甲状腺激素又反馈调控垂体与下丘脑激素释放，构成下丘脑 - 垂体 - 甲状腺轴的功能单位。骨组织上存在甲状腺素受体，甲状腺激素与之结合刺激骨形成，同时又作用于破骨细胞促进其分化。当甲状腺功能亢进时甲状腺激素增多，骨代谢出现高骨转换，骨重建过程缩短，但此时骨吸收大于骨形成，引起骨量减少促进骨质疏松。当甲状腺功能减退时甲状腺激素减少，引起生长激素与胰岛素样生长因子受体 -1 减少，成骨细胞与破骨细胞活性均降低，表现为低骨转换，但甲状腺功能减退对骨密度的影响目前仍不确定。

（2）肾虚证与 HPT 轴的相关性：甲状腺激素有促进人体生长、发育、增加基础代谢等作用，其合成与分泌受 HPT 轴影响。甲状腺功能减退时患者易出现肢冷、畏寒、浮肿、表情淡漠等症状，这些症状在中医学上常辨证为肾阳虚证。近年来有研究表明肾阳虚证患者免疫功能低下，HPT 轴的各个水平普遍存在功能减退，血清 T_3、T_4 降低，TSH 反馈性地增加；也有学者发现肾阳虚证者总 T_4 正常，总 T_3 明显下降；亦有学者对尿毒症肾虚证患者 T_3、T_4 和 TSH 水平进行检测，发现肾阳虚、肾阴虚者 T_3、T_4、TSH 均降低。因甲状腺功能减退可引起肾阳虚证，在动物实验中常用切除动物甲状腺模拟人类的肾阳虚证；有研究通过使用药物或激素干预动物后发现其甲状腺、垂体重量及代谢发生改变，认为可模拟为肾阳虚证。

中医辨证甲状腺功能减退患者大多具有肾阳虚证症状，大多数医家据"益火之源，以培右肾之原阳"而多以温补肾阳法来治疗，临床效果显著。温补肾阳法在肾阳虚证动物模型上也得到了较好的验证。马娜等通过补肾方剂右归丸干预肾阳虚证大鼠，发现右归丸能使垂体 - 甲状腺激素水平明显升高，促进 TSH、T_3、T_4 分泌。而郭凯等研究发现金匮肾气丸相比单纯的补阳药更能促进下丘脑 - 垂体 - 甲状腺轴内分泌功能，显著提高小鼠 T_3、T_4 水平。

3. 肾虚证与 HPG 轴

（1）HPG 轴与骨病：HPG 轴是由下丘脑、垂体、性腺组成的生殖内分泌系统。在生理状态下，下丘脑释放促性腺激素释放激素（GnRH）调节垂体促性腺激素（促卵泡激素 FSH，黄体生成素 LH）分泌，促性腺激素又作用于性腺（雄性睾丸与雌性卵巢）调节其活动并释放相关激素。而性腺分泌的激素也能通过循环系统传输至下丘脑与垂体，通过负反馈机制调节下丘脑及垂体激素的分泌。研究表明，性腺激素对骨代谢具有正向调控作用，可阻止骨量丢失促进骨形成，维持骨的生物力学。雌激素通过影响成骨细胞与破骨细胞功能调控骨代谢：雌激素与成骨细胞表面 ER 结合上调 OPG 下调 RANKL 表达，同时又抑制破骨细胞 MAPK 信号通路下调衔接蛋白复合物 -1（AP-1）的生成，抑制破骨细胞活性转录。此外雌激素还可通过维生素 D、降钙素（CT）、甲状旁腺激素（PTH）、肾上腺皮质激素、前列腺素（PG）等间接影响骨代谢。睾酮（T）是男性睾丸产生的主要雄性激素，睾酮通过结合雄性激素受体或转化为雌激素与雌激素受体结合对骨松质与骨皮质进行调节。

（2）肾虚证与 HPG 轴的相关性：人体的生长、发育、成熟、衰退都与 HPG 轴功能有着密切关系，HPG 轴的功能与中医肾精相似。HPG 轴引起的骨代谢疾病，通过对大量文献的检索，证明补肾中药及组方可调控 HPG 轴分泌相关激素，基本方药包括：淫羊藿、蛇床子、骨碎补、补骨脂、杜仲、黄芪、丹参等。这类药物主要成分为黄酮类，其作用机制可能是黄酮类物质在体内形成类雌性激素物质影响 HPG 轴。研究发现六味地黄汤具有雌激素样作用，其可通过 HPG 轴恢复雌鼠卵巢功能，保护雄鼠生殖系统损伤；六味地黄汤能够上调 LH、T 的浓度，下调 FSH 浓度，并增加垂体 LH 细胞数量，使垂体 FSH 细胞数量减少，从各个层面调控 HPG 轴。

（四）骨枯（骨消）：炎性骨病

炎性骨病又名炎症性骨与关节病。炎性骨病按照病因分类，可分为急性骨髓炎、慢性骨髓炎、化脓性关节炎、骨与关节结核。从遗传角度分类，自身炎症性骨病已经逐渐成为自身炎症性疾病中一个新的分支。本部分介绍如下。

1. 急性化脓性骨髓炎

（1）定义：骨髓炎是化脓性细菌感染引起的骨膜、骨皮质和骨髓的炎症。其中以急性血源性骨髓炎最为严重而常见，多发生于 3～15 岁的儿童和少女，即骨生长最活跃的时期，男多于女。胫骨和股骨发病率最高（约占 60%），其次为肱骨、桡骨及髂骨。本病相当于中医学的"附骨疽"。

（2）病因病机：中医学认为骨髓炎是由于热毒注骨、创口毒盛和正虚邪侵所致。常见病因病理为热毒注骨、患疔毒疮疖或麻疹、伤寒等病后，余毒未尽，热毒深蕴，伏结入骨成疽；或因跌仆闪挫，气滞血瘀，经络阻塞，积瘀成疽，循经脉流注入骨，繁衍聚毒为病。或创口毒盛，跌打、金刃所伤，皮破骨露，创口脓毒炽盛，入骨成疽。或正虚邪侵，正气内虚，毒邪侵袭，正不胜邪，毒邪入骨，致病成骨疽。

骨髓炎感染途径有三种：①血源性：细菌从体内其他感染灶。如疖痈、脓肿、扁桃体炎、中耳炎等经血行到达骨组织。在身体抵抗力差或细菌具有高度感染力的情况下诱发，此即血源性骨髓炎；少数患者无明显感染灶，发生脓毒败血症，作为全身性严重感染，化脓性骨髓炎仅仅是一种外在表现，同时可能发生脓胸、肺脓肿、心包炎、脑脓肿、肝脓肿、髂窝脓肿等，均可能引发化脓性骨髓炎，应注意全面检查及全身性感染的治疗，防止漏诊。②创伤性：细菌从伤口侵入骨组织，如开放性骨折感染后发生骨髓炎。③蔓延性：从邻近软组织直接蔓延而来。如指端感染所引起的指骨骨髓炎，糖尿病足引起的骨髓炎，血源性骨髓炎是最主要、最常见的感染，常发生于四肢长管骨干骺端，多见于胫骨、股骨干骺端等，常见的致病菌可包括铜绿假单胞杆菌、链球菌、大肠杆菌等。本病早期以骨质破坏和吸收为主，后期以骨增生为主，病程中溶骨与成骨同时存在。化脓性细菌由局部感染灶进入血液循环，首先成为菌血症，然后在骨内形成感染病灶，感染开始后 48 小时细菌毒素即可损害干骺端的毛细血管循环，在干骺端生成脓液，经过哈佛系统和伏克曼管进入骨膜下，使骨膜剥离，导致骨质破坏、坏死和由此诱发的修复反应（骨质增生）同时并存。早期以破坏和坏死吸收为主，皮质骨内层接受干骺端的血液供应，血供受损后，骨质坏死，肉芽组织将其与存活的骨分开，形成死骨片，骨膜反应生成新骨称为包壳。包壳能够包裹感染骨和坏死骨，包壳上出现缺损与皮肤相同形成骨瘘和实道，引流脓液；若引流不畅，形成骨性无效腔。小片死骨可以被肉芽组织吸收，或为吞噬细胞所清除，也可经皮肤窦道排出。大片死骨难以吸收或排出，长期留在体内使窦道经久不愈，转变为慢性骨髓炎。因骨骺板抵抗感染的能力较强，脓液不易穿破骺板进入关节腔，多向骨髓腔扩散，致使髓腔内脓液压力增高，可沿中央管扩散至骨膜下层，形成骨膜下脓肿。压力进一步增强时，突破骨膜沿着筋膜间隙流注而成为深部脓肿。如果向外穿破皮肤流出体外成为窦道。

（3）临床表现

1）全身症状：起病急骤，多有弛张性高热，在 39℃ 以上，寒战，汗出而热不退，全身不适，倦怠，食欲不振,舌质红,苔黄腻,脉弦数。可出现恶心呕吐、肝脾大等全身中毒征象。

2)局部症状:早期局部剧烈疼痛和搏动性疼痛,肌肉有保护性痉挛,患处皮温增高,有深压痛,但早期可无明显肿胀;数日后骨膜下脓肿形成,局部皮肤出现红肿;脓肿进一步发展穿破骨膜后形成软组织深部脓肿,自行破溃或经手术切开骨髓腔减压引流,则体温很快下降,疼痛减轻,但软组织局部红、肿、热、痛明显,并可出现波动。脓液进入骨干骨髓腔后,整个肢体剧痛肿胀,骨质因炎性反应而变疏松,常伴有病理性骨折。

(4)诊断要点

1)病史:有感染史,或有外伤史。

2)症状及体征:起病急骤,始有寒战高热,患部疼痛彻骨,不能活动,动则剧痛,局部肿胀。

3)实验室检查:白细胞计数明显增高,中性粒细胞多在90%以上。但在起病特别急骤、患儿抵抗力极低的情况下,白细胞计数可不升高。血液培养可获致病菌,但并非每次培养均可获阳性结果,特别是当已经抗感染治疗的情况下,其血培养的阳性率更低。在寒战时抽血或反复多次抽血培养,可提高血培养的阳性率。血培养阴性时不能除外诊断。早期局部分层穿刺对诊断具有重要意义,抽得的脓性液或者血性液涂片检查有脓细胞或细菌即可确诊。

4)影像学检查:①X线检查:在急性化脓性骨髓炎发病的2周内往往无异常改变,发病后2周以上X线片上可见到局部骨质轻度疏松,骨小梁开始紊乱,并有斑点状骨质吸收,当微小骨脓肿合并成较大脓肿时,髓腔内有散在虫蚀样透亮破坏区;有骨膜反应;周围软组织肿胀,肌肉间隙模糊。3~4周以上可见骨膜下反应新生骨,病变进一步发展,局部形成死骨,表现为密度增高影,死骨完全游离,周围有透光区。较大死骨可为整段骨坏死,可有病理性骨折。②CT检查:可较X线片早些发现病灶,但一般也只能显示发病1周以上的病灶,对较小的病灶仍难以发现。③MRI检查:脂肪球指急性骨髓炎时,MRI T1加权像(T1 weighted image,T1WI)为接近或高于皮下脂肪的高信号,脂肪抑制序列其信号能完全被抑制;直径至少为2mm,单发或多发;至少可在两个成像平面上检测到。脂肪球是急性骨髓炎更具特异性的征象。④核素扫描:可在发病后1~2日显示局部核素浓聚影,反映病灶部位的血液循环增多,并可同时显示多部位的病灶,但不能作出定性诊断。⑤超声检查:超声技术能准确地对骨膜下脓肿进行定位。彩色多普勒血流显像技术可见病变周围软组织内有较丰富的彩色血流信号。急性血源性骨髓炎的发生早于影像学表现,因此其诊断应以临床诊断为主,不能以影像学检查结果作为诊断依据。病初2周内X线虽无明显发现,对诊断意义不大,但可作为鉴别诊断的依据。

5)血培养与分层穿刺液培养:在发病前期尽快明确诊断并进行恰当治疗,可避免发展为慢性骨髓炎。当患者有急骤出现的高热和败血症表现,长骨干骺端剧烈疼痛,肢体活动受限,疼痛局部有明显压痛,白细胞计数和中性粒细胞分类明显增高的临床表现时,可初步诊断为急性骨髓炎,局部分层穿刺获得脓细胞或细菌可确定诊断。

(5)治疗方法:急性化脓性骨髓炎容易演变为慢性骨髓炎,积极治疗急性化脓性骨髓炎,是防止其发展成为慢性骨髓炎的关键。因此,治疗目的应是防止病情慢性化,关键在于早期诊断和综合治疗。

1)中医治疗:①脓未成:由热毒注骨或创口成脓而脓未成者,以消法为主,治则为清热解毒、活血通络,可选用仙方活命饮、黄连解毒汤、五味消毒饮加减;外用药可选用金黄散、双柏散,水调外敷,每日换1次。若脓已成而未溃者,可用托里消毒饮。②脓已溃或慢性期:正虚邪侵,脓已溃或已转入慢性期者,治则以气血双补为主,可选用八珍汤、十全大补汤加减。若无死骨,破溃创面肉芽红润,可用生肌膏(散)换药。③脓已成者,宜清热化湿、托里透脓,方用透脓散合黄连解毒汤加减。宜早期切开引流。④溃脓期:溃后气血两虚,益清化湿热,兼顾补益气血,方用托里消毒散,可合八珍汤增益;体壮热甚,余毒留恋者,续予清热解毒如五神汤之类,或与小金丹防止复发。伤口久溃不愈,注意阴证疮疡的可能。收口期伤口脓尽可外用生肌散等。

2)西医治疗:应用抗生素进行全身抗感染治疗,其原则是在对致病菌种类作出初步判断的基础上,早期、联合、规律和足量使用抗生素。待药敏结果确定后选择敏感抗生素。停药时间为体温降至正常后

2~3周。在积极用药2~3日仍不能控制病情时,或分层穿刺抽得脓液时均应尽快手术治疗。手术包括穿刺抽吸及抗生素局部注入术、钻孔、开窗、闭合冲洗等,目的是解除骨内脓肿的压力,避免其向髓腔扩散,防止及减轻死骨形成。手术时机极为重要,越早越好,在发病2~3日内手术者,很少发展为慢性骨髓炎。超过1周者大部分会迁延成慢性骨髓炎。

（6）述评：镇万雄认为急性骨髓炎属于中医"痈疽""疮疡"等范畴,病因多是素体火旺,复感热邪、毒邪,两阳相劫,结热毒壅,肉腐骨蚀,血脉瘀滞,不通则痛,正邪相争,则恶寒发热。其治则,首当祛邪攻毒,邪去则正安。补法当慎用,尤其不宜早用,以免闭门留寇。急性骨髓炎以青少年居多,阳气旺盛,火热内盛,可耐攻法;而体虚之人,即便感邪,也不易表现为急性骨髓炎,多以亚急性或慢性为主。其治法以大剂清热解毒、消痈散结、去腐生肌、通络止痛为主,常以金银花、蒲公英、当归、生甘草、紫花地丁、白花蛇舌草、白茅根、忍冬藤为主药,少佐茯苓健脾渗湿,鸡内金、山楂和胃,顾护正气。此外,还可外敷中药清热解毒、消肿止痛,疗效较佳。

近年开展儿童化脓性骨关节炎超声诊断研究。儿童化脓性骨、关节炎好发于婴儿和新生儿,起病隐匿,症状不典型,容易漏诊,或早期诊断困难、易错过最佳治疗时间,多数患儿需要发现即需手术治疗。为观察儿童化脓性骨关节炎的临床及超声特点,为这类疾病的早期诊断提供有效的依据。通过收集用超声诊断24例小儿骨髓炎或关节炎的病例,并与穿刺、血培养或手术病理结果相互参照,分析其临床及超声特征,并与MRI对比。结果发现超声诊断骨髓炎特异性为90%,超声特点为：①骨膜下脓肿前期,软组织局限肿胀,回声不均匀。②骨膜下脓肿期：骨膜增厚、骨膜下脓肿。③骨膜骨质破坏期,超声可间骨表面不光滑、骨皮质连续中断,局部可见凹陷或局部骨质呈片状、团块强回声提示骨破坏、死骨,通过超声检查可为儿童尤其是新生儿化脓性骨关节炎提供可靠的依据,有助于早期发现该类疾病,为治疗提供可靠依据。国内外多项研究表明,在急性骨髓炎时,可见MRI T1WI为接近或高于皮下脂肪的球形高信号,脂肪抑制序列其信号能完全被抑制,直径至少为2mm,呈单发或多发,至少可在两个成像平面上检测到,是急性骨髓炎更具特异性的征象,有助于急性骨髓炎早期诊断。

2.慢性骨髓炎

（1）定义：慢性骨髓炎大多由急性血源性骨髓炎治疗不当或不及时迁延不愈而来,如致病菌毒力弱或者身体抵抗力强,也可无明显的急性期症,起病即为慢性感染,又称为"原发性慢性骨髓炎"。通常症状限于局部,往往顽固难治,甚至数年或十数年仍不能痊愈,本病相当于中医学的"附骨疽"。

（2）病因病机：中医药辨证论治基本同急性骨髓炎。慢性骨髓炎多继发于骨贯通性或开放性骨折后,金属植入骨内如人工关节置换术等引起的感染较多见,糖尿病、服用激素、免疫缺陷及营养不良也是诱因。与急性骨髓炎相比,慢性骨髓炎多合并多重细菌感染,最常见的是溶血葡萄球菌,其次是乙型溶血性链球菌,另可见白色葡萄球菌、大肠杆菌、铜绿假单胞菌、棒状杆菌等。无论是急性骨髓炎转变而来,或是原发性慢性骨髓炎,其病理过程基本相似,但较为复杂,逐步演变成局部形成死骨、无效腔和窦道,因此病理表现以增生、修复为主。急性骨髓炎若在急性期未能得到及时有效的治疗形成死骨,虽经穿刺或引流脓外出体外后,急性炎症逐渐消退,但因死骨未能排出,导致其周围骨增生成为无效腔。偶有大片死骨不易被吸收,骨膜下新骨不断形成,可将大片死骨包裹起来,形成骨外包壳,包壳常被脓液侵蚀,形成瘘孔,经常有脓性分泌物自瘘管流出。

（3）临床表现

1）全身症状：一般全身症状轻微,有反复发作的病史,不发作时甚至无症状。常见形体瘦弱,面色苍白,神疲乏力,出虚汗,食欲减退,舌质淡红,苔白,脉细弱。

2）局部症状：皮肤菲薄,色暗无光泽。窦口周围皮肤色素沉着,有多处瘢痕并可与骨骼粘连,稍有破损即引起经久不愈的溃疡。局部窦道流脓,有臭味,有时小块死骨可随脓液流出。窦道口肉芽组织突起,长期不愈合。肌肉的纤维化可以产生关节挛缩。骨失去原有形态,肢体增粗及变形,骨质破坏可发生病理性骨折。急性发作时表现为体温可升高1~2℃,局部红、肿、热、痛和压痛,局部出现波动性肿块。窦道口流脓增多,可有死骨排出;死骨排出后窦道口可自行封闭。这种状态可缠绵数年甚或数十年。少数患者窦道长期存在并出现疼痛,脓液分泌增多且有恶臭,肉芽组织过度增生,稍一触碰出血不止,这时要警惕鳞状上皮癌。

(4)诊断要点

1)多有急性血源性骨髓炎、开放性骨折或外伤史;有肢体长期不愈合的窦道或皮肤破溃溢脓,时愈时溃。

2)症状及体征:局部红肿、疼痛、流脓,可伴有恶寒、发热等全身症状,反复发作,时轻时重,病程漫长,有时有小块死骨片自窦道排出。患肢变形或有肢体不等长,肌肉萎缩,关节僵硬。窦道周围皮肤常有色素沉着,窦道口有肉芽组织增生。炎症静止期可无全身症状。

3)实验室检查:慢性骨髓炎畸形发作,局部肿块未破溃时,白细胞总数可能增高;若窦口经久不愈,大多数患者白细胞总数不增高。

4)影像学检查:① X 线检查:骨骼失去原有外形,长骨可增粗,密度不均匀,轮廓不规则,可出现畸形。髓腔变窄甚或消失,骨膜下层状新骨形成,骨质硬化,密度增加,形成包壳,内有死骨或无效腔。与周围骨质脱离的死骨,没有骨小梁结构,密度高而致密,边缘不规则,周边的密度较低,周围有透亮区,并可有一透亮带与皮肤窦道开口相通。较小的死骨不易看清。② CT 检查:可清楚显示脓腔与较小死骨。③MRI 检查:在慢性骨髓炎的诊断上具有较高价值。

(5)治疗方法

1)中医辨证论治

①热毒蕴结型:患部疼痛,皮肤红肿,触痛明显,肢体局部可触及波动感,或窦道可见脓性分泌物流出,可闻及异常气味,受累肢体关节主被动活动受限,或伴寒战、发热,舌红,苔黄,脉弦数或滑数。治宜清热解毒,消肿排脓。方选仙方活命饮(《校注妇人良方》)加减。

②正虚邪滞型:患部时有疼痛,活动、劳累或逢阴雨天气后加重,皮肤轻肿不红,触痛轻微,窦道时愈时溃,脓液或稠或稀伴轻度异常气味,间或可见死骨排出,受累肢体关节僵硬时轻时重,偶见低热,舌质淡红,苔薄腻或薄黄,脉滑。治宜补气养血,托毒透脓。以正虚为主者用内补黄芪汤(《刘涓子鬼遗方》)加减。以邪滞为主者用托里消毒饮(《外科正宗》)加减。

③肾虚瘀阻型:肢体畸形,关节僵硬,活动障碍,患部隐隐作痛,局部肤色晦暗,漫肿不消,隐痛不适,得温痛减。窦道周围皮肤暗紫无弹性,窦道长期不愈,久不收口,脓水清稀不断,不伴异常气味,骨质萎缩缺损,骨折久不愈合或延迟愈合,伴形体羸瘦,面色苍白,肢冷畏寒,倦怠乏力,舌质暗淡,苔薄或无苔,脉沉细、沉迟。肾亏骨空、虚寒内生、气血不足。治宜益肾填髓,温通化滞,托里排脓。方选阳和汤(《外科证治全生集》)加减。

2)西医治疗

慢性骨髓炎常反复急性发作,病程迁延不愈,治疗比较困难,不易根治。其慢性化的根本原因是死骨、无效腔和炎性肉芽组织的存在,治疗应特别重视对局部病变的处理,其基本要点是彻底清除病灶,积极修补缺损,局部应用抗生素。①病灶清除术:是治疗慢性骨髓炎的主要手段。手术适应证是有死骨形成并已分离清楚;有无效腔存在及伴有窦道流脓;有足够的新骨形成。经骨壳开窗进入病灶,清除脓液、死骨及炎性肉芽组织,或切除大块死骨,无效腔不大、死骨较小时,可行窦道刮除术及死骨摘除。有以下情况者暂不宜行病灶清除术:死骨尚未分离清楚;包壳尚未充分形成,不能替代原有骨干;慢性骨髓炎急性发作时,应以药物治疗为主。②消灭无效腔:其手术方法有蝶形手术等,即周围软组织少,缝合困难时,让肉芽组织慢慢生长填满伤口以达到二期愈合和填塞无效腔。③局部应用抗生素:包括抗生素溶液闭式冲洗、庆大霉素珠链置入、介入性动脉内留置导管等。④其他治疗:高压氧可改善局部血液循环状态,有利于慢性骨髓炎的治疗。

(6)述评

1)中药内服法:尹新生将慢性骨髓炎辨证分型为气虚血瘀型、阳虚寒凝型、脾胃虚弱型、肾虚型。其中，气虚血瘀型以补气活血、消肿止痛为治则，方药选用黄芪、丹参、党参、透骨草、乳香、没药、甘草；阳虚寒凝型以温阳散结、祛寒通滞为治则，方药选用熟地黄、鹿角胶、麻黄、白芥子、肉桂、姜炭、甘草；脾胃虚弱型以健脾和胃为治则，方药选用木香、党参、砂仁、白术、茯苓、陈皮、怀山药、甘草；肾阴虚者，方药选用熟地黄、怀山药、茯苓、山茱萸、牡丹皮、泽泻、菟丝子、龟甲胶、枸杞子、牛膝；肾阳虚者方药选用熟地黄、山茱萸、怀山药、菟丝子、枸杞子、杜仲、肉桂、附子、当归、鹿角胶。与单纯西药常规治疗对照比较，治疗组总有效率为97.5%，对照组总有效率为87.5%，两组差异具有统计学意义。中医辨证分型治疗还能促进骨痂形成，增强骨密度，加速病骨修复。

2）外治法：张东阳等用川黄燥湿汤外洗，治疗慢性骨髓炎30例。方药组成：川牛膝、生大黄、赤芍、苍术、土茯苓、蒲公英、透骨草、紫花地丁、夏枯草、黄柏、甘草、白头翁，并与用庆大霉素稀释液湿敷治疗的15例进行对照。结果表明临床总有效率治疗组为93.3%，对照组为73.3%，治疗组优于对照组；复发率治疗组为7.1%，对照组为25.0%，治疗组优于对照组。中药活血化瘀及热敷作用有利于扩张血管，改善局部血液供应，有利于局部炎症吸收，也有利于局部肉芽生长，加速伤口愈合，舒筋活血作用还有利于改善周围关节功能。近年来中医药治疗慢性骨髓炎取得了一些进展，临床疗效比较理想。但尚无大样本、多中心的临床评价报道，这是今后有待加强和努力的方向。

3. 化脓性关节炎

（1）定义：化脓性细菌引起的关节内感染称为化脓性关节炎，儿童较多见，文献报道3岁以下占50%，2岁以下占30%，常为败血症的并发症，也可因手术感染、关节外伤性感染所致，关节内注射类固醇等药物，无菌要求不严易发生感染。最常见的感染部位为髋膝及四肢肘、肩、踝等关节处。本病相当于中医的"无头疽"，如发生于环跳穴（髋关节）的称为环跳疽。

（2）病因病机：中医学认为化脓性关节炎是由于正虚邪乘、余毒流注和瘀血化热所致。正虚邪乘腠理不密，夏秋之间为暑湿所伤，继而寒邪外束，客于经络，皆因真气不足，邪得乘之，经脉受阻，乃发本病。或余毒流注，患疔疮疖痛或患麻疹、伤寒之后毒邪走散，流注于关节；或外感伤寒，表邪未尽，余毒流注四肢关节所致。或因积劳过度，肢体受损，或跌仆闪挫，瘀血停滞，瘀而化热，热毒流注关节而发病。西医学认为，本病发生最常见的病因为金黄色葡萄球菌感染，其次为链球菌、白色葡萄球菌、淋病双球菌、肺炎球菌、大肠杆菌、铜绿假单胞菌和伤寒杆菌等感染。细菌通过下列途径进入关节：①血源性感染：身体其他部位的化脓性病灶如急性蜂窝织炎、疖肿、中耳炎等，细菌通过血液循环进入关节，是主要感染途径。②蔓延感染：关节附近的化脓性病灶直接蔓延至关节内，如胫骨上段骨髓炎蔓延至膝关节。③直接感染：细菌通过伤口进入关节引起化脓性感染，包括关节开放性损伤、关节手术、关节穿刺等。

急性化脓性关节炎病理可分为3期，是一个逐渐演变的过程，有时并无明确界限，有时某一阶段可独立存在，经治疗可停止在某一期。①浆液性渗出期：关节滑膜充血、水肿、白细胞浸润。关节腔内有浆液性渗出液，关节软骨尚未被破坏，这一阶段若治疗正确，渗出液可被吸收，关节功能不受影响。②浆液纤维蛋白性渗出期：渗出液增多且黏稠混浊，关节内纤维蛋白沉积而造成关节粘连。由于中性多核细胞释放大量溶酶体类物质，关节软骨遭破坏，导致关节功能障碍。③脓性渗出期：至病变后期，关节内有明显的混浊脓液，脓液内含有大量细菌和脓细胞，关节液成黄白色，死亡的多核粒细胞释放出蛋白分解酶，使滑膜和软骨基本被破坏，软骨下骨质也遭到侵害，关节囊和周围软组织有蜂窝织炎。炎症控制后可出现关节的纤维性或骨性强直，遗留严重关节功能障碍。此期关节功能严重废损，临床上应极力避免发展到这一阶段。

（3）临床表现

1）全身症状：全身不适，食欲减退，小便短赤，有寒战、高热、头痛等急性危重症状，舌苔黄厚，脉洪数。体温可高达39～40℃，甚至更高，严重者可出现谵妄或昏迷，小儿可有惊厥。这些症状以血行感染者最为严重，随病程的3个阶段变化而逐步加重，可表现为脓毒血症或菌血症。

2）局部症状：①关节疼痛：是化脓性关节炎最早出现的局部症状，关节休息时也有疼痛，活动时疼痛加重。髋关节的化脓性感染有时可表现为膝关节疼痛，需引起充分注意。②关节肿胀：不同关节肿胀并不一致，表浅的关节如膝、肘、腕、踝关节等，局部红、肿、热、痛均较明显，关节部位压痛明显，关节内有积液时，可扪及波动感，膝关节有浮髌试验阳性。周围软组织多、位置较深关节，局部表现往往不明显，如髋关节等。区域淋巴结常有肿大和压痛。③关节功能障碍：由于炎症及疼痛的刺激，肌肉发生保护性痉挛，患肢处于关节囊较松弛的位置，以减轻胀痛，如髋关节呈屈曲、外展、外旋位等。因关节囊坚韧结实，随着关节内积液积脓增多，其张力越大，局部表现越明显。一旦穿透至软组织内，则蜂窝织炎表现严重，此时全身与局部的原有表现会迅速缓解。病情严重者可出现半脱位，深部脓肿穿破皮肤后形成瘘管。

（4）诊断要点

1）高热，寒战，膝部疼痛、肿胀等临床表现。

2）体检发现患部压痛、肿胀，关节功能障碍。

3）实验室检查：①血液检查：白细胞及中性粒细胞计数增多；红细胞沉降率增快；血培养有致病菌生长。化脓性关节炎表现为关节液和血液可溶性髓样细胞触发受体 -1（sTREM-1）表达水平的上调，可作为诊断化脓性关节炎的辅助指导。②关节液检查：关节液检查阳性结果对确定诊断具有重要意义，但有时可能为阴性结果，为诊断带来困难。关节液检查外观早期多呈淡黄色澄清液体，浆液性渗出期；病程继续发展，关节液为黄色混浊，为纤维蛋白性液体；晚期为黄白色关节液，为明显的浓汁状液体。镜检未看到脓性渗出阶段关节液中只有红细胞、白细胞以及较多的纤维蛋白，但无细菌；晚期涂片检查可见大量脓细胞和细菌。

4）影像学检查：① X 线检查：早期并无骨及软骨的改变，可见软组织肿胀影，或关节附近骨质脱钙有轻微的骨质疏松表现；后期关节软骨被破坏，关节间隙变窄，软骨下骨破坏使骨面毛糙，关节间隙进一步狭窄甚至消失，严重者发生半脱位；晚期病变愈合后，关节呈纤维性和骨性融合。② CT、MRI 检查：能比 X 线片更早、更清晰显示病灶。

（5）治疗方法

1）中医辨证分型治疗：①正虚邪乘型：治以清热解毒为主，辅以清暑化湿，方用五味消毒饮加豆卷、佩兰、薏苡仁等。②余毒流注型：治以清热解毒、凉血祛瘀，方用犀角地黄汤、黄连解毒汤。③瘀血化热型：治以活血散瘀、清热解毒，方用活血散瘀汤加紫花地丁、金银花、蒲公英、栀子。A. 初起：宜清热化湿、行瘀通络，用黄连解毒汤合五神汤加减。有损伤史的加桃仁、红花；神志不清的加鲜生地黄、水牛角屑、紫雪丹和牛黄。B. 成脓：宜清热化湿、和营托毒，用上方加皂角刺。C. 溃后：气血两虚者，调补气血、清热化湿，用十全大补汤、托里消毒散加减。体质不虚者，小金片每次 4 片，每日 2 次。同时兼服清热消炎片，每次 8 片，每日 3 次。疮口愈合后，尚需继续服用清热消炎片、四季青片、抗炎灵片等。可以每隔 1 周交替调换，以免产生抗药性，连续应用半年以上，可减少或防止其复发。早期未成脓者以消法为主，可配合使用外敷药金黄散、玉露膏。脓已成者，宜托里透脓，方用透脓散加减。溃后气血两虚，方用八珍汤补益气血伤口久溃不愈，方用十全大补汤。收口期可外用生肌散等。

2）西医治疗：原则是早期诊断，及时正确处理，保全生命，尽量保留关节功能。①全身治疗：应早期、足量使用敏感抗生素，并根据病情进行支持及对症治疗，如输液、输血等。对体温高的患者，采取物理降温。②局部急性期治疗：A. 早期制动：于功能位置及适当活动保持关节活动度应用石膏、夹板或牵引等限制患肢活动，可防止感染扩散，减轻肌肉痉挛及疼痛，防止畸形及病理性脱位，减轻对关节软面的压力及软骨破坏。B. 关节腔内注射抗生素：关节穿刺抽出关节液后注入抗生素，每日 1 次，连续 3～4 日。若局部症状缓解，抽出积液逐渐变清透，说明有治疗有效，可继续用至关节积液消失、体温正常，否则应及时改为灌洗或切开引流。C. 抗生素溶液灌洗：适用于较大关节，有足够的关节腔容许置管者。用生理盐水加入抗生素，进行关节灌注清洗和引流。D. 关节切开引流：适用于较深的、穿刺插管不易成功的大关节，或者穿刺冲洗后症状控制不满意者。切开排脓，彻底冲洗关节腔，留置引流管，直至症状被控制后拔出引流管。③关节后遗症的治疗：化脓性关节炎后期，关节不可避免遭受破坏，出现关节功能障碍。若关节破坏严重,骨性融合不可避免时,应将关节固定在功能位直至融合。若关节已经骨性融合在非功能位,对功能造成明显影响者,应考虑行矫形手术,但手术时机不可过早,以免感染复发,手术应在炎症完全消退 1 年后进行。④局部恢复期治疗:A. 有控制的关节活动及功能锻炼:局部炎症消退后,即可开始肌肉收缩锻炼,如无不良反应,即可开始自主运动,以防止关节粘连。B. 牵引:关节已有畸形时,应用牵引逐步矫正,不宜采用粗暴手法,以免引起炎症复发或病理性骨折。

（6）述评:中医药治疗化脓性关节炎的方法较多,再结合现代医疗技术,在临床上均取得满意疗效。①中药内服加外科治疗:胡军通过关节镜下清理结合仙方活命饮治疗急性化脓性膝关节炎,对 68 例急性化脓性关节炎患者,随机分为 2 组各 34 例,68 例患者均行关节镜下清理术,术后采用含庆大霉素的生理盐水（80 000U/500ml）灌洗引流 1～2 周,根据药敏试验选择敏感抗生素静脉滴注 2 周,治疗组加仙方活命饮治疗;对照组单纯行关节镜下清理术治疗方案;术后 3 周进行 Lysholm 评分、疼痛视觉模拟评分（VAS）、Judet 膝关节屈曲度和功能评价。结果发现治疗后,治疗组 Lysholm 评分、VAS 评分均明显优于对照组,证明关节镜下清理术结合仙方活命饮内服可明显缩短化脓性膝关节炎的治疗疗程,关节功能恢复快,优良率高,是较理想的治疗方法。②中药治疗:高智岐采用中药治疗急性化脓性关节炎 27 例。全部用仙方活命饮为基础方:当归尾、白芷、浙贝母、防风、赤芍、皂角刺、天花粉、金银花、陈皮、乳香、没药、甘草。若热甚者,可加黄连、知母;湿胜者,加防己、秦艽。每日 1 剂,每日 2 次。结果痊愈 24 例,显效 2 例,无效 1 例。认为仙方活命饮具有清热解毒、消肿溃坚、行血止痛之功,符合八纲辨证之热因热用,因而疗效较佳。

4. 骨与关节结核

（1）定义:骨与关节结核是结核分枝杆菌主要经血行引起的继发性骨与关节慢性感染性疾病。儿童与青少年多见,好发部位是脊柱,约占 50%,其次是膝关节、髋关节与肘关节等负重大、活动多、易于发生创伤的部位,长管状骨及脊柱附件少见。由于抗结核药物的广泛使用与生活条件的好转,骨与关节结核的发生率明显下降。但近年来,由于耐药性细菌的增加,使骨与关节结核的发病率有所增高。

（2）病因病理:本病发生是由于先天不足,三阴亏损,久病产后体虚,或有所伤,气不得升,血不得行,凝滞经络,遂发此疡。可见此病与体质虚弱,抵抗力低下密切相关。西医学研究发现,骨与关节结核的最初病理变化是单纯性滑膜结核或单纯性骨结核,以后者多见。在发病最初阶段,关节软骨面保持完整。如果在早期阶段病情控制理想,则关节功能不受影响。如果病变演进,结核病灶便会向关节腔内侵犯,使关节软骨面受到不同程度损害,称为全关节结核。全关节结核必定会后遗各种关节功能障碍。全关节结核不能被控制,便会出现继发感染,甚至破溃产生瘘管或窦道,此时关节已完全毁损。

本病常发生在骨关节及其附近,在邻近的筋肉间隙处形成脓肿,破溃后脓液稀薄如痰。发于环跳（髋关节）部位,中医称环跳疽;发于胸背部,称龟背痰;发于腰椎两旁,称肾俞痰;发于膝部,称鹤膝痰;发于踝部,称穿拐痰等,统称流痰。本病后期因耗损气血严重,呈虚劳征象,故又称骨痨。

（3）临床表现:起病缓慢,有低热、疲倦、消瘦、盗汗、食欲不振与贫血等全身症状。儿童常有夜啼,呆滞或性情急躁等。疼痛是最先出现的症状。通常为轻微疼痛,休息后症状减轻,劳累后则加重。早期疼痛不会影响睡眠;病程长者夜间也会疼痛。可出现病理性脱位与病理性骨折。当病变静止后可有各种后遗症,如:①关节腔纤维性粘连成纤维性强直而产生不同程度的关节功能障碍;②关节挛缩于非功能位,最常见的畸形为屈曲挛缩与椎体破坏形成脊柱后凸畸形（驼背）;③儿童骨骼破坏产生的肢体长度不等。不同部位的结核,有其特殊性表现。

（4）诊断要点

1）低热、乏力、盗汗、消瘦、患部疼痛等典型的临床表现。

2）体检:浅表关节可以查出有肿胀与积液,并有压痛,关节常处于半屈状态以缓解疼痛;至后期,肌萎缩,关节呈梭形肿胀。"冷脓肿"或"寒性脓肿"形成,脓肿可经过组织间隙流动,也可以向体表溃破成窦道。窦道经久不愈,经窦道口流出米汤样脓液,有时还有死骨及干酪样物质流出。脓肿也可以与空腔内脏器官沟通成为内瘘,再经皮肤穿出体外,是为外瘘管。脓腔与食管、肺、肠管或膀胱相通,患者可咳出、大便排出或尿出脓液。脊柱结核的冷脓肿会压迫脊髓而产生肢体瘫痪。

3）实验室检查：有轻度贫血，白细胞计数一般正常，有混合感染时白细胞计数增。红细胞沉降率在活动期明显增快；病变趋向静止或治愈，则血沉逐渐下降至正常。血沉是用来检测病变是否静止和有无复发的重要指标。从单纯性冷脓肿获得脓液的结核分枝杆菌培养阳性率约 70%，从混合性感染窦道中获得脓液的结核分枝杆菌培养阳性率极低。

4）影像学检查：① X 线摄片检查对诊断骨与关节结核十分重要，但不能作出早期诊断，一般在病 2 个月后方有 X 线片改变。核素骨显像可以早期显示出病灶，不能作定性诊断。② CT 检查可以发现普通 X 线片不能发现的问题，特别是显示病灶周围的冷脓肿有独特的优点，死骨与病骨都可以清晰显露。③ MRI 检查可以在炎性浸润阶段时显示出异常信号，具有早期诊断的价值。脊柱结核的 MRI 片还可以观察脊髓有无受压与变性。

5）超声检查：可以探查深部冷脓肿的位置和大小。此外，关节镜检查及滑膜活检对诊断滑膜结核很有价值。

（5）临床治疗

1）中医辨证论治

①阳虚痰凝型：初起患处红、肿、热不明显，病变处隐隐酸痛。继则关节活动障碍，动则疼痛加重。病变初期全身症状不明显。舌淡，苔薄，脉濡细。治以补肾温经，散寒化痰，方用阳和汤加减。外用回阳玉龙膏、阳和解凝膏，配合隔姜灸。

②阴虚内热型：在发病部位形成脓肿，脓液可流向附近或远处，也形成脓肿，若部位表浅，可见漫肿，皮色微红。伴有午后潮热，颧红，夜间盗汗，口燥咽干，食欲减退，或咳嗽痰血。舌红，苔少，脉细数。治以养阴清热托毒，方用六味地黄丸合清骨散、透脓散加减。脓已成可穿刺抽脓，或切开引流。

③肝肾亏虚型：脓肿破溃后排出稀薄脓液，有时夹有干酪样物，形成窦道。如病变部位在四肢关节，可见患肢肌肉萎缩、关节畸形。病变在颈、胸、腰椎者，可出现颈或背、腰强直，甚至可出现瘫痪。患者形体消瘦，面色无华，畏寒，心悸，失眠，自汗，盗汗。舌淡红，苔白，脉细数或虚数。治以补养肝肾，方用左归丸。若窦道管口凹陷，周围皮色紫暗，虽脓尽而不易收口，可外用生肌玉红膏。

2）西医学治疗

①全身治疗支持疗法：注意休息、营养，每日摄入足够的蛋白质和维生素。平时多卧床休息，必要时遵医嘱严格卧床休息。有贫血者可给补血药，重度贫血或反复发热不退的可间断性输给少量新鲜血。混合感染的急性期可给以抗生素治疗。

②抗结核药物疗法：以异烟肼（INH）、利福平（RFP）、吡嗪酰胺（PZA）、链霉素（SM）、乙胺丁醇（EMB）与氨硫脲（TBI）为一线药物。主张联合应用，即在一线药物中挑选 3 种，小剂量并长期应用，其中一种药物必须是能杀灭结核菌的。

③局部治疗：局部制动有石膏、支架固定与牵引等。为了保证病变部位的休息，减轻疼痛，固定制动甚为重要。临床实践证明，全身药物治疗及局部制动，其疗效优于单独抗结核药物治疗。固定时间要足够，一般小关节结核固定期限为 1 个月，大关节结核要延长到 3 个月。皮肤牵引主要用来解除肌痉挛，减轻疼痛，防止病理性骨折、脱位，并可纠正关节畸形。骨牵引主要用于纠正成人重度关节畸形。

④局部注射：局部注射抗结核药物具有药量小，局部药物浓度高和全身反应小的优点。最适用于早期单纯性滑膜结核病例。常用药物为异烟肼，剂量为 190～200mg，每周注射 1～2 次，视关节积液的多少而定。每次穿刺时如果发现积液逐渐减少，液体转清，说明有效果，可以继续穿刺抽液及注射抗结核药物；如果未见好转，应及时更换治疗方法。不主张对冷脓肿进行反复抽脓与注入抗结核药物，多次操作会诱发混合性感染和穿刺针孔处形成窦道。

⑤手术治疗：包括切开排脓、病灶清除术等。对于关节不稳定者，可行关节融合术。对畸形患者，可应用关节成形术。

（6）述评

1）脊柱结核：脊柱结核占全身关节结核的首位，其中以椎体结核占大多数，附件结核罕见。椎体以松质骨为主，它的滋养动脉为终末动脉，结核分枝杆菌容易停留在椎体部位。在整个脊柱中腰椎活动度最大，腰椎结核发生率也最高，胸椎次之，颈椎更次之，至于骶尾椎结核则甚为罕见。其病理上可分为中心型和边缘型两种。①中心型：椎体结核多见于 10 岁以下的儿童，好发于胸椎。病变进展快，整个椎体被压缩成楔形。一般只侵犯 1 个椎体，也有穿透椎间盘而累及邻近椎体。②边缘型：椎体结核多见于成人，腰椎为好发部位。病变局限于椎体的上下缘，很快侵犯至椎间盘及相邻的椎体。椎间盘破坏是本病的特征，因而椎间隙很窄。

2）膝关节结核：膝关节结核占全身骨关节结核的第二位，仅次于脊柱结核。儿童和青少年患者多见其病理表现为起病时以滑膜结核多见。病变缓慢发展，以炎性浸润和渗出为主，表现为膝关节肿胀和积液。随着病变发展，结核性病变可以经过滑膜附着处侵袭至骨骼，产生边缘性骨腐蚀。骨质破坏沿着软骨下潜行生长，使大块关节软骨板剥落而形成全关节结核。至后期则有脓液积聚，成为寒性脓肿，穿破后会成为慢性窦道。关节韧带结构的毁坏会产生病理性半脱位或脱位。病变静止后产生膝关节纤维性强直，有时还伴有屈曲挛缩。

3）骨与关节结核的诊断：近年来，随着影像学、细菌学、免疫学和分子生物学等检查方法的不断发展，检测设备的不断更新以及新的检测手段的不断涌现，为骨与关节结核的早期诊断带来了希望。其中X 线片作为骨与关节结核的常规检查，具有价格低廉、操作简单、快速直观等优点。在骨与关节结核早期诊断上可以确定病变部位、程度、骨质变化、破坏程度及软组织内脓肿等。在敏感性方面，X 线表现比较差，发病初期 X 线上常显示不出异常的征象，而当 X 线上出现异常征象的时候，骨质的破坏程度一般都达到 50% 以上。对软组织与死骨的钙化，X 线检查也存在着一定的不足，如关节结核早期 X 线片可无明显改变或仅有轻度骨质疏松和关节间隙增宽或变窄，后期才会出现骨纹理紊乱，骨质模糊不清呈毛玻璃样，继而出现骨质破坏、缺损和死骨及周围软组织肿胀、脓肿及窦道形成。CT 具有高分辨率、高敏感性和强大的三维重建功能，可以很好显示病灶周围软组织的情况，克服了检查部位组织结构重叠的影响，并且可以根据需求调节扫描层厚度。此外，细菌学诊断，包括涂片抗酸染色镜检、结核分枝杆菌培养法，以及各种免疫学检查法都可作为诊断骨与关节结核的重要辅助检查。

第四节 "肾主骨"理论与 POP 三级预防模式

一、"肾主骨"理论指导 POP 三级预防模式建立

原发性骨质疏松症（POP）是最常见的老年性疾病，随着我国人口老龄化趋势加剧，该病的预防成为公共卫生和医疗领域研究的热点。为探讨 POP 的三级预防模式，我们在中医"肾主骨"理论和"治未病"理论的指导下，进行了系统研究。本研究通过系统评价以及在中国上海、北京、广东、甘肃、吉林五个省（直辖市）开展的大样本流行病学研究，对目前的公开发表的文献进行梳理，并根据大样本数据分析骨质疏松症的患病率，以及其危险因素，探讨中医体质对骨质疏松的影响，以期为建立"肾主骨"理论和"治未病"理论预防 POP 提供科学依据。

1. 研究方法

（1）文献数据整理分析：数据检索计算机检索 Cochrane Library、PubMed、EMBASE 以及中国知网（CNKI）、中国科技期刊数据库（VIP）、万方等数据库，对 2009 年以来开展的骨质疏松症与中医体质相关性研究的文献进行数据整理，检索均截至 2020 年 1 月 31 日。对纳入的文献进行方法学质量评估并提取有效数据，采用 Review Manager 5.3 软件和 Rversion 3.5.2 进行 Meta 分析。

（2）现况调查结果：2015 年 12 月到 2017 年 12 月通过招募形式，对全国 5 个城市（吉林省长春市、北

京市、甘肃省兰州市、上海市、广东省广州市）16 980 名社区居民进行骨质疏松症临床流行病学问卷调查和中医体质量表问卷调查，收集人群的个人一般情况（包括：家庭地址、家庭电话、出生日期、性别、职业、受教育程度、婚姻状况、家庭平均月收入等），饮酒、吸烟、饮食情况，个人健康状况（包括是否有脑卒中、糖尿病、高血压、冠心病、消化系统疾病、呼吸系统疾病、肿瘤病史），家族疾病史（父母、同胞及子女是否有高血压、糖尿病、脑卒中、冠心病及肿瘤史），同时进行骨密度和骨代谢指标检查。运用多因素 Logistic 回归分析调查人群中骨质疏松症的危险因素。

（3）随访研究：在上海市调查人群中进行前瞻性队列研究，针对不同体质类型的人群开展 1 年的随访，分析 1 年来各人群的骨量变化情况，分析不同中医体质与骨量丢失风险的关联。

2. 研究结果

（1）文献检索结果：系统评价共纳入 23 篇文献，其中病例对照研究 19 项，横断面研究 4 项。基于 11 220 例大样本人群横断面研究和病例对照研究的系统评价与 Meta 分析发现（图 3-12），阳虚质、气虚质、血瘀质和阴虚质是骨质疏松症患者的主要体质类型，而绝经后骨质疏松症患者血瘀质和阴虚质类型会有所增高。

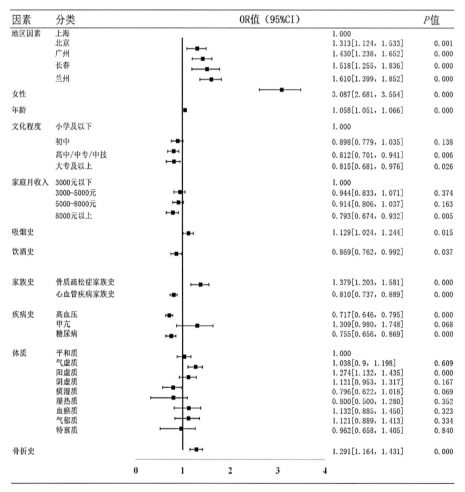

图 3-12　不同危险因素与骨质疏松症发病风险的关联

（2）现况调查结果：本研究共纳入全国 5 个城市 15 800 人（应答率 93.05%）进行分析，人群平均年龄 64 岁，骨量减少患病率 43.62%，骨质疏松症患病率 31.18%。骨质疏松症的影响因素有地域、性别、年龄、文化程度和收入水平、吸烟饮酒行为、家族疾病史、合并疾病和中医体质类型。调查全国 5 个城区 12 016 人（应答率 70.76%）中医体质类型，平和质占 47.7%，偏颇体质占比比较高的有：阳虚质占 19.1%；气虚质占

11.5%,阴虚质占 7.8%;其中骨质疏松症和骨量减少人群阳虚质占 23.3% 和 19%,为主要偏颇体质;阳虚质人群骨质疏松症的患病率为 39.59%,气虚质人群骨质疏松症的患病率是 34.47%,阴虚质人群骨质疏松症的患病率是 33.70%。

(3)随访研究结果:本研究随访上海市 1 278 人,分析不同偏颇体质人群骨密度 1 年后的变化情况。发现阳虚质有 51.85% 的在 1 年内从正常骨量转变为骨量减少,22.22% 的由骨量减少转变为骨质疏松症,16.13% 的由正常骨量转变为骨质疏松症,明显高于平和质人群。发现阳虚质、高龄和女性是骨量丢失的主要危险因素。

3. 研究结论

目前研究主要为横断面研究和病例对照研究,缺乏前瞻性的队列研究来证明体质对骨质疏松症的影响;且中医体质与骨质疏松症相关性的临床观察性研究方法学质量有待进一步提高,通过顶层设计,有必要深入挖掘影响骨质疏松症患者中医体质的各种可能因素,为骨质疏松症的中医药防治提供有价值的临床依据。阳虚质是影响骨量的主要偏颇体质,阳虚质人群骨代谢指标 OST、PINP 和 CTX 和血磷水平明显增高,PTH 明显下降,结合中医体质辨识和外周血标志物有助于早期判别骨质疏松症高风险人群。针对此类人群开展体质调理,发挥了中医"治未病"思想,对骨质疏松症的早期预防和治疗有重要的临床意义。同时应注重从饮食调养、生活起居、体育锻炼、情志调摄、经络保健、药物调摄进行全方位的体质调护,发挥中医"治未病"理念。

积极倡导"疾病防治与体质结合",在全社会建立了骨质疏松症"三级预防与康复体系"(图 3-13):①建议社区积极开展骨质疏松症一级预防,每年对中老年人群进行骨密度筛查,做到"早发现、早诊断、早治疗",并且针对阳虚质、中老年女性人群做重点预防;②对于出现了骨量减少和骨质疏松人群,积极进行二级预防,要对生活方式进行干预,比如增加肌肉力量,防止跌倒等,并且应用抗骨质疏松药物,维持骨密度,预防骨折发生;③针对已经发生骨质疏松性骨折的患者,积极进行三级预防,采取药物干预和康复治疗的措施,防治骨质疏松症加重,降低再次骨折的风险,延缓和减少骨折引起的并发症和死亡,不断改善患者生活和工作质量。

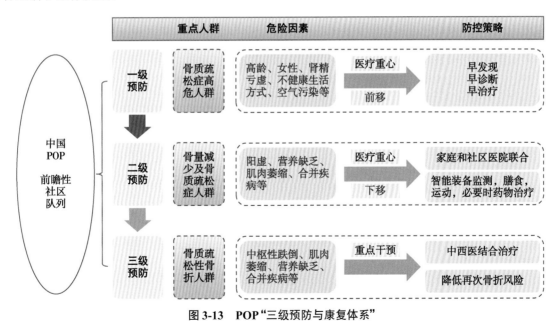

图 3-13　POP "三级预防与康复体系"

二、"调和肾阴、肾阳"与 POP 的治疗模式

对于 POP 的治疗,除了钙剂和活性维生素 D 营养支持治疗外,目前临床上主要运用的药物有雌激素、选择性雌激素受体调节剂(SERM)、降钙素、双膦酸盐类、甲状旁腺激素等,然而长期使用这些药物可

能会出现一些副作用,如子宫内膜增生、乳腺癌、心脏疾病等。

中药治疗是疗效肯定的预防治疗骨质疏松症的方法。国医大师施杞教授根据POP流行病学调查结果显示多为肾阴虚证和肾阳虚证,提倡补肾填精法(调和肾阴、肾阳)为治疗大法,运用滋肾阴颗粒和温肾阳颗粒为基础方,治疗POP,临床疗效颇佳,但缺乏循证医学证据。本研究采用多中心、双盲、安慰剂对照的随机对照临床试验,目的是科学评价滋肾阴颗粒和温肾阳颗粒改善骨质疏松症患者骨密度的临床疗效和安全性。

(一)试验方案

1.受试者来源

本研究得到上海中医药大学附属龙华医院医学伦理委员会批准(伦理审议批件号:2011LCSY002号),全体受试者自愿参加本试验并签署"知情同意书"。200例受试者来源于上海中医药大学附属龙华医院、复旦大学附属华东医院、上海杨浦区中心医院、西安市红十字会医院4个中心的2011年2月到2012年4月的原发性骨质疏松症患者。所有病例资料交于并保存在临床研究组长单位(上海中医药大学附属龙华医院)。

2.诊断标准

(1)原发性骨质疏松症诊断标准:采用中华医学会骨质疏松和骨矿盐疾病分会《原发性骨质疏松症诊治指南》关于原发性骨质疏松症的诊断标准,用骨密度标准差诊断法:丢失1SD之内为正常,丢失1~2SD为骨量减少,丢失大于2SD为骨质疏松症,丢失大于2SD并伴有一处或多处骨折,为严重骨质疏松症。

(2)中医证型亚分组标准:参照中华人民共和国国家标准GB/T16751.2—1997,《中医临床诊疗术语(证候部分)》及《中药新药临床研究指导原则》。

1)肾阳虚证:主症:腰膝酸软,性欲冷淡,畏寒肢冷。次症:精神萎靡,夜尿频多,下肢浮肿,动则气促,面色㿠白或黧黑,小便清长,发槁齿摇,舌淡苔白,脉沉迟,尺无力等。主症2项,次症2项即可确诊。

2)肾阴虚证:主症:腰膝酸软,五心烦热。次症:眩晕,耳鸣,耳聋,口燥咽干,潮热,盗汗,颧红,形体消瘦,齿松发脱,梦遗,早泄,尿黄,舌红苔黄少津,脉细数等。主症具备2项(腰膝酸软必备),次症具备2项以上者即可确诊。

(3)纳入和排除标准

1)纳入标准:①符合原发性骨质疏松症诊断标准;②年龄55~75岁;③中医辨证属肾阳虚和肾阴虚者;④签署知情同意书,愿意接受检查、治疗并能配合随访者;⑤未接受其他任何治疗方案者。

2)排除标准:①过敏体质者;②继发性骨质疏松症患者合并有各种严重内分泌疾病者(如库欣综合征、甲状腺功能亢进、甲状旁腺功能亢进、甲状腺功能减退、糖尿病等);③其他严重疾病影响骨代谢者;④精神病患者;⑤合并骨折需手术治疗者;⑥长期同时服用其他影响骨代谢的药物,不能立即停用者;⑦晚期畸形、残废、丧失劳动力者;⑧哺乳妊娠期妇女。

(4)剔除标准

1)受试者不愿意随机入组或随机化入组后未服用任何受试药物。

2)入组后发现不符合纳入或排除标准。

3)受试者在观察期间服用了方案禁止的药物。

(5)退出标准

1)出现严重不良事件、并发症或特殊生理变化,不能继续参与临床试验。

2)由于严重不良事件或临床特殊治疗需要破盲的个别病例。

3)受试者在临床研究过程中不论何种原因不愿意继续参加临床试验者。

(6)脱落病例及处理:所有填写了知情同意书并筛选合格、随机化分配入组的受试者,无论何时因何退出,只要没有完成方案所规定的内容和观察周期的受试者,均为脱落病例。受试者脱落后,研究者应采取登门拜访、电话、信件等方式随访,尽可能与受试者取得联系,询问并记录脱落理由、最后一次服药时间及最后一次服药时的临床表现。因不良反应或治疗无效而退出试验的病例,研究者应记录不良反应的症状、程度、出现时间,并采取相应的治疗措施。无效病例应建议患者其他治疗方案。

(7)样本含量的估算:该试验的主要结局指标骨密度为计量资料,对照组为安慰剂,属于优效性检验。样本量计算公式:$n = 2\sigma^2 \times f(\alpha, \beta)/(\mu_1 - \mu_2)^2$。$\mu_1$ 为拟提高骨密度均值,μ_2 为治疗前骨密度值,σ 为拟提高骨密度标准差。$f(\alpha, \beta)$ 为常数,α 取 0.05,β 取 0.1,查表获取下列参数:$f(\alpha, \beta) = 10.5$,$\mu_1 = 0.086\,6$,$\mu_2 = 0.080\,3$,$\sigma = 0.125$,然后计算得到样本量为:$n = 84$,脱落率按 20% 计,则共需病例数为 200。

(8)干预措施:本次试验的药品和安慰剂均由江阴天江药业有限公司制作和包装。安慰剂由淀粉、调味剂制成。安慰剂与试验药品性状、气味、包装、规格、剂量、疗程相同。试验药品有温肾阳颗粒剂或滋肾阴颗粒剂。试验药品与安慰剂规格均为 11g,每次服用剂量 22g(2 袋),每日 2 次,饭后冲服,连续服用 6 个月。所有患者均服用钙剂每日 600mg。

(9)随机化分组、隐藏和盲法实施:本试验采用中心分层和证型分层的区组随机化,将全部入选病例分到试验组和对照组,区组大小为 12。随机化方法由上海中医药大学附属龙华医院临床评价中心负责,包括指导全部试验药品的封装、编号和分发。随机化隐藏采用中心控制方案,各分中心入选患者后先辨证确定证型后向临床评价中心获取随机号,然后根据随机号分配药物。实验设计保证受试者、研究者、数据测量及统计分析者均不知分组情况和药物性质。

(10)结局测量

1)主要结局指标为骨密度;次要结局指标为疼痛 VAS 评分、中医证候积分、ECOS-16 生活质量问卷及安全性指标。

2)BMD 及安全性指标在治疗前、治疗后 6 个月和停药后 6 个月随访分别测量。其余次要结局指标每次随访都分别测量。骨密度采用双能 X 线骨密度仪测量腰椎和髋部骨密度,仪器型号:3 台 Hologic QDR-2000 DXA;1 台 Norland XR-26 DXA。根据国际 DXA 标准化委员会(IDSC)对仪器的相互校准公式进行校正。

3)疼痛采用视觉模拟评分(visual analogue scale,VAS)。由患者在 VAS 尺(0~100mm,分值越大,疼痛越剧烈)上画出自己感觉疼痛程度对应的点,然后由研究者记录该点所对应的数值。

4)中医证候积分调查量表:由国家"973"计划项目组制定,每个证型分四级,根据流行病学调查结果赋予不同分值,积分越高,症状越严重。

5)骨质疏松症患者生活质量评估采用 ECOS-16 调查问卷,共 16 个与骨质疏松症患者密切相关的项目,每项分值由 1 分到 5 分,得分越高生活质量越差。

6)安全性指标(血、尿常规,肝、肾功能)统一由第三方检验机构(广州金域医学检验中心有限公司)进行检测。

(11)不良事件(adverse event,AE):对于治疗过程中出现的不良事件,不一定与药物有因果关系,但应将其症状程度、出现时间、持续时间、处理措施经过等记录于病例报告表(case report form,CRF),并且评价其与试验药物的相关性,并追踪观察。不良事件的分级按不良事件评价标准(CTCAE)4.0.3 版五级评分系统记录。发生严重不良事件,研究者应立即对受试者采取必要的措施,并在 24 小时内报告申办者、伦理委员会。发生严重不良事件需要紧急破盲时,应由临床试验负责单位、编盲者共同破盲,研究者根据盲底,决定进一步处理措施。

(12)数据管理及统计处理

1)数据管理:①病例报告表(CRF):每个入选病例都必须完整填写 CRF 表。②数据库:所有数据将进行双人录入至上海医药临床研究中心数据库,由软件自动核对数据格式或明显的逻辑错误。并根据核对结果进行相应的修改,并锁定数据。③揭盲与数据处理:在数据锁定后,由申办单位、临床研究组长单位和统计学专家进行第一次揭盲,将病例分为 2 组,按统计计划书要求进行统计分析,在完成统计分析后,再进行第二次揭盲,确定试验组和对照组。④资料管理保存:所有原始资料均有龙华医院临床评价中心保存。

2）统计分析：①数据描述：计数资料采用构成比描述，计量资料采用均数±标准差描述，非正态分布资料采用中位数、百分位数描述。②疗效组间比较采用全分析集（full analysis set，FAS），尽可能按意向性治疗（intention to treatment，ITT）分析原则。计数资料两组比较采用卡方检验；正态分布的计量资料采用成组 t 检验；非正态分布的计量资料采用非参数检验。③安全性评价：不良事件采用发生率描述，两组发生率的比较采用四格表卡方检验。

（二）试验结果

1. 基线特征

两组患者治疗前性别、年龄、体重指数（BMI）、骨密度、疼痛 VAS 评分、中医证候积分、ECOS-16 评分等方面比较差异均无统计学意义（$P > 0.05$），说明两组间基线水平基本一致，具有良好的可比性。两组间患者基线特征见表 3-4。

表 3-4 受试者基线特征*

基线特征	组别		P 值
	试验组 n＝100，对照组 n＝100		
年龄	66.41±7.34	66.39±9.14	0.986
性别	男 11 例/女 89 例	男 15 例/女 85 例	0.836
体重（kg）	58.69±9.24	59.25±9.45	0.676
身高（m）	1.59±0.06	1.59±0.06	0.714
体重指数 BMI†	23.08±3.2	23.41±3.32	0.481
骨密度（L2～4, g/cm²）	0.732±0.090	0.729±0.082	0.787
疼痛 VAS 评分	45.59±20.68	44.63±22.04	0.531
中医证候积分	47.03±7.47	48.13±8.09	0.324
生活质量（ECOS-16）	34.77±10.14	35.27±11.06	0.743

* 各变量值由均数（mean）±标准差（SD）表示。

† 体重指数 BMI＝体重（kg）/身高（m²）。

2. 综合分析

治疗结果发现，治疗 6 个月后，补肾填精法（温肾阳颗粒和滋肾阴颗粒治疗组）总有效率 91%，显著优于安慰剂对照组（26%）。治疗 6 个月后，补肾填精方治疗组提高腰椎 BMD 4.6%，而安慰剂对照组腰椎 BMD 下降 3.5%，两组比较有显著性差异（$P < 0.05$）。

补肾填精法能够明显缓解患者骨骼疼痛、腰膝酸软、畏寒肢冷、下肢抽筋、腿软困重、夜尿频多等中医肾虚证候，明显改善患者生活质量。研究成果"补肾益精法防治原发性骨质疏松症的疗效机制和推广应用"荣获国家科技进步奖二等奖（2015 年）。

3. 亚组分析

（1）主要结局指标 BMD：在肾阳虚亚组中，治疗组给予温肾阳颗粒，对照组给予安慰剂；在肾阴虚亚组中，治疗组给予滋肾阴颗粒，对照组给予安慰剂。从表 3-5 结果得出：治疗前、治疗后 6 个月和停药后 6 个月，肾阳虚证亚组内的治疗组与对照组相比腰椎骨密度差异均无统计学意义（$P > 0.05$）。与治疗前相比，温肾阳颗粒治疗后 6 个月可以提高腰椎 BMD 1.1%，而停药后 6 个月还能基本维持治疗前水平；治疗后 6 个月，肾阴虚证亚组内的治疗组与对照组相比腰椎骨密度差异有统计学意义（$P = 0.047$），停药后 6 个月后治疗组与对照组相比腰椎骨密度仍有增高，但差异无统计学意义（$P = 0.055$）。治疗后 6 个月滋肾阴颗粒组的 BMD 比治疗前提高了 4.1%，而且停药后 6 个月滋肾阴颗粒组的 BMD 比治疗前提高了 4.7%。以上结果说明，温肾阳颗粒、滋肾阴颗粒均能提高患者的腰椎骨密度。

表 3-5 BMD 中医证型分层积分(L2 ~ 4, g/cm²)

随访	亚组	治疗组	对照组	P 值
治疗前	肾阳虚证	0.715±0.099	0.722±0.086	0.722
	肾阴虚证	0.749±0.077	0.735±0.080	0.373
治疗后 6 个月	肾阳虚证	0.723±0.098	0.724±0.087	0.980
	肾阴虚证	0.780±0.106	0.738±0.081	0.047
停药后 6 个月	肾阳虚证	0.714±0.090	0.732±0.088	0.347
	肾阴虚证	0.784±0.093	0.744±0.075	0.055

(2) VAS 评分：从表 3-6 结果得出，在停药后 3 个月，肾阳虚亚组内治疗组与对照组的疼痛视觉模拟评分(VAS)相比差异有统计学意义($P=0.024$)，其余随访时间点差异均无统计学意义($P>0.05$)。与治疗前相比，温肾阳颗粒治疗后 3 个月可降低 VAS 评分 16.1%，治疗后 6 个月可降低 36.2%，而且停药后 3 个月和停药后 6 个月还能持续降低，分别为 42.7% 和 45.0%；肾阴虚亚组内治疗组与对照组的疼痛视觉模拟评分(VAS)相比差异无统计学意义($P>0.05$)。与治疗前相比，滋肾阴颗粒治疗后 3 个月可降低 VAS 评分 12.6%，治疗后 6 个月可降低 16.7%，而且停药后 3 个月和停药后 6 个月还能持续降低，分别为 20.9% 和 31.3%；以上结果说明，温肾阳颗粒、滋肾阴颗粒均能降低患者的疼痛。

表 3-6 VAS 中医证型分层

随访	亚组	治疗组	对照组	P 值
治疗前	肾阳虚证	47.40±19.18	44.02±22.67	0.437
	肾阴虚证	45.77±22.25	45.23±21.63	0.906
治疗后 3 个月	肾阳虚证	39.75±16.95	40.36±23.45	0.853
	肾阴虚证	40.00±22.97	39.50±19.80	0.910
治疗后 6 个月	肾阳虚证	30.23±13.83	37.98±25.05	0.067
	肾阴虚证	38.13±24.95	31.71±17.26	0.149
停药后 3 个月	肾阳虚证	27.17±10.47	35.98±23.78	0.024
	肾阴虚证	36.22±24.37	29.58±14.58	0.111
停药后 6 个月	肾阳虚证	26.09±10.74	31.42±20.36	0.131
	肾阴虚证	31.43±20.69	27.45±15.10	0.295

(3) 中医证候积分：从表 3-7 结果得出，治疗前、治疗 6 个月和停药后 6 个月，肾阳虚亚组内治疗组与对照组的中医证候积分相比差异均无统计学意义($P>0.05$)。与治疗前相比，温肾阳颗粒治疗后 6 个月可降低中医证候积分 9.5%，而且停药后 6 个月还能持续降低 18.9%；肾阴虚亚组内治疗组与对照组的中医证候积分相比差异均无统计学意义($P>0.05$)。停药后 6 个月，与对照组相比肾阳虚亚组内的治疗组积分下降，差异有统计学意义($P=0.029$)。与治疗前相比，滋肾阴颗粒治疗后 6 个月可降低中医证候积分 7.5%，停药后 6 个月还能降低 9.3%。以上结果说明，温肾阳颗粒、滋肾阴颗粒均能改善患者的中医证候。

(4) 生活质量比较：从表 3-8 结果得出，肾阳虚亚组内治疗组与对照组 ECOS-16 评分相比，在治疗前和治疗 3 个月均差异无统计学意义($P>0.05$)，而治疗 6 个月、停药后 3 个月和停药后 6 个月差异均有统计学意义($P<0.05$)。与治疗前相比，温肾阳颗粒治疗后 3 个月可降低 ECOS-16 评分 9.8%，治疗后 6 个月可降低 24.5%，停药后 3 个月可降低 27.3%，停药后 6 个月可降低 29.9%；肾阴虚亚组内治疗组与对照组 ECOS-16 相比，在治疗前、治疗 3 个月、治疗后 6 个月、停药后 3 个月和停药后 6 个月差异均无统计学意

义（$P>0.05$）。与治疗前相比，滋肾阴颗粒治疗后 3 个月可降低 ECOS-16 评分 7.8%，治疗后 6 个月可降低 11.0%，停药后 3 个月可降低 11.1%，停药后 6 个月可降低 19.4%。以上结果说明，温肾阳颗粒、滋肾阴颗粒均能改善患者的生活质量。

表 3-7 中医证候积分的中医证型分层

随访	亚组	治疗组	对照组	P 值
治疗前	肾阳虚证	46.61±6.41	46.60±6.65	0.995
	肾阴虚证	47.45±8.44	49.63±9.12	0.222
治疗后 6 个月	肾阳虚证	42.18±6.92	42.73±7.30	0.706
	肾阴虚证	43.88±8.84	42.82±7.18	0.516
停药后 6 个月	肾阳虚证	37.80±7.78	41.21±7.40	0.029
	肾阴虚证	43.02±10.55	39.59±6.12	0.052

表 3-8 ECOS-16 评分中医证型分层

随访	亚组	治疗组	对照组	P 值
治疗前	肾阳虚证	34.37±9.41	35.18±11.27	0.698
	肾阴虚证	35.16±10.90	35.34±10.96	0.936
治疗后 3 个月	肾阳虚证	31.00±8.33	32.78±10.72	0.362
	肾阴虚证	32.40±9.87	31.50±10.03	0.657
治疗后 6 个月	肾阳虚证	25.94±4.88	31.98±10.64	0.000
	肾阴虚证	31.29±10.69	28.18±7.87	0.102
停药后 3 个月	肾阳虚证	24.98±4.58	30.61±10.05	0.001
	肾阴虚证	31.27±10.73	27.74±7.98	0.066
停药后 6 个月	肾阳虚证	24.09±5.46	28.90±8.78	0.002
	肾阴虚证	28.34±9.10	26.14±8.34	0.217

（5）骨折发生率：肾阴虚亚组内滋肾阴颗粒治疗组出现 1 例胫腓骨骨折、1 例股骨颈骨折而终止本试验。

（6）不良事件：肾阳虚亚组内温肾阳颗粒治疗组出现 1 例皮疹而退出试验。肾阴虚亚组内滋肾阴颗粒治疗组有 1 例患者诉服药后轻度腹泻，但自行缓解完成试验；肾阴虚亚组内安慰剂对照组有 1 例患者自诉开始服药后出现腹泻，停药后缓解，但拒绝完成试验。肾阴虚亚组内安慰剂对照组还有 1 例患者出现皮疹、咽炎而退出试验。治疗组和对照组受试者均无严重不良事件发生。治疗组和对照组各发生 2 例不良事件，两组不良事件发生率差异无统计学意义（$P=1.000$）。

（三）试验讨论

1. 本研究方案是根据中医药临床特点设计的随机对照试验（randomized controlled trial, RCT）

已有中医药治疗骨质疏松症的 RCT 多是临床中心单一，治疗和随访时间不足，中药的安慰剂设计难度大，评价体系不够先进，最值得关注的是难以体现中医的辨证分型特点。临床试验低水平重复难以提升中医药临床的循证医学评估质量。本研究优化了 RCT 试验设计，四个中心参加了研究，在治疗半年的基础上又随访半年，力求客观评价补肾填精法治疗原发性骨质疏松症的效果。

在临床上中医药治疗骨质疏松症的特色是采用证病结合模式，即在疾病诊断的基础上又运用中医辨证论治，进一步细分患者从而提高治疗药物的针对性，体现了中医"同病异治"的思想。经典中医理论认为"肾主骨",因此骨质疏松症的中医基本证型是肾虚证。本研究的设计采用了肾虚证的分型：即肾阳虚型和肾阴虚型,针对两型分别给予温阳颗粒和滋阴颗粒干预。为了保证双盲法的顺利进行,对照组的安慰剂不论外观还是口感都做了最大程度的模拟相似。

自从循证医学理念引入中医药领域后,如何评价中医药辨证论治、个体化治疗的复杂干预的临床效果就成为中医药工作者面临的困惑和挑战。同病异治、异病同治的中医药特色与RCT的设计理念存在诸多冲突。如随机对照试验强调干预措施和干预对象的同质性和内部准确性,而中医药的干预措施比较复杂,难以达到同质性,而更强调评价干预措施的整体效果。根据中医治疗骨质疏松症的临床实际分为肾阴虚和肾阳虚证型,并选用不同药物滋阴颗粒和温阳颗粒作为干预措施。

本研究纳入了4家医院共同参加,在保证了病源数量的基础上,也使结果更具代表性。骨质疏松症是"静悄悄的疾病",临床疗效的观察周期长,因此本研究在服药治疗6个月的基础上又增加了6个月的停药后随访,力求客观评价补肾填精颗粒治疗原发性骨质疏松症的效果。由于中药的特殊外观和口感,如何保证双盲法的实施一直都是中药RCT设计的难点。我们将安慰剂也做成了与治疗组具有相同外观的颗粒剂,并添加了模拟中药口感的成分,最大程度地保证了双盲法的顺利开展。

目前中医药随机对照试验中安慰剂对照应用并不广泛。本试验采用中医分型、多中心、双盲、安慰剂对照的临床研究方法来评价补肾填精法治疗原发性骨质疏松症的临床疗效,使研究结论更科学,更具临床指导意义。

2. 本研究注重骨质疏松症的中医证候分型治疗

《黄帝内经》记载"肾主骨"理论。骨的生长发育依赖肾精充足,即骨矿化的合成、分解、代谢与肾的功能密切相关,因此,补肾填精法成为中医治疗骨质疏松症的基本大法。然而骨质疏松症的临床表现复杂多样,中医临床治疗并不是一病一药。中医疗效的关键辨证论治,因此我们根据患者的不同阴虚和阳虚症状区分为肾阴虚证和肾阳虚证。

本研究在右归丸基础上加减形成温阳方；在左归丸的基础上加减形成滋阴方,并经现代制剂工艺加工而成颗粒剂。原方左归丸和右归丸均出自明代张介宾《景岳全书》,是中医治疗肾阴虚证和肾阳虚证的经典方剂。本项目组前期动物实验研究发现补肾中药有效组分如淫羊藿苷、齐墩果酸均可促进骨髓间充质干细胞的成骨分化。

3. 原发性骨质疏松症的中医证候分型论治优势更明显

原发性骨质疏松症导致骨密度和骨质量下降,骨强度降低,骨折风险显著增高。脆性骨折成为骨质疏松症最严重的后果。所以,骨折发生率的下降就成为评价骨质疏松症疗效的主要终点指标。但由于观察骨折发生率需要大样本、长期治疗随访,研究难度较大。流行病学调查表明低骨密度是骨质疏松性骨折的主要危险因素。多数文献选择骨密度作为主要结局指标来评价疗效。我们的研究结果表明补肾填精法可以提高骨质疏松症患者的腰椎骨密度,髋关节骨密度与对照组比较差异并无统计学意义,这与以往文献及我们系统评价的结果相似。

研究表明85%的骨质疏松症患者都患有骨痛,且大多数骨质疏松症患者都以腰背疼痛为首要症状就诊。虽然骨质疏松症引起疼痛的原因尚不十分清楚,但多认为与破骨细胞溶骨、骨小梁破坏、微骨折以及骨骼畸形所导致肌肉、韧带受力异常有关。所以,缓解骨痛也成为患者的首要关切和医生治疗骨质疏松症的重要方面。我们的研究表明补肾填精法可以缓解骨骼疼痛,且随着治疗时间延长,疼痛缓解效果越好。当然,补肾中药缓解骨痛的机制还有待进一步深入研究。

（四）试验结果

本研究纳入的骨质疏松症患者均为肾阴虚或肾阳虚,采用滋补肾阴或温补肾阳法治疗。根据本项目组前期流行病学调查的结果,给肾虚证候按权重赋分,从而使中医证候量化,便于临床评价,这也是对中医药临床疗效评价的有益探索。同时该量表属于证病结合量表,即量表条目既包含疾病的主要症状,也有证候的基本要素。从病、证两方面评价补肾填精法治疗骨质疏松症的疗效。本研究结果表明补肾填精法对中医证候的整体疗效优于对照组，但须在 6 个月后，两组证候改善差异才有统计学意义。提示中医药治疗骨质疏松症的疗程需要 6 个月以上才有临床意义。

骨质疏松症有高度的致残性，严重影响中老年人的身心健康和生活质量，所以对骨质疏松症的康复不能只注重于患者生理功能的改善，还应着重于患者的心理和社会功能的评估和干预，提高其生活质量。随着医学模式的转变，对生活质量的评价作为临床评价的重要指标被广泛纳入疗效评价的范畴。本研究采用骨质疏松症患者专用生活质量量表 ECOS-16 进行测评。该调查问卷是从两个骨质疏松症疾病量表：骨质疏松生活质量问卷调查表（OQLQ）和骨质疏松生活量表（QUALIFFO-41）的基础上形成的，它包含 16 个问题，条目内容包括患者的主观情绪、生活自理能力、疼痛体验及跌倒的恐惧心理等方面的评估。相较以往的骨质疏松症专用量表（OQLQ，QUALIFFO-41 等）和普适性量表（如 SF-36）更简便易行，针对性更强。本研究结果表明补肾填精法可以显著提高骨质疏松症患者的生活质量，对于患者生理、心理和社会功能等方面均有明显改善作用，且随着时间延长生活质量改善越明显。

综上所述，本研究通过循证医学证实了补肾填精法是一种有效、安全的治疗原发性骨质疏松症的方法，只要辨证正确，温肾阳颗粒、滋肾阴颗粒可以显著提高患者腰椎骨密度，减轻疼痛，改善中医证候，提高生活质量。

第五节 "肾主骨"理论指导下临床疗效评价

临床上对原发性骨质疏松症的治疗主要依据中医对其基本病因、病机的认识，予以辨证施治。多数学者根据"肾主骨""脾肾相关论""血瘀论"等理论，认为原发性骨质疏松症的发生主要与肾虚、脾虚和血瘀有关，其中肾虚是本病的关键病机，故临床上多以补肾为主佐以健脾、活血等为治则。中医药治疗骨质疏松症的文献浩如烟海，研究的质量参差不齐，结论复杂多样，如何使这些临床研究能更好地为临床决策服务，仍然是中医药临床工作者面临的困惑。

20 世纪 90 年代，在临床医学领域内迅速发展起来一门新兴学科——循证医学（evidence based medicine，EBM）。它影响着医疗实践、卫生决策、医学教育、临床科研和新药开发等当代医学的诸多方面。这是一门遵循科学证据的医学，其核心思想是"任何医疗决策都应遵循客观的科学的临床研究产生的最佳证据"。而临床证据主要来自大样本的随机对照试验和系统评价（systematic review）或荟萃分析（meta-analysis）。EBM 强调通过大规模、随机对照研究来评价治疗方案的有效性和安全性，它关注和评价的是最终结局（即终点指标）、生活质量以及卫生经济学指标，对临床实践具有较强的指导意义。中医学非常重视临床实践，强调在实践中寻找证据，分析证据并根据这些证据解决临床问题。但中医学强调的证据和 EBM 所遵循的证据并不相同。中医学临床实践中所得的证据所反映的往往只是个人或少数人的临床经验，容易造成偏倚，且存在选择性发表偏倚，证据的强度往往较低。所以迫切需要找到中医药与 EBM 的契合点，推动中医学由经验医学模式迈向循证医学模式。

本章节正是在此思想指导下开展中医补肾填精法治疗原发性骨质疏松症的系统评价，为补肾法防治骨质疏松症提供一定的循证医学证据。

一、原发性骨质疏松症的疗效评价方法

1. 确定题目，撰写研究方案

根据课题研究需要确定系统评价的题目："补肾填精法治疗原发性骨质疏松症疗效系统评价"。根据课题研究的相关要求，撰写拟进行的系统评价研究方案。

2. 检索策略

项目组检索了 EMBASE、MEDLINE、CENTRAL、CNKI、万方、维普以及中国生物医学文献数据库（CBMdisc），检索方式略。

3. 本系统评价的相关标准

（1）纳入标准：①临床 RCT 试验设计；②研究对象为原发性骨质疏松症患者。疾病诊断参考《中国人原发性骨质疏松症诊断标准》，中医证候诊断标准参考《中药新药临床研究指导原则》；③干预措施：治疗组使用补肾中药，对照组为安慰剂或其他西药治疗；治疗组与对照组可同时使用基础治疗或常规治疗；④结局指标为骨质疏松相关的临床或实验室指标。

（2）排除标准：①研究设计不严谨（未使用公认的诊断及疗效判定标准、随机方法不正确或不清楚等）；②统计方法应用不恰当或不正确；③对照组使用以补肾为主中药者。

（3）纳入研究的质量评价标准：采用改良 Jadad 量表，6～7 分为高质量，4～5 分为中等质量，3 分以下为低质量。

4. 文献资料提取

依据上述检索策略，我们在相应的数据库中进行了检索，获得了所有检索到的文献的摘要。其中一位研究人员阅读摘要，筛选出符合上述纳入及排除标准的随机对照临床试验，然后获取入选文献全文。由 2 名研究者用预先设计好的数据提取表格提取各研究的要素，包括作者和出版日期、样本量、受试者、研究设计、干预措施的特征、结局指标、不良反应以及退出、失访等内容。对于不一致处，相互核对是否有提取错误，必要时与作者联系确认，出现意见分歧时经协商后决定。

5. 数据分析与结果

应用 Cochrane 协作组提供的软件包 Review Manager 5.0 进行统计处理。对于计数资料，选用相对危险度（RR）或比值比（OR）作为效应值指标。对于计量资料，则选用加权均数差（WMD）或标准化均数差（SMD）作为效应值指标。对于各个研究效应值进行异质性检验，采用 χ^2 检验，检验结果为 $P > 0.05$（$I2 \leqslant 50\%$），可认为各研究同质性较好，采用固定效应模型计算其合并效应值；当多个研究经异质性检验结果为 $P \leqslant 0.05$（$I2 > 50\%$），可认为各研究存在异质性，则采用随机效应模型进行效应值合并加权。对合并效应值进行统计检验和统计推断。并用森林图描述 Meta 分析结果。

（1）纳入研究的 RCT 基本情况：检索到英文文献 10 篇和 1 800 余篇中文文献，通过阅读其题目和摘要初筛，符合标准者 106 篇，再阅读全文，最后纳入英文文献 3 篇，中文文献 34 篇。纳入研究的受试者共有 3 296 名，各个研究的基本情况见表 3-9。

表 3-9　纳入 Cochrane 协作组研究的基本情况

研究者	研究设计	观察对象	干预措施	结局测量	退出或失访
杨永奇 2011	随机数字表，未提及分配隐藏及盲法	治疗组 52，对照组 48，男 31，女 69，共 100 例	补肾填精生髓汤加骨化三醇、维生素 D、骨肽 VS 骨化三醇、维生素 D、骨肽	BMD、总体疗效	未提及
谢晶 2003	随机数字表，未提及分配隐藏及盲法	全部男性，治疗组 24，对照组 20，共 44 例	密骨片加钙剂 VS 钙剂	BMD、整体疗效、骨钙素、安全性	有 21 例失访，未述及原因
Weimin Deng 2004	仅提及随机，无随机方法及隐藏，双盲	全部女性，治疗组 63，对照组 69，共 132 例	补肾壮骨颗粒 VS 尼尔雌醇合甲基孕酮	钙、磷、碱性磷酸酶、雌二醇	退出及失访共 17 例，有述及原因
李金学 2010	仅提及随机，无随机方法及隐藏，无盲	治疗组 44，对照组 41，男 17，女 68，共 85 例	骨疏康加钙尔奇 VS 钙尔奇	总体疗效、疼痛	未提及
熊炎昊 2006	随机数字表法，未提及分配隐藏，双盲	全部女性，治疗组 48，对照组 48，共 96 例	健骨颗粒加复方氨基酸螯合钙胶囊 VS 安慰剂加复方氨基酸螯合钙胶囊	BMD、安全性指标	共 26 例失访及脱落，有述及原因

续表

研究者	研究设计	观察对象	干预措施	结局测量	退出或失访
魏荣英 2011	仅提及随机,无随机方法及隐藏,无盲	全部女性,治疗组48,对照组32,共80例	抗骨松胶囊 VS 钙尔奇	BMD、骨痛、骨钙素、ALP	未提及
夏文芳 2006	仅提及随机,无随机方法及隐藏,无盲	全部女性,治疗组30,对照组30,对照组30,共90例	强骨胶囊加钙尔奇 VS 利塞膦酸钠加钙尔奇 VS 钙尔奇	BMD、疼痛、ALP、OCN、钙、磷、安全性	退出4例,未明确提及原因
宋玲 2009	仅提及随机,无随机方法及隐藏,无盲	全部女性,治疗组50,对照组50,共100例	仙灵骨葆胶囊 VS 阿仑膦酸钠片	证候积分、BMD	未提及
陈希龙 2010	仅提及随机,无随机方法及隐藏,无盲	治疗组57,对照组57,男34、女80,共114例	河车大造丸合盖天力 VS 盖天力	证候积分、BMD	未提及
邓伟民 2005	仅提及随机,无随机方法及隐藏,无盲	全部男性,治疗组86,对照组69,共155例	补肾壮骨冲剂 VS 对症治疗	BMD	未提及
魏兵 2009	仅提及随机,无随机方法及隐藏,无盲	治疗组28,对照组20,男14,女34,共48例	密骨葆胶囊 VS 钙尔奇	BMD、疼痛、证候积分、新发骨折	有脱落,未提及原因
GeZhang 2007	计算机随机,隐藏,双盲	全部女性,治疗组50,对照组50,共100例	淫羊藿职务雌激素类黄酮 VS 安慰剂	BMD、骨钙素、雌二醇	有15例脱落,有提及原因
安胜军 2000	简单随机,未提及隐藏,双盲	全部女性,治疗组31,对照组40,对照组40,共111例	抗骨松颗粒 VS 依普拉封 VS 钙尔奇	BMD、钙、磷、ALP	未提及
Weiming Deng 2004	仅提及随机,无随机方法及隐藏,无盲	全部女性,治疗组88,对照组87,175例	补肾壮骨冲剂 VS 密盖息	BMD、疼痛、钙、磷、ALP	未提及
陈志信 2004	随机数字表法、无隐藏,无盲	全部女性,治疗组23,对照组20,对照组19,共62例	骨疏康冲剂加钙剂 VS 骨疏康 VS 钙剂	BMD、症状积分、钙、磷、ALP	未提及
宋献文 2000	仅提及随机,无随机方法及隐藏,无盲	全部女性,治疗组23,对照组23,对照组22,共68例	补肾中药 VS 尼尔雌醇 VS 活性钙	BMD、症状积分	未提及
赵雷 2010	计算机随机,未提及隐藏及盲法	治疗组35,对照组35,男21,女49,共70例	骨松灵汤加钙剂 VS 钙剂	BMD、总体疗效	未提及
赵恒侠 2001	计算Qbasic随机,未提及隐藏。双盲	全部女性,治疗组70,对照组70,共140例	抗骨松胶囊 VS 安慰剂	BMD、疼痛	脱落27,未提及原因
杨燕萍 2000	仅提及随机,无随机方法及隐藏,无盲	全部女性,治疗组36,对照组36,共72例	密骨片 VS 利维爱	BMD、雌二醇、钙、磷	未提及
王欢 2007	仅提及随机,无随机方法及隐藏,无盲	治疗组75,对照组58,男53,女80,共133例	强骨膏 VS 葡萄糖酸钙	BMD、骨痛、雌二醇、钙	未提及
邵敏 2003	仅提及随机,无随机方法及隐藏,无盲	全部女性,治疗组30,对照组30,共60例	骨康口服液 VS 阿仑膦酸钠片	BMD、证候积分、雌二醇、OCN	未提及
阎德文 2004	半随机,无隐藏,单盲(未明确)	全部女性,治疗组30,对照组20,共50例	龟丝补骨片 VS 尼尔雌醇	BMD、钙、磷	有2例失访、3例脱落,有述及原因
林伟 2000	仅提及随机,无随机方法及隐藏,双盲	全部女性,治疗组13,对照组7,共20例	密骨煎 VS 安慰剂	BMD	未提及

续表

研究者	研究设计	观察对象	干预措施	结局测量	退出或失访
陈丽娜 2010	仅提及随机,无随机方法及隐藏,无盲	全部女性,治疗组71,对照组46,共117例	温肾育宫汤 VS 阿仑膦酸钠片	疼痛	未提及
周丕琪 1997	仅提及随机,无随机方法及隐藏,无盲	全部女性,治疗组30,对照组20,共50例	密骨片 VS 尼尔雌醇	BMD骨痛、钙、磷	未提及
朱红英 2006	仅提及随机,无随机方法及隐藏,无盲	治疗组50,对照组48,男15,女83,共98例	益肾密骨方 VS 阿法骨化醇	BMD	未提及
陈发胜 2001	仅提及随机,无随机方法及隐藏,无盲	全部女性,治疗组32,对照组32,共64例	固肾汤 VS 阿法骨化醇加钙尔奇	BMD、雌二醇、钙、磷	未提及
吴俊哲 2010	仅提及随机,无随机方法及隐藏,无盲	全部女性,治疗组30,对照组28,共58例	二仙汤 VS 钙尔奇	BMD、证候、钙、磷、ALP	未提及
虞巧英 2009	仅提及随机,无随机方法及隐藏,无盲	全部女性,治疗组40,对照组40,共80例	二至丸 VS 盖天力	BMD、雌二醇	未提及
刘静仪 2004	仅提及随机,无随机方法及隐藏,无盲	治疗组30,对照组30,男37,女23,共60例	虎潜丸合左、右归丸 VS 活性钙	BMD、疼痛	未提及
孙湘 2002	仅提及随机,无随机方法及隐藏,无盲	治疗组48,对照组42,男38,女52,共90例	加味左归丸 VS 活性钙	BMD、疼痛	未提及
曹留栓 2004	仅提及随机,无随机方法及隐藏,无盲	全部女性,治疗组36,对照组36,共72例	六味地黄丸 VS 钙尔奇	BMD、雌二醇	未提及
尚玉敏 2007	仅提及随机,无随机方法及隐藏,无盲	全部女性,治疗组30,对照组30,对照组30,共90例	仙灵骨葆 VS 倍美力加钙剂 VS 钙剂	BMD、雌二醇	未提及
李仲平 2008	仅提及随机,无随机方法及隐藏,无盲	全部女性,治疗组30,对照组30,共60例	抗骨松胶囊 VS 钙尔奇	BMD	未提及
张秀珍 2004	随机数字表法,无隐藏,无盲法	全部女性,治疗组62,对照组66,对照组50,共178例	仙灵骨葆 VS 利维爱 VS 钙剂	BMD、E_2、骨钙素	未提及
徐敏 2009	随机数字表法,无隐藏,无盲法	全部女性,治疗组52,对照组52,共104例	仙灵骨葆合阿仑膦酸钠 VS 阿仑膦酸钠	BMD、疼痛	未提及
聂达荣 2009	随机数字表法,无隐藏,无盲法	全部女性,治疗组35,对照组35,共70例	仙灵骨葆合罗盖全 VS 罗盖全	BMD、总体疗效	未提及

钙尔奇:钙尔奇碳酸钙 D_3;盖天力:牡蛎碳酸钙咀嚼片;罗盖全:骨化三醇胶丸;利维爱:7-甲异炔诺酮;密盖息:鲑鱼降钙素

　　(2)纳入研究之方法学质量:利用改良 Jadad 评分标准对所有纳入文献进行方法学质量进行评分,结果见表3-10。

　　(3)纳入研究的设计:纳入的37个研究均为随机对照试验,各研究的试验期限从6个月到24个月不等,所有研究均在中国进行。

　　(4)纳入研究的受试者:37个研究共纳入受试者3 284例,其中男性459例,女性2 825例,各研究所纳入的患者数从20例到178例。

　　(5)纳入研究的干预措施:4个研究采用安慰剂对照,18个研究采用钙剂作为对照,19个研究采用其他西药(如:雌激素或雌激素替代物、双膦酸盐、维生素 D、降钙素等)对照,其中有4个研究中对照药既有钙剂也有其他西药。所有研究的中药都是以补肾为主要治则的中成药、经典方或自拟方。

表 3-10 纳入 Cochrane 协作组研究的方法学质量

纳入研究	随机方法	随机化隐藏	盲法	退出与失访	评分
杨永奇 2011	2	1	0	0	3
谢晶 2003	2	1	0	1	4
Weimin Deng 2004	1	0	2	1	4
李金学 2010	1	0	0	0	1
熊炎昊 2006	2	1	2	1	6
魏荣英 2011	1	1	0	0	2
夏文芳 2006	1	0	0	1	2
宋玲 2009	1	1	0	0	2
陈希龙 2010	1	1	0	0	2
邓伟民 2005	1	1	0	0	2
魏兵 2009	1	1	0	1	3
GeZhang 2007	2	2	2	1	7
安胜军 2000	1	1	2	0	4
Weiming Deng 2004	1	1	0	0	2
陈志信 2004	2	1	0	0	3
宋献文 2000	1	1	0	0	2
赵雷 2010	2	1	0	0	3
赵恒侠 2001	2	1	2	0	5
杨燕萍 2000	1	1	0	0	2
王欢 2007	1	1	0	0	2
邵敏 2003	1	1	0	0	2
阎德文 2004	1	0	1	1	3
林伟 2000	1	0	2	0	3
陈丽娜 2010	1	1	0	0	2
周丕琪 1997	1	1	0	0	2
朱红英 2006	1	1	0	0	2
陈发胜 2001	1	1	0	0	2
吴俊哲 2010	1	1	0	0	2
虞巧英 2009	1	1	0	0	2
刘静仪 2004	1	1	0	0	2
孙湘 2002	1	1	0	0	2
曹留栓 2004	1	1	0	0	2
尚玉敏 2007	1	1	0	0	2
李仲平 2008	1	1	0	0	2
张秀珍 2004	2	1	0	0	3
徐敏 2009	2	1	0	0	3
聂达荣 2009	1	1	0	0	2

（6）纳入研究的结局指标：大多数研究都报告了骨密度（bone mineral density，BMD）、雌二醇、血清钙、血清磷、疼痛以及总体疗效，但对于疗效的判定标准并不一致，所以在 Meta 分析中没有将总体疗效作比较。结局指标中除疼痛为计数资料外其余指标均为剂量资料。

（7）Meta 分析结果：根据对照组干预措施的不同，建立了三个比较：补肾中药 VS 安慰剂（kidney tonic herb VS placebo）、补肾中药 VS 钙剂（kidney tonic herb VS calcium）、补肾中药 VS 其他西药（kidney tonic herb VS others）。

1）补肾中药与安慰剂的比较：比较的结局指标主要有骨密度（BMD）、疼痛缓解率（pain relief）和雌二醇（E_2）。Meta 分析结果显示，补肾中药与安慰剂对照的 4 个研究具有同质性（异质性检验 $Chi^2 = 4.26$，$P = 0.23$），采用固定效应模型合并效应值为 0.49，其 95%CI 为（0.28，0.70），合并效应值的检验统计量 $Z = 4.53$，$P < 0.000\ 01$。据此结果分析，补肾中药与安慰剂比较，两组的骨密度值差异有统计学意义，菱形格不与无效线相交且落在无效线右侧，表明补肾中药组患者骨密度高于安慰剂组，补肾中药对于提高骨密度是有益的（图 3-14）。

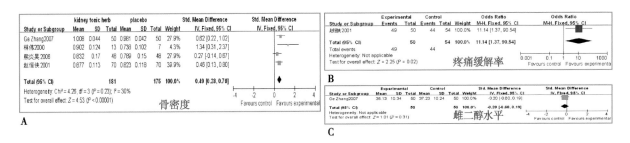

图 3-14 补肾中药组与安慰剂组骨密度、疼痛缓解率和雌二醇比较森林图
A．骨密度；B．疼痛缓解率；C．雌二醇水平

由图 3-14 可以看出：95% 置信区间横线不与无效线相交，且菱形格亦不与无效线相交，说明该研究中补肾中药可显著提高骨密度，并且缓解患者骨痛症状（图 3-14A&B）。95% 置信区间横线与无效线相交，且菱形格亦也与无效线相交，说明该研究中补肾中药组与安慰剂组的患者雌二醇水平无显著性差异（图 3-14C），即补肾中药对雌二醇无明显影响。

2）补肾中药与钙剂的比较：Meta 分析结果显示①补肾中药与钙剂对照的 17 个研究具有异质性（异质性检验 $Chi^2 = 111.51$，$P < 0.000\ 01$），采用随机效应模型的合并效应值为 0.66，其 95%CI 为（0.54，0.78），合并效应值的检验统计量 $Z = 10.81$，$P < 0.000\ 01$。据此结果分析，补肾中药与钙剂比较，两组的骨密度值差异有统计学意义，菱形格不与无效线相交且落在无效线右侧，表明补肾中药组患者骨密度高于钙剂组（图 3-15A）。②补肾中药与钙剂对照的 5 个研究具有同质性（异质性检验 $Chi^2 = 4.17$，$P = 0.38$），采用固定效应模型合并效应值为 6.34，其 95%CI 为（1.84，18.85），合并效应值的检验统计量 $Z = 7.13$，$P < 0.000\ 01$。据此结果分析，补肾中药与钙剂比较，两组的疼痛缓解率差异有统计学意义，菱形格不与无效线相交且落在无效线右侧，表明补肾中药组患者疼痛缓解率高于钙剂组（图 3-15B）。③补肾中药与钙剂对照的 5 个研究具有异质性（异质性检验 $Chi^2 = 43.09$，$P < 0.000\ 01$），采用随机效应模型的合并效应值为 1.74，其 95%CI 为（1.01，2.47），合并效应量的检验 $Z = 4.65$，$P < 0.000\ 01$。据此结果分析，补肾中药与钙剂比较，两组的雌二醇水平差异有统计学意义，菱形格不与无效线相交且落在无效线右侧，表明补肾中药组患者雌二醇水平高于钙剂组，补肾中药可提高雌二醇（图 3-15C）。

3）补肾中药与其他西药的比较：Meta 分析结果显示①补肾中药与其他西药对照的 17 个研究具有异质性（异质性检验 $Chi^2 = 222.77$，$P < 0.000\ 01$），采用随机效应模型的合并效应值为 0.36，其 95%CI 为（-0.05，0.77），合并效应值的检验统计量 $Z = 1.74$，$P < 0.000\ 01$。据此结果分析，补肾中药与其他西药比较，两组的骨密度值差异无统计学意义，菱形格与无效线相交，表明补肾中药与其他西药在提高骨密度方面的作用相似（图 3-16A）。②补肾中药与其他西药对照的 4 个研究具有异质性（异质性检验 $Chi^2 = 25.12$，

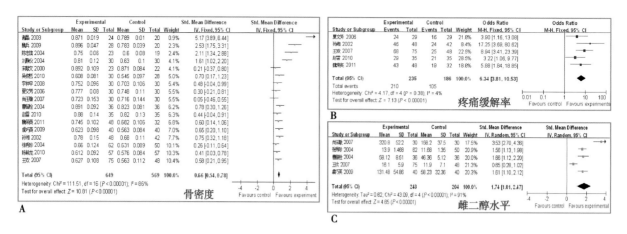

图3-15　补肾中药组与钙剂组骨密度、疼痛缓解率和雌二醇比较森林图
A. 骨密度；B. 疼痛缓解率；C. 雌二醇水平

$P < 0.000\ 01$），采用随机效应模型的合并效应值为 -0.43，其95%CI为（$-1.06, 0.20$），合并效应值的检验统计量 $Z = 1.34, P = 0.18$。据此结果分析，补肾中药与其他西药比较，两组的骨密度值差异无统计学意义，菱形格与无效线相交，表明补肾中药与其他西药在疼痛评分方面的作用相似（图3-16B）。③补肾中药与其他西药对照的5个研究具有异质性（异质性检验 $Chi^2 = 209.14, P < 0.000\ 01$），采用随机效应模型的合并效应值为 -1.84，其95%CI为（$-3.67, -0.01$），合并效应值的检验统计量 $Z = 1.97, P = 0.05$。据此结果分析，补肾中药与其他西药比较，两组的雌二醇水平差异无统计学意义，菱形格与无效线相交，表明补肾中药与其他西药在调节雌激素水平方面的作用相似（图3-16C）。④补肾中药与其他西药对照的7个研究具有异质性（异质性检验 $Chi^2 = 14.82, P = 0.02$），采用随机效应模型的合并效应值为 -0.12，其95%CI为（$-0.39, 0.15$），合并效应值的检验统计量 $Z = 0.87, P = 0.38$。据此结果分析，补肾中药与其他西药比较，两组的血钙水平差异无统计学意义，菱形格与无效线相交，表明补肾中药与其他西药在调节血钙水平方面的作用

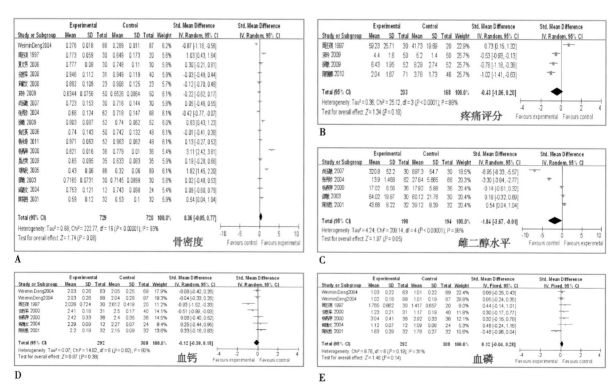

图3-16　补肾中药组与其他西药组骨密度、疼痛评分、雌二醇、血钙和血磷比较森林图
A. 骨密度；B. 疼痛缓解率；C. 雌二醇水平；D. 血钙；E. 血磷

相似(图 3-16D)。⑤补肾中药与其他西药对照的 7 个研究具有同质性(异质性检验 Chi^2 = 8.76, I^2 = 31%),采用固定效应模型的合并效应量为 0.12,其 95%CI 为(−0.04, 0.28),合并效应值的检验统计量 Z = 1.46,P = 0.14。据此结果分析,补肾中药与其他西药比较,两组的血磷水平差异无统计学意义,菱形格与无效线相交,表明补肾中药与其他西药在调节血磷水平方面的作用相似(图 3-16E)。

二、原发性骨质疏松症的疗效评价讨论

目前国内对于原发性骨质疏松症的疗效评价尚无公认的统一标准,故本系统评价选用了国内外文献较为常用的结局指标进行荟萃分析。

结果表明 4 种补肾中药与安慰剂比较对于提高患者骨密度的作用均优于安慰剂,现有文献 Meta 分析表明补肾中药提高骨密度的作用较为肯定,但目前安慰剂对照的临床试验尚比较少,所以该结论的证据强度仍有待加强。

安慰剂对照的 4 个研究中,雌二醇和疼痛缓解率 2 个结局指标分别只有 1 个研究纳入,尚不能得出有价值的结论。补肾中药与钙剂的比较共纳入 18 个研究,Meta 分析结果显示补肾中药提高骨密度的作用优于钙剂。疼痛缓解率及雌二醇的结果也表明补肾中药可以明显缓解骨痛及调节雌激素水平。由于补肾中药不同程度含有植物雌激素成分,但并未发现类似激素替代疗法的副作用,所以中药调节雌激素的作用值得进一步研究。补肾中药与其他西药(如双膦酸盐、雌激素及其替代物、降钙素等)比较共纳入 19 个研究,分析结果显示补肾中药在提高骨密度、缓解骨痛、调节雌激素及钙磷代谢方面的作用与西药相似。

1. 本系统评价的局限性

骨质疏松症的终点事件是骨折,所以最终的结局指标评价应以干预措施降低骨折发生率为准,且降低至少 40% 骨折发生率才有临床意义。但本系统评价纳入的研究中只有 1 个研究报告了骨折发生率。所以系统评价再次更新时期望能有更多的研究报告终点事件——骨折发生率。

由于纳入的研究多数存在随机方法不充分或不正确、未进行分配隐藏、未实施盲法、结局指标的测量方法不一致等问题,因此,存在选择性偏倚、实施偏倚和测量性偏倚的可能性,可能导致研究结果的不准确。

纳入的研究中的干预措施并非全部是补肾中药,部分中成药是以补肾为主佐以健脾、活血。因为骨质疏松症的治疗是一个长期的过程,服用方便、治法趋于全面的中成药占据了主导地位,而单纯补肾的经典方的应用则日渐式微。所以,本系统评价中的干预措施只要是以补肾为主者均可纳入。

本系统评价的纳入标准中排除了以中药作为对照的文献。虽然这类文献中不乏高质量的研究设计及结局报告,但限于众所周知的原因,中药新药的开发本身存在诸多缺陷,以此类中药作为对照的文献存在着"先天性"的不足。目前中医药治疗骨质疏松症的文献中其他国家和其他语种的研究太少,也未收集到阴性结果即中药治疗较对照组差的和未发表的研究结果,由此可能造成发表性偏倚。

2. 本系统评价结论的临床价值及对未来研究的指导意义

本系统评价显示:补肾中药可以提高骨质疏松症患者骨密度、缓解骨痛、提高雌激素水平及调节钙磷代谢。但该结论的证据强度亟待提高。

本研究纳入的高质量 RCT 较少,这与中医药的特点直接相关。因为辨证论治、三因治宜等是中医药的特色之一,如果完全按照随机、对照、盲法的研究方法研究中医药,将干预措施单一化,摒除临床实际中的一些所谓混杂因素,就丧失了中医药的特色,也就失去了中医药疗效的基础。所以在借鉴循证医学方法理念的原则下,尽量体现中医药整体观念、辨证论治的特色就成为对中医临床工作者的极大挑战。

实用性随机对照试验(pragmatic randomized controlled trial, PRCT)的提出则较好地解决了评价中医药复杂干预措施(包括辨证论治)的难题。实用性 RCT 设计的一个关键设计就是寻求外部真实性(结果的可推广性)与内部真实性(结果的可靠性或准确性)之间的平衡。研究方案的制定和实施并不拘泥于单个治疗的整齐划一,允许医生在一定范围内的个体化辨证加减。结局评价也倾向于复杂干预的总体疗效评价。由此可见实用性 RCT 比较符合中医药临床实际和诊疗特点。期望在中医药临床研究中更多地融

入此类符合中医药特点的试验设计,从而更好地评价中医药的临床疗效。

另外,本研究所纳入的文献多数试验报告并不规范,如随机方法不明确、未述及随机隐藏、无样本量计算、不详细的盲法实施、未定义主要终点指标、未采用意向性治疗分析(intention-to-treat,ITT)等。试验报告统一标准(consolidated standards of reporting trials,CONSORT)自 1996 年发表以来,已获得越来越多国际杂志和编辑们的支持,实践证明 CONSORT 可以显著提高临床试验的报告质量。国内学者也起草了中医药 CONSORT,对于中医药临床试验报告质量的提高起到了一定的促进作用。所以,也期待以后能有更多符合 CONSORT 声明的临床试验报告发表。

本系统评价表明补肾填精中药可以提高骨密度、缓解骨痛、调节钙磷代谢及雌激素水平。但因缺乏长期随访,其远期疗效尚无法肯定。另外,纳入的中医药临床研究方法学质量不尽如人意,有待提高。亟待符合中医药特色的高质量临床研究结果发表,为中医药治疗骨质疏松症提供更好的决策依据。

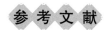

[1] 施杞. 中医骨内科学 [M]. 北京:人民卫生出版社,2018.

[2] 舒冰. 软骨细胞中的 BMPs 的生理和病理功能及黄芪甲苷调节 BMP/Smad 信号通路抑制软骨细胞分化的研究 [D]. 上海:上海中医药大学,2010.

[3] 贾友冀. 肺癌患者化疗后肾虚证候变化与骨代谢的相关性研究 [D]. 上海:上海中医药大学,2011.

[4] 杨锋. 温阳、滋阴颗粒治疗原发性骨质疏松症的疗效及其介导 Runx2 调控成骨的机制研究 [D]. 上海:上海中医药大学,2012.

[5] 杨铸. 原发性骨质疏松症中医证候分布规律的研究 [D]. 上海:上海中医药大学,2012.

[6] 王晶. 中医体质类型与骨质疏松症相关性的全国多中心前瞻性队列研究 [D]. 上海:上海中医药大学,2020.

[7] 李晓锋. 慢性肾功能不全继发骨转换改变的临床观察及蛇床子素调节 5/6 肾切除小鼠骨重建的实验研究 [D]. 上海:上海中医药大学,2014.

[8] 张伟强. 骨代谢与 DBP 基因多态性及滋肾阴方、温肾阳方调控机制研究 [D]. 上海:上海中医药大学,2020.

[9] 李文雄. 维生素 D 改善骨骼肌萎缩的效应机制及圣愈汤的干预调控作用 [D]. 上海:上海中医药大学,2021.

[10] 笪巍伟. 健脾补肾方及有效组分调控肌源性干细胞成骨分化促进骨质疏松性骨折愈合的研究 [D]. 上海:上海中医药大学,2016.

[11] 金镇雄. 健脾补肾方及其有效组分介导 β-catenin 调控骨骼肌卫星细胞治疗骨质疏松性骨折的分子机制研究 [D]. 上海:上海中医药大学,2021.

[12] 中华医学会儿科学分会神经学组. 小儿脑性瘫痪的定义、诊断条件及分型 [J]. 中华儿科杂志,2005,43(4):262.

[13] 洪世欣,李松,王太梅,等. 小儿脑性瘫痪伴发疾病的临床流行病学分析 [J]. 中华儿科杂志,2003,41(6):468-469.

[14] 王佳,张迪,黄程程,等. 小儿脑性瘫痪中西医研究进展 [J]. 辽宁中医药大学学报,2021,23(1):66-69.

[15] 李海霞,覃蓉,刘娟,等. 中医外治法治疗小儿痉挛型脑性瘫痪研究进展 [J]. 河北中医,2020,42(4):626-630.

[16] 张童,王雪峰. 小儿脑瘫(痉挛型)的中医体质分布特点分析 [J]. 实用中医内科杂志,2020,34(5):27-30.

[17] 刘炜,刘清国,马建强,等. 从"补脾强肾"小儿推拿手法论治小儿脑瘫 [J]. 现代生物医学进展,2019,19(20):3841-3844.

[18] 韦小霞,雷龙鸣,张海英,等. 推拿疗法在小儿脑瘫临床康复中的应用概况 [J]. 山东中医药大学学报,2019,43(3):313-316.

[19] 周莹璇,王春南,张欢. 中医外治法治疗小儿脑瘫概况 [J]. 实用中医内科杂志,2018,32(11):68-70.

[20] 曾芸,黄肖群. 小儿脑瘫中西医结合疗法思路初探 [J]. 按摩与康复医学,2018,9(14):85-87.

[21] 刘永平,王兴,张玲. 基于"脑主神明"理论治疗小儿脑性瘫痪回顾性研究 [J]. 山东中医杂志,2017,36(11):948-950.

[22] 杜晓杰. 儿童软骨发育不全的诊断与外科治疗 [J]. 中国临床医生杂志,2020,48(2):135-137.

[23] 施玉婷,巩纯秀. 软骨发育不全的诊治研究进展 [J]. 世界临床药物,2020,41(9):733-741.

[24] 林园园,姜艳,侯艳芳,等. 软骨发育不全患者的临床特点及 FGFR3 基因突变 [J]. 中华骨质疏松和骨矿盐疾病杂志,2015,8(3):210-214.

[25] 刘明嫦,马敬. 中国软骨发育不全特征分析及产前诊断方法探讨 [J]. 云南医药,2019,40(2):97-100.

[26] 胡军,周中. 关节镜下清理结合仙方活命饮治疗急性化脓性膝关节炎的临床观察 [J]. 南京中医药大学学报,2019,35(2):148-151.

[27] 邱勇. 青少年特发性脊柱侧凸基因学研究和临床治疗的发展现状及前景 [J]. 中华外科杂志,2018,56(8):578-582.

[28] 黄桂成，王拥军. 中医骨伤科学 [M]. 4 版. 北京：中国中医药出版社，2016.

[29] 钱雪华，唐占英，叶秀兰，等. 导引手法治疗青少年特发性脊柱侧凸症：多中心、分层随机区组化对照 [J]. 中国组织工程研究与临床康复，2007，11（49）：9890-9893.

[30] 钱雪华，唐占英，叶秀兰，等. 导引手法综合治疗对青少年特发性脊柱侧凸症肺功能的影响 [J]. 上海中医药大学学报，2010，24（5）：49-51.

[31] 曹艳梅，刘华清，冯亚红，等. 2005-2012 年我国 27 省市 3 岁以内儿童佝偻病流行病学特征分析 [J]. 中国儿童保健杂志，2012，20（11）：1008-1010＋1049.

[32] 王卫平，孙锟，常立文. 儿科学 [M]. 9 版. 北京：人民卫生出版社，2018.

[33] 江载芳，申昆玲，沈颖. 实用儿科学 [M]. 8 版. 北京：人民卫生出版社，2015.

[34] 仰曙芬，吴光驰，等. 维生素 D 缺乏及维生素 D 缺乏性佝偻病防治建议解读 [J]. 中国儿童保健杂志，2015，23（7）：680-683.

[35] 《中华儿科杂志》编辑委员会，中华医学会儿科学分会儿童保健学组，全国佝偻病防治科研协作组. 维生素 D 缺乏性佝偻病防治建议 [J]. 中华儿科杂志，2008，46（3）：190-191.

[36] 中华医学会儿科学分会儿童保健学组，《中华儿科杂志》编辑委员会. 儿童微量营养素缺乏防治建议 [J]. 中华儿科杂志，2010，48（7）：502-509.

[37] 中华医学会骨质疏松和骨矿盐疾病分会. 成骨不全症临床诊疗指南 [J]. 中华骨质疏松和骨矿盐疾病杂志，2019，12（1）：11-19.

[38] FORLINO A，CABRAL W A，BARNES A M，et al. New perspectives on osteogenesis imperfecta[J]. Nat Rev Endocrinol，2011，7（9）：540-557.

[39] FORLINO A，MARIBI J C. Osteogenesis imperfecta[J]. Lancet，2016，387（10028）：1657-1671.

[40] XI L，DE FALCO P，BARBIERI E，et al. Bone matrix development insteroid-induced osteoporosis is associated with a consistently reduced fibrillar stiffness linked to altered bone mineral quality[J]. Acta Biomater，2018，76：295-307.

[41] 沈自尹. 衰老—生理性肾虚证的 HPAT 轴分子网络调控研究 [J]. 中国中西医结合杂志，2004，24（9）：841-843.

[42] 孙金玥. 老年男性肾阳虚程度与垂体—肾上腺轴功能失调关系的研究 [D]. 济南：山东中医药大学，2014.

[43] 李耿，张喆，尹西拳，等. 地黄丸类方对肾阳虚大鼠 HPA 轴的影响 [J]. 中药新药与临床药理，2015，26（3）：320-324.

[44] 景晓平，丁樱，何丽. 补肾中药对雷公藤多苷所致雄性幼鼠生殖损伤的保护作用及最终生育能力的影响 [J]. 中国实验方剂学杂志，2013，19（20）：230-233.

[45] GUO Q，WANG Y X，XU D，et al. Rheumatoid arthritis：pathological mechanisms and modern pharmacologic therapies[J]. Bone Res，2018，6：15-29.

[46] CAMPOCHIARO C，CARUSO P F. Ankylosing Spondylitis and Axial Spondyloarthritis[J]. N Eng J Med，2016，375（13）：1302.

第四章 "肾主骨"理论指导临床辨证用药

中医藏象理论认为"肾藏精，主骨"，骨的生理病理变化与肾精密切相关，肾精盛衰直接关乎骨之强弱，因此骨相关疾病的病机以"肾精亏虚"多见。基本治则是"补肾填精法"和"调和肾阴、肾阳法"。

肾气渐衰、肾精亏乏是"正虚"之关键。肾气渐衰，骨髓失主，骨伤科疾病诸恙随起。国医大师施杞教授特别指出：肾气亏虚是慢性筋骨病发生的重要病理基础。《素问•六节藏象论》中说"肾者，主蛰，封藏之本，精之处也"。所谓"精"，《灵枢•本神》释之为"生之来"者，即先天之精气。这种生于肾之先天精气，即肾气，它对人体之生长、发育及形体之盛衰始终起着主导作用。《黄帝内经》将肾气之功能归纳为"其充在骨""肾生骨髓""肾主身之骨髓"。椎间盘退变以及颈椎椎体的骨质增生、骨质疏松都与肾气是否充盈、骨与髓能否得到滋养不无关系。颈椎病发生的病理基础是椎间盘退变，这是一种连续、渐进的过程。现代研究表明，人类椎间盘在 10 岁时便开始退变，而至 50～60 岁时日渐加重，这与《素问•上古天真论》中关于肾气盛衰变化的描述是一致的。

肾精亏乏，脏腑受累，骨伤科疾病诸证趋重。肾气不足，不仅为发病之基础，亦是发展之基础，尤其当外邪内袭，由表及里时，肾气随之趋衰。若邪留筋骨，病深日久，营卫行涩，经脉不遂，内传五脏，则导致心、肺、脾、肝、肾"五脏痹"。此正如《素问•痹论》中所说"五脏皆有合，病久而不去者，内舍于其合也。故骨痹不已，复感于邪，内舍于肾"。所以，骨病日久，必累及于肾，而致肾精虚亏，继之则祸及四邻，导致全身脏腑病变。《灵枢•本神》曰："肾藏精，精舍志，肾气虚则厥，实则胀，五脏不安。"筋骨病之"五体痹"由表及里而演变为"脏腑痹"，与肾精不足密切相关。

第一节 "肾主骨"理论指导下"补肾"类方剂研究

《黄帝内经》中对于肾与骨的关系，做出了"肾主骨"的精辟概括，并解释了肾与骨之间的生理、病理特性。五脏之精由肾所主，为人体生命之本源，藏髓之器则为骨，受髓之充，血所养，精而生，精、血、髓均为肾精所化。《中西汇通医经精义》曰："髓者，肾精所生，精足则髓足，髓在骨内，髓足则骨强。"说明骨骼的发育、生长、代谢有赖于肾精滋养，肾气的推动作用。所以《素问•阴阳应象大论》曰："肾生骨髓。"《素问•六节藏象论》曰："其充在骨。"当肾气充盛之时，精髓饱满，充分滋养骨而使其坚固有力，促进骨骼健康发育，故肾精是骨骼发育的必须物质。当人体肾精充足时，则髓足骨坚，筋骨坚固有力，正如《中西汇通医经精义》所云，"髓在骨内，髓足则骨强，所以能作强，而才力过人也"，否则"肾衰则形体疲极也"。《灵枢•海论》中说：髓海不足，则脑转耳鸣，胫酸眩冒，目无所见，懈怠安卧。

一、临床"补肾"类方剂概述

在临床上运用补肾疗法防治伤科疾病，常可获得明显疗效，说明肾与骨之间有内在必然联系。补肾方剂是以补养肾脏药物为主组成，治疗肾虚不足之证的一类方剂，临床上经常运用（表 4-1）。它以《黄帝内经》"虚者补之""形不足者，温之以气，精不足者，补之以味"等理论为立法依据，从属于现代方剂学的补益剂范畴,在治法中,属于"八法"中的补法。按照治疗法则的不同,首先可将补肾方剂分为纯补、兼补、补中兼泻三大类。

表 4-1　临床采用"补肾"类方剂简表

方剂名称	药物组成	功效治法	临床主治
左归丸	大怀熟地、山药(炒)、枸杞子、山茱萸肉、川牛膝、菟丝子、鹿角胶、龟板胶	滋阴补肾,填精益髓	真阴肾水不足,精髓内亏所致虚热往来,自汗盗汗,健忘少寐,遗淋不禁,眼花耳聋,口燥舌干,腰酸腿软
右归丸	熟地黄、炮附片、肉桂、山药、酒萸肉、菟丝子、鹿角胶、枸杞子、盐杜仲、当归	温补肾阳,填精止遗	命门火衰,肾阳不足所致的神疲气怯,畏寒肢冷,阳痿遗精,腰膝酸软,小便自遗,肢节痹痛,周身浮肿;或火不能生土,脾胃虚寒,或大便不实,泻痢频作,或呕恶膨胀,或翻胃噎膈,或脐腹多痛
六味地黄丸	熟地黄、山茱萸、牡丹皮、山药、茯苓、泽泻	滋阴补肾	肾、肝、脾三阴亏损所致的头晕耳鸣,腰膝酸软,盗汗遗精,消渴,手足心热,小便淋沥,牙齿动摇,舌干咽痛,足跟作痛,以及小儿囟开不合,舌红少苔,脉细数或尺脉虚大
金匮肾气丸	干地黄、山茱萸、山药、泽泻、茯苓、牡丹皮、桂枝、附子	补肾助阳	肾阳不足证,症见腰酸脚软,少腹拘急。小便不利或小便清长,烦热不得卧而反倚息,舌质淡而胖,脉虚弱
二仙汤	仙茅、淫羊藿、巴戟天、知母、黄柏、当归	补肾泻火,调理冲任	肾阴、肾阳不足而虚火上炎之围绝经期综合征、高血压、肾炎、肾盂肾炎、尿路感染、闭经
二至丸	旱莲草、女贞子	补肾养肝	肝肾阴虚,口苦咽干,头昏眼花,失眠多梦,腰膝酸软,下肢痿软,遗精,早年发白等
青娥丸	盐杜仲、盐补骨脂、核桃仁、大蒜	补肾强腰	肾虚腰痛,起坐不利,膝软乏力
大补阴丸	黄柏、知母、熟地黄、龟板	滋阴降火	阴虚火旺证。骨蒸潮热,盗汗遗精,咳嗽咯血,心烦易怒,足膝疼热,或消渴易饥,舌红少苔,尺脉数而有力
菟丝子丸	菟丝子、泽泻、鹿茸、石龙芮、肉桂、附子、石斛、熟干地黄、白茯苓、牛膝、续断、山茱萸、肉苁蓉、防风、杜仲、补骨脂、荜澄茄、沉香、巴戟、茴香、五味子、桑螵蛸、川芎、覆盆子	补肾阳,壮腰膝,固下元	肾气虚损,元阳不足。腰膝痿软少力,阳痿遗精,小便频数,或溺有余沥,或腰欠温暖
一贯煎	北沙参、麦冬、当归、生地黄、枸杞子、川楝子	滋阴疏肝	阴虚肝郁证。胸脘胁痛,吞酸吐苦,咽干口燥,舌红少津,脉细弱或虚弦。亦治疝气瘕聚
地黄饮子	熟地黄、巴戟、山萸肉、石斛、肉苁蓉、熟附片、五味子、肉桂、茯苓、麦冬、石菖蒲、远志、薄荷、生姜、大枣	滋肾阴,补肾阳,开窍化痰	舌体强硬不能言语,筋骨软弱不能行走,患者口干但不思饮,脉象沉、细、弱
温肾通痹方	炙黄芪、党参、当归、白芍、川芎、熟地黄、柴胡、山萸肉、淮山药、枸杞子、鹿角胶、菟丝子、熟附片、肉桂、杜仲	益气化瘀,祛风通络,舒筋止痛	慢性筋骨病肾阳不足,精髓亏虚。用于肾阳不足,命门火衰,神疲气怯,畏寒肢冷,腰膝酸软,肢节痹痛,周身浮肿
益肾通痹方	炙黄芪、党参、当归、白芍、川芎、熟地黄、柴胡、山萸肉、淮山药、甘杞子、川牛膝、炙龟板、鹿角胶、菟丝子	滋阴补肾,填精益髓	慢性筋骨病肾阴不足,精髓亏虚。用于颈腰椎病、骨关节炎伴骨质疏松症等慢性筋骨病肾阴不足,精髓亏虚者

二、临床常用"补肾"类方剂

（一）左归丸

（1）药物组成：大怀熟地24g、山药（炒）12g、枸杞子12g、山茱萸肉12g、川牛膝（酒洗，蒸熟）9g（精滑者不用）、菟丝子（制）12g、鹿角胶（敲碎，炒珠）12g、龟板胶（切碎，炒珠）12g（无火者不必用）。

（2）功效治法：滋阴补肾，填精益髓。

（3）方解：本方所治为真阴肾水不足、精髓内亏之证，其中以腰酸腿软，头目眩晕，舌红少苔，脉细为主要症状；遗精滑泄，自汗盗汗，口燥舌干为次要症状。其病因为肾阴不足，虚热内扰。方中主药熟地黄重用，滋肾益精，以填真阴。用龟板胶与鹿角胶峻补精髓，其中龟板胶偏于滋阴补肾，鹿角胶偏于温阳益肾，龟板胶、鹿角胶并用，在补阴中配伍以补阳药，取"阳中求阴"之义。山茱萸肉养肝滋肾，涩精敛汗；枸杞子养精明目；菟丝子助阳益阴，补肾固精；山药补脾滋肾；川牛膝益肝肾，强腰膝，健筋骨。诸药配伍，有滋阴补肾，养精益髓之效。

（4）主治：真阴肾水不足，精髓内亏所致虚热往来，自汗盗汗，健忘少寐，遗淋不禁，眼花耳聋，口燥舌干，腰酸腿软。

（5）实验研究：动物实验表明，左归丸能使卵巢切除所导致的骨密度降低得到改善，显著降低骨钙素含量，从而对雌激素缺乏所致的骨质疏松症起到改善作用。在神经系统方面，左归丸可以通过增加血清 E_2 含量、增加脑组织单胺类神经递质含量、上调 CREB-BDNF 信号通路主要蛋白产生神经保护作用，从而改善围绝经期抑郁症模型小鼠抑郁样行为；通过保护线粒体能量代谢及线粒体膜结构，改善大脑神经元细胞的功能，进而提高自然衰老大鼠学习记忆能力。此外，左归丸对生殖系统具有一定作用，可通过上调 SCF 及其 mRNA 表达水平，促进精原干细胞的分裂和增殖，抑制生精细胞凋亡。此外，还能有效减轻雷公藤多甙对大鼠精子质量及生殖器官的损伤程度。梁丽梅等发现左归丸可在体外增加人早孕绒毛膜组织 $\alpha v \beta_3$、HLA-G 等基因的表达，这可能是该中药复方治疗不孕症分子生物学机制之一。

通过网络药理学研究发现左归丸维持间充质干细胞干性、延缓衰老的作用可能与影响细胞增殖、分化、凋亡、抑制炎症反应、抗病毒、影响相关蛋白质及酶的合成有关。左归丸含药血清可能部分通过 ER 途径抑制 RANKL 诱导的破骨细胞增殖分化，促进破骨细胞凋亡，有效增加抑炎细胞因子含量，减少促炎细胞因子含量，进而抑制骨吸收功能。

（6）临床研究：①神经系统疾病：运用左归丸加丹参、川芎、陈皮治疗肝肾阴虚型脑梗死恢复期50例，基本治愈13例，显著进步22例，进步11例，无变化4例，总有效率92.0%。②妇科疾病：临床观察卵巢早衰患者78例，研究组39例，予以加味左归丸联合地屈孕酮治疗3个月经周期（1个疗程），治愈20例，好转17例，未愈2例，有效率94.9%；对照组39例则予以地屈孕酮治疗，有效率为76.9%。研究组明显优于对照组，且研究组不良症状的发生率低，血清促卵泡成熟激素、促黄体生成素及雌二醇水平改善程度也明显优于对照组。③骨科疾病：钙尔奇D联合左归丸治疗绝经后骨质疏松症肝肾阴虚证患者50例，以口服钙尔奇D联合骨化三醇（盖三淳）软胶囊为对照，监测观察骨密度，血清钙、磷、雌二醇、睾酮等指标。结果发现，左归丸治疗可以明显改善绝经后骨质疏松症肝肾阴虚证患者的临床症状，提高血清钙、磷，改善骨密度、性激素水平。④其他疾病：运用左归丸治疗心阴不足型心肌缺血30例，痊愈10例，有效23例，无效2例，总有效率94.3%。运用左归丸治疗慢性疲劳综合征辨证属肾阴不足者35例，痊愈2例，显效13例，进步16例，无效4例，总有效率88.6%。

（二）右归丸

（1）药物组成：熟地黄24g、炮附片6g、肉桂6g、山药12g、酒萸肉9g、菟丝子12g、鹿角胶12g、枸杞子12g、盐杜仲12g、当归9g。

（2）功效治法：温补肾阳，填精止遗。

（3）方解：附片、鹿角胶、肉桂滋补肾中之元阳，温里散寒。辅以熟地黄滋补肾阴，枸杞子、山萸肉养肝补脾,填精益髓,山药益气养阴,取"阴中求阳"。菟丝子、杜仲健腰膝,补肝肾;当归养血活血,伍补肾之品相协,以补养精血。诸药配伍,肝脾肾阴阳兼顾,仍以温肾阳为主,在阴中求阳,使元阳得以归原。

(4)主治:命门火衰,肾阳不足所致的神疲气怯,畏寒肢冷,阳痿遗精,腰膝酸软,小便自遗,肢节痹痛,周身浮肿;或火不能生土,脾胃虚寒,或大便不实,泻痢频作,或呕恶膨胀,或翻胃噎膈,或脐腹多痛。

(5)实验研究:右归丸显著提高肾阳虚大鼠血清中降低的肾上腺、下丘脑、垂体的脏器指数以及血清中促肾上腺皮质激素释放因子(CRF)、促肾上腺皮质激素(ACTH)、皮质醇(CORT)、促肾上腺皮质激素释放激素受体1(CRHR1)含量;提高睾酮(T)含量,通过对下丘脑-垂体-性腺轴的影响达到治疗肾阳虚的目的。右归丸可明显使膝骨关节炎模型大鼠软骨结构趋于正常,降低 Makin 评分、软骨组织白介素-1β(Interleukin-1β,IL-1β)、基质金属蛋白酶(MMP-3、MMP-13)的基因表达以及相关的蛋白表达。右归丸对肾功能具有保护作用,通过上调肾脏水通道蛋白2(AQP2)的表达,可以纠正慢性肾衰,延缓慢性肾衰进展;降低肾衰大鼠血清中尿素氮(BUN)含量,使肌酐(Cr)有恢复趋势,促进损伤肾组织的修复。在中枢神经系统方面,右归丸可显著降低模型动物的神经功能评分,促进精细运动能力的恢复,对抗缺血后脑损伤引起的运动障碍;上调海马组织及齿状回(DG)的 NGF、FGF2 蛋白表达,对抗衰老;抑制促凋亡基因凋亡相关因子(Fas)、Bax 的蛋白表达,从而减轻实验性自身免疫性脑脊髓炎(experimental autoimmune encephalomyelitis,EAE)急性期大鼠脑白质轴突及髓鞘损伤,发挥保护神经元的作用。

(6)临床研究:右归丸在妇科疾病、男科疾病、骨折延迟愈合、骨质疏松症、退行性膝关节炎、心血管疾病、肾癌等疾病中均有较好疗效。①妇科疾病:运用右归丸加减治疗月经过少 56 例,若肾虚兼有血瘀或经行腹胀痛,在补肾的基础上加活血化瘀之丹参、鸡血藤;脾虚食少者,酌加炒白术、茯苓、党参、鸡内金、砂仁;形寒肢冷者,可加淫羊藿、人参。结果 56 例中临床治愈 45 例,占 80.36%,显效 6 例,有效 4 例,无效 1 例,总有效率 98.21%。②男科疾病:有研究对 28 例诊断男性雄激素缺乏综合征患者给予右归丸治疗 1 个月以上,观察其临床症状及血清睾丸素的变化。结果显示,患者的自觉症状评分均有显著改善,血清睾丸素显著上升。③骨科疾病:将 124 例退行性膝关节炎患者随机分为治疗组和对照组。治疗组口服右归丸加减,对照组口服仙灵骨葆胶囊。结果发现,治疗组总有效率为 91.94%,对照组总有效率为 69.35%,两组相比治疗组明显疗效优于对照组。采用右归丸加减治疗骨质疏松症 82 例。结果显示总有效率为 98.78%。

(三)六味地黄丸

(1)药物组成:熟地黄 24g、山茱萸 12g、牡丹皮 9g、山药 12g、茯苓 9g、泽泻 9g。

(2)功效治法:滋阴补肾。

(3)方解:方中主药熟地黄甘微温,滋阴补血,填精补髓,大补真阴;山茱萸酸涩微温,补肝肾,秘精气;山药甘平,健脾补肺,固肾生精。以上三药以补肾阴为主,兼补肝脾。牡丹皮辛苦微寒,清热凉血,和血破瘀,去肝火;泽泻甘寒,利水渗湿泄热,祛肾中之邪水;茯苓甘淡平,淡渗脾湿,补益心脾,助山药以益脾,配泽泻以利水。以上三药,是为三泻。配合成方具"三补""三泻",以补为主,补中有泻的配伍特点。本方滋补而不留邪,降泄而不伤正,以补为主,补中有泻,则补而不腻,是通补开合之剂。

(4)主治:肾、肝、脾三阴亏损所致的头晕耳鸣,腰膝酸软,盗汗遗精,消渴,手足心热,小便淋沥,牙齿动摇,舌干咽痛,足跟作痛,以及小儿囟开不合,舌红少苔,脉细数或尺脉虚大。

(5)实验研究:本方对 2 型糖尿病大鼠周围神经病变有一定保护作用,并且提高海马神经元自噬水平。陆海英等研究发现,六味地黄丸可使 2 型糖尿病动物模型 db/db 小鼠 FBG、TG 显著降低,NF-κBp65、单核细胞趋化蛋白-1(MCP-1)和可溶性血管细胞黏附分子-1(VCAM-1)蛋白表达明显降低,SIRT6 蛋白表达明显升高,改善了小鼠肝组织的肝细胞脂肪变性及炎细胞的浸润,对糖尿病小鼠伴肝损伤具有保护作用。此外,六味地黄丸可以改善慢性应激及 LPS 共处理诱导大鼠在新颖物体位置识别实验、新颖物体识别实验、Y 迷宫实验中的表现;使大鼠海马 IL-1β、血清肿瘤坏死因子-α(TNF-α)、pIRS1 的表达上调及细胞膜 GluT1 的表达下调,故其改善慢性应激联合 LPS 共处理诱导大鼠学习记忆损伤的作用与调节中枢糖代谢有关。另一项研究中发现六味地黄丸能够使 APP/PS1 双转基因小鼠定位航行实验潜伏期缩短，在平台所在象限停留时间、百分比、穿越平台次数均增高，明显改善了小鼠学习记忆障碍。并且，六味地黄丸能够有效降低 APP/PS1 双转基因小鼠海马中的 Aβ 沉积所致的老年斑，抑制 As 的过度激活；抑制 TLR4/NF-κB 信号转导途径，通过减轻中枢免疫炎症反应，发挥抗 AD 的作用。

（6）临床研究：近年来临床实践中发现，本方在原功效基础上还有增强免疫力、降血压、降血糖、抑制肿瘤、抗衰老、调节内分泌系统、改善肾功能、促进肾上腺皮质激素分泌等诸多药理作用，在复发性口腔溃疡、高血压、糖尿病、肿瘤、亚健康状态、失眠、围绝经期综合征、泌尿系结石、咳嗽等疾病治疗中有显著的疗效。孙雨薇等研究发现，六味地黄丸的治疗后，18 例高血压患者的收缩压、舒张压水平均明显下降，治疗总有效率为 94.44%；22 例糖尿病患者 FPG、2hPG（餐后 2 小时血糖）、HbA1c（糖化血红蛋白）水平均较治疗前明显下降，治疗总有效率为 95.46%；20 例慢性肾炎患者的尿蛋白水平明显降低，治疗总有效率为 95.00%，表明六味地黄丸治疗高血压、糖尿病、慢性肾炎等肝肾阴虚证疗效显著。郭宇丹等阐述了 1 例卵巢早衰患者采用六味地黄丸治疗后的效果，患者在接受第 5 次诊疗时经阴道超声检查可观察到优势卵泡成长，月经可自行来潮，效果明显。

（四）金匮肾气丸

（1）药物组成：干地黄 240g、山茱萸 120g、山药 120g、泽泻 90g、茯苓 90g、牡丹皮 90g、桂枝 30g、炮附子 30g。八味，末之，炼蜜和丸梧子大，酒下十五丸，加至二十五丸，日再服。

（2）功效治法：补肾助阳。

（3）方解：本方是为肾阳不足之证而设，故以补肾助阳为法，"益火之源，以消阴翳"，辅以利水渗湿。方用桂枝、炮附子温肾助阳，熟地黄、山茱萸、淮山药滋补肝、脾、肾三脏之阴，阴阳相生，刚柔相济，使肾之元气生化无穷；再以泽泻、茯苓利水渗湿，牡丹皮善入血分，伍桂枝可调血分之滞。诸药合用，助阳之弱以化水，滋阴之虚以生气，使肾阳振奋，气化复常。临床应用以腰酸腿软、小便不利或反多尿、舌淡胖、脉虚弱而尺部沉细为辨证要点。畏寒肢冷者，可将桂枝改为肉桂，并加重桂、附之量；若用于阳痿，可加淫羊藿、补骨脂、巴戟天等以助壮阳起痿之力；痰饮咳喘者，加干姜、细辛、半夏等以温肺化饮。

（4）主治：肾阳不足证，症见腰酸脚软，少腹拘急。小便不利或小便清长，烦热不得卧而反倚息，舌质淡而胖，脉虚弱。

（5）实验研究：张晓红等通过对肾阳虚大鼠进行的动物实验表明，金匮肾气丸具通过调节下丘脑 - 垂体 - 性腺轴中钙调蛋白基因表达，可明显升高睾酮水平（T）、降低雌二醇（E₂）水平，从而逆转肾阳虚大鼠的病理状态；睾丸转化生长因子 -β1（TGF-β1）是对肾阳虚大鼠起重要作用的一类生长因子，TGF-β1 增加就会导致睾丸损害，金匮肾气丸通过抑制该生长因子受体表达，从而保护睾丸、促使精子发育和成熟。蒋朱秀等研究表明，金匮肾气丸可以通过上调 17α- 羟化酶的基因表达，增加糖皮质激素分泌，从而达到抗炎、抗过敏的应激作用。另外，金匮肾气丸还有增强免疫等功能。陶汉华等用庆大霉素再加劳倦过度制造肾功能损伤大鼠模型，然后分为右归丸组、金匮肾气丸组以及空白组等，观察大鼠模型用药前后的血清尿素氮（BUN）、血清肌酐（Cr）变化情况，结果发现右归丸组与金匮肾气丸组，肌酐和尿素氮均有恢复趋势，对肾功能损害修复情况金匮肾气丸组更优于右归丸组，而空白组的改变不明显，表明治疗肾功能损伤金匮肾气丸更加适合，尤其是对肾阳虚患者。金智生等通过对 2 型糖尿病肾病的大鼠模型，研究金匮肾气丸的治疗机制，发现金匮肾气丸可降低 2 型糖尿病肾病大鼠模型的尿白蛋白排泄率（UAE）、空腹血糖（FBG）、血浆内皮素（ET）及血清中 TGF-β1、结缔组织生长因子（CTGF），同时，金匮肾气丸还能升高肾脏组织中一氧化氮（NO）、一氧化氮合酶（NOS）的含量。

（6）临床研究：①弱精子症：管凤刚等治疗弱精子症采用胰激肽原酶联合金匮肾气丸，取得了较好疗效。临床中首先将弱精子症患者 75 例，随机分为治疗组和对照组，然后治疗组服用胰激肽原酶、金匮肾气丸，对照组口服维生素 E 胶囊，连服 3 个月。两组患者在治疗前、治疗后，都要检测精液的数量、精子的浓度以及前向运动精子的比率等，治疗以后两组的精子活力均较治疗前增加，其中治疗组较对照组增加更显著；两组精子密度均较治疗前升高，其中治疗组升高更显著。结论是胰激肽原酶联合金匮肾气丸，能显著改善弱精子症。②慢性前列腺炎：陈建军对收治的 134 例慢性前列腺炎患者，随机分成对照组、治疗组，对照组采用克拉霉素缓释片口服，0.5g/ 次，1 次 / 日，治疗组在克拉霉素缓释片口服基础上再用金匮肾气丸口服，9g/ 次，2 次 / 日，对照组、治疗组都要连续治疗 30 日。结果显示，治疗组治疗慢性前列腺炎，有效率达到 91.04%，显著高于对照组。③支气管哮喘缓解期：谢占武等将收治的支气管哮喘缓解期患者 108 例，随机分为对照组和治疗组，对照组使用布地奈德气雾剂，治疗组在布地奈德气雾剂基础上再增加金匮肾气丸治疗，用药 4 周后，患者的血清肿瘤坏死因子 -α（TNF-α）、白细胞介素 -2（IL-2）的改善程度，治疗组均明显优于对照组，治疗组的有效率达到 96.30%，明显高于对照组。在西药常规治疗的基础上，再增加金匮肾气丸辨证治疗支气管哮喘缓解期患者，具有显著疗效。④老年尿道综合征：周胜元等认为其病机在于肾气不足，应用金匮肾气丸为基础方补益肾气，治疗 35 例老年女性尿道综合征，患者病程短的 1 年，长的 7 年，1 个疗程为 14 日，共用药 3 个疗程，每疗程间隔 7 日。结果治愈 17 例占 48.6%，总有效率 94.3%。⑤糖尿病肾病：刘忠文使用金匮肾气丸加味配合西药，治疗糖尿病肾病辨证为阴阳两虚型，疗效显著。临床中将收治的糖尿病肾病患者 91 例，随机分为对照组和治疗组，对照组采用糖尿病肾病西医常规用药，治疗组在西医常规用药基础上联合金匮肾气丸治疗，疗程均为 1 个月，结果是，治疗组总有效率是 86.67%，对照组总有效率是 65.21%，治疗组优于对照组。杨娜等报道，给予洛丁新联合金匮肾气丸，治疗糖尿病肾病辨证为阴阳两虚型，具有良好作用。临床中将患者随机分为治疗组、对照组，对照组给予洛丁新治疗，治疗组给予洛丁新联合金匮肾气丸治疗，对患者用药前后的 24h 尿微量清蛋白排泄率进行检测并比较两组的疗效。结果发现，两组治疗后的 24h 尿微量清蛋白排泄率均较治疗前降低明显，组间比较，洛丁新联合金匮肾气丸的治疗组疗效，显著优于对照组。

（五）二仙汤

（1）药物组成：仙茅 15g、淫羊藿 15g、巴戟天 9g、知母 9g、黄柏 9g、当归 9g。

（2）功效治法：补肾泻火，调理冲任。

（3）方解：二仙汤是上海中医药大学张伯讷教授 20 世纪 50 年代针对围绝经期综合征研制成的方剂。仙茅、淫羊藿为君，巴戟天为臣，黄柏、知母为佐，当归为使。六味药集寒、热、补、泻于一方，温而不燥，凉而不寒，阴阳并调，以温肾阳，补肾精，泻相火，滋肾阴，调理冲任，平衡阴阳见长。

（4）主治：肾阴、肾阳不足而虚火上炎之围绝经期综合征、高血压、肾炎、肾盂肾炎、尿路感染、闭经。

（5）实验研究：二仙汤能使去卵巢大鼠的骨小梁的面积百分比和骨小梁的厚度显著增加，并减少骨小梁的分离状态，还可使破骨细胞的数目相对减少，提示二仙汤对去卵巢大鼠具有骨保护的作用。二仙汤可使尿二氢嘧啶脱氢酶（DPD）、尿肌酐（U-Cr）、U-DPD/Cr 以及Ⅰ型胶原氨基末端肽（NTX）显著减低，同时使血磷（S-P）、血钙（S-Ca）、Ⅰ型前胶原羧基末端肽（PICP）显著升高，提示二仙汤可通过促进骨质形成，抑制骨破坏及骨质流失，从而使骨重建过程中维持在代谢平衡的状态，发挥抗骨质疏松的疗效。

（6）临床研究：临床主要用于治疗围绝经期综合征、骨质疏松症、卵巢早衰、慢性肾小球肾炎等病症。二仙汤还能有效调节下丘脑 - 垂体 - 卵巢轴，对雌激素水平有一定的调节作用，而其本身无激素样物质。①围绝经期综合征：本方合甘麦大枣汤加减治疗围绝经期综合征患者 55 例，与西药（尼尔雌醇）治疗 48 例对照，疗程 1 个月，以临床烘热汗出、抑郁、月经紊乱等症状消失为痊愈。结果：治疗组痊愈 34 例，好转 18 例，无效 3 例，总有效率 94.5%。二仙汤治疗子宫内膜异位症（EM）术后加用促性腺激素释放激素类似物（GnRH-a）所致围绝经期症状的患者 60 例。腹腔镜术后加用 GnRH-a 时，口服二仙汤可以明显减轻 GnRH-a 引起的低雌激素状态所致的围绝经期症状，改善患者的生活质量，且不增加 EM 的术后复发率。二仙汤可以改善围绝经期综合征模型大鼠行为学及其病理损伤；抑制卵巢颗粒细胞的凋亡，其机制可能与其改善卵巢颗粒细胞线粒体自噬及上调 cAMP/PKA/CREB 信号通路有关。②骨质疏松症：二仙汤结合西药（鲑鱼降钙素肌肉注射）治疗绝经后骨质疏松症患者 35 例，与单用西药治疗 35 例对照，疗程 3 个月，以骨密度测定，骨钙素、降钙素、雌二醇含量为评价指标。结果：两组均有提高骨密度作用，而治疗组提高骨密度效果优于对照组。二仙汤通过促进骨形成、抑制骨吸收、提高骨密度,从而对去卵巢大鼠骨质疏松有保护作用。③卵巢早衰:加味二仙汤治疗卵巢早衰患者 32 例,疗程 6 个月,以症状体征消失、月经恢复正常周期,内分泌恢复正常,或不孕者妊娠为痊愈标准。结果痊愈 5 例,显效 10 例,有效 14 例,无效 3 例,总有效率 90.63%,其中 13 例 B 超检查见卵巢由实性改变达到有卵泡发育。自身免疫性卵巢早衰患者 60 例,按治疗方式分为激素组(A 组)30 例和二仙汤组(B 组)30 例。A 组患者服用雌激素片和醋酸甲羟孕酮片,B 组服用水煎二仙汤,观察两组患者的临床疗效,比较两组患者治疗后月经周期、血清内激素水平和相关抗体水平以及 T 淋巴细胞亚群。二仙汤组患者月经周期和综合疗效与激素组患者相比差异无统计学意义($P > 0.05$),二仙汤组患者的 FSH 和 T 淋巴细胞标志(CD4、CD8)改善效果比激素组患者好,差异有统计学意义($P < 0.05$)。二仙汤治疗免疫性卵巢早衰患者效果显著,复发率低,但是其具体机制需要深入研究。④慢性肾小球肾炎:西医常规对症治疗基础上结合加味二仙汤治疗慢性肾小球肾炎患者 30 例,并与西药组 30 例对照,疗程 1 个月,以治疗前后肾功能 24h 尿蛋白定量为评价指标。治疗组与对照组(BUN、Scr、24h 尿蛋白定量)均较治疗前下降。⑤桥本甲状腺炎(HT)伴甲状腺功能减退:39 例 HT 伴甲状腺功能减退患者为对照组,给予口服左甲状腺素钠片;观察组 39 例,在对照组基础上,加用二仙汤联合软坚消瘿汤,8 周为 1 个疗程,连续治疗 2 个疗程。观察组总有效率为 92.31%(36/39),对照组总有效率为 71.79%(28/39),两组比较,差异有统计学意义($P < 0.05$)。治疗后,两组甲状腺体积均较治疗前缩小($P < 0.05$),甲状腺球蛋白抗体(TGAb)、甲状腺微粒体抗体(TMAb)水平均较治疗前降低($P < 0.05$);观察组甲状腺体积小于对照组($P < 0.05$),TMAb、TGAb 水平均低于对照组($P < 0.05$)。在口服左甲状腺素钠片的基础上加用二仙汤联合软坚消瘿汤治疗 HT 伴甲状腺功能减退,可提高临床疗效,有效改善患者的相关抗体水平。

(六)二至丸

(1)药物组成:旱莲草 15g、女贞子 12g。上四味,将大蒜蒸熟,干燥,与杜仲、补骨脂粉碎成细粉,过筛,再将核桃仁捣烂,与上述粉末掺研,过筛,混匀。每 100g 粉末加炼蜜 20~30g,加适量的水泛丸,干燥,制成水蜜丸;或加炼蜜 50~70g 制成大蜜丸,即得。

(2)功效治法:补肾养肝。

(3)方解:方中女贞子,甘苦而凉,善能滋补肝肾之阴;旱莲草甘酸而寒,补养肝肾之阴,又凉血止血。二药性皆平和,补养肝肾,而不滋腻,故成平补肝肾之剂。一方加桑椹干,则增益滋阴补血之力、合而用之,共成滋补肝肾,益阴止血之功。

(4)主治:肝肾阴虚,口苦咽干,头昏眼花,失眠多梦,腰膝酸软,下肢痿软,遗精,早年发白等。

(5)临床和实验研究

作为平补肝肾之阴的经典方剂,二至丸具有保肝降酶、抗肝纤维化、调节免疫、降血脂、改善缺铁性贫血、抗骨质疏松等作用,广泛用于治疗临床各科疾病及防治亚健康。

1)保肝作用:二至丸及其有效组分具有明显的保肝护肝作用。通过小鼠急性肝损伤或体外实验发现,二至丸及其 70% 乙醇洗脱部位活性成分群(AIEP)、乙酸乙酯提取物(EAEP)、水提物(AEEP)和 50% 乙醇提取物(EFEP)都能降低肝谷丙转氨酶(ALT)及谷草转氨酶(AST)值,同时降低肝匀浆中丙二醛(MDA)含量和谷胱甘肽过氧化物酶(GSH-Px)的活性,增强超氧化物歧化酶(SOD)活性。由此说明,不仅二至丸整方具有良好的保肝护肝作用,而且其 50%、70% 乙醇洗脱部位、水提物、乙酸乙酯提取物都可能是其保肝护肝的活性效应部位,其可能的作用机制是提高肝细胞抗氧化能力,对抗细胞膜脂质过氧化,保持细胞结构和功能的完整性,从而达到拮抗损害保护肝脏的作用。

2)抗肝纤维化作用:作为肝硬化早期病理基础,肝纤维化是必经环节。尿激酶型纤溶酶原激活剂(uPA)、纤溶酶及基质金属蛋白酶(MMP)构成的级联反应与肝纤维化关系密切,uPA 激活纤溶酶原转变为纤溶酶,而纤溶酶在直接降解细胞外基质(extracellular matrix,ECM)的同时激活 MMP,降解基质蛋白,从而抑制纤维化进程。安德明等采用胆管结扎法复制胆汁淤积性肝纤维化大鼠病理模型并用二至丸进行干预，结果表明二至丸可明显减低肝纤维化大鼠血清 ALT、AST、ALP 及总胆红素（TBIL）等肝功能水平，同时治疗组大鼠肝组织中 MMP-2、MMP-9 水平及 uPA 表达显著升高，表明二至丸对肝纤维化具有的防护作用可能与上调 uPA、MMP-2、MMP-9，从而调控 uPA- 纤溶酶 -MMP 级联纤溶途径有关。

3）增强免疫：二至丸调节免疫的功能主要与干预免疫执行器官的功能有关。王进进等用二至丸治疗环磷酰胺致免疫低下小鼠发现，在升高胸腺指数、脾指数同时，胸腺髓质生发中心明显增多。姚干等发现二至丸给药干预后可明显提高免疫力低下小鼠脾淋巴细胞的增殖能力、腹腔巨噬细胞的吞噬能力，以及白细胞介素 -1、白细胞介素 -2 和白细胞介素 -12 的水平，表明二至丸调节免疫平衡可能与其改善 T 淋巴细胞因子及其 mRNA 表达水平有关。结合早年发现女贞子、墨旱莲系列提取物及其组合物可促进小鼠外周血、脾淋巴细胞增殖和腹腔巨噬细胞的吞噬功能。由此可以推断二至丸调控免疫功能可能与改善胸腺、脾脏状态、淋巴细胞和巨噬细胞有关，从而较好地恢复免疫力低下机体的非特异性和特异性免疫功能。

4）降血脂作用：血脂异常是很多疾病的发病基础，调控血脂水平是当今医疗保健的主要任务之一，徐进文等用加味二至丸高、低剂量治疗卵巢切除所致围绝经期模型小鼠发现该小鼠血清甘油三酯水平、糖耐量曲线下面积及 30、60、90 分钟时间点血糖水平显著降低，同时 P65 蛋白表达降低，提示加味二至丸可能通过降低脂肪组织胞核中 P65 蛋白的表达，从而起到降低血清甘油三酯水平并改善小鼠糖耐量的作用。

5）改善缺铁性贫血：陈育等发现加味二至丸能够促进缺铁性贫血模型大鼠对铁的吸收利用，明显提高模型大鼠红细胞（RBC）、血红蛋白（Hb）、血清铁蛋白（SF）及全血铁含量，降低红细胞内游离原（PEP）的作用。也有发现加味二至丸可提高缺铁性贫血大鼠 IL-2 水平，降低 IL-6 表达，提示加味二至丸改善贫血状态可能与促进铁的吸收和改善造血系统细胞因子分泌有关。

6）抗骨质疏松：程敏等发现二至丸含药血清能明显增加大鼠原代成骨细胞 ALP 活性和矿化结节数量，表明二至丸具有良好的促进成骨细胞增殖、分化、矿化作用。孙为等用中药复方二至丸干预绝经后骨质疏松症模型大鼠的下颌骨微结构，发现二至丸治疗 12 周后，下颌骨体积骨密度、骨小梁数量、骨小梁厚度、骨小梁连接度及结构模型指数较 OVX 组有明显上升，反之骨小梁分离度出现明显下降。二至丸组中 Wnt3a、LRP-5、β-Catenin 的 mRNA 表达明显上升，提示中药复方二至丸对绝经后大鼠模型下颌骨的骨质疏松具有防治作用，其作用机制与 Wnt3a/LRP-5/β-Catenin 经典信号通路有关。

（七）青娥丸

（1）药物组成：盐杜仲 48g、盐补骨脂 24g、核桃仁（炒）15g、大蒜 12g。

（2）功效治法：补肾强腰。

（3）方解：方中补骨脂补肾壮阳，杜仲、胡桃肉补肾温阳，肝充则筋健，肾充则骨强；大蒜辛温味浓，补肾止痛。四药配伍，发挥补肾强腰之功。

（4）主治：肾虚腰痛，起坐不利，膝软乏力。

（5）临床和实验研究

1）实验研究：现代药理研究发现，本方中补骨脂所含挥发油及香豆精衍生物、黄酮类化合物可扩张冠状动脉、增强心脏功能。核桃仁中的微量元素对维持大脑兴奋，维护心脑血管的健康和内分泌功能的正常具有极为重要的作用。杜仲可以降低实验动物血压，减少胆固醇的吸收。方中大蒜则可降低血压、血脂，提高机体免疫力。此外，本方可提高成骨细胞增殖、分化及矿化活性，而对于骨质疏松症的治疗起到重要作用。

本方可改善慢性不可预测轻度应激（CUMS）模型大鼠的抑郁样行为，其机制可能与上调雌激素受体α、β（ERα、ERβ）的表达，激活雌激素受体介导的 ERβ/BDNF/TrkB 通路起到神经保护作用有关。本方使去卵巢大鼠的股骨和椎骨骨密度值提高，显著升高相对骨体积或骨体积分数（BV/TV）雌激素水平和 BALP 水平。其治疗治疗绝经后大鼠骨质疏松症可能与改善骨微结构、调节骨代谢、雌激素样作用相关。赵淑宁研究发现，青娥丸可降低肾虚体质大鼠血清钙和血清磷含量，提高骨代谢调节因子 IGF-1 和 TGF-β1 的水平。

2）临床研究：临床研究发现，本方可以使患者超氧化物歧化酶、谷胱甘肽、雌二醇、促卵泡激素、促黄体素均明显上升，并且保持患者骨密度不再持续下降，显著降低患者腰背疼痛和腰酸软症状程度以及血清β-CTX水平。此外，本方加味能够有效改善早期股骨头缺血性坏死患者脂质代谢水平、血液黏稠度以及骨转换标志物相关因子水平，从而间接改善微循环状态及骨转换，缓解骨髓水肿及临床症状。此外，通过对糖尿病性骨质疏松症患者接受加味青娥丸治疗前后的症状、体征以及糖化血红蛋白、血清钙（Ca）、血清磷（P）、空腹尿Ca/肌酐（Cr）比值的比较发现，加服加味青娥丸对于治疗糖尿病性骨质疏松症具有更好疗效。

（八）大补阴丸

（1）药物组成：黄柏120g、知母120g、熟地黄180g、龟板180g。上为末，猪脊髓、蜜为丸。每服70丸（6～9g），空心姜盐白汤送下。

（2）功效治法：滋阴降火。

（3）主治：阴虚火旺证。骨蒸潮热，盗汗遗精，咳嗽咯血，心烦易怒，足膝疼热，或消渴易饥，舌红少苔，尺脉数而有力。

（4）方解：熟地黄益髓填精；龟甲为血肉有情之品，擅补精血，又可潜阳；二药重用，意在大补真阴，壮水制火以培其本，共为君药。黄柏、知母清热泻火，泻火保阴以治其标，并助君药滋润之功，共为臣药。以猪脊髓、蜂蜜为丸，取其血肉甘润，助君药滋补精髓，兼制黄柏苦燥，同为佐使。

（5）临床和实验研究

1）实验研究：将88只雌性Wistar大鼠按随机数字表法分为空白对照组、假手术组、模型组、己烯雌酚组和大补阴丸高、中、低剂量组7组。采用摘除卵巢的方法制作骨质疏松症动物模型，在灌胃给药3个月后，运用骨组织形态计量学方法对大鼠胫骨不脱钙骨切片进行形态计量。与模型组比较，大补阴丸高、中剂量组TBV%显著增高，TRS%、TFS%、MAR、mAR显著降低。大补阴丸对去卵巢所致的大鼠骨质疏松症具有一定的治疗作用。

以PINK1基因为切入点，通过质粒转染SH-SY5Y细胞构建PINK1敲减模型，MPP+诱导SH-SY5Y细胞构建PD（帕金森病）模型，阐明大补阴丸合牵正散对PD细胞中线粒体形态和功能的保护作用与PINK1基因调控的相关性，揭示该中药复方与线粒体重塑密切相关的PINK1蛋白、Parkin蛋白及线粒体分裂融合蛋白之间的联系。

2）临床应用：临床报道女性围绝经期综合征患者分为对照组15例和观察组20例，观察组使用大补阴丸结合情志调理治疗，对照组使用西药进行治疗，结果观察组总有效率是95%，显著高于对照组（53.33%）（$P < 0.05$），差异具有统计学意义。本方为滋阴降火的常用方，临床以骨蒸潮热，舌红少苔，尺脉数而有力为使用依据。临证加减骨蒸潮热较著，加地骨皮、银柴胡以退热除蒸；咯血、吐血量多，加仙鹤草、墨旱莲、白茅根以凉血止血；肺中燥热，咳痰不爽，可加麦冬、贝母以润肺化痰；火甚烁津见消渴，加天花粉、黄连以清热生津；足膝疼热，加怀牛膝、桑寄生以补肾强筋壮骨；盗汗甚，加山茱萸、煅龙骨、煅牡蛎以敛汗固表。现代运用主要用于治疗肺结核、肾结核、甲状腺功能亢进、糖尿病等证属阴虚火旺之证。注意事项脾胃虚弱，食少便溏者，不宜使用。

（九）菟丝子丸

（1）药物组成：菟丝子、泽泻、鹿茸、石龙芮、肉桂、附子、石斛、熟干地黄、白茯苓、牛膝、续断、山茱萸、肉苁蓉、防风、杜仲、补骨脂、荜澄茄、沉香、巴戟、茴香、五味子、桑螵蛸、川芎、覆盆子。上为细末，以酒煮面糊为丸，如梧桐子大。每服20丸，空腹时用温酒或盐汤送下；如脚膝无力，木瓜汤下。

（2）功效治法：补肾阳，壮腰膝，固下元。

（3）主治：肾气虚损，元阳不足。腰膝痿软少力，阳痿遗精，小便频数，或溺有余沥，或腰欠温暖。

（4）方解：方中菟丝子、补骨脂、鹿茸、肉苁蓉、杜仲、荜澄茄、巴戟、茴香、续断、附子、肉桂温肾壮阳，生精固涩；熟地黄、石斛滋阴益精，取"阴中求阳"之意；泽泻、茯苓淡渗利湿，使补而不滞；牛膝补肝肾，强筋骨，引药下行达肾；山茱萸、五味子、桑螵蛸、覆盆子固肾涩精；石龙芮、川芎散结行血活血；防风辛散药势；沉香行气温肾。诸药合用，共奏补益肾气、固涩精关之功。

（5）临床和实验研究

1）实验研究：采用体内实验，将60只SD大鼠随机分为正常组、模型组、苓术菟丝子丸低、中、高剂量组及PDTC（NF-κB）抑制剂组。后5组采用阿霉素两次尾静脉注射法建立阿霉素肾病模型。正常组和模型组予以生理盐水灌胃，苓术菟丝子丸低、中、高剂量组分别予以人—大鼠给药剂量换算后的1倍、2倍及4倍剂量灌胃，PDTC组予以PDTC 100mg/kg/只腹腔注射。干预6周后收集24h尿液检测24h尿蛋白定量；腹主动脉取血后在全自动生化分析仪上检测BUN、Scr、C反应蛋白（CRP），并用ELISA法检测血清IL-6、TNF-α水平；采集肾脏组织制备石蜡包埋切片和透射电镜样本，进行HE染色、PAS染色、Masson染色，在光镜和透射电镜下观察肾脏病理变化；采用Western-blot法检测各组大鼠肾脏组织IKKβ、磷酸化IKKβ（pIKKβ）、NF-κB、磷酸化NF-κB（pNF-κB）、Podocin蛋白表达水平的变化。结果：苓术菟丝子丸改善阿霉素诱导的体重下降，升高血浆白蛋白水平；改善肾脏功能和结构，降低循环炎症因子IL-6、TNF-α、CRP水平。苓术菟丝子丸下调肾脏组织IKKβ/NF-κB/MCP-1通路蛋白的表达及上调足细胞标志蛋白Nephrin、Podocin的表达。苓术菟丝子丸可降低阿霉素诱导的大鼠24h尿蛋白定量，减少足突融合，改善大鼠肾脏功能和结构；可降低大鼠血清IL-6、TNF-α、CRP水平及肾脏pIKKβ、pNF-κB、MCP-1表达水平，上调肾脏Nephrin、Podocin表达水平，减轻系统和局部炎症水平，保护肾小球足突结构和功能；降低阿霉素诱导的肾性蛋白尿的作用可能与抑制IKKβ/NF-κB/MCP-1信号通路有关。

2）临床研究：将64例围绝经期综合征患者随机分为对照组和治疗组，每组32例。对照组给予戊酸雌二醇治疗，治疗组在对照组的基础上联合苁蓉菟丝子丸治疗；观察比较2组治疗前后Kupperman评分、围绝经期生存质量量表（MENQOL）评分；比较2组治疗前后血清雌二醇（E$_2$）、促卵泡激素（FSH）水平变化以及总体临床疗效。结果苁蓉菟丝子丸联合戊酸雌二醇治疗更年期综合征疗效显著，差异具有统计学意义，效果优于单纯西药治疗。将80例多囊卵巢综合征患者随机分为2组，各40例；对照组予达英-35口服，试验组予新加苁蓉菟丝子丸为基础方，随症加减治疗，疗程均为3个月，观察2组患者月经变化、中医症状及体征积分变化、性激素水平、卵巢体积、卵泡发育等。结果总有效率试验组为90.0%，对照组为65.0%，2组比较，差异有统计学意义（$P<0.05$）。新加苁蓉菟丝子丸治疗多囊卵巢综合征疗效显著。用方要点是症见尿液不清，小便频数或夜尿频多，面色无华，头晕耳鸣，身倦乏力，精神萎靡，腰膝酸痛，形寒肢冷，少腹拘急，龟头寒冷，或遗精，或滑泄，或不育，舌淡苔薄白，脉沉细无力。主要用于女性卵巢早衰、多囊卵巢综合征、女性月经不调等疾病。注意阴虚阳亢，阴虚火旺者不宜服用。

（十）一贯煎

（1）药物组成：北沙参9g、麦冬9g、当归9g、生地黄18g、枸杞子9g、川楝子4.5g。水煎服。

（2）功效治法：滋阴疏肝。

（3）主治：阴虚肝郁证。胸脘胁痛，吞酸吐苦，咽干口燥，舌红少津，脉细弱或虚弦。亦治疝气瘕聚。

（4）方解：若情志不遂，气火内郁，或肝病久延不愈，每致肝阴日渐耗损。肝阴亏虚，失于条达，气郁而滞，或胸胁隐痛，绵绵不休，或久而结为疝气、瘕聚；或横逆犯胃，致胃气失和，见脘痛及吞酸吐苦。阴虚津少，见咽干口燥，舌红少津；脉来细弱或虚弦，也为肝阴不足之象。此证病机要点为阴液不足，肝气虚滞；治宜滋阴养血以柔肝体，疏畅气机以行肝滞。方中重用生地黄，益肾养肝，滋水涵木，为君药。枸杞子补肝肾，益精血；当归养血补肝，且养血而能活血，补肝之中寓疏达之力，同为臣药。佐以北沙参、麦冬滋养肺胃，养阴生津，润燥止渴，寓佐金平木、培土抑木之意；川楝子苦寒疏肝泻热，行气止痛，配入大队甘寒滋养之中，既无苦燥伤阴之弊，又可泄肝火而平横逆，为佐使药。诸药合用，使肝体得养，肝气得疏，则诸痛自除。

（5）临床和实验研究

1）实验研究：动物实验采用54只SD大鼠，随机分为6组，即正常对照组、模型组、阳性对照组、骨髓干细胞组、骨髓干细胞加一贯煎组、一贯煎治疗组。除正常对照组外，其他5组建立肝纤维化模型。造模停止第 3 日,骨髓干细胞组及骨髓干细胞加一贯煎组经尾静脉注射骨髓间充质干细胞。一贯煎组、骨髓干细胞加一贯煎组给予一贯煎浓缩液灌胃,模型组、正常组灌服生理盐水,阳性组给予秋水仙碱灌胃,每日 1 次,一共给药 4 周,给药期间每周测量大鼠体质量、体温、血流速度、饮水量。4 周后取材,将 pH 试纸置于大鼠舌面 20 秒,测量前后重量变化,判定大鼠舌面干湿度;通过 HE 染色和马松染色评价肝脏炎症活动度和纤维化程度;通过苦味酸-天狼星红染色评判造模大鼠肝组织细胞胶原面积比;通过荧光示踪评判骨髓间充质干细胞在肝纤维化大鼠肝组织中的表达。结果骨髓间充质干细胞可以改善肝纤维化大鼠的阴虚证表征,而一贯煎通过促进骨髓间充质干细胞向肝组织转移而增强骨髓间充质干细胞对肝纤维化大鼠阴虚证表征的改善作用。

2)临床研究:将 60 例糖尿病肾病 IV 期患者随机分为治疗组和对照组各 30 例,对照组给予饮食控制、运动、降糖、降压、降脂等基础治疗,并服用缬沙坦胶囊。治疗组在对照组治疗基础上,加服一贯煎加减方治疗。观察 2 组治疗前后 24h 尿蛋白定量、肾功能及血脂。结果一贯煎加减方能显著减少糖尿病肾病 IV 期患者的 24h 尿白定量,并具有调节血脂的作用。BMSCs 早期尾静脉移植对四氯化碳(carbon tetrachloride, CCl_4)肝损伤模型大鼠的影响以及一贯煎的干预作用研究表明早期尾静脉 BMSCs 移植可加重大鼠 CCl_4 肝损伤,促进肝纤维化形成,一贯煎可以改善 BMSCs 移植加重的 CCl_4 肝损伤,其机制上调 Wnt/β-Catenin 信号通路有关。用方要点本方为治疗阴虚肝郁而致胁脘疼痛的常用方剂。临床以胁脘疼痛,吞酸吐苦,舌红少津,脉虚弦为使用依据。临证加减气滞不舒,胁痛较甚,加合欢花、玫瑰花以助疏肝调气之功;肝郁络滞,胁中积聚,加鳖甲、牡蛎以软坚散结;阴虚肝旺,头目昏晕,加石决明、天麻以平肝潜阳;胃阴亏甚,舌红少苔,加石斛、天花粉以滋阴生津。现代应用主要用于治疗慢性肝炎、慢性胃炎、胃及十二指肠溃疡、肋间神经痛等疾病,还可用于肺结核、糖尿病、高血压等属阴虚气滞者。肝郁脾虚停湿者不宜使用。

(十一)地黄饮子

(1)药物组成:熟地黄 18g、巴戟 10g、山萸肉 12g、石斛 10g、肉苁蓉 12g、熟附片 4g、五味子 6g、肉桂 4g、茯苓 12g、麦冬 10g、石菖蒲 8g、远志 9g、薄荷 4g、生姜 3 片、大枣 5 枚。

(2)功效治法:滋肾阴,补肾阳,开窍化痰。

(3)方解:本证病因是肾中阴阳俱虚,虚火夹痰浊上犯,阻塞窍道。本方中熟地黄、山萸肉滋补肾阴;肉苁蓉、巴戟温补肾阳;熟附子、肉桂补肾阳且吸纳浮阳;麦冬、石斛、五味子滋阴敛液;石菖蒲、远志、茯苓交通心肾,开窍化痰;大枣、生姜、薄荷调和营卫。

(4)主治:舌体强硬不能言语,筋骨软弱不能行走,患者口干但不思饮,脉象沉、细、弱。

(5)临床和实验研究

1)神经系统疾病:金曦等对地黄饮子治疗老年性痴呆(AD)进行了临床观察,结果表明,地黄饮子不但能够有效提高老年性痴呆患者的智力和记忆力,而且能改善痴呆状态,提高其日常生活能力。李淑英教授应用地黄饮子治疗帕金森病、神经性震颤等顽疾经验丰富。有关类中风的报道较多,海派名医郭柏良认为阴阳两虚、营卫不调、虚风痰火交阻为类中风的病机,地黄饮子阴阳兼顾以治本。幸冰峰等对 36 例多系统萎缩临床特征及中医证候治疗进行了分析,结果表明多系统萎缩可出现脾肾亏虚证型,以地黄饮子治疗疗效显著。黄鹰等采用拜阿司匹林口服配合高压氧治疗为对照,观察地黄饮子内服配合针刺治疗 40 例脑梗死恢复期(肾虚痰瘀型)的临床疗效。地黄饮子加针刺治疗脑梗死恢复期在神经功能缺损评分方面有较好的临床疗效,总有效率达 82.5%。王燕等以甲泼尼龙为对照,应用地黄饮子配合激素对预防多发性硬化复发的临床疗效进行了观察,结果与对照组比较,地黄饮子组在临床症状、神经功能状态、核磁共振、复发次数等方面均有显著性差异,表明地黄饮子治疗多发性硬化疗效明显,能显著改善临床症状和临床神经功能障碍,减少复发次数。刘耀东应用地黄饮子辅助治疗中风后延髓麻痹患者 48 例,结果表明,地黄饮子配合西医常规治疗中风后延髓麻痹疗效显著,药物治疗同时配合早期进行康复锻炼。

2)肾病:李砚民对于高血压型慢性肾炎或者长期服用激素者,以滋补肝肾,平肝潜阳为治则,以地黄饮子为基本方进行治疗。王小琴对各种原因导致的慢性肾功能衰竭,在治疗时应注重养阴和护阴,在慢性肾功能衰竭至终末期,肾功能日衰,心、肺、肾、肝等内脏功能同时受损,气血阴阳俱虚,出现阴阳两虚之证时应用地黄饮子进行治疗。徐怀文对阴阳两虚型的慢性肾功衰应用地黄饮子合金匮肾气丸、济生肾气丸进行治疗,肾功能显著减退加人参、蒲公英、黑豆、六月雪。浮肿明显加泽泻、车前子、路路通。赵爱军等应用地黄饮子加味,治疗慢性肾功能衰竭56例,结果总有效率达87.5%。

3)内分泌系统疾病:糖尿病属中医"消渴"的范畴,其早期症状表现为"津伤燥热",应用地黄饮子加味治疗2型糖尿病,效果显著。刘玉琴应用地黄饮子加减治疗气阴两虚型糖尿病20例。空腹血糖和临床症状明显改善。杜春华应用地黄饮子合四物汤治疗2型糖尿病周围神经病变45例,结果总有效率为91.1%,地黄饮子合四物汤联合西药常规治疗2型糖尿病周围神经病变有显著的临床疗效。文铁山等以苯乙双胍片为对照,采用地黄饮子合清胃散加减治疗40例2型糖尿病,结果总有效率为85%,临床症状改善明显。崔延昌等对地黄饮子治疗糖尿病进行了临床观察和体会,结果背部灼热、舌强不语、足软无力等症状缓解明显。

4)心血管系统疾病:赵丽娟等应用地黄饮子对冠心病心功能不全30例患者进行了临床疗效观察,结果表明,地黄饮子能够改善冠心病心力衰竭患者的临床症状及预后,在联合西医治疗的基础上,应用地黄饮子煎剂对提高疗效有临床价值。赵丽娟在其论文"地黄饮子对冠心病心功能不全患者的临床疗效观察"中,发现地黄饮子能够改善冠心病心功能不全患者的临床症状,地黄饮子能够增加冠心功能不全患者的左室射血分数及分钟步行距离,改善心率变异性。表明地黄饮子通过温肾阳、通心阳、化气利水等效果起到治疗作用。

5)骨病:陈德峰应用地黄饮子加味治疗膝骨关节病256例,结果总有效率为91%。徐茂东应用地黄饮子配合按摩治疗膝关节骨性关节炎47例,结果总有效率97.87%,表明地黄饮子配合按摩治疗膝关节骨性关节炎临床疗效确切。张留国认为截瘫属髓虚骨空,应用地黄饮子治疗骨痿2例,收到满意的效果。

(十二)温肾通痹方

(1)药物组成:炙黄芪12g,党参12g,当归9g,白芍12g,川芎12g,熟地黄12g,柴胡9g,山萸肉12g,淮山药18g,枸杞子12g,鹿角胶9g,菟丝子12g,熟附片9g,肉桂6g,杜仲12g。

(2)功效治法:益气化瘀,祛风通络,舒筋止痛。

(3)方解:该方由右归丸合圣愈汤加减而成。右归丸出自《景岳全书》,是由金匮肾气丸减去"三泻"(泽泻、茯苓、牡丹皮),加鹿角胶、菟丝子、杜仲、枸杞子、当归而成,增加了温补的作用,使药效更能专于温补,是一首十分著名的温补方剂。明代张介宾根据"阴阳互根""阴阳互济"的理论,提出了"善补阳者,必于阴中求阳,则阳得阴助而生化无穷"。方中以附子、肉桂、鹿角胶为君药,温补肾阳,填精补髓。臣以熟地黄、枸杞子、山茱萸、山药滋阴益肾,养肝补脾。佐以菟丝子补阳益阴,固精缩尿;杜仲补益肝肾,强筋壮骨;当归养血和血,助鹿角胶以补养精血。圣愈汤中黄芪、党参补脾益阳,四物汤(当归、白芍、川芎、熟地黄)养血活血,柴胡疏肝理气,为肝经引经药。两方合用,气旺则阳旺,并于"阴中求阳",使阳气有化生之源,共奏温补肾阳,填精益髓之功。

(4)主治:慢性筋骨病肾阳不足,精髓亏虚。用于肾阳不足,命门火衰,神疲气怯,畏寒肢冷,腰膝酸软,肢节痹痛,周身浮肿。

(5)临床和实验研究

本方为上海中医药大学附属龙华医院国医大师施杞教授创制的治疗慢性筋骨病临床经验方,如骨质疏松症、膝骨关节炎患者,兼见四肢偏冷、大便溏薄等偏于肾阳不足症状者,予温肾通痹方加减治疗,疗效颇佳。本方能增强机体免疫功能,改善大脑对丘脑-垂体-肾上腺(HPA)轴的抑制性调控作用,以延缓机体衰老,并能增加激素造成的"肾阳虚"模型动物重要脏器(肝脏、肾上腺、胸腺、脾脏)的重量,保护和调节脏器功能。调节性激素,对男性阳虚的血清睾丸素含量降低者使之血清睾丸素升高,血清雌二醇含量升高者使之血清雌二醇降到正常水平;女性肾阳虚则使血清雌二醇低下者血清雌二醇升高。此外,本方还具有延缓衰老、调节环核苷酸含量、调节血浆肾素活性和醛固酮含量等作用。

（十三）益肾通痹方

（1）药物组成：炙黄芪12g，党参12g，当归9g，白芍12g，川芎12g，熟地黄12g，柴胡9g，山萸肉12g，淮山药18g，甘杞子12g，川牛膝12g，炙龟板9g，鹿角胶12g，菟丝子12g。

（2）功效治法：滋阴补肾，填精益髓。

（3）方解：该方由左归丸合圣愈汤加减而成。左归丸出自《景岳全书》，由大怀熟地、山药、山茱萸、枸杞子、川牛膝、鹿角胶、龟板胶、菟丝子组成。具有滋阴补肾、填精益髓之效，主治真阴不足精髓亏损所致腰酸腿软、头晕眼花、耳聋失眠、遗精滑泄、自汗盗汗、口燥舌干等症。临床常用来治疗颈腰椎病、膝骨关节病、骨质疏松症以肾阴虚为主者，黄芪、党参益气补脾，四物汤（当归、白芍、川芎、熟地黄）养血活血，气血充足则肾中阴精化源无竭；柴胡疏肝理气，为肝经引经药。诸药合用，共奏滋阴补肾，填精益髓之功。我们在运用该方过程中常常家用健脾之品，《灵枢·本神》云"脾气虚则四肢不用"，《素问·痿论》云"治痿者独取阳明"，脾为后天之本，主四肢百骸，先天之精有赖于后天之脾胃运化水谷精微的不断充养，加陈皮、佛手片、八月札、春砂仁、六神曲、制香附、炒谷芽等有健脾行胃、化食消积之功。患者夜寐不宁，加酸枣仁、合欢皮、夜交藤、抱茯神养血补肝、宁心安神。患者疼痛较剧者，可加用青风藤、鸡血藤、蓬莪术化瘀通络。

（4）主治：慢性筋骨病肾阴不足，精髓亏虚。用于颈腰椎病、骨关节炎伴骨质疏松症等慢性筋骨病肾阴不足，精髓亏虚者。

（5）临床和实验研究

本方为上海中医药大学附属龙华医院国医大师施杞教授创制的治疗慢性筋骨病临床经验方，如骨质疏松症、膝骨关节炎患者，兼见口干少津、大便干结等偏于肾阴不足症状者，予益肾通痹方加减治疗，疗效颇佳。现代药理研究表明，本方可以改善大脑对丘脑-垂体-肾上腺（HPA）轴的抑制性调控作用，以延缓机体衰老。

第二节 "肾主骨"理论与"调和肾阴、肾阳"治疗原则

一、"肾主骨"理论与"调和肾阴、肾阳"

中医学对肾与骨的关系论述来源于《黄帝内经》的"肾主骨"理论。从生理角度的论述如《素问·阴阳应象大论》曰："肾生骨髓……在体为骨。"《素问·宣明五气》曰："肾主骨。"《中西汇通医经精义》曰："髓者，肾精所生，精足则髓足，髓在骨内，髓足则骨强。"病理方面如《素问·逆调论》曰："肾不生，则髓不能满，故寒甚至骨也。"《素问·痿论》曰："肾气热，则腰脊不举，骨枯而髓减，发为骨痿。"这里的骨痿相当于现代医学的骨质疏松症。可见肾和骨的生长、发育密切相关，肾精充足则骨髓充盈，骨骼充实健壮。

老年人肾气衰弱，精不生髓，骨失所养，而致骨质疏松症。现代医学也从解剖和功能方面对中医"肾主骨"理论进行了揭示，认为肾是一个复杂的内分泌器官，通过影响钙磷代谢、下丘脑-垂体-性腺、肾上腺、甲状腺轴等调控骨代谢。所以"肾虚"是骨质疏松症的根本病机已成为共识。补肾填精法也成为治疗骨质疏松症的基本大法。后世在此基础上不断阐发，但万变不离其宗——补肾。

上海石氏伤科传人施杞教授、王拥军教授在继承前人经验的基础上，认为骨质疏松症从肾论治当分两类，一类着重温补肾阳，一类偏重滋补肾阴。王拥军教授团队前期研究了补肾名方左归丸、右归丸治疗骨质疏松症的机制，结果表明两方均能有效抑制去卵巢骨质疏松大鼠的骨量丢失。对一些补肾中药有效组分如淫羊藿苷、补骨脂素、齐墩果酸等研究表明其均可促进骨髓间充质干细胞的成骨分化。同时前期临床研究结果补肾填精法可有效改善肾虚症状、提高骨密度、缓解骨痛，从而有效治疗原发性骨质疏松症。所以在右归丸基础上加淫羊藿、补骨脂形成温阳方，在左归丸的基础上加女贞子、制首乌形成滋阴方，并经现代制剂工艺加工而成颗粒剂，用于分型论治原发性骨质疏松症。

二、"调和肾阴、肾阳"的处方用药

（一）补肾填精壮骨类：补肾填精方

1. 补肾填精壮骨类中药概况

在《黄帝内经》中无"肾精"一词，但有"肾藏精"的描述。《灵枢·本神》曰："肾藏精。"《素问·六节藏象论》曰"肾者，主蛰，封藏之本，精之处也。"肾精包括两个方面：一方面是受之于父母，禀受而来的先天之精。《灵枢·决气》曰："两神相搏，合而成形，常先身生，是谓精。"《灵枢·本神》曰："生之来谓之精。"《灵枢·经脉》亦说："人始生，先成精，精成而脑髓生。"另一方面是受之于五脏，饮食水谷所化的后天之精。《素问·上古天真论》曰："受五脏六腑之精而藏之。"肾藏先天之精，接受并储藏其他脏腑的精气。《黄帝内经》中所论肾所藏之精，在宋代严用和《严氏济生方·五脏门》中称为"肾精"，为肾精一词较早的记载。

肾精在人体生长发育和生殖功能中具有主导地位。其生理功能主要是：①肾精乃生命之源，是构成胚胎发育的原始物质，具有遗传特征，决定了人身的禀赋特点，是产生体质差异的物质基础；②肾精可调节各脏腑之精，供其活动之需，是机体生命活动的物质基础；③肾精生髓，以滋养脑窍，润养筋骨及牙齿；④肾精化生元气及肾气以促进机体的生长、发育、成熟和生殖，激发和调控全身脏腑形体官窍的生理功能活动，抗御外邪；⑤肾精华生生殖之精，以维系种族的生殖繁衍；⑥肾精化生血液，以灌充血脉。

《素问·痿论》曰："肾气热，则腰脊不举，骨枯而髓减，发为骨痿。"骨由肾之精气化生，骨的生长发育及坚固与否与肾密切相关。若肾的精气不足，在生长发育期，易造成骨骼发育不良，小儿出现方颅、佝偻等症状；在衰老期，骨髓空虚，骨骼失养，而可出现骨软无力或骨质疏松、易于骨折等病症，治宜补肾填精，强筋健骨。《伤科大成》中用"补肾壮筋，活血止痛"为法治疗肾虚血瘀证相关筋骨酸痛无力等症状，代表方剂为补肾活血汤。《景岳全书·新方八阵·补略》曰："善补阳者，必于阴中求阳，则阳得阴助而生化无穷；善补阴者，必于阳中求阴，则阴得阳生而泉源不竭。"在阴阳互根互用理论指导下提出"补肾填精，平衡阴阳"的治疗总则，并在理论基础上创制左归丸、右归丸方剂。

2. 补肾填精方功效与药理机制

补肾填精方药物组成：肉苁蓉、淫羊藿、女贞子、旱莲草。具有补肾填精壮骨功效。适应于骨质疏松症、老年性痴呆、地中海贫血等肾精亏虚者。

肉苁蓉味甘、咸，性温，归肾、大肠经，有补肾阳、益精血、润肠道的功效。淫羊藿味辛、甘，性温，归肝、肾经，能补肾阳，强筋骨，祛风湿。女贞子味甘、苦，性凉，旱莲草味甘、酸，性寒，二药均入肝、肾经，相须为用使补肝益肾作用增强。本方补肾阳与滋肾阴药同用，阴阳兼顾，使阳得阴助而生化不穷，阴得阳助而泉源不竭。

通过骨质疏松症、老年性痴呆、地中海贫血、骨性关节炎、肾性骨病、脊髓型颈椎病、骨髓抑制综合征的 7 项 RCT 研究表明，补肾填精方的总有效率为 87.7%，优于对照组。补肾填精方不仅能提高临床疗效，降低了药物使用量，而且可以使治疗总疗程缩短 1/2，补肾填精方联合钙剂治疗骨质疏松症可明显提高患者骨密度，且随访疗效稳定。补肾填精方联合甲钴胺治疗脊髓型颈椎病，可明显改善临床症状体征，提高了患者脊髓功能。补肾填精方联合安理申治疗老年性痴呆可改善患者认知功能、精神行为，促进大脑神经元功能恢复。补肾填精中药有效改善老年性痴呆患者认知功能，精神行为及中医证候，提高患者日常生活能力。补肾填精中药可有效调节老年性痴呆患者相关脑区血氧供应，降低血浆 P-tau 和 Aβ1-42 含量，促进大脑神经元功能恢复。补肾填精中药可降低地中海贫血患者骨髓细胞铁蛋白基因表达，改善红细胞结构和功能减少铁蓄积；促进骨髓造血干细胞增殖。

实验研究发现，采用"恐伤孕鼠"的方法复制出肾精亏虚模型，发现模型组孕鼠所生下的子鼠具有先天肾虚的表现，其长骨发育存在明显障碍，中药补肾填精方可逆转上述异常，有效阻断肾虚对骨正常发育的影响。研究发现肾阳虚大鼠下丘脑室旁核促肾上腺皮质激素释放激素（CRH）的 mRNA 表达受抑，而补肾复方均可使老年大鼠 FasL 基因表达下调。补肾填精方还可促进成骨细胞的增殖并在基因的水平上可以影响 mRNA 的表达。补肾填精方改善小鼠大脑认知功能，衰老 SAMP8 小鼠潜伏时间明显延长并优于西药组。安红梅等研究发现补肾填精对 Aβ1-40 所致 AD 模型大鼠海马 CA1 区神经元、突触损伤有着积极的防护作用，进而改善大鼠学习记忆能力。APP 基因位于 21 号染色体上，与早发型 AD 密切相关，是最早发现与 AD 有关的突变基因，其转录产物因剪接方式不同可生成多种异构体，最主要的是 APP695、APP751、APP770。赵长安等研究发现补肾填精方可抑制端脑皮质 APP695 mRNA 的过量表达，防治 AD 模型大鼠学习记忆能力损害。官杰等通过免疫组织化学法结合彩色图像分析法发现，何首乌有效成分二苯乙烯苷可通过减少脑组织的 APP 含量及抑制 β- 分泌酶和 γ- 分泌酶，从而减少 AD 模型小鼠脑组织 Aβ 的生成及淀粉样沉积的形成，进而改善其学习记忆能力。补肾填精中药调节 NEIC-Me 网络指标，促进男性少弱精子症不育患者生精能力，还可调节复发性流产患者 NEIC-Me 网络指标，促进胎芽生长，提高继续妊娠率。

补肾填精方中有效单体成分的研究也颇多。补骨脂素可改善辐射损伤致肾精亏虚、精血不足证模型小鼠红系、粒系、混合系（CFU-GM、CFU-E、CFU-Meg、CFU-Mix）造血祖细胞增殖分化，证明补肾填精中药成分能直接作用于干细胞，或促进增殖，或促进分化。淫羊藿苷、大黄素和补骨脂素可以下调大脑皮质（海马体）PS1 基因，淫羊藿苷可以促进神经干细胞增殖，但对分化作用不明显，机制可能与 MAPK 通路有关，补骨脂素可以促进神经干细胞向胶质细胞分化，齐墩果酸可以促进 NSCs 向神经元分化，齐墩果酸可能通过 RUNX2、MAPK9、c-Jun 氨基端激酶 2（c-Jun N-terminal kinase，JNK2）发挥作用。补肾填精中药血清可以促进卵丘细胞 - 卵母细胞复合体成熟，提高受精率和卵裂率，提高成熟促进因子调节亚基细胞周期蛋白 Cyclin B1 的表达水平，还能显著提高实验小鼠卵裂率、体外受精百分比及顶体酶活性，对囊胚生成百分比、完整顶体百分比无显著影响，提示补肾中药能显著提高干细胞向生殖细胞分化能力。补肾填精中药可促进精原干细胞增殖分化的作用，改善小鼠睾丸组织形态，促进小鼠生精恢复功能。

（二）温肾助阳强骨类：温肾阳方

1. 温肾助阳强骨类中药概况

肾阳，即肾之阳气，与肾阴相对而言，是肾之温煦、推动、运动和气化的一面。肾阳又称"真火""真阳""元阳"，是人体阳气的根本，具有温煦人体、促进气化、制约肾阴等作用。肾阳对人生命至关重要，是人体一身阳气的根本。

"肾阳"的概念内涵有二：第一，肾阳与肾阴相对，不等同于肾精或肾气，为肾之功能属性；第二，肾阳为肾功能中具有温煦蒸腾、发散的部分。概括表述为：肾阳为肾中具有激发、温煦、推动作用的功能状态。肾阳，又称元阳、真阳，乃一身阳气之本具有温煦、推动、兴奋和化气等功能，能促进人体的新陈代谢即气化过程，加速代谢进程，促进精血津液的化生，并促进精血津液化生为气、化生为能量，即促进"有形化无形"的气化过程，使人体的各种生理活动的进程加速，产热增加，精神振奋。若肾阳虚衰，温煦、推动、化气功能减退，则人体的新陈代谢过程减缓产热不足，精神不振，发为虚寒病证。

肾阳不足，是肾阳虚衰，温煦失职，气化失司所导致的病理变化，又称肾阳虚、命门火衰。多因素体阳虚，或心脾阳虚，累及于肾，或房劳过度，久病伤阳，肾阳损耗所致。病机特点为温煦、气化功能失常，生殖功能的减退，并伴有明显的虚寒之象。临床可见腰膝酸冷，形寒肢冷，阳痿早泄，精冷不育或宫寒不孕，性欲减退，小便清长，大便稀溏等症状。命门火衰，肾阳虚损，虚寒内生，髓冷骨弱，可见腰膝酸痛或冷痛，骨骼脆弱无力，甚至骨折等症，治宜补肾壮阳，强筋健骨。

2. 温肾阳方功效与药理机制

温肾阳方由熟地黄、山药、山茱萸、枸杞子、菟丝子、鹿角胶、杜仲、肉桂、当归、制附子、补骨脂、淫羊藿组成。具有温肾通阳、祛风通络、舒筋止痛功效。适应范围为骨质疏松症肾阳虚型。可用于治疗肾阳不足命门火衰、神疲气怯、畏寒肢冷、腰膝酸软、肢节痹痛、周身浮肿、肾虚腰痛、耳鸣耳聋、牙齿松动、跌仆闪挫、筋骨折伤等。

本方为治疗肾阳虚型骨质疏松症的基础方。在系统地分析国医大师施杞教授治疗骨质疏松症的

2 646 张处方后,运用生物信息学研究,总结"补肾填精法"临床处方配伍规律,创制本方。取右归丸方义,加入补骨脂、淫羊藿。方中制附子、肉桂温阳散寒以益命门之火,鹿角胶温肾壮督而补精血;熟地黄、山茱萸、枸杞子滋肾阴、养肝血,合山药补脾肾之阴,取"善补阳者,必于阴中求阳"之意,而共为臣药;菟丝子、杜仲、当归补肝肾、强腰膝、益精血,合为佐药。全方温补肾阳、壮命门之火,兼顾肝脾肾之阴,使阳得阴敛藏而归位,阴得阳生化而长养。淫羊藿补肾壮阳、强筋壮骨、祛风除湿,补骨脂补肾壮阳补脾健胃。

临床研究发现,温肾阳颗粒总有效率 92%,并能够明显缓解患者骨骼疼痛、腰膝酸软、畏寒肢冷、下肢抽筋、腿软困重、夜尿频多等临床症状体征。温肾阳颗粒能提高患者腰椎 BMD,随访 6 个月后还能维持治疗前水平;也改善了 POP 患者腰膝酸软、畏寒肢冷等"肾精亏虚"的状态。与安慰剂比较,温肾阳颗粒提高骨代谢合成指标骨钙素,降低骨代谢吸收指标Ⅰ型胶原羧基末端肽,证明了温肾阳颗粒具有"双重调节骨代谢"作用。体内动物实验的 Micro-CT 检测结果表明,温肾阳颗粒能使卵巢切除所造成的高水平的骨吸收和骨形成均降低,使之恢复到一种骨形成大于骨吸收的平衡状态,从而导致骨量的增加;动物实验的体内 HE 染色与 Micro-CT 相一致,表明温肾阳颗粒对小鼠骨质疏松症具有治疗作用;免疫组织化学染色检测结果表明,温肾阳颗粒具有促进骨钙素表达的作用。体外原代骨髓间充质干细胞(BMSC)ALP染色检测结果表明,温肾阳颗粒能促进成骨细胞分化。温肾阳颗粒可以通过促进 BMSC 成骨分化,增加成骨细胞的表达,提高去卵巢小鼠骨量,从而治疗骨质疏松。

(三)滋肾养阴健骨类:滋肾阴方

1.滋肾养阴健骨类中药概述

肾阴即肾之阴液,与肾阳相对而言,是肾之宁静、滋润、濡养和成形的一面,并可制约过亢的阳热。肾阴又称"肾水""真水""真阴""元阴""命门之水"。

肾阴是人体阴液之本,具有凉润、宁静、抑制、成形等功能,肾阴的作用与肾阳相反,能减缓或抑制机体的新陈代谢调节和控制机体的气化过程,使精血津液的化生及化气功能减慢,产热相对减少,并使气聚成形而为精血津液,精神也趋于宁静。

肾阴虚指肾脏阴液不足之证,又称肾水不足或真阴不足。是由于肾阴亏损,失于滋养,虚热内生所表现的证候,中医临床称为肾阴虚证。多由久病耗伤,或禀赋不足,或房劳过度,或过服温燥劫阴之品所致。肾阴以肾中精气为物质基础,对各脏腑组织起着滋养和濡润的作用,与肾阳相互为用,共为人体生命活动之本。肾阴充足,则全身之阴皆充盈;肾阴衰,则全身之阴皆衰;肾阴亡,则全身之阴皆亡,人的生命亦停止。若肾阴不足,则津液分泌减少,表现为阴虚内热及阴虚阳亢之象,证见腰膝酸痛,头晕耳鸣,失眠多梦,五心烦热,潮热盗汗,遗精早泄,咽干颧红,舌红少津无苔,脉细数等,治宜滋阴降火。

2.滋肾阴方功效与药理机制

滋肾阴方由枸杞子、山茱萸、山药、菟丝子、鹿角胶、龟板胶、熟地黄、川牛膝、女贞子、制首乌组成。具有补益肝肾、滋阴健骨、通痹止痛功效。临床适用于治疗颈腰椎病、骨关节炎、骨质疏松症等慢性筋骨病肾阴不足、肾精亏虚者,症见腰膝酸痛,筋骨痿弱,偏枯,风湿痹等。

本方为治疗肾阴虚型骨质疏松症的基础方。在系统地分析国医大师施杞教授治疗骨质疏松 2 646 张处方后,运用生物信息学中心性研究、结构洞分析、凝聚群分析等方法,分析药物配伍网络、核心药物及药对、关键桥接药物、小方及基本方等,总结"补肾填精法"临床处方配伍规律而创制本方。本方取左归丸方义,加入女贞子、制首乌二药。"形不足者,温之以气,精不足者,补之以味。"方中熟地黄、山药、山茱萸补肝肾益阴血;再加菟丝子、枸杞子平补肝肾,川牛膝壮腰强督。女贞子味甘苦,性凉,补中有清,可滋肾养肝,益精血,补而不滞。《本草经疏》载:"女贞子,气味俱阴,正入肾除热补精之要品,肾得补,则五脏自安,精神自足,百病去而身肥健矣。"制首乌补肝肾,益精血,强筋骨。龟板胶、鹿角胶为补肾要药,龟板滋阴走任脉,鹿角温阳走督脉,一阴一阳,相互为用,二药合用峻补精血,引药至病所。全方配伍以补益肝肾为主,育阴以涵阳。骨伤科临证可根据病情需要灵活加以墨旱莲、独活、桑寄生等。

临床流行病学研究证实,"肾虚精亏"是导致骨质疏松的主要病因,临床试验研究也证明"补肾填精法"是防治骨质疏松症的基本治则。多中心临床研究表明，滋肾阴颗粒可使 POP 患者腰椎 BMD 提高 4.1%，随访 6 个月后还能提高到 4.7%。滋肾阴颗粒也改善了 POP 患者腰膝酸软、畏寒肢冷等"肾精亏虚"的状态。研究结果还发现，滋肾阴颗粒提高骨代谢合成指标 I 型前胶原氨基端延长肽，降低 I 型胶原羧基末端肽，证明了滋肾阴颗粒不仅能增加骨形成，还能抑制骨吸收，具有"双重调节骨代谢"的作用。动物实验表明，滋肾阴颗粒能使卵巢切除所造成的高水平的骨吸收和骨形成均降低，使之恢复到一种骨形成大于骨吸收的平衡状态，从而导致骨量的增加，促进骨钙素分泌及体外原代骨髓间充质干细胞的成骨分化，又可抑制成脂肪细胞分化的能力，对大鼠骨质疏松症有治疗作用。

三、"肾主骨"理论与"调和肾阴、肾阳"

（一）"调和肾阴、肾阳"防治 POP 的动态调控规律研究

率先建立了"肾骨系统基因调控网络"，揭示了"肾主骨"理论指导下"骨代谢动态调控规律"的新机制，发现了中医"肾主骨"理论内在联系的物质基础与调节规律。项目组利用 38 种肾精亏虚型以及相关转基因、基因敲除等动物模型，结合细胞分子生物学等技术，系统开展了"肾主骨"物质基础和调节规律的研究。

1. 证明"肾精亏虚"导致模式动物骨代谢失衡、骨量丢失明显。

率先证明了"肾精亏虚型模式动物"骨组织 Wnt/β-Catenin、BMPs 等表达降低。观察到自然衰老小鼠（衰老性肾精亏虚型）、5/6 肾切除小鼠和卵巢切除大鼠（诱导性肾精亏虚型）、氢化可的松诱导大鼠（肾阳虚型）、环磷酰胺诱导小鼠（肾阴虚型）均见皮毛暗淡无华、活动减少、生殖能力低下等"肾精亏虚"的表现，同时骨量丢失明显，骨折愈合迟缓。"肾精亏虚型模式动物"骨髓间充质干细胞（BMSCs）数量降低，成骨分化功能降低、破骨细胞功能活跃，导致骨量减少，骨小梁稀疏；自然衰老小鼠骨组织 BMP2 的表达水平随着衰老逐渐降低；5/6 肾切除小鼠和卵巢切除大鼠骨组织 BMP7 表达显著低；环磷酰胺诱导小鼠骨组织 Wnt/β-Catenin 信号通路受抑制。

2. 证明了 BMP2/4/7、Wnt/β-Catenin 等作为"肾骨系统"之间的物质基础，实现了"肾"对"骨"的调节作用。

率先揭示了 BMP2/4/7、Wnt/β-Catenin 等调节骨代谢的机制与规律，首次建立了"肾骨系统基因调控网络"，揭示了"骨代谢动态调控规律"的新机制。

（1）率先明确了 BMPs 在骨代谢过程中的正向多环节调节作用：首先证明了 BMPs 及其受体在 BMSCs 向成骨细胞分化过程中具有正向调节作用。利用条件性基因敲除技术，首次发现 BMP2 在软骨内成骨过程中具有主导作用，可以调节 BMP4 的表达，共同调控软骨细胞增殖和分化；BMP2 还可以同时诱导 RUNX1/RUNX2/RUNX3 的表达，参与调控骨与软骨早期分化，进而调控骨代谢。

（2）率先揭示了以 Wnt/β-Catenin 为核心的骨重建调控新机制：发现 β-Catenin 异常过度激活，也诱导骨质增生，从而奠定了防治骨与关节退变性疾病机制研究的基础。利用基因敲出小鼠，发现激活 Wnt/β-Catenin 信号通路可以与 BMP2/4/7 信号通路相互影响，共同上调成骨细胞和软骨细胞的功能，共同促进骨形成。并通过增加 OPG 表达，下调 RANKL 信号通路，抑制破骨细胞的形成和骨吸收。Wnt/β-Catenin 异常过度激活也诱导骨质增生和异位骨化。研究还提示，过度使用钙制剂等治疗 POP，不仅导致高血钙，还可能导致脊柱、关节等处新骨异常增多，出现新的骨质增生。

众多研究也证明了补肾填精类方药的治疗骨代谢疾病的疗效机制。骨疏康颗粒能够通过抑制破骨细胞生成、刺激成骨细胞生成，从而防止卵巢导致的小鼠骨量减少，发挥骨保护的作用。经典方左归丸能够通过调节钙磷代谢、促进成骨细胞的分化，改善 CKD 所致的骨营养不良，表明左归丸干预可显著降低 CKD 大鼠的肾脏损伤水平。

（二）"调和肾阴、肾阳"治疗 POP 的临床药效机制研究

在验证滋肾阴颗粒治疗 POP 临床疗效的基础上，施杞教授、王拥军教授团队形成了"滋肾阴法、温肾

阳法"治疗骨代谢疾病的法则，以及补肾填精、滋肾阴法、温肾阳法等治疗骨代谢疾病的方法。率先发现了温肾阳和滋肾阴中药均具有"双重调节骨代谢平衡"的作用规律，阐明了补肾中药及有效组分调控骨代谢的作用机制，形成了"调和肾阴、肾阳"防治POP的整体观思想。

1. 温肾阳、滋肾阴颗粒及有效组分通过上调Wnt/β-Catenin、BMP2/4/7等信号通路促进骨形成，并调节OPG/RANKL信号通路抑制骨吸收，从而发现了温肾阳和滋肾阴中药具有不同的作用靶点，促进骨形成，并抑制骨丢失，从而共同发挥了"双重调节骨代谢平衡"的作用。

温肾阳颗粒主要是通过上调Wnt/β-Catenin-BMP信号通路，促进BMSCs成骨分化，促进骨形成；同时还可以间接调节OPG/RANKL信号，抑制骨吸收。其中淫羊藿苷、骨碎补总黄酮上调β-Catenin-BMP信号通路；补骨脂素上调BMP信号通路；蛇床子素上调成骨细胞中β-Catenin信号转导通路，抑制RANKL信号。滋肾阴颗粒一方面通过下调Notch信号通路，促进骨形成，另一方面通过直接调节OPG/RANKL信号，抑制骨吸收。女贞子、旱莲草有效组分齐墩果酸通过调节Notch信号通路，促进BMSCs成骨分化；抑制骨吸收的分子机制与调节OPG/RANKL信号相关。

王拥军教授团队系统证明了POP患者以"肾阳虚"和"肾阴虚"为主要证候，构建了POP"证病结合"风险评估模型，形成了富有中医特色的"证病结合"临床流行病学研究方法；率先建立了"证病结合，分型论治"POP的临床规范化方案和综合评价指标体系，系统科学地指导临床试验研究和《原发性骨质疏松症中医循证临床实践指南》和《WHO西太区用于原发性骨质疏松症的传统医学临床实践指南》制定；建立了"肾骨系统基因调控网络"，揭示了在"肾主骨"理论指导下"骨代谢动态调控规律"的新机制；发现了温肾阳和滋肾阴中药都具有"双重调节骨代谢平衡"的作用规律与机制，形成了"调和肾阴、肾阳"防治POP的整体观思想。

2. 建立了"中药防治POP体、内外筛选系统"和"补肾中药有效组分库"，筛选出疗效确切的补肾中药有效组分。

在去卵巢骨质疏松大鼠模型的基础上，证明补肾填精方及温肾阳、滋肾阴颗粒通过增加骨密度、提高生物力学载荷，改善骨结构，防治POP。利用12×SBE-OC-Luc报导基因，转染至成骨细胞，获得单克隆细胞株，建立了"中药防治POP体外筛选系统"以及"补肾中药有效组分库"。选出补肾中药及相关有效组分骨碎补总黄酮、淫羊藿苷、补骨脂素、蛇床子素能够显著增加成骨细胞中BMP的表达，优于益气类、化瘀类中药。利用Wnt/β-Catenin、BMP2/4/7、OPG基因敲除小鼠和去卵巢大鼠模型，建立了"中药防治POP体内筛选系统"。证明了温肾阳、滋肾阴颗粒及其有效组分骨碎补总黄酮、淫羊藿苷、补骨脂素、蛇床子素、齐墩果酸能够促进骨形成，抑制骨吸收，从而抑制骨量丢失。

第三节 "肾主骨"理论与"调和气血"治疗原则

国医大师施杞教授认为慢性筋骨病辨证论治总不离乎气血、脏腑，理论基础主要是建立在"气血并重，肝肾同治，筋骨并重"基础之上，既不能专主血，也不能专主气。通过多年实践，形成了"调和气血法""补肾填精法"防治慢性筋骨病的原则，用于指导临床辨证施治，疗效显著。

施杞教授慢性筋骨病"调和气血"之法并非随心而谈另立标杆，《正体类要》强调，对于筋骨病的治疗内治法当以补气血为主、活血行气作辅的法则，两者兼顾。中医骨伤泰斗石氏对于慢性筋骨病治疗，不论在脏腑、经络或皮肉、筋骨，都不能离开气血而谈，对筋骨病而言，血濡筋养骨，是基于气的作用，正所谓气为血之帅，所以，在气血兼顾同时宜以气为主；积瘀阻道而碍气行，则又当祛瘀，应以血为先。施杞教授则进一步传承发展了石氏筋骨病之气血精要，提出"调和"之法。之所以是"调和"之法，概因慢性筋骨病的治疗当基于"气虚为主、兼血虚而伴瘀"，其论治之巧妙正在于通过补气而生血、行血，非直补、直行血，是以补气满足生血行血之储备需要，通过机体自身生理功能而达"生、行"目的，也即通过补气为主以达"气"与"血"之间的"和"，"和"这一中间环节交由机体自身来平衡。

一、"肾主骨"理论与"调和气血"

《素问·调经论》曰:"血气不和,百病乃变化而生。"慢性筋骨病与气血的关系十分密切,在筋骨病长期的发展过程中,常导致气血虚弱、血脉不行,从而产生一系列的病理改变。人体一切筋骨病的发生与发展无不与气血有关。气血理论是辨证施治的重要理论基础之一。

慢性筋骨病主要包括脊柱、骨与关节退行性疾病及其继发性损伤,属于中医"骨痿""骨枯""骨极""骨痹""颈肩痛"或"腰背痛"范畴,是由于人体自然退变或因创伤、劳损、感受外邪,加速其退变而形成的退行性、衰老性疾病,主要表现为人体局部关节疼痛肿胀、活动受限、肢体麻木、畏寒肢冷、行走乏力、骨质增生、关节变形等。慢性筋骨病与气血的关系十分密切。一方面,随着人体的衰老,出现气血不足、肝肾亏虚,导致筋纵弛缓、筋肉不坚、荣养乏源、筋骨失养;另一方面,当人体受到外邪的侵袭后,邪气注于经络,留于关节,致气血运行紊乱或运行阻滞,从而产生一系列的病理改变。故慢性筋骨病与气血关系密切,其病机多为气血失和、经脉失养,调和气血法为治疗该病的基本法则。

唐代蔺道人《仙授理伤续断秘方》是我国现存最早的一部伤科专著,书中内服方以活血祛瘀止痛为法,为伤科用药奠定了理论基础。明代薛己《正体类要》有所发展,内治采用补益气血为主、活血行气为辅的法则。石筱山先生也认为,伤科疾病,不论在脏腑、经络或皮肉、筋骨,都离不开气血。然而形体抗拒外力的功能、百节的屈伸活动,乃气之充的外在体现;血的化液濡筋、成髓养骨,也是依靠气的作用。所以,气血兼顾宜以气为主。然积瘀阻道、妨碍气行,又当祛瘀,则应以血为先。

(一)"调和气血"的临床指导价值

国医大师施杞教授根据慢性筋骨病"正气亏虚,外邪侵袭,经络闭阻"的病机特点,遵循"以气为主,以血为先"理论,明确指出伤损及气有虚实,当以气虚为主,治宜益气行气,寓补气养气之味中辅以行气导滞之品。施杞教授临证治疗慢性筋骨病,每以圣愈汤加味化裁,意在传承"以气为主,以血为先"的伤科学术精髓,形成了"调和气血法"防治慢性筋骨病的学术观点和治疗法则,并研制出13个以益气化瘀为核心益气化瘀补肾、益气化瘀健脾、益气化瘀疏肝、益气化瘀宣肺、益气化瘀和胃、益气化瘀安神、益气化瘀利水、益气化瘀软坚、益气化瘀涤痰、益气化瘀祛湿、益气化瘀通络、益气化瘀解表、益气化瘀清热的协定方。通过临床与现代生物学研究,证明了"调和气血法"包括"以气为主"和"以血为先"的基本治疗规律,临床疗效明显提高。

"以气为主"是通过益气来恢复气的推动、防御、营养等功能。一方面是调节激素水平、改善骨代谢,促进骨细胞增殖、延缓细胞凋亡,促进基质蛋白多糖和胶原合成、提高细胞黏附功能,从而维持骨结构与功能;另一方面是抑制炎症介质,调节细胞因子,提高免疫功能。虽然"血非气不运"(《医学正传·气血》),然而病理"瘀"已经存在,单独益气难以发挥较大效果,故而此时宜先祛瘀,且气血同治是上策。"以血为先"是通过祛瘀来达到行气的目的,有利于改善骨营养。一是改善骨的血液动力学和血液流变学,以利于营养物质进入骨骼;二是调节血钙、碱性磷酸酶水平。

在大鼠椎间盘退变模型中,椎体与软骨终板交界面血管芽数量、面积减少,软骨终板内血管内皮生长因子表达率减少。益气化瘀方可以通过扩张血管、增加血管芽密度来增加椎间盘有氧血液供应和营养物质的传输。益气化瘀药能够改善退变椎间盘II型胶原 mRNA 表达降低,其机制可能是影响II型胶原基因转录过程中的酶促反应,导致分泌合成II型胶原的基因表达开关正常开启而发挥作用。益气化瘀方可加速体外培养的软骨细胞 DNA 的合成,促进细胞增殖,降低体外培养的纤维环细胞凋亡率。复方芪麝片、芪麝颈康丸可降低退变椎间盘中升高的 IL-1α、IL-6、TNF-α 等炎症介质的含量,下调退变早期阶段 bFGF以及上调 IGF-1 mRNA 表达,使之处于平衡状态。益气活血、化痰利水中药可抑制骨关节炎局部组织中前列腺素 E_2 含量,降低血栓素 A_2 代谢产物血栓素 B_2 水平,从而调节缺血区血管紧张度,维持软骨细胞形态,延缓软骨退变。益气化瘀方可上调膝骨关节炎大鼠关节软骨 Col2 等的表达,下调 MMP-13 的表达;降低外周血管阻力,增进微循环,从而改善骨内血液动力学和血液流变学,降低骨内高压,改善骨性关节炎。

（二）椎间盘退行性疾病与气血失和

椎间盘退行性疾病主要包括颈椎病、腰椎病等。该类疾病属于"伤筋"范畴，中后期往往正不胜邪，缠绵不愈，所谓"过度劳力，积渐所伤……经脉之气不及贯串"，"血气不和，百病乃变化而生"，引起气虚血瘀，从而导致"不荣则痛"和"不通则痛"等症状体征，所以颈腰椎疾病的根本病机是"气虚血瘀，本虚标实"。施杞教授提出"益气化瘀，标本兼顾"治疗颈腰椎疾病的原则。"益气"指补益先天肾气和后天脾胃之气；"化瘀"乃化血瘀、痰瘀，从而更有利于"气之生化"。

（三）骨质疏松症与气血失和

绝经后骨质疏松症属于"骨痿""骨痹"范畴，是中老年女性的常见病之一。《素问•痹论》云："肾痹者，善胀，尻以代踵，脊以代头。"此病与气血不足和气虚血瘀有关。脾胃为后天之本，受纳五谷为仓廪。高龄之人，脾胃衰惫，化源不足，精微失源，气血两亏，骨濡养无源，渐渐骨髓由之而空虚，发为本病，出现腰膝酸软、骨骼疼痛等症。

李东垣认为，脾虚肾亏是骨痿发生的根本。其在《脾胃论•脾胃胜衰论》中指出："形体劳役则脾病……脾病则下流乘肾……则骨乏无力，是以骨痿蚀。令人骨髓空虚，足不能履地。是阴气重叠（太阴、少阴），此阴盛阳虚之证。"并提出了脾胃并重、培元固肾的治疗大法，为后世脾胃并重、调和气血治疗骨质疏松症提供了理论依据。王清任《医林改错》指出："元气既虚，必不能达于血管，血管无气，必停留而瘀。"元气为肾精所化，肾精不足，无源化气，必致血瘀。脾虚则气的生化乏源而致气虚，气虚不足以推动血行，则血必有瘀。血瘀又可阻滞气行。《灵枢•本脏》曰："经脉者，所以行血气而营阴阳、濡筋骨、利关节者也。"气血不行，诸脏筋骨失养，渐致虚损，从而促进骨质疏松症的发生。

（四）骨性关节炎与气血失和

《素问•长刺节论》指出："病在骨，骨重不可举，骨髓酸痛，寒气至，名曰骨痹。"骨性关节炎属中医"骨痹"范畴，气滞血瘀是发病机制之一。由于负重过度、用力失当，导致骨节受损、脉络瘀阻，出现关节疼痛固定不移、局部压痛明显及关节肿胀、活动不利。临床应用补肾活血、化痰利水药物可起到标本兼顾的作用，疗效较为满意。

（五）股骨头坏死与气血失和

股骨头坏死属中医学"痹证"范畴，与"血瘀"关系密切。《诸病源候论》指出："血之在身，随气而行，常无停积，若因堕落损伤，即血行失度，随伤损之处，即停积。"西医学认为创伤性股骨头坏死是外伤导致股骨头的营养血管受到损伤，局部缺血缺氧，骨细胞坏死，最终导致股骨头坏死、塌陷，符合中医血瘀的病机。《素问•宣明五气》曰："五劳所伤：久视伤血，久卧伤气，久坐伤肉，久立伤骨，久行伤筋。"其指出过劳可引起气血筋骨损伤，与西医学认为髋关节积累性轻度外伤、健侧股骨头因负重过度而继发性坏死的观点一致。《叙痹论》提出"因痰致痹"论，认为血中痰浊也可致血瘀。激素、酒精可致血管内皮损伤、血浆NO含量减少，产生高黏滞综合征。血脂水平升高，血液中脂肪滴在股骨头内形成栓塞、变性。

创伤性股骨头坏死是因为"瘀"，非创伤性股骨头坏死不但有"瘀"，还有"痰"。在此基础上，上海中医药大学附属龙华医院骨伤科提出"三期四型"辨证。早期二型，气滞血瘀型以创伤多见，痰瘀阻络型以应用皮质激素和饮酒多见；中期为经脉痹阻型，气血痰瘀不但瘀阻局部，且向外瘀阻于经过髋部的经脉；后期为肝肾亏虚型，气血不足。除创伤、脂肪代谢紊乱外，骨内高压、骨质疏松、血管内凝血等因素均可导致股骨头坏死。骨内高压的持续存在，可使骨组织缺血缺氧持续加重，最终发生缺血性坏死。骨质疏松可造成骨小梁细微骨折、软骨下骨损害，引起股骨头塌陷。后者又可压迫骨内微血管而引起或加重缺血坏死。股骨头内血栓形成后，一方面损伤动脉灌注，影响静脉回流，加重缺血；另一方面继发性纤溶可使部分血栓溶解，尤其是动脉内皮细胞膜脂质过氧化致使骨髓出血，加重股骨头损害。这些都与中医学"血瘀"观点相符。

（六）外伤性骨折与气血失和

《杂病源流犀烛•跌仆闪挫源流》曰："跌仆闪挫，卒然身受，由外及内，气血俱伤病也。"创伤性骨折的主要病机是血瘀气滞，又以伤血为主，其症状为肿胀、疼痛、瘀斑、水疱、功能障碍等。肿胀为血脉损伤，离经之血瘀于局部，血为有形之物，故"形伤作肿"。肿胀又致气滞，气为无形之物，故"气伤作痛"。瘀血溢于皮下而引起瘀斑，肿胀严重而张力过大则形成水疱。陈士铎《辨证录》载："内治之法，必须以活血化瘀为先，血不活则瘀不能去，瘀不去则骨不能接。"《平乐正骨》亦云："肿不消则骨不长，瘀不去则新血不能生。"

二、"调和气血"的处方用药

（一）圣愈汤

（1）处方溯源：在古医籍中，"圣愈汤"的同名方剂，共有4首，但其来源、方药组成、功效及主治有所不同。以"圣愈汤"为名的方剂最早见于李东垣所撰的《兰室秘藏》卷下，是方由生地黄、熟地黄、川芎、当归、人参、黄芪六药组成。本书所介绍的圣愈汤出自清代吴谦《医宗金鉴》，由熟地黄、白芍、当归、川芎、人参、黄芪、柴胡组成，其中四物汤（熟地黄、白芍、当归、川芎）加人参、黄芪既能气血双补，又有固元摄血之功；柴胡为肝经要药，能司升降，通达上中下三部，疏解瘀滞，化瘀散结。

圣愈汤体现了补血剂配伍补气药的组方模式。此配伍模式于《伤寒论》已见雏形，方剂以炙甘草汤为代表，该方以诸滋养阴血药配伍补气药人参、甘草、大枣而成，《血证论》称其为"补血之大剂"。自此以降，后世医家为血虚证立法组方时，均强调补气以生血的重要性。如李东垣认为："血不自生，须得生阳气之药，血自旺矣，是阳主生也。"《本草求真》亦云："血属有形，凡有形之物，必赖无形之气以为之宰，故参、芪最为生血要药。"一般说来，补血方剂是以补血药为主，在补血的前提下配伍补气，使气旺血生，阳生阴长。但有时着重以补气药与少量补血药配伍，以奏补气生血之功，方如当归补血汤，方中黄芪用量为当归的5倍。吴昆指出"当归味厚，为阴中之阴，故能养血；而黄芪则味甘补气者也，今黄芪多于当归数倍，而曰补血汤者，有形之血不能自生，生于无形之气故也"（《医方考》）。

（2）方义分析：方中以熟地黄为君。本品归肝、肾经，甘温味厚而质柔润，不仅能滋阴养血，且可生精益髓。张元素曾言："熟地黄补肾，血衰者，须用之。"《珍珠囊》谓能"大补血虚不足，通血脉，益气力"，《本草纲目》谓其"填骨髓，长肌肉，生精血，补五脏，内伤不足，通血脉"，《景岳全书·本草正》亦云"熟地黄性平，气味纯静，故能补五脏之真阴，而又于多血之脏为最要……诸经之阴血虚者，非熟地不可"。《本草正义》认为熟地较之生地黄"质愈厚重，力愈充足，故能直达下焦，滋津液，益精血，凡津枯血少，脱汗失精及大脱血后、产后血虚未复等证，大剂频投，其功甚伟"。故熟地黄为补肾填精，滋阴补血之要品，方中用其治疗血虚证，首先针对血虚不足之主证以补之；又能益精补髓，使精能生血；同时也针对血虚日久，损耗阴津的病机演变，以滋补阴津，使阴津已伤者能补其不足，阴津即伤或未伤者也可顾护其虚。

当归，味甘、辛，性温，归心、肝、脾经。本品甘补辛散，性温质润，长于补血，兼能活血，主治一切血证，为血病之要药而列《神农本草经》之上品。《日华子本草》谓其"治一切血，补一切劳，破恶血，养新血"，《景岳全书·本草正》云"补血行血，无如当归"，"其味甘而重，故专能补血，其气轻而辛，故又能行血，补中有动，行中有补，诚血中之气药，亦血中圣药也。……大约佐之以补则补，故能养营养血，补气生精，安五脏，强形体，益神志，凡有形虚损之病，无所不宜"。本方用之，既可补血养血，以助熟地黄补血之力；又可行血调血，顺其血性，鼓舞血行，以防经隧脉道之涩滞。

白芍，味苦酸，性凉而质柔，入肝、脾经，功擅补血，又能敛阴，兼能调血。《唐本草》谓能"益女子血"，《本草经疏》言其"补血"，"酸以收之，甘以缓之，甘酸相合用，补阴血通气"。与补血之熟地黄、当归相协，则养血补血之功益著。二药共为臣药。

人参，味甘、微苦，性温，入脾、肺经，列于《神农本草经》之上品。本品微温不燥，性禀中和，长于大补元气，又能健脾益胃，生津养血，可用于久虚不复，一切气血津液不足之证。《神农本草经》谓其"主补五脏，安精神"，皆因其能益气生津养血，气血津液充沛，则精神自安。故《药性论》言其"主五脏气不足，五劳七伤，虚损瘦弱"，《珍珠囊》谓能"养血，补胃气"，《医学启源》载其"补元气，……生津液"。对于人参的补血作用，李东垣指出："仲景以人参为补血者，盖血不自生，须得生阳气之药乃生，阳生则阴长，血乃旺矣。若阴虚单补血，血无由而生，无阳故也。"《景岳全书·本草正》亦说人参，"气虚血虚俱能补……惟其气壮而不辛，所以能固气；惟其味甘而纯正，所以能补血"，"而血分之所以不可缺者，而未有气不至而血能自至者也"。临床将其配入补血药中用以治疗血虚，每能获取较好的疗效，正如《医学衷中参西录》所说："方书谓人参不但补气，若以补血药辅之，亦善补血。"本方用之，一则补气以生血，与熟地黄、当归合用，使阳生阴长，气旺血生；二则健脾益胃，以资后天，使营血生化有源；三则能"生津液"，与熟地黄配伍以滋生阴津，以防血虚而阴津损耗之变；四则补气，对血虚气虚者，可补其虚；而对血虚而气耗不显或尚未耗气者，可未病先防；其补气又可防止气衰无以帅血而成血瘀之变。当归、人参既能助君药补血治其本，又可防、治血虚进而耗伤气阴、涩滞脉道；与白芍配伍，又可防其性温助热，正如《医学衷中参西录》所说："方书谓人参不但补气，若以补血药辅之，亦善补血。愚则谓若辅以凉润之药，即能气血双补，盖平其热性不使耗阴，气盛自能生血也。"

黄芪，味甘，性微温，入脾、肺经，具生发之性，长于益气补中。《神农本草经》载其"补虚"，列为上品。《名医别录》谓能"补丈夫虚损，五劳羸瘦……益气"，《日华子本草》称能"助气壮筋骨，长肉补血"，《本草备要》云"炙用补中，益元气，温三焦，壮脾胃，生血"。《本经逢原》谓其"性虽温补，而能通调血脉，流行经络，可无碍于壅滞也"。《本经疏证》曰："黄芪一源三派，浚三焦之根，利营卫之气，故凡营卫间阻滞，无不尽通，所谓源清流自洁也。"《本草便读》评黄芪"之补，善达表益卫，温分肉，肥腠理，使阳气和利，充满流行，自然生津生血……以营卫气血太和，自无瘀滞耳"。故本方用之，既能大补脾肺之气，以资生血之源，又可通调血脉以行血，与人参、当归、熟地黄、白芍相伍，更增补气、生血、行血之力，如《药品化义》谓"内伤气虚，少用以佐人参，使补中益气"。《本经逢原》亦说"同人参则益气，同当归则补血"。《景岳全书·本草正》亦云："气主阳而动，血主阴而静，补气以人参为主，而芪、术但可为之佐辅；补血以熟地为主，而芎、归但可为之佐。"

川芎，入肝、胆经，辛温香窜，走而不守，能上行头巅，下达血海，旁通四肢，乃血中气药，为血病良药。《本草纲目》曰："芎劳，血中气药也，……血虚者宜之。"《景岳全书·本草正》云："芎、归俱属血药，而芎之散动尤甚于归，故能……逐血通经。"血行脉中，以通为贵，方中补血之熟地黄、白芍皆属纯阴凝滞之品，恐碍血行；且血虚之证，每有经隧涩滞之变，故需补中有行，动静结合。故方中配以川芎，取其活血行气，通经达络之功，既助当归行血调血之功，鼓舞血行，又能使补血而不滞血。对于四物汤中之用川芎，朱丹溪云："川芎味辛，但能升上而不能下守，血贵宁静而不贵躁动，四物汤用之以畅血中之元气，使血自生，非谓其能养血也。"可见补血之用川芎者，主要取其畅达血气之功，与当归等补血药相协，以调血行血，顺其血性。如《本草汇言》称川芎"味辛性阳，气善走窜而无阴凝粘滞之态……同归、芍，可以生血脉而贯通营阴。"陈士铎在《本草新编》中说："川芎于散中能补，既无瘀血之忧，又有生血之益，妙不在补而在散也。"张秉成亦说"血虚多滞，经脉隧道，不能滑利通畅，又恐地、芍纯阴之性，无温养流动之机，故必加当归、川芎辛香温润，能养血而行血中之气者以流动之"（《成方便读》）。三药共为佐药。

全方六药合用，动静结合，刚柔相济，精血互化，气血相生，补血之源，导血之流，共奏补血益气、和血滋润之功，诚为补血之良方。正如《古今名医方论》所说："此六味，皆醇厚和平而滋润，服之则气血疏通，内外调和，合于圣度矣。"

（3）组方特色

1）谨守病机，已病防变：本方根据血虚发病多由化源不足，或营血耗伤的病机特点，气易虚、阴易伤、血易滞的病势演变规律，以及精血互化、气血相生的基本理论，本着《黄帝内经》治病必求其本，以及未病先防、已病防变的治疗原则，以补血养血为主，兼以补气、益精、滋阴、行血。方中重用熟地黄为主，辅以当归、白芍，滋补阴血以治本；配以人参、黄芪补气生血，并防血虚耗气；川芎协当归行血调血，顺其血性，并防血虚致瘀。

2）补益脾肾，以资化源：肝藏血，肾藏精，乙癸同源，精能生血，正如《诸病源候论·虚劳病诸候》所说："肾藏精，精者，血之所成也。"脾胃为后天之本，气血生化之源。《张氏医通》指出："人之虚，非气即

185

血,五脏六腑,莫能外焉。而血之源头在乎肾,气之源头在乎脾。……补脾补肾,法当并行。"君药熟地黄既是补血养血之良药,又是补肾填精之上品,可使精充而血生;人参、黄芪既能补气,又善补脾,脾气健运,则气血生化有源,可谓相辅相成。

3)气血兼补,旨在补血:血属阴,气属阳,血之与气,相互维系,相互化生,血为气母,气能生血,所谓"有形之血生于无形之气"。本方于柔润之熟地黄、当归、白芍补血养血,辅以人参、黄芪大补元气,使气旺而血生,以达阳生阴长,阴平阳秘之效。

4)补中有行,顺其血性:血行脉中,以通为贵,血虚固然以补血为主,但方中补血之熟地黄、白芍皆属纯阴凝滞之品,容易滞碍血行,不利于血气贯通、不宜滞之常性,故需补中有行,动静结合。方中配以血中之气药川芎、当归,通经达络,活血行气,以顺其血性,鼓舞血行,使血能畅达周身,洒陈五脏六腑,灌溉四肢百骸。

5)温润并用,刚柔相济:方中熟地黄、白芍补血养血,纯阴而质柔;当归、川芎活血行气,辛温而香窜;人参、黄芪补气生血,甘温易助阳。六药配伍,刚柔相济,可使补血滋阴而不腻滞,行血活血而不伤血,益气生血而不过温燥。

临床观察复元活血汤合圣愈汤治疗 60 例脊髓型颈椎病患者的临床疗效。治疗组采用复元活血汤合圣愈汤治疗,对照组采用西药莫比可(美洛昔康)和弥可保(甲钴胺片)治疗,30 日为 1 个疗程,共治疗 3 个疗程。3 个疗程后,治疗组总有效率 90.00% 明显高于对照组 63.33%。随疗程增加,治疗组疗效递增趋势较对照组更加明显。治疗组中 21 例治愈患者随访至 2007 年 4 月,均未复发。证实复元活血汤合圣愈汤对于脊髓型颈椎病无论在近期疗效还是在远期疗效均较为显著。

观察整颈三步九法配合圣愈汤治疗颈性眩晕的临床疗效。临床收治 100 例颈性眩晕患者随机分为 2 组,对照组采用传统推拿手法配合盐酸氟桂利嗪片口服治疗,治疗组 50 例应用整颈三步九法配合中药圣愈汤治疗,治疗 4 周。比较 2 组患者治疗前后颈性眩晕症状与功能评分、椎基底动脉血流动力学指数及治疗有效率。结果发现治疗后 2 组患者症状与功能评分均较治疗前明显提高(P 均 <0.05),且治疗组症状与功能评分及改善指数均明显高于对照组(P 均 <0.05)。治疗后 2 组患者椎动脉和基底动脉的舒张期血流速度(Vd)、收缩期血流速度(Vs)均较治疗前明显增快(P 均 <0.05),且治疗组椎动脉和基底动脉的 Vs、Vd 均明显快于对照组(P 均 <0.05)。治疗后 2 组患者椎动脉和基底动脉的搏动指数(PI)均较治疗前明显下降(P 均 <0.05),且治疗组椎动脉和基底动脉的 PI 均低于对照组(P 均 <0.05)。治疗组总有效率为 96% 明显高于对照组 76%(P<0.05)。证实整颈三步九法配合圣愈汤治疗颈性眩晕安全有效。

(二)咽痹方

咽痹方为国医大师施杞教授经验方,该方由会厌逐瘀汤合圣愈汤加减化裁而来:生黄芪 15g,赤芍 12g,桃仁 6g,生地黄 9g,川芎 9g,柴胡 9g,桔梗 12g,玄参 12g,板蓝根 15g,秦艽 12g,羌活 12g,生甘草 6g。具有和营活血,清咽通痹功效。会厌逐瘀汤源自王清任的《医林改错》,主治呃逆、慢喉喑、喉痹等属气滞血瘀者。施杞教授根据多年的临床研究认为急慢性咽喉部感染是颈椎病发病的重要诱因。因此在临床中常用咽痹方治疗颈椎病症见咽喉肿痛、慢性咽喉炎患者合并颈部不舒者。

方中黄芪益气活血、扶正祛邪,能气血双补,张秉成《本草便读》曰:"(黄芪)之补,善达表益卫,温分肉,肥腠理,使阳气和利,充满流行,自然生津生血,故为外科家圣药,以营卫气血太和,自无瘀滞耳。"现代研究认为,黄芪不仅有明显的增强免疫系统的作用,还具有扩张血管、改善微循环、促进血管生成、抗炎和抗衰老的作用。厥阴肝经沿喉咙的后边,向上进入鼻咽部,赤芍、桃仁、生地黄、川芎养血活血,桔梗乃利咽圣药,能升降肺气,并佐柴胡升降气机,引活血祛瘀药上达病所。玄参甘咸苦寒。《本草纲目》认为该药可"滋阴降火,解斑毒,利咽喉",玄参助生地黄以滋养柔润,板蓝根清热解毒,两药并用,既能清利咽喉,又能滋阴降火,是施杞教授常用药对之一。秦艽祛风利湿,羌活散风寒、祛风湿,两药合奏祛除外邪、缓解痉挛之功。生甘草长于清火,以清热解毒,润肺止咳力胜,且调和诸药。颈部僵硬不舒可加用葛根,葛根具有解肌发表,生津止渴,主治风寒客于太阳经输,营卫不和证,《本草纲目》云"散郁火",且合玄参、板蓝根清热利咽之功更著。

通过大样本临床流行病学调查，发现急慢性咽炎、扁桃体炎、咽后脓肿、急性乳突炎均可合并颈椎病、寰枢椎脱位，而在临床中常见儿童患急性扁桃体炎、颈淋巴结炎，可以出现颈痛、颈部活动受限，甚至是痉挛性斜颈。颈椎病合并咽喉部感染的患者达 30%，尤其是青年期颈椎病，几乎均有或重或轻的咽喉部感染。颈椎病的发病和咽喉部感染呈正相关。

通过动物实验及尸体解剖发现咽喉部和颈项部位置毗邻，有丰富的淋巴组织，淋巴管相互交错，错综复杂。咽部淋巴管多数注入颈上深淋巴结，喉上部淋巴管注入颈上深淋巴结，喉下淋巴管经过环甲韧带等注入颈下深淋巴结。通过对咽后间隙和椎前间隙的解剖学和影像学研究，证明鼻咽缝间隙特别是咽后间隙及其邻近组织与颈部组织有解剖学联系。炎性物质等可能通过淋巴逆流和侧支循环途径扩展到邻近组织以及其他区域。通过淋巴灌注，显示咽喉部和颈部的淋巴组织在解剖学上存在密切的联系，咽喉部和颈椎周围的小关节、韧带、肌肉也有相关联系，咽喉部的细菌病毒可以沿淋巴管扩散到颈椎周围的结构，从而从解剖学方面为证实急慢性咽喉炎可以导致颈椎病的发生提供依据。颈椎和咽喉部位置毗邻，两者之间在淋巴、血管等解剖学上存在密切的联系，咽喉部的细菌、病毒、炎性物质可以通过颈淋巴结扩散到咽后淋巴结，通过咽后淋巴结和咽后间隙等枢纽组织进一步扩散到颈部肌肉、关节囊、韧带等动力系统，导致颈部肌张力下降，韧带松弛，破坏了局部的稳定性和完整性，出现动力系统失衡，并进一步引起椎体、椎间盘等静力系统失衡，最终导致颈椎病的发生。

通过将 60 例痰热郁结型颈椎病患者随机分为治疗组对照组各 30 例，分别给予会厌逐瘀汤和葛根汤治疗，观察会厌逐瘀汤治疗痰热郁结型颈椎病的临床疗效，发现观察用药前后症状体征的改善情况治疗组优于对照组，由此认为会厌逐瘀汤治疗痰热郁结型颈椎病有较好的临床疗效。

（三）脉痹方

脉痹方为国医大师施杞教授经验方，由天麻钩藤饮合圣愈汤加减化裁组成：炙黄芪 12g，川芎 12g，柴胡 9g，天麻 12g，钩藤 12g（后下），石决明 30g，山栀 9g，黄芩 9g，益母草 15g，夜交藤 18g，川牛膝 12g，秦艽 12g，羌活 12g。具有益气活血，平肝息风，舒筋通脉功效。

天麻钩藤饮载于胡光慈《杂病证治新义》曰："高血压。头痛，晕眩，失眠。"具有平肝息风、清热泻火、益肾活血之功。在本方的证治中，涉及中医所说"肝"的三个病理概念。首先是"肝火"，中医认为，就肝脏的生理而言，是以血为体，以气为用，血属阴，气属阳，因此称为"体阴用阳"。而肝火便是指肝脏功能亢进，出现热象并有冲逆之势的病理状态。其次是"肝阳"，肝阳的实质就是肝气。从生理角度而言，气是功能、动力，阳则是气的表现；从病理方面而言，阳的作用出现浮动时，便称为肝阳上亢，出现头胀痛、头晕目眩、面潮红、耳鸣、口苦等症状。引起肝阳上亢的原因，一是由于肝热上升，一是由于阴血虚而阳不能潜降。前者属实，后者属虚。再次是"肝风"，中医称肝是"风木之脏"。《黄帝内经》曰："诸风掉眩，皆属于肝。"肝风分为"血虚生风"和"肝阳化风"。阴血亏虚不能濡养肢体空窍为"血虚生风"，亦称"内风"，多为虚证；所谓"肝阳化风"，肝阳是血虚内热而阳浮，多数是虚实兼夹的证候。因此，肝风的主要症状是眩晕欲仆、耳鸣、肢麻抽搐等，亦常有呕恶、心悸的症状。天麻钩藤饮所用的是因肝经火热引起肝阳偏亢，进而肝风上扰的证候。

颈椎随着年龄的增长及损伤的积累而发生颈椎退行性变，因为颈椎退变包括向后方突出的椎间盘，钩椎关节或椎体骨刺，以及椎体半脱位等，都可压迫椎动脉或刺激椎动脉周围之交感神经丛，使椎动脉痉挛。管腔狭窄，造成椎基底动脉供血不足，引起一系列临床症状。最常见的是头痛、眩晕、耳鸣、听力减退、血压异常、多梦失寐和视觉障碍等。在本方基础上合圣愈汤而成脉痹方，方中黄芪益气活血，川芎活血祛瘀，柴胡性微寒、味苦、辛，归肝经、胆经，具有透表泄热，疏肝行气解郁之功。《医学启源》云："柴胡。少阳、厥阴引经药……善除本经头痛，非此药不能止。"柴胡作为引经药，能引药至上、中、下各部，疏散表邪，调达郁滞。天麻、钩藤、石决明平肝息风；山栀、黄芩清肝泻火；夜交藤养心安神；益母草活血利水；牛膝活血通络，引血下行。据近代药理研究，钩藤、黄芩、栀子、牛膝等均有不同程度的降压作用，且具有调节高级神经活动的作用。诸药合用平肝息风，益肾通脉，舒筋解痉。该方亦可治疗慢性筋骨病肝经不畅，筋脉拘挛，肢体抽搐、头晕目眩者。伴有头痛、颈项肩部四肢麻木、刺痛等痰瘀互结证者，可加活血行气，逐瘀化痰之品，诸如地龙、地鳖虫、全蝎、蜈蚣等；伴有头胀、头重如蒙，恶心欲呕、胸脘痞闷等痰湿中阻证者，可合用半夏白术天麻汤健脾燥湿、息风化痰；伴有口苦胁痛虚烦不眠，眩晕心悸，痰多泛恶呃逆，颈项酸楚不舒等湿热内扰证者，可合用温胆汤清胆化痰，理气和胃；伴有头晕乏力、倦怠神疲等气血亏虚证者，可合用益气聪明汤益气养血，提升清阳。腰膝酸软乏力加杜仲、桑寄生补益肝肾；嗜睡、头目不清加石菖蒲、远志开窍化痰。

（四）筋痹方

筋痹方为国医大师施杞教授经验方，由圣愈汤合身痛逐瘀汤加减化裁组成：生黄芪 15g，当归 9g，生白芍 15g，川芎 12g，生地黄 9g，柴胡 9g，乳香 9g，羌活 12g，秦艽 12g，制香附 12g，川牛膝 12g，广地龙 9g，炙甘草 6g。具有活血祛瘀，祛风除湿，通络止痛功效。

方中重用黄芪为君药；臣以生地黄、当归、川芎活血祛瘀；柴胡性味苦平，气质轻清，能升能降，疏解郁滞，化瘀散结，可达上中下三部。全方以益气法使正气恢复，经脉疏通，疼痛解除。施杞教授认为慢性筋骨病的病机主要为气虚血瘀肾亏，传承石氏伤科"以气为主，以血为先"的治伤理念精髓。故将圣愈汤作为贯穿治疗始终的基础方。圣愈汤出自吴谦的《医宗金鉴》，该方由黄芪、党参、当归、白芍、川芎、生地黄和柴胡组成。前六味中药"皆醇厚和平而滋润，服之则气血疏通，内外调和，合于圣度矣"，四物汤加入人参、黄芪既能气血双补，又有固元摄血之功。而柴胡性味苦平，气质轻清，为肝经要药，《医宗金鉴》曾曰："败血凝滞，从其所属，必归于肝。"柴胡更符合理伤续断之要，其能司升降、通达上中下三部，疏解瘀滞，化瘀散结，契合"少阳主骨"思想。故施杞教授在医治伤损中每以圣愈汤加味化裁，在筋痹方中去其党参，气虚症状较重者可加用。

慢性筋骨病常以疼痛为主症，《医林改错》论述："凡肩痛、臂痛、腰痛、腿痛，或周身痛……如古方治之不效，用身痛逐瘀汤。"施杞教授宗其旨意。筋痹方中羌活、秦艽、当归、川芎、乳香、制香附、川牛膝、广地龙由身痛逐瘀汤化裁，秦艽祛风利湿，羌活散风寒、祛风湿，二药合奏祛除外邪、缓解痉挛之功；当归补血活血，濡养温通经脉，使血归其所；川芎为活血化瘀之品，为血中气药，行气活血、燥湿搜风，既行血滞，又祛血中湿气；乳香通滞血，散结气，消肿止痛；地龙通经活络，兼利水湿而消水肿；香附开郁行气，其性宣畅，通行十二经八脉之气分；牛膝入肝、肾二经，补肝肾，强筋骨，散瘀血，引药下行；甘草缓急止痛，调和诸药。全方活血祛瘀通痹，易伤及脾胃。方中甘草调和诸药，香附和胃，脾胃虚弱者常加生姜、大枣健脾暖胃，以防药性峻猛攻伐之弊。

临床研究显示，对 150 例神经根型颈椎病病例给予筋痹方加减治疗，疗程 28 日，观察治疗前、治疗后和停药 3 个月后患者的症状体征情况，并评价临床疗效结果 150 例病例中，痊愈 58 例，好转 80 例，无效 12 例，治愈率为 38.67%，总有效率为 92.00%。治疗前后比较，颈肩部疼痛与不适、上肢疼痛与麻木、手指麻木、工作和生活能力、椎间孔挤压试验及腱反射各项指标评分差异均有统计学意义（$P<0.05$，$P<0.01$）；治疗后 3 个月后随访与治疗前比较，各项指标差异均有统计学意义（$P<0.05$，$P<0.01$）；治疗后 3 个月后随访与治疗后比较，各项指标差异无统计学意义（$P>0.05$）。结论为内服筋痹方为主的中药治疗神经根型颈椎病具有良好的近期疗效。

筋痹方和扶他林片对比治疗颈椎病的临床使用亦证实，筋痹方可以减轻颈椎病患者疼痛程度，改善患者生活质量。临床将 90 例膝骨关节炎患者随机分为治疗组（n=45）和对照组（n=45），治疗组给予筋痹方口服加局部熨敷治疗，对照组给予莫比可口服治疗，疗程均为 3 周。记录并统计分析患者治疗前及治疗 1 周、2 周、3 周时的 VAS 评分及 WOMAC 评分，评价两组的临床疗效。结果发现，治疗组临床总有效率为 81.40%，对照组为 70.73%，两组临床疗效比较差异无统计学意义（$P<0.05$）。治疗 1 周、2 周、3 周时，两组患者的 VAS 评分较治疗前均显著降低（$P<0.05$，$P<0.01$），且治疗 1 周时对照组患者的 VAS 评分低于治疗组（$P<0.05$）；治疗 3 周时治疗组患者的 VAS 评分低于对照组（$P<0.05$）。治疗 1 周、2 周、3 周时，

两组患者的 WOMAC 评分较治疗前均显著降低($P<0.01$),且治疗 2 周、3 周时治疗组患者的 WOMAC 评分均低于对照组($P<0.05$,$P<0.01$)。因此筋痹方能够改善膝骨关节炎患者的临床症状,提高其生活能力,具有较好的临床疗效。实验研究发现筋痹方中的益气化瘀诸药可通过多种途径延缓椎间盘的退变,促进大鼠神经根损伤动物模型中的施万细胞和末梢神经在神经肌肉接头部的聚集、出芽及延伸,加快神经肌肉接头部的再构筑,明显促进神经再生修复进程。秦艽所含的生物碱的抗炎作用与水杨酸钠相当,具有良好的抗炎镇痛作用。

(五)痉痹方

痉痹方为国医大师施杞教授经验方,由圣愈汤合复元活血汤加减化裁组成:生黄芪 15g,当归 9g,白芍 15g,川芎 12g,生地黄 12g,制大黄 12g,柴胡 9g,红花 9g,桃仁 9g,天花粉 12g,地鳖虫 9g,炙甘草 6g。具有益气化瘀,破瘀通络,疏肝解痉功效。临床用于脊髓型颈椎病痉证者,慢性筋骨病肢体拘紧、胸胁裹束者,胸腰椎压缩骨折腹胀便秘者,也可用于颈椎病后期恶血留于肝经,气机受阻,肝气不舒所致胸胁裹束者。

痉证以项背强急,四肢抽搐,甚至口噤,角弓反张(头项强直,腰背反折,向后弯曲如角弓状)为临床特征。汉代张仲景《金匮要略》最先提出痉病的病名,王清任《医林改错》提出了气虚血瘀可以致痉。华帕云在《临证指南医案•肝风》按语中,首先阐述了痉证和肝脏的关系,他认为"肝为风木之脏,因有相火内寄,体阴用阳,其性刚,主动主升……倘精液有亏,肝阴不足,血燥生热,热则风阳上升,窍络阻塞,头目不清,眩晕跌仆,甚则瘛疭痉厥矣"。痉证病在筋脉,属肝所主,筋脉有约束联系和保护骨节肌肉的作用,其依赖肝血的濡养而保持刚柔相兼之性。如阴血不足,肝失濡养,筋脉刚劲太过,失却柔和之性,则发为痉证。

脊髓型颈椎病是由于颈椎椎体退化及相邻软组织(如椎间盘突出、椎体后缘骨刺、后纵韧带骨化、黄韧带肥厚或钙化、椎管狭窄等)的退变造成了对脊髓的直接压迫,加上剧烈的运动或长期的不良姿势等动态因素的影响,导致脊髓受压或脊髓缺血,继而出现脊髓的功能障碍,临床表现如四肢麻木无力、活动不灵、走路时有踩棉花的感觉等。施师提出脊髓型颈椎病当从"痉痿论治",如出现肢体麻木、疼痛、僵硬发抖、无力、颤抖、行走困难、肌张力增高、腱反射亢进、胸胁裹束感等,中医辨证为痉证,病在筋脉,为肝所主,恶血留肝,气血失和,经脉不畅,治宜痉痹方破瘀通络,疏肝解痉。

痉痹方由圣愈汤合复元活血汤加减化裁而来,复元活血汤出自《医学发明》,主治因跌打损伤,致瘀血停滞,使得气机受阻引起的肝气不舒,胸胁疼痛。施师将痉痹方用于颈椎病痉证及慢性筋骨病肢体拘紧、胸胁裹束者。方中黄芪益气活血,利水消肿,当归、川芎行气血,此即益气化瘀法,实验研究发现,益气化瘀法能促进施万细胞的增生及提高其再生功能,加快神经肌肉接合部的重建,缩短神经再生修复进程;白芍养血柔肝解痉;以柴胡之专入肝胆者,宣其气道,行其郁结。而以酒浸大黄,荡涤败血,使其性不致直下,随柴胡之出表入里以成搜剔之功。当归能行血中之气,使血各归其经。山甲片现为国家保护动物,此方中易为地鳖虫,可逐络中之瘀,使血各从其散。血瘀之处,必有伏阳,故以天花粉清之。桃仁之破瘀,红花之活血。痛盛之时,气脉必急,故以甘草缓之。去者去,生者生,痛自舒而元自复矣。胸腰椎压缩骨折致背痛腹胀者可加用金铃子散,脊髓型颈椎病胸胁裹束较重者可加用葶苈大枣泻肺汤。

病案举例:邵某,男,62 岁,2008 年 7 月 22 日初诊。

颈椎病术后诸恙平稳。近 10 日周身不适,坐立不安,自觉下肢拘紧,步履乏力,府行欠畅,小溲正常。检查:四肢肌力V级,下肢肌张力正常,膝反射(++),踝反射(++),无阵挛,Hoffmann 征左右均(+),下肢锥体束征(-)。苔薄腻,有齿痕,脉弦细。诊断:痉证(颈椎病术后)。证属痰瘀闭阻,腑实内聚。治拟活血祛瘀,疏肝通络。处方:生黄芪 18g,制大黄 12g,生大黄 3g,制川朴 12g,软柴胡 9g,杜红花 9g,燀桃仁 9g,天花粉 12g,全当归 9g,地鳖虫 9g,大蜈蚣 3g,炒枳实 12g,大腹皮 18g,川牛膝 12g,秦艽 15g,鸡血藤 12g,伸筋草 15g,炙甘草 6g。14 剂,水煎服。每日 1 剂,分 2 次服,每次加麝香保心丸 2 粒吞服。

二诊 2008 年 8 月 4 日。药后少腹裹束、下肢拘紧渐趋缓解,府行已畅,小溲正常。苔薄,脉沉细。证属气阳不足,痰瘀内结,经脉失畅,再拟调摄。处方:痉痹方加炒枳壳 12g,苍白术各 9g,广木香 9g,制香附 12g,川牛膝 12g,小茴香 9g,台乌药 12g,九香虫 9g,香谷芽 12g,炙甘草 6g,大红枣 9g。14 剂,日 1

剂,水煎,分2次温服。

随访心得:1个月后患者诸症消失,行走自如。嘱避免劳累,做十二字养身功。脊髓型颈椎病在术后3年内往往有继续好转的趋势,但概率逐年下降。近期变坏复发者也多发生在术后3年内。术后3~6年处于较稳定状态。术后6年以后疗效变坏的概率增加,继续好转的概率极小。近期复发的主要原因是融合区相邻节段椎间盘突出,另一原因是减压不彻底,脊髓受压未彻底解除,功能部分恢复,仍处于部分受压状态。患者颈项疼痛,筋脉强直,下肢拘紧,大便秘结,腹胀腹满,肌张力增高明显。证属痰瘀闭阻,腑实内聚。复元活血汤出自《医学发明》。方中柴胡疏肝胆之气,当归养血活血,山甲破瘀通络,桃仁、红花祛瘀生新,瓜蒌根润燥散血,甘草缓急止痛,重用大黄荡涤凝瘀败血。张秉成云:"去者去,生者生,痛自舒而元自复矣。"故方以"复元"为名。施师宗复元活血汤加减以活血祛瘀,疏肝通络。以生熟大黄,益以厚朴、枳实,取小承气之义,以求祛瘀通腑之效,牛膝、秦艽、伸筋草、鸡血藤祛风通痹止痛,台乌药、小茴香属东垣常用药,理气散寒止痛。

(六)痿痹方

痿痹方为国医大师施杞教授经验方,由圣愈汤合地黄饮子加减化裁组成:炙黄芪15g,党参12g,当归9g,白术12g,川芎12g,柴胡9g,熟地黄12g,山茱萸12g,巴戟天12g,肉苁蓉12g,附子9g,鹿茸6g,五味子9g,麦冬12g,石菖蒲12g,茯苓15g,鸡血藤15g。具有益气化瘀,补养肝脾,温肾通督功效。临床用于脊髓型颈椎病痿证脾肾阳虚所致颈项腰膝酸软,四肢不举,筋脉弛缓,肌肉萎缩,下肢痿废,肌力下降,肌张力下降明显,部分患者阳萎遗精,小便滴沥不尽,语言含糊不利,头重欲睡,或泛恶胸闷,苔薄腻或腻,质淡体胖,脉细滑。也用于慢性筋骨病经筋疲软乏力者。

痿证是指肢体筋脉弛缓、软弱无力,日久因不能随意运动而致肌肉萎缩的一种病症。临床上以下肢痿弱较为多见,故称"痿"。导致痿证的原因非常复杂,感受外邪、情志内伤、饮食不节、劳倦久病等均可致病。痿证的病位在筋脉肌肉,根于五脏虚损。其基本病机实则筋脉肌肉受邪,气血运行受阻,虚则气血阴精亏耗,筋脉肌肉失养。《素问·痿论》提出了"肺热叶焦"为主要病机的观点和"治痿者独取阳明"的基本大法。《景岳全书》指出痿证并非尽是阴虚火旺,认为"元气败伤则精虚不能灌溉,血虚不能营养者,亦不少矣,若概从火论,则恐真阳衰败,及土衰水涸者有不能堪,故当酌寒热之浅深,审虚实之缓急,以施治疗"。治疗虚者宜健脾益气,滋补肝肾,实者清热化湿,祛痰活血。脊髓型颈椎病大多起病缓慢,病程较长,如表现颈脊酸软,肢体麻木,下肢痿软无力,步履艰难,不能久立,走路时有踏棉感,头晕耳鸣,遗精或遗尿,或妇女月经不调,甚至步履全废,腿胫大肉渐脱,肌力、肌张力下降者,施师认为当从痿论治。

痿痹方由地黄饮子合圣愈汤加减而成。地黄饮子源自《圣济总录》,本方主治喑痱证。"喑"指舌强不能言;"痱"指足废不能用。其证由下元虚衰,虚火上炎,痰浊上泛,堵塞窍道所致,故刘河间选用滋补肾阴的干地黄为主,用清水微煎为饮服,加薄荷取轻清之气,易为升降,迅达经络,流走四肢百骸,以交阴阳,故名"地黄饮子"。施师常予痿痹方治疗脊髓型颈椎病痿证者及慢性筋骨病经筋疲软乏力者。方中炙黄芪味甘性温,益气活血,合党参大补脾肺之气,益生化之源;当归、川芎养血活血;鸡血藤补血活血通络;白术健脾化湿;柴胡疏肝理气,调达全身气机;以熟地黄、肉苁蓉、山茱萸、巴戟天、附子益元固肾;熟附子、鹿茸补肾阳且吸纳浮阳;五味子、麦冬、熟地黄滋阴敛液;石菖蒲清窍化痰;茯苓安神;党参、麦冬、五味子取参麦饮之意,益气养阴,使津液有生化之源。诸药合用共奏补养肝脾,温肾通督之功。

病案举例:张某,男,66岁,2009年10月22日初诊。

下肢步履乏力,胃纳二便尚可。MRI示:C3~7椎间盘突出,椎管狭窄,颈椎退行性变。苔薄,脉细。诊断:痿证(脊髓型颈椎病)。证属气血不足,肾精亏虚,筋骨失养。治拟补益气血,滋补肾阴,温肾通络。处方:炙黄芪15g,党参12g,当归9g,白芍12g,熟地黄12g,川芎12g,柴胡9g,山茱萸12g,巴戟天12g,肉苁蓉12g,附子9g,鹿茸6g,五味子9g,麦冬12g,石斛9g,石菖蒲18g,淡远志9g,茯苓15g,生甘草6g,川牛膝12g,枸杞子12g,补骨脂12g,鸡血藤12g,络石藤15g,香谷芽15g,灵芝草12g,生龙牡各30g。14剂,日1剂,水煎,分2次温服。

二诊 2009 年 11 月 5 日。药后诸羔均缓，步履较前有力，胃纳二便均可。苔薄脉细。证属气血不足，肾精亏虚，筋骨失养。治拟补益气血，滋补肾阴，温肾通络。处方：痿痹方加茯苓 15g，生甘草 6g，肥玉竹 12g，鸡血藤 12g，络石藤 12g，海风藤 12g，香谷芽 12g，生龙牡各 30g，续断 12g。14 剂，日 1 剂，水煎，分 2 次温服。

随访心得：1 个月后患者诸症已除，可独立行走。嘱做十二字养身功，注意颈部保暖，避免劳累。该患者为脊髓型颈椎病之痿证，出现腰脊酸软，下肢乏力，筋脉弛缓，形寒肢冷，小便清长，夜尿频多，大便溏薄等肾精亏虚症状，施师采用痿痹方加减治疗。方中熟地黄、山茱萸滋补肾阴；肉苁蓉、巴戟天温补肾阳；熟附子、肉桂补肾阳且吸纳浮阳；麦冬、石斛、五味子滋阴敛液；石菖蒲、远志、茯苓交通心肾，开窍化痰。本方专治因肾中阴阳俱虚，虚火夹痰浊上犯，阻塞窍道所致筋骨软弱不能行走。原方偏于温补，合圣愈方而为痿痹方，兼顾理气和血，临证加祛风蠲痹之品，可增疗效。

第四节 "肾主骨"理论与补肾填精法的药理机制

一、对去卵巢骨质疏松动物模型的影响

中医学认为肾气虚损是老年人骨脆筋痿等骨质疏松的主要原因，而血瘀是重要原因。国医大师施杞教授总结"补肾填精、益气化瘀"是中医治疗骨质疏松症的基本治则。

由国医大师施杞教授治疗骨质疏松症的经验方化裁而来的医院自制制剂"密骨灵"，由蛇床子、淫羊藿、补骨脂、何首乌、黄芪、党参、丹参、牛膝等中药组成，具有补肾填精、益气化瘀的防治骨质疏松症的功效。方中蛇床子味辛苦，性温，入肾、脾经，温肾助阳，用于风湿痹痛等症；淫羊藿，味辛甘，性温，入肝、肾经，补肾壮阳，祛风除湿，用于筋骨挛急、腰膝无力、风湿痹痛、四肢不仁等症；补骨脂味辛，性温，入肾经，补肾助阳，治腰膝冷痛等症；何首乌，味苦甘涩，微温，入肝、肾经，补肾阴，养血，祛风，用于肝肾阴亏、腰膝痿软、筋骨酸痛等症；黄芪，味甘，性微温，入肺、肾经，生用益卫固表，治自汗、盗汗、血痹等症。炙黄芪补中益气，治内伤劳倦等一切气衰血虚之证；党参，味甘，性平，入肺、脾经，补中，益气，生津，治脾胃虚弱、气血亏虚、体倦乏力等症；丹参，味苦，性微温，入心、肝经，活血祛瘀止痛，治骨节疼痛等症；牛膝，味甘苦酸，性平，入肝、肾经，善下行入肝肾。生用散瘀血，消痈肿，治跌打损伤等症。熟用补肝肾，强筋骨，治腰膝骨痛、四肢拘挛、痿痹等症。以上诸药配伍，既能补肾益肝，又能健脾益气，筋骨同治，气血双调，共奏补肾填精生髓、益气化瘀、强筋壮骨之效，从而能有效治疗骨质疏松症。

前期采用随机对照试验治疗 80 例肾精亏虚型骨质疏松症患者，用本方治疗组 30 例，雌激素治疗组 20 例，对症治疗组 30 例。结果表明本方能有效地改善肾虚证候，缓解腰背疼痛，增加前臂尺、桡骨的骨密度，PTH、CT、OCN、ALP 及血清中各微量元素的变化也在一定程度上显示了本方具有抑制骨丢失作用，对骨质疏松症有防治作用。

实验动物去卵巢后雌激素缺乏导致骨丢失，其病变过程、转归与妇女绝经后骨质疏松非常相似，通过摘除双侧卵巢以建立肾虚型骨质疏松动物模型已经得到公认而广泛采用。研究小鼠去卵巢肾虚型骨质疏松模型发现，β-Catenin 信号转导通路的活性在肾虚型骨质疏松性小鼠的肾脏和骨髓间充质干细胞中显著下降，说明肾虚型骨质疏松症的发病病理机制与 β-Catenin 信号转导通路失活密切有关，通过激活 β-Catenin 信号转导通路可明显抑制肾虚引起的骨质疏松，这进一步表明 β-Catenin 信号转导通路在参与调控"肾主骨"过程中具有重要作用。肾精充足，则 β-Catenin 信号转导通路处于较高水平的激活状态，使骨髓生化有源，促进骨髓间充质干细胞向成骨细胞分化，从而导致骨骼得到骨髓的滋养而坚固有力。若肾精不足，则 β-Catenin 信号转导通路活性降低，使骨髓生化失源，骨髓间充质干细胞向成骨细胞分化发生障碍，不能营养骨骼，从而导致骨质疏松。这可能是中医"肾主骨"理论的内在规律之一。

该项目组研究发现服用"密骨灵"后去卵巢骨质疏松症大鼠全身 BMD 明显高于模型组（$P < 0.05$），提

高了 11.47%，且稍高于假手术组。骨小梁数目明显多于模型组（$P<0.05$），提高了 42.19%，降低了骨小梁分离度（$P<0.05$），下降了 32.14%。密骨灵组股骨最大载荷明显高于模型组（$P<0.05$），提高了 29.55%，且稍高于假手术组；最大位移明显高于模型组（$P<0.05$），提高了 51.74%；破裂载荷明显高于模型组（$P<0.05$），提高了 40%，且稍高于假手术组（治疗假手术组）。

在对补肾填精方有效组分治疗去卵巢肾虚型骨质疏松大鼠的研究观察中发现，其补肾中药有效组分淫羊藿苷和蛇床子素均能显著提高大鼠全身 BMD（$P<0.05$），分别提高了 7.48% 和 7.73%，明显改善了骨小梁的形态；均能显著提高大鼠股骨最大载荷（$P<0.05$），分别提高了 22.37% 和 21.17%；均能显著提高大鼠股骨破裂载荷（$P<0.05$），分别提高了 43.64% 和 33.51%。上述补肾填精中药复方及其有效组分抗骨质疏松的疗效机制可能与激活 β-Catenin 信号通路有关，不仅促进成骨细胞分化和骨形成，还抑制破骨细胞的形成和骨吸收。

二、对 OPG 基因敲除骨质疏松小鼠的影响

骨保护素 OPG 基因敲除小鼠随年龄增加而骨质疏松加重，相对于其他各种诱导因素导致的继发性骨质疏松动物模型来说，具有全身骨质疏松发生情况稳定、动物本身未受外界因素干预等优点，是一种理想的原发性骨质疏松模式动物。项目组前期研究发现，密骨灵可以升高 OPG 基因敲除小鼠血浆 ALP 活性和 OCN 水平，主要通过促进成骨，增加 OPG 基因敲除小鼠全身 BMD，提高骨强度（增加股骨的载荷、韧性、能量释放，降低股骨脆性），改善腰椎椎体骨结构，达到抗骨质疏松的作用。

鉴于肾虚、气虚、血瘀是骨质疏松症主要病因病机，我们将密骨灵化裁为益气化瘀类中药（炙黄芪、党参、丹参、牛膝）、益气补肾类中药（炙黄芪、党参、补骨脂、何首乌）及化瘀补肾类中药（丹参、牛膝、补骨脂、何首乌）三个拆方。结果表明，密骨灵各拆方均可以通过升高血浆 ALP 活性和骨钙素水平，增加 OPG 基因敲除小鼠全身 BMD，促进成骨，提高骨强度（增加股骨的载荷、韧性、能量释放，降低股骨脆性），达到抗骨质疏松的作用。同密骨灵一样，各拆方均具有抗骨质疏松疗效。并且益气补肾类中药促进成骨、提高骨强度作用最强。进一步对淫羊藿苷、补骨脂素、蛇床子素这三种补肾中药活性成分防治 OPG 基因敲除小鼠骨质疏松的机制进行了研究。蛇床子素主要是通过促进成骨而达到防治骨质疏松症的作用，即蛇床子素在增加骨质量的同时，可以提高血浆 ALP 活性及 OCN 水平。而补骨脂素、淫羊藿苷在增加骨质量的同时，降低了血浆 ALP 活性及 OCN 水平，表明其是通过降低骨转换率，抑制破骨细胞活性达到防治骨质疏松症的作用。实验结果表明蛇床子素、淫羊藿苷、补骨脂素均可以增加 OPG 基因敲除小鼠体重、脂肪含量、脂肪比，提高骨质量、增强骨强度，达到抗骨丢失的作用。

第五节　温肾阳方、滋肾阴方网络药理学研究

随着系统生物学研究领域的发展，网络药理学（network pharmacology）或系统药理学（systems pharmacology）的概念被提出来。网络药理学是基于系统生物学的理论，通过对生物系统进行网络分析，选取特定信号节点（nodes）从而进行多靶点药物的系统药效评价理论与方法。

网络药理学也可指导新药的分子设计，并将药物研究范式从"一个目标，一种药物"模式转变为"网络目标，多成分治疗"模式。网络药理学的核心思想旨在寻找药物的多途径信号通路，系统性地明确药物作用机制，从而揭示并预测药物产生毒副作用的机制。基于网络药理学评价与设计药物，利于明确并规避毒副作用，从而产生"最优"药物。

中医药本身是一种针对疾病与证候的复合治疗方式，证候本就是具备内在联系的一连串症状与体征的集合，中药方剂根据证候制定，其药物组成多种多样，其作用靶点也相应的多样复杂。网络药理学中网络靶点的概念与中医药的辨证论治理念相符。网络药理学应用于中医药现代研究的报道已经具备相当大的体量，研究对象包含中药相关化合物、单味中药和中药复方。

一、补肾中药与维生素 D 代谢网络关联分析

"肾主骨"理论在药物应用中主要反映为采用补肾中药治疗骨病。在现代研究中,维生素 D(vitamin D, VD)在肾与骨的交联中起到重要作用,可体现在钙稳态的调节、间充质干细胞的分化上。

VD 的代谢过程可构建成一个靶点网络,就此靶点网络与补肾中药相关联。VD 须转化为 1,25-$(OH)_2D_3$ 与 VD 受体(vitamin D receptor, VDR)结合后才会产生生物学效应,转运转化过程涉及维生素 D 结合蛋白(vitamin D binding protein, DBP)、主要位于肝脏的 CYP2R1 酶及主要位于肾脏的 CYP27B1 酶,另外受 CYP24A1 酶降解调控。

因此,VD 代谢网络以 DBP、VDR、CYP2R1、CYP27B1、CYP24A1 为关键蛋白,通过蛋白质相互作用分析平台 STRING(http://string-db.org)扩充以完善 VD 代谢的蛋白联系(图 4-1)。该网络以 VDR 和 GC 为主要核心,分别划分为 A1 和 A2 两大区域。

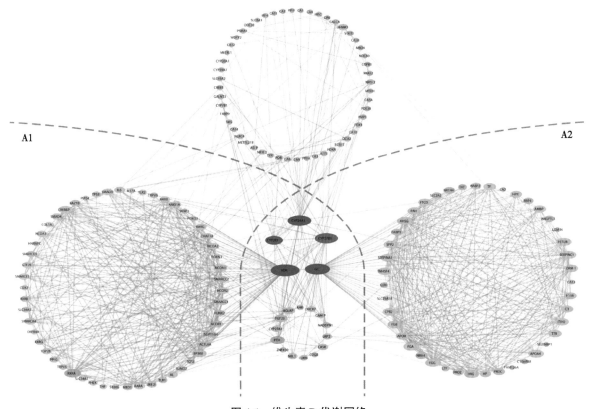

图 4-1　维生素 D 代谢网络

二、温肾阳方、滋肾阴方系统药理学分析

本章节所分析的补肾中药源自国医大师施杞教授经验方:温肾阳方、滋肾阴方。通过中药系统药理学分析平台(Traditional Chinese Medicine Systems Pharmacology Database and Analysis Platform,TCMSP)数据库查询温肾阳方、滋肾阴方组成中药所含化合物,并以类药性原则[限定条件:化合物分子量(MW)< 500、脂水分配系数(AlogP)< 5、氢键供体数(Hdon)< 5、氢键受体数(Hacc)< 10]进行筛选。将通过筛选的化合物在 STITCH 数据库(http://stitch.embl.de/)中检索与蛋白质的关联,以此建立化合物 - 蛋白质网络。

将化合物 - 蛋白质网络与 VD 代谢蛋白靶点网络融合,若能融合成功建立化合物与 VD 代谢蛋白靶点网络的联系,则认为该化合物具备调控 VD 代谢的潜力,可能作为温肾阳方、滋肾阴方在调控 VD 代谢过程中的药效基础物质。A1 区域为 VD 代谢网络,A2 区域为融合成功的化合物,A3 区域为与化合物相关联但与 VD 代谢网络独立的蛋白质(图 4-2)。

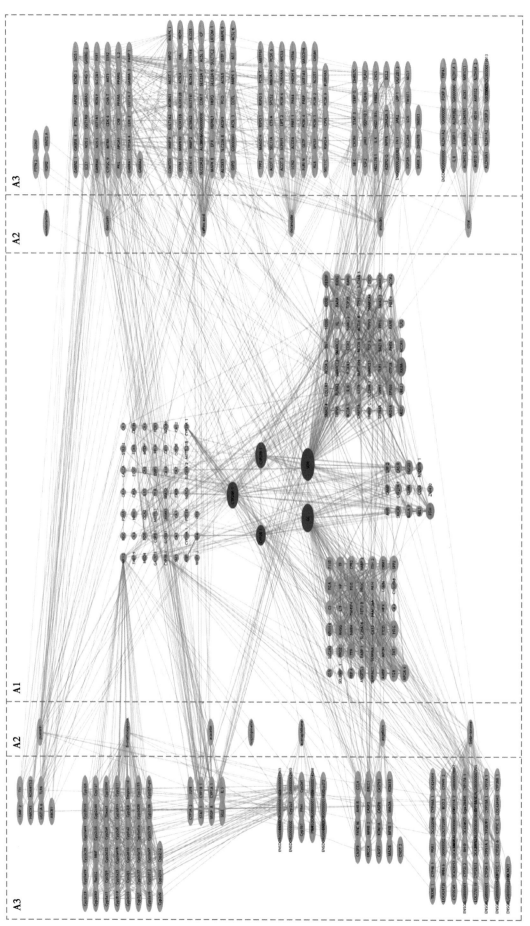

图 4-2 与维生素 D 代谢网络成功融合的化合物 - 蛋白质网络总图

具备调控 VD 代谢网络的温肾阳方、滋肾阴方组成中药所含化合物融合网络见图 4-3。各融合网络采取以化合物为起点的辐射分布排列方法，建立 S1、S2 或 S1 至 S3 区域，S1 区域为化合物直接关联蛋白，与 VD 代谢网络相关的蛋白节点标于 S1 区域下方，S2 区域为连接至 DBP（GC）、VDR、CYP2R1、CYP27B1、CYP24A1 这 5 个关键蛋白的同步辐射蛋白，若化合物能够直接关联关键蛋白，则该化合物融合网络 S2 区域为次要蛋白。是化合物与 VD 代谢网络间接关联的关系图谱。S3 区域为次要蛋白，与化合物关联关系最为间接。8-methoxypsoralen 源自独活，直接关联 VD 代谢网络蛋白为 NR1I2，S2 区域间接蛋白为 CYP24A1、CYP2R1、CYP27B1、NDC80、RXRA、POR、TP53、IL-6、CYP27A1、AHR、PPIG、CYP7B1。主要关联到 VD 合成与降解相关的 CYP24A1、CYP2R1、CYP27B1 酶，与 VD 转运并未建立直接联系（图 4-3）。

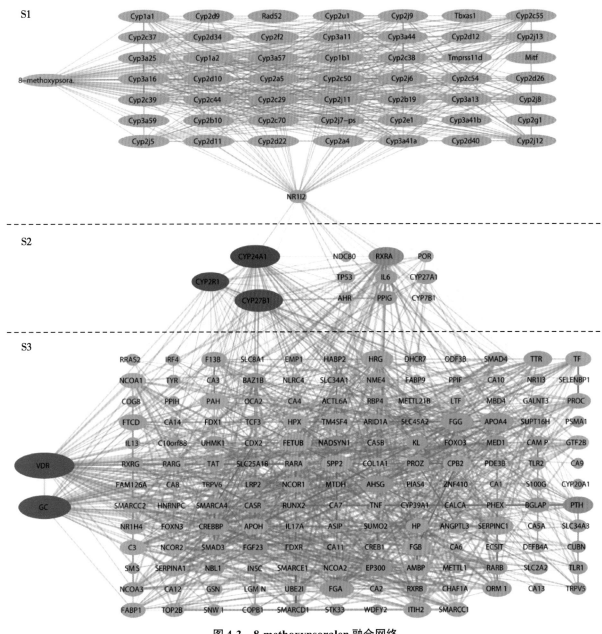

图 4-3　8-methoxypsoralen 融合网络

另外，acacetin、acenaphthene、angelicin、beta-ionone、caffeic acid、citral、daidzein、decanoate、emodin、isopimpinellin、puerarin、wedelolactone 也与 VD 代谢网络成功融合建立联系，以上 13 个温肾阳方、滋肾阴方来源化合物与 VD 代谢网络成功融合，其直接关联的靶点信息如表 4-2 所示。

表 4-2　温肾阳方、滋肾阴方来源化合物直接关联 VD 代谢网络的靶点信息

Molecule ID	Name	Herb	Targets
MOL001689	acacetin	旱莲草	IL-13，NR1I2
MOL004794	acenaphthene	独活	CYP2R1
MOL003590	angelicin	独活	AHR
MOL002363	beta-ionone	桑寄生	CYP7B1，CYP20A1，RXRA，RXRG，CYP2R1，CYP24A1
MOL000223	caffeic acid	女贞子	TYR
MOL000390	daidzein	川牛膝、女贞子	POR
MOL000472	emodin	淫羊藿	TP53
MOL003561	isopimpinellin	独活	NR1I2
MOL000127	citral	桑寄生	IL-6
MOL001640	decanoate	淫羊藿	POR
MOL012297	puerarin	川牛膝	TNF
MOL001953	8-methoxypsoralen	独活	NR1I2
MOL003404	wedelolactone	旱莲草	IL-6

　　将融合成功的 13 个化合物与 VD 代谢网络直接与间接关联蛋白汇总，NR1I2、CYP24A1、CYP2R1、CYP27B1、NDC80、RXRA、POR、TP53、IL-6、CYP27A1、AHR、PPIG、CYP7B1、IL-13、cAMP、TLR2、TLR1、DEFB4A、GC、VDR、CYP20A1、RXRG、TYR、NADSYN1、SLC45A2、OCA2、ASIP、IRF4、FGF23、NLRC4、BGLAP、WDFY2、CALCA、CREB1、CaSR、PTH、FDXR、NR1I3、FDX1、TNF、CA9、IL-17A、KL 这 43 个蛋白，即为当前数据库环境下经预测的温肾阳方、滋肾阴方调控 VD 代谢网络的靶点。

　　采用 DAVID 数据库对这 43 个蛋白进行 GO 和 KEGG 聚类分析，结果如图 4-4（A 为 GO 聚类分析结果，B 为 KEGG 聚类分析结果）。所富集的信号通路与生物过程主要与炎症性疾病、肿瘤相关，其中 Toll 样受体、NOD 样受体、PI3K-AKT、PPAR 信号通路为直接关联的信号通路。Toll 样受体、NOD 样受体、PI3K-AKT 信号通路与类风湿性关节炎、骨关节炎、骨质疏松症等疾病中的炎性反应密切相关。而 PPAR 信号通路与骨髓间充质干细胞成脂分化、成骨分化以及多种类型组织再生有关。以此也反映了 VD 代谢网络对生物活动广泛调控的特点。王拥军教授团队以补肾药对女贞子、淫羊藿为研究对象，寻找其治疗 OP 的作用靶点，根据药物相似性（DL）和口服生物利用度（OB）值检索出潜在活性成分共 33 个及其相对应的 227 个潜在作用靶点，检索疾病靶点数据库得出与 OP 密切相关的靶点 190 个，KEGG 通路富集分析，治疗 OP 的关键通路主要为破骨细胞分化通路、癌症途径等 12 条信号通路。

　　本章节内容主要剖析了补肾中药温肾阳方、滋肾阴方对维生素 D 代谢网络调控的潜在机制特点，可作为补肾中药调控维生素 D 代谢治疗骨病的网络药理学机制依据。但是，网络药理学主要基于数据库中不断更新的数据进行分析，其结果存在时效性（图 4-4）。另外，网络药理学主要提示机制关联，并不能反映作用的正负方向。依据网络药理学预测的结果进行相关的作用机制验证具有重要意义。

　　近年来着眼于肾骨系统的网络药理学研究逐渐增多，基础机制方面的探索不断深入。在细胞层面 Liu 等从基因数据库中提取筛选不同的骨质疏松表达谱数据，通过基因通路富集分析，基因功能相互作用网络共同进行研究，最后在不同表达蛋白中发现了调控成骨细胞和破骨细胞从而实现骨吸收和骨形成平衡的蛋白，并提出假说，认为该蛋白可以通过溶酶体的途径、干预有丝分裂中期和后期等方式达到治疗骨质疏松的作用。在蛋白层面，Zeng 等使用网络药理学方法和多蛋白组学方法对骨质疏松症患者的蛋白进行基因靶点富集分析、功能注释和途径聚类，发现有 1 070 个膜蛋白的表达发生变化，最后筛选出 36 种不

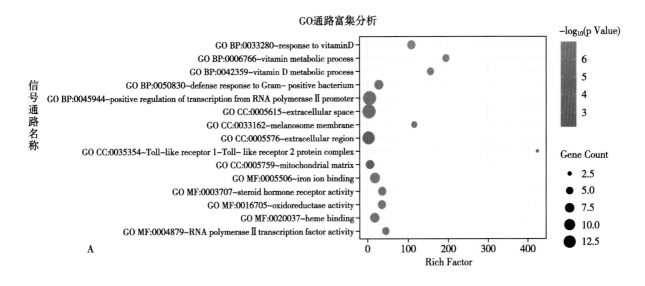

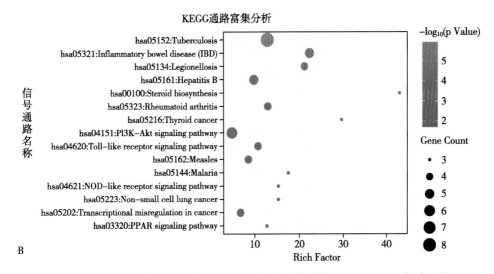

图 4-4 温肾阳方、滋肾阴方调控维生素 D 代谢网络靶点的 GO 和 KEGG 聚类分析
A. GO 通路富集分析;B. KEGG 通路富集分析

同的蛋白质在骨密度(BMD)高低间有不用的表达,并证明了脯氨酸 -4- 羟化酶 β 亚基、β1 整合素、重组蛋白 CD36 和 α- 辅肌动蛋白 1 对骨质疏松病因有着重要的影响。在基因层面,Yu 等运用经典的方法处理多个不同的 OP 基因表达谱数据,通过 GO 富集分析,确定异常调节的信号通路,并通过 CMap 连接图来筛选潜在的治疗骨质疏松的小分子。最后发现,在骨质疏松和健康组中的 9 个信号通路共 5 581 个基因发生了变化,主要包括 MAPK 信号通路和黏附斑信号通路等。

在中药和复方研究方面亦成果丰硕。复方层面,徐森楠等从补肾阴二至丸入手,用网络药理学研究方法,探讨二至丸防治骨质疏松的物质基础及作用机制,结果表明二至丸中 21 个成分与细胞色素 P450 氧化还原酶(cytochrome P450 oxidoreductase,POR)、细胞色素 P450 17A-1(cytochrome P450 family 17 subfamily A member 1)、甲状旁腺激素(PTH)等 35 个靶蛋白对接结果较好,提出二至丸能够作用肾骨系统可能是通过调控代谢相关通路、干预相关疾病途径、调节雌激素水平等方式防治 OP。陈儒等借助网络药理学手段分析仙茅苷治疗 OP 的潜在靶点及相关作用机制。通过网络药理学的经典方法筛选出 107 个仙茅苷潜在治疗靶点,最后确定出仙茅苷治疗 OP 的 26 个关键靶点。KEGG 通路和 GO 富集分析结果显示仙茅苷治疗 OP 的关键靶点主要富集的生物学进程为肾脏发育、单核细胞分化和上皮细胞增殖,信号通路主要富集在 MAPK 信号通路、TGF-β 信号通路等,由此提说仙茅作用的可能信号通路。肖方骏等通过网络药理学的方法筛选中药丹参中主要活性成分及其相应靶点，构建了中药活性成分-作用靶点-疾病网络。研究结果显示丹参治疗骨质疏松症的潜在有效成分主要包括木犀草素、丹参酮Ⅱa、隐丹参酮等，这些成分可通过激活 AKT1、白细胞介素-6、血管内皮生长因子 A、MAPK1 等靶标蛋白，活化 PI3K-AKT 信号通路、白细胞介素-17 信号通路、低氧诱导因子 1 信号通路、糖尿病并发症中的 AGE-RAGE 信号通路等通路直接或间接参与细胞分化和凋亡、代谢、氧化应激、炎症反应等途径发挥治疗骨质疏松症的作用。

网络药理学方法的出现，极大地完善了药物到疾病靶点的研究方法，为肾骨系统的具体用药研究提供了便利，其表现出的多途径、多靶点机制本身亦是"肾骨系统"构成的一部分。

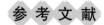

参 考 文 献

[1] 施杞. 中医骨内科学 [M]. 北京：人民卫生出版社，2018.

[2] 赵东峰，舒冰，唐德志，等. 滋肾阴、温肾阳颗粒及关键药对防治原发性骨质疏松症"病证结合"新药创制研究 [J]. 世界科学技术-中医药现代化，2017，19（11）：1768-1772.

[3] 李晓锋，莫文，胡志俊，等. 施杞诊治慢性筋骨病思路与方法 [J]. 中医杂志，2017，58（17）：1453-1457.

[4] 王拥军，赵东峰，舒冰，等. 施杞防治骨代谢疾病的学术思想研究 [J]. 上海中医药杂志，2017，51（7）：1-5.

[5] 王拥军，梁倩倩，崔学军，等. 调和气血法防治慢性筋骨病的应用与发展 [J]. 上海中医药杂志，2017，51（6）：1-4＋12.

[6] 王拥军，梁倩倩，唐德志，等. 施杞防治慢性筋骨病学术思想与研究 [J]. 上海中医药杂志，2017，51（4）：1-5.

[7] 李晓锋，侯炜，薛纯纯，等. 施杞从三期论治膝骨关节炎临床经验撷英 [J]. 上海中医药杂志，2021，55（8）：25-28.

[8] 杨锋，崔学军，王拥军. 补肾中药治疗原发性骨质疏松疗效的系统评价 [J]. 中国老年学杂志，2014，34（21）：5943-5947.

[9] 秦岭，张戈，梁秉中，等. 美国国家卫生院有关骨质疏松症的预防、诊断和治疗的共识文件 [J]. 中国骨质疏松杂志，2002，8（1）：90-93.

[10] 张润桐，吴海宁，于桂红，等. 基于网络药理学的淫羊藿防治疾病的优效组分及信号通路研究 [J]. 中国中药杂志，2018，43（23）：4709-4717.

[11] 黄毅，王越. 激素替代疗法治疗骨质疏松症的现状和展望 [J]. 医药导报，2000，19（2）：177-178.

[12] STARTS D J. Osteoporosis: diagnosis and treatment[M]. New York: Matcel Dekker，1996.

[13] CHESNUT C H，SILVERNAN S，ANDRIANO K，et al. A randomized trial of nasal spray salmon calcitonin in postmenopausal women with established osteopomsis: the prevent recurrence of osteoporotic fractures study[J]. Amer J Med，2000，109（4）：267-276.

[14] REGINSTER J Y，JUPSIN I，DEROSY R，et al. Prevention of postmenopausal bone loss by rectal calcitonin[J]. Calcif Tissue Int，1995，56：539-547.

[15] CRANNEY A，PAPAIOANNOU A，ZYTARUK N，et al. Parathyroid hormone for the treatment of osteoporosis: a systematic review[J]. CMAJ，2006，175（1）：52-59.

[16] LI Y，JIN D，XIE W，et al. PPAR-γ and Wnt Regulate the Differentiation of MSCs into Adipocytes and Osteoblasts Respectively[J]. Curr Stem Cell Res Ther，2018，13（3）：185-192.

[17] BANARES R，ALBILLOS A，RINCON D，et al. Endoscopic Treatment Versus Endoscopic Plus Pharmacologic Treatment for Acute Variceal Bleeding: A Meta-analysis[J]. Hepatology，2002，35（3）：609-615.

[18] 杨永奇. 补肾填精生髓汤治疗原发性骨质疏松症临床研究 [J]. 中医学报，2011，26（12）：1515-1516.

[19] 谢晶，沈霖，杨艳萍，等. 补肾中药密骨片预防老年男性骨质丢失的临床研究 [J]. 中国中西医结合杂志，2003，23（1）：4-6.

[20] DENG W M，SHEN Y G，HE Y S，et al. Effect of Bushen Zhuanggu granule and combined hormone replacement therapies on biochemical indexes of bone metabolism[J]. Chinese Journal of Clinical Rehabilitation，2004，8（17）：3422-3423.

[21] 李金学，赵敏，曹勇，等. 补肾壮骨治疗老年性骨质疏松症及其疼痛的疗效观察 [J]. 北京中医药，2010，29（6）：433-435.

[22] 熊炎昊，藤蔚然，刘涛，等. 健骨颗粒治疗绝经后骨质疏松症随机对照双盲双模拟多中心临床试验 [J]. 中国中医骨伤科杂志，2006，14（S2）：97-100.

[23] 魏雪英，劳瑞平，刘志钧，等. 抗骨松胶囊对绝经后骨质疏松症患者骨痛和骨代谢影响的临床研究 [J]. 新中医，2011，43（1）：61-63.

[24] 夏文芳，陈璐璐. 强骨胶囊与利塞膦酸钠治疗绝经后骨质疏松症的对比研究 [J]. 中国骨质疏松杂志，2006，12（4）：393-396.

[25] 宋玲，李刚. 仙灵骨葆治疗原发性骨质疏松症的临床研究 [J]. 中国中医骨伤科杂志，2009，17（3）：40-41.

[26] 陈希龙,梁晓辉.河车大造丸加减治疗肝肾不足型原发性骨质疏松症57例临床观察[J].中医药导报,2010,16(8):40-41.

[27] 邓伟民,崔伟历,贺扬淑,等.补肾壮骨冲剂对男性骨质疏松症患者骨矿含量和骨密度的影响:5年观察[J].中国临床康复,2005,9(11):150-151.

[28] 魏兵,沈霖,杨艳萍,等.密骨葆胶囊治疗原发性骨质疏松症(肾阳亏虚证)3年疗效观察[J].中国中医骨伤科杂志,2009,17(8):10-12.

[29] ZHANG G,QIN L,SHI Y.Epimedium-Derived Phytoestrogen Flavonoids Exert Beneficial Effect on Preventing Bone Loss in Late Postmenopausal Women:A 24-Month Randomized,Double-Blind and Placebo-Controlled Trial[J].Journal of Bone and Mineral Research,2007,22(7):1072-1079.

[30] 安胜军,李桃,李恩.补肾方药对绝经后妇女卵巢功能和骨密度的影响[J].中国骨质疏松杂志,2000,6(2):55-59.

[31] DENG W M,CUI W L,SHEN Y G,et al.Comparative analysis of the integrative therapeutic effectiveness of Bushen Zhuanggu medicament and calcitonin in treating menopausal osteoporosis[J].Chinese Journal of Clinical Rehabilitation,2004,8(15):2973-2975.

[32] 陈志信,徐香玖,黄刚,等.骨疏康冲剂与钙剂联合应用治疗绝经后骨质疏松症的临床研究[J].中国骨肿瘤骨病,2004,3(1):18-20.

[33] 宋献文,陈百先,沈培芝.补肾中药治疗绝经后骨质疏松症的临床研究[J].上海中医药杂志,2000,34(7):28-29.

[34] 赵雷,曹烈虎,刘欣伟,等.骨松灵汤加钙剂联合治疗对骨质疏松性腰椎骨折骨密度的影响[J].山东医药,2010,50(44):83-84.

[35] 赵恒侠.抗骨松胶囊治疗绝经后骨质疏松症的疗效评价[J].中国医药学报,2001,16(2):31-33.

[36] 李磊,图门巴雅尔,李培锋,等.牛磺鹅去氧胆酸抗炎作用机制的网络药理学研究[J].药学学报,2018,53(12):2064-2075.

[37] 王欢.中药强骨膏Ⅱ号治疗老年性骨质疏松症临床观察[J].湖北中医杂志,2007,29(10):54-55.

[38] 邵敏,黄宏兴,赵静.中药骨康治疗绝经后骨质疏松症疗效观察[J].中医正骨,2003,15(3):11-12+63-64.

[39] 沈霞,徐蓉蓉,裴丽珊,等.基于网络药理学连翘清热解毒功效的分子机制研究[J].药学学报,2018,53(11):1834-1842.

[40] 林伟,邹恒夫,邓力平,等.中药密骨煎防治绝经后骨质疏松症的临床应用及探讨[J].中国骨质疏松杂志,2000,6(3):71-72.

[41] 陈丽娜,朱伍,黄健萍,等.温肾育宫汤治疗绝经后骨质疏松症疗效观察[J].光明中医,2010,25(7):1152-1154.

[42] 周丕琪,沈霖,杨艳萍,等.密骨片治疗绝经后骨质疏松症的临床研究[J].中国中医骨伤科杂志,1997,5(1):20-22.

[43] 朱红英,李和平.益肾密骨方治疗骨质疏松症的临床观察[J].新疆中医药,2006,24(2):21-22.

[44] 陈发胜,魏爱生,郎江明.中西医结合治疗绝经后骨质疏松症32例疗效观察[J].新中医,2001,33(11):42-43.

[45] 吴俊哲,周兴茂,郑臣校.二仙汤治疗原发性骨质疏松症临床观察[J].新中医,2010,42(2):25-26.

[46] 虞巧英.二至丸治疗更年期骨质疏松症临床疗效观察[J].海峡药学,2009,21(11):169-170.

[47] 刘静仪,林如平.虎潜丸加减治疗骨质疏松症30例疗效观察[J].成都医药,2004,30(3):134-135.

[48] 孙湘.加味左归丸治疗骨质疏松症腰背痛临床疗效观察[J].中国中医骨伤科杂志,2002,10(5):36-37.

[49] 曹留栓.六味地黄丸加味治疗绝经后骨质疏松症疗效观察[J].河南中医学院学报,2004,19(4):42.

[50] 尚玉敏,刘艳艳,李惠萍.仙灵骨葆胶囊治疗绝经后骨质疏松症的临床观察[J].中国中西医结合急救杂志,2007,14(1):55.

[51] 李仲平,靳国印,贺金,等.抗骨松胶囊治疗绝经后骨质疏松症30例[J].陕西中医,2008,29(4):444-445.

[52] 张秀珍,韩峻峰,钱国峰,等.仙灵骨葆对PMO骨密度及IL-6、TNF-α、IGF-1的影响[J].中国骨质疏松杂志,2004,10(1):90-93.

[53] 徐敏,刘保新,黄承军,等.仙灵骨葆合阿仑磷酸钠治疗绝经后骨质疏松症的临床观察[J].辽宁中医药大学学报,2009,11(1):94-95.

[54] 聂达荣,彭美玉,林增如,等.仙灵骨葆胶囊合罗钙全治疗绝经后骨质疏松性疼痛35例临床观察[J].福建中医学院学报,2009,19(3):37-38.

[55] 谢雁鸣,朱芸茵,吴泰相.中医药治疗绝经后骨质疏松的疗效及安全性系统评价[J].中国循证医学杂志,2005,5(1):29-41+74.

[56] ROLAND M,TORGERSON D J.Understanding controlled trials:what are pragmatic trials?[J].BMJ,1998,316(7127):285.

[57] 吴泰相,李幼平,卞兆祥,等.中医药临床随机对照试验报告规范(征求意见稿)[J].中国循证医学杂志,2007,7(8):601-605.

[58] HOPKINS A L. Network pharmacology: the next paradigm in drug discovery[J]. Nat Chem Biol, 2008, 4(11): 682-690.

[59] KIBBLE M, SAARINEN N, TANG J, et al. Network pharmacology applications to map the unexplored target space and therapeutic potential of natural products[J]. Nat Prod Rep, 2015, 32(8): 1249-1266.

[60] ZHAO S, IYENGAR R. Systems pharmacology: network analysis to identify multiscale mechanisms of drug action[J]. Annu Rev Pharmacol Toxicol, 2012, 52(1): 505-521.

[61] ZHANG R, ZHU X, BAI H, et al. Network Pharmacology Databases for Traditional Chinese Medicine: Review and Assessment[J]. Front Pharmacol, 2019, 10: 123.

[62] HAO D C, XIAO P G. Network pharmacology: a Rosetta Stone for traditional Chinese medicine[J]. Drug Dev Res, 2014, 75(5): 299-312.

[63] GUO C, FU R, WANG S, et al. NLRP3 inflammasome activation contributes to the pathogenesis of rheumatoid arthritis[J]. Clin Exp Immunol, 2018, 194(2): 231-243.

[64] TAO W, XU X, WANG X, et al. Network pharmacology-based prediction of the active ingredients and potential targets of Chinese herbal Radix Curcumae formula for application to cardiovascular disease[J]. J Ethnopharmacol, 2013, 145(1): 1-10.

[65] 杨沙, 段灿灿, 晏仁义, 等. 基于网络药理学的半枝莲抗肿瘤活性成分及整合作用机制研究 [J]. 中草药, 2018, 49(15): 3471-3482.

[66] 颜磊, 何小燕, 高耀, 等. 基于网络药理学的驴胶补血颗粒升高白细胞作用机制研究 [J]. 药学学报, 2018, 53(10): 1660-1669.

[67] 许海燕, 彭修娟, 陈衍斌, 等. 基于网络药理学的"柴胡 - 黄芩"药对治疗糖尿病的"理法 - 方药 - 成分 - 靶标 - 活性"关联研究 [J]. 药学学报, 2018, 53(9): 1414-1421.

[68] 谢盈彧, 刘璐, 李渊芳, 等. 基于网络药理学的四妙勇安汤在血管新生中的作用机制研究 [J]. 中草药, 2018, 49(18): 4319-4330.

[69] FLEET J C. The role of vitamin D in the endocrinology controlling calcium homeostasis[J]. Mol Cell Endocrinol, 2017, 453: 36-45.

[70] ZAND L, KUMAR R. The Use of Vitamin D Metabolites and Analogues in the Treatment of Chronic Kidney Disease[J]. Endocrinol Metab Clin North Am, 2017, 46(4): 983-1007.

[71] ZHOU S, GLOWACKI J. Chronic kidney disease and vitamin D metabolism in human bone marrow-derived MSCs[J]. Ann N Y Acad Sci, 2017, 1402(1): 43-55.

[72] SZKLACZYK D, SANTOS A, VON MERING C, et al. STITCH 5: augmenting protein-chemical interaction networks with tissue and affinity data[J]. Nucleic Acids Res, 2016, 44(D1): D380-D384.

[73] AR-SHAVUT ZHAVIT Z. Taking a toll on the bones: regulation of bone metabolism by innate immune regulators[J]. Autoimmunity, 2008, 41(3): 195-203.

第五章 "肾主骨"理论指导应用基础研究

"肾主骨"理论在防治骨与脊柱关节退变性疾病、衰老性疾病方面具有重要理论和临床价值，是中医学研究中具有战略性的重大基础科学问题。中医学关于"肾主骨"的辨证论治积累了丰富的诊疗经验，至今仍然发挥重要作用，但是其治疗临床疾病的内在规律与机制还不是十分清楚。因此，我们需要运用现代科学方法进一步证明"肾主骨"理论体系的科学性、优越性，并实现理论创新。一般认为该理论包括机体钙磷代谢、下丘脑 - 垂体 - 靶腺轴以及多种细胞因子，胞内调节蛋白等，多个方面共同调节骨代谢。因此现代科学基础的研究更有助于丰富"肾主骨"理论的科学内涵。

第一节 中医"肾主骨"的科学内涵概述

肾主藏精、生髓、养骨是《黄帝内经》中"肾主骨"理论的核心。肾化生精髓，骨受髓之养，肾精亏虚则骨充养无力。"肾主骨"理论的现代内涵，既表现在肾脏 1α- 羟化酶的活性及对钙磷代谢的调控上，又包括下丘脑 - 垂体 - 靶腺轴以及骨骼组织局部微环境各种调节因子对骨代谢的复杂调控网络。

一、解剖肾与骨的关系

肾主骨理论中的"肾"包括了解剖学上的肾脏，以及机体所有与骨代谢有关的组织器官。骨代谢的调控既存在于肾脏本身，也存在于肾脏之外的组织器官，也就是说无论是解剖学意义上的肾脏，还是中医学整体意义上的"肾"，均在骨代谢中具有重要的地位。

解剖学意义上的肾脏对骨代谢的影响，可以理解为狭义的"肾主骨"，强调的是肾脏本身在骨代谢中的重要地位。随着分子生物学、组织学、生理病理学等研究技术方法的发展，骨的生长发育和功能的发挥与肾脏功能的相关性逐渐被揭示。

1. 胚胎发育学

哺乳类动物及脊椎动物的肾脏起源于间叶中胚层体节外侧的生肾索（nephrogenous cord），它出现在人胚胎第 18 日，按时间顺序依次经过原肾、中肾、后肾三个发育阶段。三个阶段遵循相似的发育机制，而且在时空上的发育过程是连续的，原肾诱导中肾的发生，中肾诱导后肾的发生。原肾和中肾是暂时性器官，在胚胎发育过程中相继退化，后肾则发育为永久性的器官——肾脏。

人体骨骼系统来源于胚胎时期中胚层的间充质。间充质干细胞具有自我更新和多向分化的潜能，可分化为成骨细胞、软骨细胞、脂肪细胞、肌细胞、内皮细胞、神经细胞等。胎儿骨骼发育第一阶段是在妊娠早期，即妊娠的 5～12 周，这一时期骨骼系统的雏形基本形成。从胚胎形成的第 5～6 周起，间质细胞开始聚集形成骨骼结构，主要通过膜内化骨和软骨内化骨这两种方式来完成骨骼的发育。颅骨等骨骼主要通过膜内化骨的方式形成，而机体的大多数骨骼，如中轴骨、四肢骨等，主要通过软骨内化骨的方式形成。胎儿骨骼发育的第二阶段是在妊娠中晚期，这一阶段是骨长度和骨皮质厚度不断增加的时期。

因此，在胚胎发育上，肾与骨均源自中胚层。在哺乳动物胚胎发育过程中，肾脏起源于间叶中胚层体节外侧的生肾索;而机体的中轴骨和四肢骨分别由轴旁中胚层、侧板中胚层细胞分化而来。从发育学角度来讲,肾脏与骨之间存在着一定的共性和相关性。

2. 解剖肾对骨代谢的调控

肾脏是机体内最重要的排泄器官,也是中医解剖肾的载体(图 5-1)。控制着人体内代谢过程从而维持内环境的恒定,保持生命活动正常地进行。它能够排出机体代谢终产物以及进入机体过剩的物质和异物,调节水和电解质平衡,维持水盐代谢的稳定,调节动脉血压和调节酸碱平衡等。肾脏内部结构可分为肾实质和肾盂两部分。从肾脏的纵切面,肾实质分内外两层:外层为肾皮质,内层为肾髓质。肾皮质位于肾实质表层,由一百多万个肾单位组成。肾髓质位于肾皮质的深面,由肾锥体所构成(图 5-1)。肾单位是肾脏结构和功能的基本单位。每个肾单位由肾小体和肾小管所构成。肾小体包括肾小球和肾小囊。肾小球是个毛细血管球,由肾动脉分支形成。肾小球外有肾小囊包绕。肾小囊分两层,两层之间有囊腔,与肾小管的管腔相通。肾小管汇成集合管(图 5-2)。

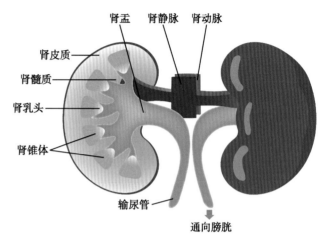

图 5-1　肾脏结构示意图

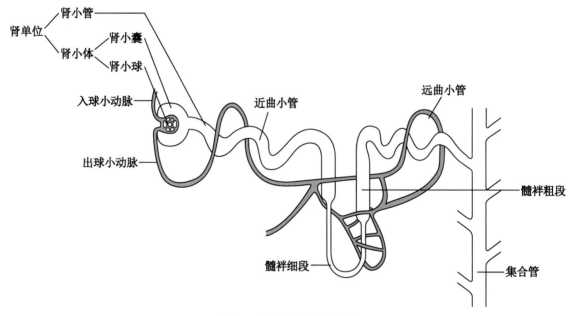

图 5-2　肾单位模拟放大图

人体是由不同骨骼通过关节、韧带等联系成的一个整体。骨骼在体内具有支撑身体、保护内脏、完成运动和参与代谢等作用。成人骨头共有 206 块,分为头颅骨、躯干骨、上肢骨、下肢骨四个部分。骨按形状不同可分为长骨、短骨、扁平骨和不规则骨(图 5-3)。骨主要由骨质、骨髓和骨膜三部分构成(图 5-4),里面含有丰富的血管和神经组织。

常见的骨骼系统病变有骨质疏松、骨质软化、骨质破坏、骨膜增生、骨质坏死及骨骼变形等。骨质疏松症(OP)导致骨脆性增加和易于骨折,以绝经期妇女及老年人的原发性 OP 最为多见;其组织学变化是骨皮质变薄、中央管扩大和骨小梁减少、变细甚至消失。全世界有超过 2 亿人患有 OP,每年会导致全球有超过 890 万例骨折,大约每 3 秒就有一例骨折。在与 OP 相关的骨折中,髋部骨折最为严重,2010 年全球约发生 270 万例髋部骨折,预计到 2050 年将增加到 450 万至 630 万例。

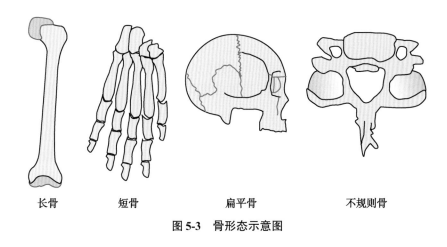

长骨　　　　短骨　　　　扁平骨　　　　不规则骨

图 5-3 骨形态示意图

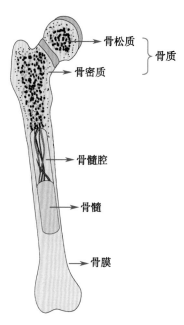

图 5-4 骨结构示意图

骨质软化是单位体积内骨组织有机成分正常而钙化不足，使骨内钙盐含量降低，骨质变软，发生于婴幼儿为佝偻病，于成年为骨软化症；组织学显示未钙化的骨样组织增多，常见骨小梁中央部分钙化而外周围一层未钙化的骨样组织。骨质破坏是局部骨质为病理组织所取代而造成的骨组织的缺失，见于炎症、肉芽肿、肿瘤或瘤样病变；它可以由病理组织本身直接溶解骨组织使之消失，或由病理组织引起的破骨细胞生成和活动亢进所致；骨质破坏表现为局部骨质密度减低、骨小梁稀疏和正常骨结构消失。骨膜增生是因骨膜受到刺激，骨膜内层的成骨细胞活动增加所产生的骨膜新生骨；组织学上可见骨膜内层成骨细胞增多，形成新生的骨小梁。骨质坏死是骨组织局部代谢停止而死亡，表现为坏死骨密度增高呈砂粒样、条状或不规则块状，周围常有骨质破坏形成的低密度区或环。骨骼变形是骨骼的大小和轴线发生改变，表现为骨骼广泛或局限的增粗和变细、骨骼变弯或畸形。

解剖肾对骨代谢的影响主要表现在肾脏 1α- 羟化酶的活性以及对钙磷代谢的调控上。1α- 羟化酶的重要作用在于其对维生素 D 的羟化作用，是催化 25- 羟维生素 D_3 形成活性维生素 D 的限速酶。人体维生素 D 是从食物中摄取（外源性）和皮肤合成（内源性）中获得的，而源于食物吸收和皮肤光合作用转化的维生素 D 并不具有生物活性，必须先在肝脏中经 25- 羟化酶的羟化转化成 25- 羟维生素 D_3（25（OH）D_3），然后转运至肾皮质，被位于肾脏近曲小管上皮细胞线粒体内的 1α- 羟化酶羟化为 1,25- 二羟维生素 D_3（1,25-（OH）$_2D_3$），发挥骨代谢调节激素的生理效应。1,25-（OH）$_2D_3$ 作为一种肾源性骨代谢调节激素，与骨基质矿化有关，能够促进肠道对钙和磷的吸收，提高血钙和血磷的水平，有利于钙化和骨盐沉着。

一旦肾脏 1α- 羟化酶的活性降低，1,25-（OH）$_2D_3$ 缺乏，会引起骨代谢紊乱而导致骨矿化不良、OP 等。此外，肾脏还可通过肾小球滤过，肾小管重吸收、排泄，以及肾脏分泌钙调蛋白、骨钙蛋白等方面，直接参与调节钙磷代谢平衡，维持机体内钙磷稳态。在骨基质矿化过程中，以钙、磷为主的矿物质增加了骨的硬度并有利于维持其形态。另外，肾脏能够影响促红细胞生成素（erythropoietin，EPO）和骨形态发生蛋白 7（BMP7）的生成以及 Klotho 的分泌。EPO 主要由肾远曲小管、肾脏皮质、髓质小管周围的毛细血管内皮细胞产生，可以促进骨髓单核细胞中破骨细胞的发生，还可以刺激造血干细胞产生骨形成蛋白，间接促进骨的形成。BMP7 参与了胚胎期骨骼和肾脏的形成和病理条件下对肾脏形态和功能的保护；当肾脏发育时，BMP7 调控和维持肾的组织结构的形成。Klotho 可以协同成纤维细胞生长因子 23（FGF23）共同影响磷代谢及活性维生素 D 的生成，也可以通过调节肾小管远端内皮细胞瞬时受体阳离子通道亚家族 V 成员 5（transient receptor potential vanilloid 5，TRPV5）的表达而抑制钙离子的重吸收。

因此，西医学表明解剖肾与骨之间存在着密切的联系，肾脏会产生很多物质，如 1,25-（OH）$_2D_3$、BMP7、EPO 和 Klotho 等，在骨的形成、发育、功能维持以及损伤修复过程中发挥着重要的作用，为中医学提出的"肾主骨"藏象理论提供了科学依据和物质基础，拓展了"肾主骨"理论的科学内涵。

二、内分泌激素与"肾主骨"

内分泌系统由人体各内分泌腺和分布于全身的内分泌细胞组成,通过分泌高效能的化学物质——激素,利用自分泌、旁分泌来调节生长发育、生殖、新陈代谢、免疫应答和应激反应等行为,具有调控机体生理功能、维持内环境稳态的作用。

1.内分泌腺

内分泌腺包括垂体、松果体、甲状腺、甲状旁腺、胸腺、肾上腺和性腺等,内分泌腺产生和释放的激素能够直接进入周围血管和淋巴管,由血液和淋巴液输送至体内不同部位,引起全身效应或局部效应,是维持人体基本生命活动必不可少的物质之一。

垂体呈卵圆形,位于颅底内面蝶骨体的垂体窝内,通过垂体柄与下丘脑相连。垂体分泌多种激素,是人体最主要的内分泌器官,能直接或间接地影响其他内分泌腺的活动。垂体分为腺垂体和神经垂体两部分,腺垂体是腺体组织,分泌生长激素、促甲状腺激素、促性腺激素、催乳素、促肾上腺皮质激素,起到调节相应激素的合成和分泌、维持相应腺体正常生长发育的作用;神经垂体是神经组织,没有合成激素的作用,其职责是贮存和释放下丘脑所分泌的催产素和抗利尿激素。

松果体形似松果,位于间脑脑前丘和丘脑之间,在幼年时较为发达,分泌的褪黑激素能够抑制促性腺激素及其释放激素的合成和分泌,防止性早熟;7岁后松果体开始萎缩、钙化,分泌的褪黑激素的昼夜周期变化可影响睡眠、情绪等诸多神经活动。

甲状腺位于颈部甲状软骨下方,气管两旁,人类的甲状腺呈"H"形,分为中间的甲状腺峡部和左、右两侧叶,峡部横跨第2~4气管软骨环前方,吞咽时,可随喉部上下移动。甲状腺滤泡上皮细胞能够合成甲状腺激素,滤泡旁细胞能够分泌降钙素,具有促进人体生长发育和新陈代谢、提高神经系统兴奋性的作用。甲状旁腺位于甲状腺侧叶的后面,分为上下两对,能够分泌甲状旁腺激素(PTH),其靶器官为肾脏和骨,能够使骨中磷酸钙分解并释放入血,同时促进肾小管对磷的排泄,升高血钙、降低血磷,调节体内的钙磷代谢。

胸腺位于胸骨柄后方,由不对称的左、右两叶组成,其上皮网状细胞能够分泌胸腺素,产生具有免疫功能的淋巴细胞,刺激淋巴组织的生长,因此也有人将该淋巴器官归属为内分泌器官。

肾上腺位于两侧肾脏上方,左右各一,被肾筋膜和脂肪组织所包裹。肾上腺分为内外两层,外层称皮质,内层称髓质。肾上腺皮质由外向内分为3个带,即球状带、束状带和网状带。球状带主要分泌盐皮质激素,束状带主要分泌糖皮质激素,网状带主要分泌少量的雄激素和雌激素。肾上腺髓质分泌的是较多的肾上腺素和较少的去甲肾上腺素。

性腺具有产生生殖细胞、调节内分泌等作用,男性性腺为睾丸,性成熟后分泌雄性激素睾酮;女性性腺为卵巢,分泌雌激素、孕激素和少量的雄激素。这些激素能够促进蛋白质的合成和性腺的发育,维持男性或女性的第二性征。

2.内分泌激素

根据其化学结构的不同,内分泌腺产生的激素主要可分为以下三类(表5-1)。

表5-1 激素的分类与组成

类型	组成
肽类激素	体内大多数激素为肽类激素,主要有下丘脑、垂体、胰腺及肠道分泌,又有糖蛋白激素及单纯蛋白激素之分
类固醇激素	性激素、肾上腺皮质激素、活性维生素D等
单胺类、氨基酸类激素	甲状腺激素、肾上腺髓质分泌的儿茶酚胺等

激素作用各异,不同激素间也常产生相互作用,其作用可主要归纳为以下五个方面。①提供机体生理活动所需能量:通过对糖、脂肪、蛋白质、水、盐等物质的代谢产生作用,释放能量,保证机体内环境平

衡，维持机体的正常生理活动；②促进生殖器官成熟：通过调节受精过程、怀孕和泌乳等行为，维持机体的生殖状态，同时促进生殖器官与第二性征的发育和成熟；③影响植物及中枢神经系统的发育和活动：通过植物及中枢神经系统影响与记忆、学习及行为有关的发育和活动；④与神经系统相协调，适应机体环境变化：在神经系统的调节下与机体环境相适应，保持内环境稳定；⑤确保机体正常生长发育及成熟：通过影响细胞的分裂与分化，使机体各组织和器官的生长发育正常化。

大脑也有参与调节激素的分泌的作用。内分泌腺分布于体内各处，受控于大脑皮质，可被脑神经直接支配、协同运作；下丘脑内分泌细胞又可分泌激素刺激脑垂体，使脑垂体释放相应的作用于其他靶腺的激素，各个内分泌腺又通过反馈机制影响下丘脑或腺垂体的功能，根据机体实际需要，保证内分泌腺合成释放激素，维持血中激素的动态平衡，保持机体内环境稳定。内分泌系统分为三大轴系：下丘脑-垂体-肾上腺轴系、下丘脑-垂体-甲状腺轴系和下丘脑-垂体-性腺轴系，这些轴系之间存在着盘根错节的联系，使内分泌激素在机体生长、发育、成熟的整个过程中起重要作用。

中医注重"重论五脏、次论肢体"，将肢节通过经络内合于脏腑。肾在体合骨，表明肾是基于中医整体观念的一个高度抽象的重要生理系统，而骨则是肾系中具象化的肢体结构部分。《黄帝内经》提出的"肾主骨"理论指导着中国医家千百年来对于骨科病症的辨证施治。骨的生长、发育、代谢、衰老，单从 1α-羟化酶系统并不能完全解释清楚，而是一个极其复杂的过程。现代科学研究认为，中医之"肾"的实质可能与内分泌系统的三大轴系有关，即垂体、肾上腺、甲状腺、甲状旁腺、睾丸、卵巢等器官，能够产生等同于"肾精"的激素。因此，主骨的"肾精"，不仅指肾皮质 1α-羟化酶系统，还包括垂体、甲状腺、甲状旁腺、肾上腺、性腺等内分泌腺分泌的激素。将宏观上的"肾"与微观上细胞及分子之间的作用相联系，对肾系疾病的临床治疗具有指导意义。

（1）肾主骨与生长激素：在生长期，垂体前叶分泌生长激素，以促进人体的生长发育。但生长激素不能直接对骨和软骨的发育起作用，必须先经由肾的处理变成生长介素，而后增加软骨的重要成分——硫酸软骨素和胶原纤维的合成，以加速软骨细胞的分裂和基质增殖，间接促进骨骺部的生长和增宽。生长激素能通过促进钙吸收，增加成骨细胞数量，促进结缔组织和骨骼的生长，对延长骨干也具有重要作用。生长激素还能直接作用于肾脏细胞，通过生长激素使肾脏细胞肥大增生，促进骨骼生长。此外，通过影响糖、脂肪、蛋白质、水和电解质代谢，生长激素能在一定程度上影响骨骼的生长发育。垂体前叶亦能分泌促甲状腺激素，该激素能够促使甲状腺滤泡增生，协助生长激素加速软骨的增生，具有成骨作用。

（2）肾主骨与性激素：随着人体的发育和成熟，性腺及肾上腺皮质能够分泌性激素，垂体前叶分泌的促性腺激素也能够合成更多的性激素。雄激素和雌激素均能显著加快骨的生长速度，特别是在青春发育期，性激素促进成骨的作用尤为明显。其中，雄激素由睾丸间质细胞和肾上腺皮质的网状带分泌，能够促使骨质中钙、磷的沉积，促进骨骼合成有机物质，例如睾酮在进入前列腺等靶细胞的胞浆后，先与一种特异性受体蛋白结合，形成复合物后，再进入胞核内与染色质上的特异酸性蛋白结合，使 DNA 开始转录，从而促进 mRNA、rRNA、tRNA 的合成，钙盐的沉积和骨骼的增厚，刺激骨骼肌及骺软骨生长，还能够加速长骨骺端融合及骨折的愈合，促进青春期身高增长。雌激素是卵巢内优势卵泡分泌的一种类固醇激素，能作用于骺端软骨，此时骨骼中骨胶原与骨基质约各占一半，骨组织迅速增长变强。

但到青春发育末期，性激素又有促使长骨骨干与骨骺闭合的作用，如雄激素分泌与合成逐渐减少，肾上腺皮质醇的作用相对增强，钙化代谢负平衡，使骨骼有机成分的合成减少。雌激素进入靶细胞，与胞浆中的特异性受体蛋白结合，之后作用于染色质上的酸性蛋白并启动转录过程，产生的诱导蛋白能够引起骨细胞代谢和形态改变，使长骨过早钙化，形成骨骺早熟，并关闭骨骺端。因此，若这种作用出现过早，则会抑制人体的正常发育；出现过晚，骨干与骨骺闭合延迟，则会促进人体的发育。

（3）肾主骨与 PTH、降钙素：骨是一种既相对稳定又不断更新的组织，由骨细胞、有机基质和骨盐三部分组成，骨细胞包括破骨细胞、成骨细胞和骨细胞。肾主骨，其实质是通过调节钙、磷代谢来实现的。骨骼存储体内绝大多数的钙和磷，骨骼的钙磷代谢在机体钙磷代谢中占据重要地位，骨钙与血钙的相互转化对维持血钙浓度的相对稳定具有重要意义。PTH、降钙素是调节骨细胞活动和转变的主要因素，通过作用于肾、小肠和其他组织细胞维持血钙、血磷的动态平衡，保证骨的正常代谢。

PTH 主要由甲状旁腺细胞分泌，能够作用于靶器官——小肠、骨、肾等析出骨矿盐，升高血钙、加快尿磷排泄、降低血磷，维持钙磷平衡，促进骨骼形成。PTH 在小肠中能促进钙吸收、减少血钙的排泄；也可直接作用于骨，影响 $1,25\text{-}(OH)_2D_3$ 分泌，增加肠钙吸收及骨钙动员，并恢复静止骨细胞的活性，使血钙升高；通过作用于骨膜内层的间充质细胞，PTH 通过调节肾小细胞和成骨细胞，促进骨形成、骨质的吸收与再造。肾管功能，抑制磷和碳酸氢盐的重吸收，促进钙的重吸收和磷的排出，增加破骨细胞的形成并增强其功能；能够与成骨细胞上的受体相结合，增加成骨细胞数量，促进新骨形成；还能使无活力的 $25(OH)D_3$ 向有活力的 $1,25\text{-}(OH)_2D_3$ 转变，调节钙、磷代谢。

甲状腺滤泡旁细胞分泌的降钙素能够阻止骨基质和骨盐的分解，促使骨中钙离子沉积并抑制骨吸收，降低破骨细胞数量和活性，使破骨细胞转变为成骨细胞，同时抑制骨生成细胞向破骨细胞转化，维持骨的正常功能。

而血中钙磷浓度的反馈机制亦能影响多种激素的分泌，形成了自动调节的反馈环路，维持钙磷的动态平衡。当血钙浓度降低时，PTH 分泌增加，通过肾脏促进钙的重吸收和磷的排出，同时使 $25(OH)D_3$ 加速转变成 $1,25\text{-}(OH)_2D_3$，肾的 $1,25\text{-}(OH)_2D_3$ 水平增高促进肠钙吸收、骨钙游离，使血钙水平得以恢复；若血钙浓度升高，降钙素分泌增强，PTH 分泌减少，促使骨盐沉积，肾对钙的重吸收作用下降，同时 $1,25\text{-}(OH)_2D_3$ 的形成受到抑制，使升高的血钙下降，血中钙、磷维持在一定水平。因此，PTH 和降钙素维持体内钙、磷的动态平衡，发挥"肾主骨"的作用。

（4）肾主骨与甲状腺激素、肾上腺糖皮质激素：在"筋骨劲强、隆盛"的过程中，甲状腺激素与肾上腺糖皮质激素的双向作用亦有利于调节骨生成与吸收状态的动态平衡。甲状腺激素能够加速骨转换，同时增强骨生成和骨吸收，其中骨吸收作用占优势；也能够影响肾脏转运离子的功能，维持肾远端小管与钠耦联的无机磷的正常转运，促进软骨骨化；还通过调节肾脏多巴胺系统、肾素-血管紧张素系统、造血系统、肾脏对钙的重吸收等作用，与骨骼相联系。而肾上腺糖皮质激素由肾上腺皮质束状带分泌，能促进骨细胞蛋白质的分解和代谢，使骨生成减少；也能够抑制骨吸收和肠中钙吸收，减轻肾小管对钙、磷的重吸收，使尿钙排出增多，降低血钙与骨钙，使骨质脱钙；同时抑制成骨细胞过度亢奋活动，影响骨合成状态，干扰人体骨骼的形成。因此，临床上长期大剂量使用糖皮质激素者可能出现骨质疏松症、股骨头坏死等症状。

（5）肾主骨与促红细胞生成素：促红细胞生成素（EPO）由肾脏分泌，能够刺激幼稚红细胞的增生、分化和成熟，进而促进红细胞的生成，是一种对骨髓造血功能具有重要调节作用的激素。出生后，约有90%的内源性 EPO 由肾脏的远曲小管、肾皮质和髓质小管周围的毛细血管内皮细胞产生。EPO 在骨的形成以及骨折愈合中均起到了十分重要的作用。其主要作用是：①促进原始红细胞的增殖分化及骨髓内网织红细胞的释放，促进骨髓对铁的吸收；②作用于骨髓干细胞上的受体，促进成骨化；③刺激造血干细胞分泌 BMP，促进骨吸收过程。

综上所述，内分泌系统能够调节人体的生长发育、新陈代谢和功能活动。肾脏不仅通过自身的内分泌作用发挥"主骨"的功能，亦能与体内多种激素互为影响，直接或间接干预骨骼的生长、发育和代谢。

三、维生素D与"肾主骨"

（一）维生素D及维生素D内分泌系统

（1）维生素D的来源及其代谢：维生素D（vitamin D）是一种类脂溶性固醇激素，其种类很多，较为重要的是维生素 D_2（麦角钙化醇）和维生素 D_3（胆钙化醇）。维生素 D_2 与维生素 D_3 具有非常相似的结构，其中维生素 D_2 仅比维生素 D_3 多了一个甲基和一个双键。维生素 D_2 是由紫外线照射酵母中的麦角固醇产生；维生素 D_3 则是由紫外线照射大多数高等动物皮肤后，将7-脱氢胆甾醇转化成维生素 D_3 前体，并迅速转化为维生素 D_3。

人类主要从日光照射、食物摄取和膳食补充剂中获取维生素 D。大多数人需要从饮食中获取维生素 D 来达到标准的血清水平，大于 30ng/ml（75nmol/L）。但在人体中，不论是维生素 D_2 或者维生素 D_3 都不具有生物活性，必须经过一系列代谢变化才能发挥其生理功能。内源性或外源性维生素 D 与 DBP 结合，经血液循环进入肝脏，在肝脏中由具有 25- 羟化酶的作用转化为 $25(OH)D_3$。$25(OH)D_3$ 与 DBP 结合后，被转运到肾脏，在肾脏中由 1α- 羟化酶代谢成其活性形式 $1,25\text{-}(OH)_2D_3$。作为一种负反馈调节机制，$1,25\text{-}(OH)_2D_3$ 和 FGF23 及其共受体 Klotho 负调节 1α- 羟化酶。同时，肾脏中 24- 羟化酶能催化 $1,25\text{-}(OH)_2D_3$ 转化为 $25(OH)D_3$，这一步骤也是将维生素 D 降解为羧酸的第一步。24- 羟化酶也可将 $1,25\text{-}(OH)_2D_3$ 分解生成生物活性不强的水溶性物质。因此，一般认为维生素 D 的活性形式 $1,25\text{-}(OH)_2D_3$ 合成和降解的场所是肾脏。

（2）维生素 D 的主要生理功能：维生素 D 在出生后最主要的生理功能是通过促进肠钙吸收来维持钙平衡。肠钙吸收大部分发生在十二指肠，除了十二指肠外，肠的远端部位（回肠、盲肠和结肠）也是维生素 D 的靶标部位。

$1,25\text{-}(OH)_2D_3$ 的生物作用由类固醇受体家族的成员维生素 D 受体（vitamin D receptor，VDR）介导。VDR 包含一个 DNA 结合域和一个配体绑定域。$1,25\text{-}(OH)_2D_3$ 与 VDR 结合会诱导构象变化，从而促进类维生素受体和共调节复合物的相互作用，并与特定的 DNA 序列—维生素 D 反应元件（vitamin D response elements，VDRE）结合，从而激活靶基因的转录。当饮食中的钙含量低时，$1,25\text{-}(OH)_2D_3$ 通过增加顶膜上的 TRPV6 和钙结合蛋白（Calbindin-D9k）的表达来刺激肠道钙的跨细胞运输。当肠道中钙摄入含量很高时，细胞旁钙运输占主导地位，但是该途径也可能受到 $1,25\text{-}(OH)_2D_3$ 的调节。因此，包括紧密连接的跨膜成分 claudin-2 和 claudin-12，细胞黏附蛋白 cadherin-17 和紧密连接通道 aquaporin 8 在内的旁细胞相关蛋白也可以受到 $1,25\text{-}(OH)_2D_3$ 的调节。

尽管大多数滤过的钙通过近端肾小管中进行被动、旁细胞通路的重吸收，与 $1,25\text{-}(OH)_2D_3$ 无关，但是在远端回旋小管和连接小管中 10%～15% 的钙重吸收与 PTH 和 $1,25\text{-}(OH)_2D_3$ 的调节有关。$1,25\text{-}(OH)_2D_3$ 主要是通过增加肾脏中钙转运蛋白的表达，包括 TRPV5、钙结合蛋白 -D9k、钙结合蛋白 -D28k、钠 / 钙交换剂 1（the sodium/calcium exchanger 1，NCX1）。在维持钙平衡的过程中，$1,25\text{-}(OH)_2D_3$ 也受到 PTH 的调节，具体表现为当血液钙含量低时，升高的 PTH 刺激肾中 1α- 羟化酶促进 $1,25\text{-}(OH)_2D_3$ 的生成，从而促进肠钙的吸收和肾脏中钙的重吸收，而由 $1,25\text{-}(OH)_2D_3$ 介导的细胞外钙含量增加后，随即促进 PTH 水平的降低，$1,25\text{-}(OH)_2D_3$ 的含量随之减少，从而达到新的钙稳定状态。

$1,25\text{-}(OH)_2D_3$ 被认为可以刺激肠道中磷酸盐的吸收，但是，其所涉及的机制尚不确定。在肾脏中，PTH 的升高刺激近端小管中磷酸钠转运蛋白（$NaHPO_4$）和共转运蛋白 NPT2a、NPT2c 的内在化和溶酶体降解，从而减少近端肾小管磷酸盐的重吸收。$1,25\text{-}(OH)_2D_3$ 含量随之增加，通过降低循环中 PTH 的水平间接增强肾脏对磷酸盐的重吸收。尽管如此，$1,25\text{-}(OH)_2D_3$ 还可以增强骨组织中 FGF23 的表达。FGF23 可以减少肾脏近小管中 NPT2a 和 NPT2c 的表达，并增加远端小管中 Klotho 的表达，这个过程可能抵消了由于 PTH 升高所造成的影响。

（二）维生素 D 对成骨细胞、破骨细胞的作用

现代研究发现，维生素 D 的激活和生理活动依赖于肾脏，同时维生素 D 对骨骼中的成骨细胞和破骨细胞的成熟和分化具有一定的调节作用。

（1）维生素 D 对成骨细胞的作用：尽管维生素 D 内分泌系统对骨骼的主要作用是间接的（通过刺激肠道钙的吸收提供钙至骨骼），目前研究发现 $1,25\text{-}(OH)_2D_3$ 对骨骼细胞可以发挥直接作用。成骨细胞起源于骨髓间充质干细胞（BMSCs）。成骨细胞在 BMSCs 中的分化和转化取决于细胞外基质和激素中胶原蛋白的存在作用。

在骨形成的过程中，成骨细胞被嵌入到骨细胞中以形成骨衬细胞。骨样和成骨性骨细胞被细胞外基质捕获并转化为成熟的骨细胞。维生素 D 的活性代谢物 $1,25\text{-}(OH)_2D_3$ 通过自分泌和旁分泌途径调节骨

髓基质细胞中成骨细胞生成。1,25-(OH)$_2$D$_3$ 通过激活 VDR 和胰岛素样生长因子 -1（insulin like growth factor-1，IGF-1），从而刺激 BMSCs 成骨化。在多能干细胞中，1,25-(OH)$_2$D$_3$ 通过增加骨钙素的表达，降低非组织特异性碱性磷酸酶（alkaline phosphatase，ALP）和 Runt 相关转录因子 2（Runt-related transcription factor 2，RUNX2）的表达，从而促进成骨细胞 - 骨细胞的转变。活化的成骨细胞分泌核因子 κB 受体活化因子配体（receptor activator of NF-κB ligand，RANKL）的释放来保持与破骨细胞的正常耦合。此外，研究发现 1,25-(OH)$_2$D$_3$ 可以刺激成骨细胞中钙结合蛋白、骨钙蛋白和骨桥蛋白的产生。骨桥蛋白的激活可以引起骨骼成骨化并抑制血管钙化。同时，1,25-(OH)$_2$D$_3$ 也能影响低密度脂蛋白受体相关蛋白 5 的活性，从而促进 β-Catenin 的活化并对骨形成起促进作用。

（2）维生素 D 对破骨细胞的作用：维生素 D 直接在破骨细胞前体上调节破骨细胞分化，或者通过调节 RANK/RANKL 信号间接地调节破骨细胞的分化。1,25-(OH)$_2$D$_3$ 对于破骨细胞的直接作用可能是通过作用于破骨细胞前体细胞。随后，1,25-(OH)$_2$D$_3$ 通过诱导成骨细胞中的膜相关破骨细胞分化因子来刺激破骨细胞形成。破骨细胞前体细胞上 RANKL 受体的激活使破骨细胞的细胞周期停止在祖细胞阶段，导致破骨细胞祖细胞从骨髓释放到血流中。维生素 D 类似物的补充通过抑制 RANK/RANKL 信号传导来降低破骨细胞的骨吸收，从而增加骨量。维生素 D 在生理浓度下，破骨细胞的骨吸收受到抑制，以维持正常的骨骼重塑。

（三）维生素 D 缺乏对骨的影响

维生素 D 缺乏症是包括危重病患者在内的全球普遍存在的问题。由于维生素 D 具有多种功能，例如在免疫力、炎症反应、细胞增殖、分化、凋亡和血管的生成方面具有作用。越来越多的证据表明，维生素 D 功能不足与各种系统性疾病之间存在密切的关系。由于维生素 D 缺乏与骨量不足或骨骼重塑不足有关，维生素 D 缺乏导致骨骼脆弱并增加骨折的风险。

维生素 D 不足与肠道中钙吸收的降低和 PTH 相继激活相关。维生素 D 缺乏与骨量减少有关的组织病理学特征包括过多的非矿化基质、骨量的减少和过早的骨形成。在低骨代谢障碍中，例如骨软化症，维生素 D 缺乏导致成熟成骨细胞活力的降低。维生素 D 的缺乏可以预测高、低骨转化障碍中的骨密度（BMD）。高骨转换障碍情况下，低血清维生素 D 与严重的炎症状态有关，同时激活骨细胞的生成。相反，维生素 D 缺乏反映出骨形成不良和 OP。血清中维生素 D 浓度的降低，与老年人和骨质疏松女性骨转化的增加和骨体积的降低有关。系统性红斑狼疮患者体内维生素 D 浓度降低，预示着疾病活动性增高。在糖尿病患者中，随着骨形成的减少，骨质疏松发生和骨量减少的比例增加。

维生素 D 影响骨细胞外基质相关基因表达，维生素 D 缺乏与胶原和晶体排列紊乱有关。进行性强直蛋白在非矿化组织中表达，对 VDRs 敏感，可拮抗骨组织中的矿化。在 VDR 基因敲除小鼠中，这种蛋白的激活通过增强骨吸收来维持血清钙浓度。在成熟的成骨细胞中，较高含量的矿物质会导致缺乏维生素 D 的小鼠出现更多的类骨质。这种结晶的类骨质阻碍了剩余骨组织的重塑，导致组织失去抗骨折的能力。维生素 D 缺乏症患者即使保持骨量，骨细胞的微观结构和成熟度也会受到影响。

维生素 D 的严重丢失会导致血钙过低和骨软化症。维生素 D 的部分丧失会刺激 PTH 的分泌，从而导致骨重吸收和肾脏对钙重吸收的增加，但血清钙水平维持在正常范围内。在这种情况下，维生素 D 的部分丧失保持了骨矿化但是骨量受到了损伤。在土耳其的一项研究中发现，400IU 维生素 D 足以预防疾病。成人人群中的其他研究表明，当 1,25-(OH)$_2$D$_3$ 低于 50nmol/L 时，PTH 水平升高同时 BMD 降低；当 1,25-(OH)$_2$D$_3$ 水平低于 30nmol/L 的髋部骨折患者的类固醇增加提示其骨软化症的发生。当老年维生素 D 缺乏人群补充维生素 D 时，表现出明显的益处。但是，当使用非常高剂量的维生素 D（即每年服用 300 000～500 000IU）似乎也会增加骨折的风险。因此，补充维生素 D 的剂量和时间也很重要。每日补充 700～1 000IU 的维生素 D 可以降低老年人跌倒的风险，尤其是维生素 D 功能不足的人，但间歇性服用较高剂量维生素 D 似乎会增加跌倒的风险。

（四）维生素 D 与"肾主骨"的关系

维生素 D 的活性形式 1,25-(OH)$_2$D$_3$ 通过调节钙磷代谢间接调节骨形成，同时直接作用于骨中的成骨细胞和破骨细胞的增殖和分化调节骨的生成。由此可见，维生素 D 对骨组织具有重要的调节作用。此外，肾脏是维生素 D 产生活性形式的主要场所，从现代研究意义上讲，肾脏对骨组织具有间接调控作用，与中医的"肾主骨"理念相一致（图 5-5）。

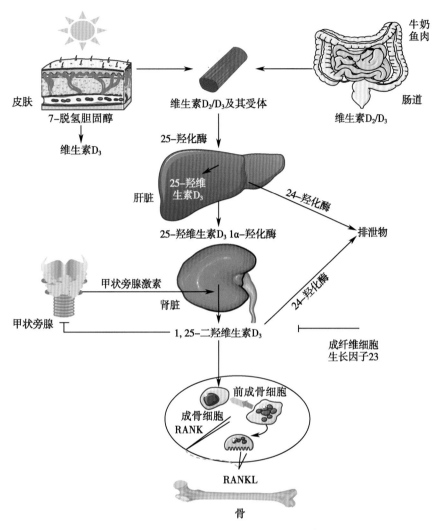

图 5-5 维生素 D 与"肾主骨"关系的示意图

四、Klotho 与"肾主骨"

西医学发现肾脏能产生 Klotho，对其本身具有广泛的保护作用，并通过调节钙磷代谢影响骨的生长发育和维持，与"肾主骨"密切相关。

（一）Klotho 的生物学特征

Klotho 是 1997 年由 Kuro-o 等在类似于人类衰老的突变小鼠中发现的一种抗衰老基因，根据古希腊神话中纺织生命之线的女神的名字 Klotho 命名。Klotho 基因缺失会导致小鼠出生不久后显示出类似人类衰老的症状，例如 OP、动脉硬化、高磷血症等。

（1）Klotho 的结构与功能：Klotho 基因存在跨物种同源性，人类 Klotho 基因序列 98% 与小鼠相同，均定位于第 13 号染色体上（13q12）。人类 Klotho 基因包括 4 个内含子及 5 个外显子，长 50kb。其编码产物 Klotho 蛋白主要分为 3 种亚型：α-Klotho、β-Klotho 和 γ-Klotho。其中，α-Klotho 主要在肾脏、脑、甲状旁腺等多种组织中表达，根据其基因结构的不同，可分为膜型 Klotho（mKlotho）和分泌型 Klotho（sKlotho）两种形式（图 5-6）。

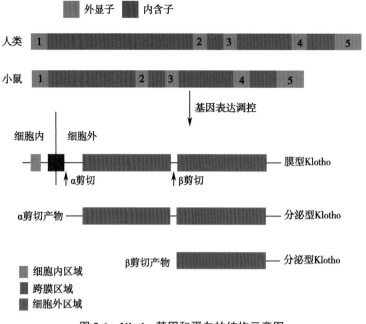

图 5-6　Klotho 基因和蛋白的结构示意图

mKlotho 是由 1 012 个氨基酸组成的单通道跨膜蛋白，包括 N 端信号序列、单跨膜区、细胞内区域和细胞外区域，其中细胞外区域相对较长，主要包括 KL1 及 KL2 两个糖基水解酶功能域，会在酶的作用下分解成游离片段，主要表达于肾脏肾小管上皮细胞中，其相对分子质量为 130。mKlotho 可作为 FGF23 的特异性共受体，与 FGF23 及 FGF23 受体结合成三元复合物，下调肾近端小管上 II 型磷酸钠协同转运蛋白的表达，促进磷酸盐排泄。此外，mKlotho 可以降低 1α- 羟化酶的表达，使 1,25-$(OH)_2D_3$ 的生成减少，减少磷的吸收。

sKlotho 由 mKlotho 经分泌酶选择性剪切产生，主要分布于血液中，少量存在于尿液和脑脊液中，其相对分子质量为 62，由 549 个氨基酸组成，其包括 N 端信号序列、细胞外区域两个部分，含有 KL1 功能域，缺乏跨膜和胞内结构。sKlotho 是一种体液调控因子，可作用于机体各处，发挥多种细胞保护功能，如抗衰老、抗凋亡、抗氧化应激和抑制炎症反应等。研究表明，Klotho 是一种肾脏保护蛋白，各种急、慢性肾损伤动物模型均出现肾脏、血清及尿液中 Klotho 水平的减少，给予外源性 Klotho 或增加 Klotho 表达，可在一定程度上缓解肾损伤。

（2）Klotho 的表达和分泌型 Klotho：在人类和啮齿类动物的肾脏、脑部脉络丛、脑垂体、甲状旁腺、胰腺、骨、卵巢、睾丸以及胎盘等组织中均有表达，但 Klotho 的表达通常被认为仅限于肾脏、脉络丛和甲状旁腺。Klotho 在肾脏远端小管上皮细胞的表达水平最高，近端小管 Klotho 表达量为远端小管的 1/3，刷状缘顶部具有较多的 mKlotho 分布；近年研究发现，Klotho 在肾髓质、肾小球、肾小动脉等也有少量表达。

肾脏是血浆中 Klotho 的主要来源，慢性肾功能衰竭患者肾组织中 Klotho 表达显著减少。双肾切除或者腹腔注射 Klotho 胞外结构脱落抑制剂的大鼠，均出现血清 Klotho 水平的显著下降，全肾细胞 Klotho 基因敲除的大鼠也有相同的血清学改变。循环 Klotho 可在近端小管上皮细胞的胞吞作用下，从基侧膜向刷状缘顶部转运，分泌到肾小管管腔，以自分泌或旁分泌的形式调节肾小管上的转运蛋白和离子通道，最终随尿液排出。外源性 Klotho 在肾脏切除大鼠血清中的半衰期明显延长，为正常大鼠的 4～5 倍，表明肾脏是摄取这些外源性 Klotho 的主要器官。向正常大鼠体内注射 ^{125}I 同位素标记的重组 Klotho 蛋白，在尿液中能够检测到外源性 Klotho 信号，提示肾脏是调节循环 Klotho 水平、介导循环 Klotho 效应的主要器官。肾脏中 Klotho 丰度的降低可能直接导致慢性肾脏病（CKD）中常见的并发症的发生，如肾纤维化、进行性肾功能丧失和心血管功能障碍等。

除肾脏外，脑部脉络丛是 Klotho 基因表达的另外一个重要部位。肾精充足，髓充养于脑，脑发育健全，则思维敏捷，精力充沛；反之肾精不足，髓海空虚，脑失所养。研究发现，补肾中药能够通过补肾、益精填髓、滋养肝肾而明显提高其学习记忆能力。Klotho 基因与认知功能密切相关,高 Klotho 基因水平个体有着较高的认知能力,患有阿尔茨海默病的老年人 Klotho 蛋白浓度明显降低。Klotho 蛋白能够通过活化抗氧化酶系统,减少淀粉样蛋白和谷氨酸毒性,保护海马神经元。甲状旁腺是另一个表达 Klotho 的器官,Klotho 是 FGF23 的辅助因子,介导 FGF23 抑制 PTH 的合成和分泌。由此可见,Klotho 蛋白也是一种具有保护神经和提高认知能力以及抑制 PTH 合成和分泌的蛋白。

(3)Klotho 在中医药中的研究进展:肾精是构成和推动机体生命活动的生命物质,其受于父母的生殖之精及后天摄取的水谷精微等,是决定机体生、长、壮、老等整个生命历程的关键物质。而 Klotho 是一种抗衰老基因,主生长发育,调节钙磷代谢,与肾精有着密切联系。肾气渐衰,Klotho 蛋白含量下降,人体出现衰老的表现。

Klotho 基因与肾精相似,具有遗传性。当 Klotho 基因缺失时,会导致不可逆的生物表型改变,如 OP、血管钙化、认知障碍等病变,与中医学中肾精先天禀赋不足表型颇为相似,中医药在与 Klotho 相关的疾病中发挥了重要作用。补肾类中药对肾脏的保护作用与上调 Klotho 蛋白表达有关。如熟地黄滋阴补肾,具有抗氧化、抗衰老、增强免疫能力等功效,滋阴补肾方六味地黄丸可能通过 Klotho/FGF23 信号通路作用于骨 - 肾内分泌轴,改善衰老;黄芪能够上调残余肾组织 Klotho 基因表达,改善微循环,增加血流量,并具有抗氧化、抗炎的作用,从而发挥对肾脏的保护作用;炮制的何首乌可以补肝肾、益精血、强筋骨、乌须发,具有抗衰老、提高免疫、促进造血细胞生长、抗菌抗炎等作用。何首乌的主要成分二苯乙烯苷,可能通过靶向 Klotho 蛋白,调控 Klotho 蛋白含量及 IGF-1 信号因子水平发挥抗衰老作用;抗衰老延寿中药山茱萸补益肝肾,涩精止汗,具有抗氧化、抗炎、降血糖、调节免疫等作用,可以发挥抗肾间充质纤维化的作用;而且,山茱萸多糖能够上调 Klotho 蛋白表达,提高大鼠的学习记忆能力等。因此,中医药通过干预体内 FGF23/Klotho 蛋白的表达,能够发挥治疗骨代谢异常、继发性甲状腺功能亢进等疾病的作用。

(二)Klotho 与"肾主骨"的关系

骨代谢异常是指由多种因素引起的骨组织中钙、磷等矿物质、成骨细胞和 / 或破骨细胞功能异常与 Klotho 密切相关。OP 患者血清中 Klotho 蛋白水平明显降低,且骨代谢指标、Klotho 蛋白、骨密度值之间存在明显的相关性。

骨骼的发育与矿化物质代谢关系密切,尤以钙磷代谢为主,Klotho 通过直接和间接机制调节钙和磷的稳态,并与 FGF23 一起构成骨肾轴,介导肾与骨两器官之间的联系等。故而肾藏精主骨的生理功能与机体的钙磷代谢及 Klotho 基因的表达关系密切。Klotho 缺乏会导致慢性肾脏疾病的发生。临床研究发现,肾脏疾病早期血清和尿液中的 Klotho 降低,Klotho 水平与疾病的严重程度和进展呈负相关。CKD 最初发病与肾气不足有关,而 Klotho 蛋白随着 CKD 的进展也会逐渐减少,终末期肾脏病患者体内 Klotho 蛋白含量最低。Klotho 可以通过调节 IGF-1、FGF23、环磷酸腺苷、蛋白激酶 C、p53/p21、Wnt 信号和转化生长因子 -β(TGF-β)等几个关键的细胞内信号通路,保护肾脏免受各种急慢性损伤。FGF23/Klotho 系统参与慢性肾脏病 - 矿物质和骨异常(CKD-MBD)的发生和发展。Klotho 蛋白的表达在 CKD 早期即开始下降,并随着肾小球滤过率的下降进一步降低,影响 FGF23/Klotho 调节机制对矿物质的调节作用。这提示 CKD-MBD 发病的早期机制是肾脏受损,产生循环因子对骨骼产生影响,有助于探索针对 FGF23/Klotho 系统的药物以治疗 CKD-MBD。西医学认为,慢性肾脏病晚期高磷或高磷血症可刺激甲状旁腺细胞增生,导致 PTH 分泌增加,PTH 在维持骨的形成与吸收动态平衡的过程中也起着重要作用,能够加快破骨细胞活性,促进骨吸收,使破骨与成骨过程之间的平衡失调,导致矿物质和骨异常。Klotho 作为调节钙磷和骨代谢方面的新切入点,备受关注。

Klotho 是骨形成和骨量的有效调节因子,主要协同 FGF23 调节钙磷水平,对维持磷代谢平衡和骨骼的矿化具有重要作用。FGF23/Klotho 是除 1,25-(OH)$_2$D$_3$ 和 PTH 之外调节血磷代谢的关键因子,肾脏为其靶器官。FGF23/Klotho 在甲状旁腺与肾脏、骨骼与肾脏、骨骼和甲状旁腺之间各存在一条由 FGF23/Klotho 介导的负反馈环路,构建了调节磷酸盐内环境稳态的肾脏 - 骨骼 - 甲状旁腺 - 内分泌轴,参与调控骨矿物质代谢(图 5-7)。随着研究的深入,FGF23/Klotho 轴有望成为骨代谢紊乱诊断和治疗的新靶点。

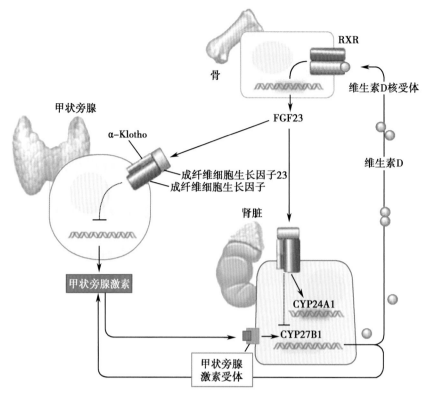

图 5-7　FGF23/Klotho 负反馈环路参与调控骨代谢

五、钙磷代谢与"肾主骨"

(一)钙磷代谢

钙磷是人体生理中最重要的矿物质,是许多基本生理过程的关键组成部分(从细胞内信号的传导到骨的矿化)。钙磷在人类的生命过程中起着重要的作用,其中钙磷的代谢与骨组织的代谢密切相关。

(1)体内钙代谢:钙是人体最丰富的元素之一,99% 以上的钙以钙磷复合物的形式存在。其中,钙能促进骨骼的矿化,维持其正常的生长和发育,保持骨骼的强度。此外,骨也是一个动态的钙库,调控钙的沉积和析出。简而言之,由 1,25-$(OH)_2D_3$、PTH 和降钙素组成的内分泌网络系统精准调控肠、肾和骨三个器官系统来调节体内钙的代谢。

钙平衡受肠钙吸收和肾中钙排泄的影响。肠道中的钙吸收是体内钙的重要来源,肾脏也通过调节尿液影响钙排泄。通常,肠道吸收 25% 到 35% 的钙。钙吸收主要通过两种途径进行:第一种是跨细胞的途径,第二种是旁细胞的途径。这两种途径都受到激素、营养素和其他因素的调节。旁细胞途径的钙吸收与管腔和细胞外室之间的浓度梯度有关,并发生在整个肠内。与之相反,跨细胞途径的钙吸收也可以逆着浓度梯度进行,但需要肠细胞顶端和基底外侧膜上的转运蛋白的辅助作用。跨细胞吸收的主要部位是近端小肠,即十二指肠和空肠。

肠道钙离子的跨细胞吸收途径,包括顶端钙进入途径、胞浆钙穿梭机制和基底外侧钙排出的 3 个步骤,具体为钙离子通过上皮细胞钙离子通道进入肠上皮细胞刷状缘膜;钙离子与钙结合蛋白结合,进而从肠上皮细胞刷状缘膜向基底外侧膜移动;钙离子通过质膜 Ca^{2+}-ATPas(PMCA1b/Ca^{2+} 泵)和 NCX1 进入血液。其中,肠上皮两个钙离子通道参与钙离子进入肠细胞的过程:TRPV6 和 TRPV5。这两种分子在人的肾脏和肠中共同表达,TRPV6 主要在人类、大鼠和小鼠的十二指肠和结肠具有较高水平,TRPV5 主要在肾脏中表达。TRPV6 和 TRPV5 起源于人类染色体 7q35 上并列的两个基因,具有 75% 的同源性,但在 N 端和 C 端尾部不同。它们的活性受骨化三醇、雌激素和膳食钙离子的调节。Cav1、Cav3 是一种 L 型通道,位于肠顶膜上,能够在肠道上皮中主动、跨细胞地吸收钙离子。葡萄糖、氨基酸和肽可激活 Cav1、Cav3 并抑制 TRPV6。

TRPV6 和 Cav1、Cav3 在消化周期之间或消化过程中,通过复极或去极化的激活,分别具有独立和互补的作用。钙结合蛋白是负责将钙从肠上皮细胞顶端运载到基底外侧膜的蛋白。钙结合蛋白 -D9k 存在于哺乳动物的肠道中,钙结合蛋白 -D28k 存在于鸟类肠道中。钙结合蛋白 -D9k 是最小的蛋白质,有 4 个 α 螺旋区,形成一个 EF 手对,由一个连接区连接的标准和非规范 / 伪 EF 手型组成。钙结合蛋白 -D28k 有 6 个 EF 手型结构域,有 4 个中 / 高亲和力位点被认为是钙离子特异性的。钙结合蛋白不仅能将钙离子从顶端带到肠上皮细胞的基底外侧膜,而且能缓冲钙离子浓度使细胞内钙离子浓度保持在 10^{-7}mol/L 以下,防止细胞凋亡导致细胞过早死亡。钙离子从肠细胞中排出是由 2 种蛋白完成的——PMCA1 和 NCX1。PMCA1 在肠内的主要形式是 PMCA1b 亚型,与绒毛隐窝相比,其在绒毛顶端的肠细胞中的表达和活性更高。研究发现,NCX1 在鸡十二指肠中成熟和未成熟肠细胞中的表达和活性非常相似,但在绒毛顶端细胞中的表达和活性略高。

通过旁细胞钙吸收途径中的分子和离子的运动受紧密连接结构的调控。紧密连接是一种主要位于肠上皮细胞顶端的特殊膜区,是相邻细胞间有非常紧密的接触细胞间结构。这些连接由跨膜蛋白、细胞骨架成分和胞质斑块组成。紧密连接结构的跨膜蛋白在邻近细胞中合成,包括闭塞素(OCLN)和紧密连接蛋白(caludins)。这些蛋白质封闭细胞间连接,限制物质在细胞旁空间的自由运动。封闭蛋白 CLDN2、CLDN12 和 CLDN15 负责肠内钙离子的转运。细胞质斑块,如闭塞带(ZO)蛋白,包含跨膜蛋白的结合域。ZO-1 是一种能与闭塞素和 claudins 结合的细胞质蛋白,与紧密连接的结构和形成有关,可能与细胞旁离子转运有关。钙离子通过紧密连接的转运是一个被动的过程,它依赖于穿过上皮细胞的浓度和电梯度。当钙离子摄入足够或较高时,这个过程主要发生在空肠和回肠。当钙离子摄入量较高时,这一途径就变得重要了,因为在肠道中的停留时间很短,而且跨细胞途径与之相关的蛋白质表达也有下调。

肾脏也可以对钙进行重吸收,98%～99% 的钙被肾小管重吸收,大约 60%～70% 的过滤钙在近曲小管中被重吸收,20% 在 Henle 环中被重吸收,10% 在远曲小管,5% 经集合管。近曲小管对钙的再吸收与钠和水的再吸收相似。近端小管钙的重吸收主要是通过被动扩散和溶剂拖动发生的。这是基于观察到近端小管液中的钙与肾小球滤过液中钙的比例为 1∶1.2。被动的细胞旁途径约占肾单位这段钙再吸收的 80%。在近端小管中可观察到活性钙转运的一个小而重要的组成部分。钙的主动转运分两步进行,钙从小管液通过根尖膜进入,通过基底外侧膜排出。这种主动转运通常被认为是近端小管钙再吸收总量的 10%～15%,主要由 PTH 和降钙素调节。在 Henle 环的薄段内没有钙的再吸收。在 Henle 环的粗升支中,20% 的过滤钙主要通过跨细胞和细胞旁途径被皮质粗升支重吸收。在粗升支,大部分钙的重吸收通过细胞旁途径进行,并与跨管电化学驱动力成正比。Henle 环的粗升支的钙转运也受到位于基底外侧膜的钙敏感受体(CaSR)的影响。在粗升肢的紧密连接处表达了几个 caludins,包括 claudin-14、claudin-16 和 claudin-19。

正常表达 claudin-16 和 claudin-19 是肾小管段二价阳离子正常吸收所必需的。与近端小管和 Henle 环的粗升支不同,远端小管仅通过跨细胞途径重新吸收钙。远端曲小管吸收 5%～10% 的过滤钙。由于化学和电梯度的存在,钙的吸收在这一部分显得较为活跃。这个活跃的过程可以分为三个步骤。第一步需要钙离子通过根尖膜流入。TRPV5 被认为是这一过程的负责蛋白。第二步是钙通过胞浆扩散。在此过程中,钙结合蛋白 -D28k 结合通过 TRPV5 运输细胞内钙,并将其穿过胞浆流向基底外侧膜,在基底外侧膜上,钙通过 NCX1 和 PMCA1b/Ca^{2+} 泵挤出,这是该过程的最后一步。

(2)体内磷代谢:磷是人体第二丰富的矿物质,占总体重的 1%。磷在细胞外和细胞内分布,是骨骼、牙齿和 DNA/RNA 的结构成分,并使脂膜和循环蛋白具有双极性。与钙相似,磷只有一小部分存在于血浆中,大部分的磷以骨的形式存在,主要以羟基磷灰石的形式存在。大约 85% 的磷酸盐存在于骨中,其余的主要在细胞内,不到 1% 存在于细胞外。在血浆中,磷以有机磷的形式存在于脂类、酯类或无机磷中。肠道对磷的吸收既可以通过细胞旁途径,也可以通过跨细胞途径。细胞旁吸收途径在很大程度上取决于磷酸的管腔浓度,跨细胞吸收是通过钠磷协同转运蛋白(主要是 NaPi-IIb),1,25-$(OH)_2D_3$ 的增加可以上调转运蛋白的表达。

在肾磷排泄过程中,与血浆钙不同,磷不与蛋白质结合,大多在肾小球处滤过,过滤后的大部分磷被肾近端小管上皮细胞重新吸收。近端小管重吸收约 75% 的过滤磷,远端小管约 10%,15% 在尿液中丢失。近端小管管腔侧的主要磷转运蛋白是 $NaHPO_4$ 共转运蛋白 NPT2a。低血清 P 和 1,25-$(OH)_2D_3$ 会增加这种转运体的活性,而 PTH 和磷脂酰胆碱则会降低这种转运体的活性。FGF23 是一种有效的聚磷剂。Klotho/FGF23 调控途径被认为在磷稳态中起主要作用。最近研究发现,FGF7 和基质细胞外磷酸糖蛋白,也被证明可以抑制培养的肾上皮细胞中的磷酸盐转运。

(3)体内钙磷代谢:钙和磷的代谢密切相关,它们共同受到维生素 D 和 PTH 等因子的调节作用。此外,这两种矿物质都代表了骨的主要成分羟基磷灰石。

(二)钙磷代谢与"肾主骨"的关系

钙、磷是骨骼中重要的组成元素,以羟基磷灰石的形式存在。其中钙磷比值为 1:0.67,固体钙磷占 95%。当血中钙含量较高时,即血液中钙磷的含量乘积大于 40 时,血液中的钙磷与有机质先形成胶体磷酸盐,再沉积为骨盐。当摄入钙不足时,骨钙会发生溶出现象,即骨吸收现象。总之,钙磷与骨密切相关,钙磷组成骨的重要成分,同时骨调节钙磷在血浆中的水平。

肾脏是维持钙磷代谢重要的脏器之一,在维持钙磷动态平衡中起着关键作用。肾脏对钙磷代谢的调节体现在:①维生素 D 在肾脏中由 1α- 羟化酶活化产生 1,25-$(OH)_2D_3$。1,25-$(OH)_2D_3$ 是调节钙磷代谢的主要激素,能调节肠道钙磷的吸收和肾脏钙磷的重吸收。②肾脏是钙磷重吸收的重要场所,通过一系列紧密结合的过程,包括肾脏过滤、重新吸收和排出这些离子,以保持血清浓度和体内总含量的稳定。因此,肾脏对钙磷水平的调控起着重要的作用。

《素问·上古天真论》记载:"女子七岁,肾气盛,齿更发长……四七,筋骨坚,发长极,身体盛壮……七七,任脉虚,太冲脉衰少,天癸竭,地道不通,故形坏而无子也。"《素问·脉要精微论》曰:"骨者髓之府。"《素问·解精微论》曰:"髓者骨之充也。"肾中精气的盛衰与骨的生长发育密切相关,肾中精气充足骨髓则得以生化,骨骼得以濡养而强壮有力,于是形成了"肾主骨"的理论。在现代研究中,肾脏通过 1,25-$(OH)_2D_3$ 调节钙磷代谢,有利于调节骨基质中有机质的形成,体现出肾脏对骨骼的调控作用,即"肾主骨"(图 5-8)。

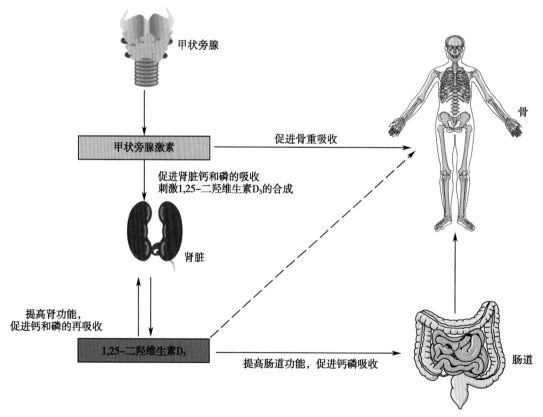

图 5-8 钙磷代谢与"肾主骨"关系的示意图

六、微量元素与"肾主骨"

微量元素是指占人体总重量 0.01% 以下的元素,虽然含量微乎其微,但与人的生命活动和健康息息相关。中医临床中讲究"虚则补之,损则益之"的治疗原则,针对各种证候选用相应的补益药,也可理解为补充人体所需要的微量元素,从而达到阴阳的相对平衡。西医学研究表明,许多微量元素直接或间接地参与骨胶原、骨盐的形成,影响骨骼的新陈代谢和骨转换。而中医认为"肾为先天之本",肾为人体的生长发育提供各种营养物质,肾精充足则骨髓生化有源,骨的生长发育以及修复均依赖肾脏精气的滋养和推动。中医认为"肾气"在"肾主骨"等肾脏功能活动中起着重要的作用。因此,微量元素也属于"肾气"的一部分,微量元素与肾的功能密切相关,是"肾主骨"的物质基础。

许多微量元素与"肾主骨"密切相关,它们参与骨代谢和骨再生,与骨病的发生发展息息相关。近年来的研究表明,许多微量元素包括锌(Zinc,Zn)、铜(Cuprum,Cu)、铁(Ferrum,Fe)、锰(Manganum,Mn)、硼(Borium,B)、硒(Selenium,Se)、氟(Fluorum,F)等为骨保护型元素,这些元素缺乏可以延缓儿童期及青少年期的骨量增加并能加速老年或绝经后的骨量流失。各种微量元素含量在骨组织中差异很大,见表5-2。

表 5-2　人类骨骼中一些微量元素的浓度

微量元素	含量(mg/kg)
Mn	0.1～8
Cu	0.20～26
F	640～6 200
Cd	0.02～4
Zn	50～260

各种微量元素不仅在骨中的含量不同,而且在骨代谢调节中的作用也不尽相同。有些对骨代谢具有正性调节作用,能促进骨再生,增加 BMD 和骨质,如 Zn、Cu、F 等;有些对骨代谢和骨再生产生负性调节,如铅(Plumbum,Pb)和镉(Cadmium,Cd)等。然而,过量摄入骨保护型微量元素也会产生不良影响,微量元素在体内的状态在一定程度上反映了外部环境(如营养)和内部因素(如个体吸收、代谢、遗传背景、年龄和性别等)的影响。各种微量元素通过调节骨代谢中不同酶类的活性,调节钙的吸收和排泄,促进成骨和骨化等作用来影响骨的代谢和生成。

以下是各种微量元素在"肾主骨"中发挥的作用:

(1)锌:锌是骨骼生长、发育和维持骨骼健康的必要微量元素,它既是骨的组分,又参与骨的代谢过程。锌是成骨细胞分化标志性酶 ALP 的辅基,补锌可增加 ALP 的活性,缺锌会导致成骨细胞活性的降低。锌具有稳定肥大细胞和抑制内源性肝素颗粒释放的作用,而内源性肝素与 OP 的病理过程有关。因此,锌对骨代谢的影响可能是通过以下方式发挥作用的:①参与骨盐的形成,与氟组成锌氟复合体,促进磷灰石结晶化;②影响 1,25-$(OH)_2D_3$ 和降钙素水平;③影响骨代谢酶,如 ALP、胶原酶及硫酸酯酶。研究发现女贞子、仙茅和淫羊藿等补肾中药和三鞭参茸固本丸等补肾中成药中锌元素的含量比较高,它们还都具有强筋壮骨的功效,而女贞子、仙茅和淫羊藿等锌元素含量较高的补肾中药还常用于治疗 OP 等骨相关疾病。

(2)铜:铜被认为是一种必需的微量元素,它对于软骨和骨骼的发育有一定的作用。铜是弱性蛋白和胶原蛋白合成过程中不可缺少的元素,胶原蛋白是骨骼和结缔组织的组成部分,而赖氨酸氧化酶是一种依赖铜的酶,它介导胶原蛋白合成的最后一步。赖氨酸氧化酶在骨的形成、维持和愈合过程中起着基本作用。因此,铜与骨代谢密切相关。而铜的缺乏与 OP 有关,也与骨软化病的发生有着一定的关系。铜缺乏的症状包括骨硬度下降,骨形成和生长受损,骨矿化减少,生长中心骨化减少,软骨完整性受损。铜缺乏的动物表现为骨变形、骨发育不全、骨脆性增加和频繁骨折。但过量的铜会产生自由基,导致脂质过氧化，影响骨代谢。中药中铜元素含量较高的锁阳、菟丝子等往往都具有强筋壮骨的功效。

（3）氟：氟在一定的 pH 条件下有助于钙和磷形成羟基磷灰石，促进成骨过程。羟基磷灰石中的羟基可被氟取代，形成氟磷灰石，不易被破骨细胞溶解吸收。足够大剂量的氟化物会刺激成骨细胞，从而增加骨小梁的形成。体外实验研究提示，促有丝分裂剂量的氟能特异性抑制磷酸酰胺酪蛋白磷酸激酶（phosphotyrosine protein phosphatase，PTPP）的活性，增加有丝分裂原活化蛋白激酶（mitogen-activated protein kinases，MAPK）的酪氨酰磷酸化作用，促进成骨细胞增殖，增加胶原的生成、钙的沉积和 ALP 的活性。氟对骨的作用也具有双重性，适量的氟有利于骨钙化，增加骨强度，从而降低骨折的危险性；过量的氟则影响钙化，类骨质增多，骨质变得松脆。氟骨症是指长期摄入过量氟化物引起氟中毒并累积骨组织的一种慢性侵袭性全身性骨病。研究发现治疗氟骨病的经典方剂中补肾药在数量和剂量中均占有相当大的优势，这也为"肾主骨"理论提供了实验依据。

（4）锰：锰是许多酶的组成部分或活性中心，锰参与软骨和骨骼形成所需的糖蛋白的合成，在糖胺聚糖的合成中需要锰激活葡萄糖基转移酶。硫酸软骨素是软骨和骨骼发育重要的糖胺聚糖。缺锰时会出现骨端软骨的骨化异常、生长发育障碍。骨质疏松大鼠模型血清中锰的含量降低，对老年性骨质疏松症患者 BMD 与血清微量元素变化关系的研究表明，锰的缺乏可能是老年性骨质疏松症发生发展的一个重要因素。补肾药巴戟天中锰元素的含量很高，同时其他微量元素的含量较低，在中医临床中常用来治疗 OP，说明锰元素在其中发挥了重要的作用。

（5）锶：锶也是骨骼的重要组成部分，它能促进骨骼的发育和类骨质的形成，并有调节钙代谢的作用。锶对骨的作用具有双重性，低剂量的锶能刺激新骨形成，高剂量的锶能引起骨矿化低下。锶可预防雌激素缺乏所引起的骨代谢变化。骨折愈合过程需要补充锶。锶能降低骨吸收和维持相对高的骨形成，被列为骨质疏松症的新治疗对策。但锶元素的含量在中药中均较低。

（6）硼：硼具有维持骨代谢正常的作用。大量研究表明，硼对骨骼健康有着有益的影响，包括改善骨骼生长、强度、刚度、硬度、机械性能和骨小梁微结构。仅仅缺乏硼元素不会导致不良影响，但它与骨生长板内增殖区软骨细胞密度的降低有关。硼缺乏还会加剧维生素 D 和镁缺乏的症状，增加尿钙。因此，补充硼可以改善骨钙化，减少钙尿。硼的缺乏还会影响其他几种矿物质和与骨代谢相关的微量元素的浓度，包括镁、铜和锌。硼还有助于预防骨骼相关疾病的发生，如 OP、关节炎和其他类固醇激素依赖性疾病，其机制可能与提高钙、磷和镁的吸收有关。研究发现"补肾活血法"中药复方可以显著提高硼替佐米治疗多发性骨髓瘤的疗效，这也说明硼在"肾主骨"中发挥着重要的作用。

（7）铅：铅可以干扰激素对骨细胞的调控过程，如通过干扰钙调控及其他信号传导系统，影响骨基质蛋白的合成，直接影响细胞的功能。铅对骨钙素的抑制使羟基磷灰石结晶核心的形成受阻，加快生长软骨的矿化速率，骨钙化程度上升，骨形成的速率下降。骨是铅毒性作用的靶组织，铅能够通过改变峰值骨密度、骨吸收率和骨结构的完整性参与骨代谢，因而铅被认为是 OP 的潜在危险因素。

（8）镉：镉对肾脏和骨骼的毒性作用已经被广泛证实。镉中毒的直接途径涉及钙稳态、胶原基质和骨细胞代谢。镉可以干扰成骨和骨稳态期间的钙代谢，增加尿钙。镉也作用于骨细胞，减少骨形成和促进骨吸收。镉还能降低成骨细胞的活力、矿化能力和 ALP 的活性。镉所致的骨毒性继发于肾损伤，肾脏对钙、磷的重吸收率下降，使维生素 D 的代谢异常。在镉引起肾脏损伤前，就出现尿钙排泄增加。镉也可以损伤骨细胞和软骨细胞，骨损伤时所需的组织镉的含量远远低于镉致肾损伤时出现的阈值。因此，镉可直接或间接影响骨代谢。研究发现，补肾汤对于镉中毒大鼠骨和肾功能具有一定的修复作用，说明镉与"肾主骨"之间存在着密切的关系。

（9）铝：铝是地球上广泛分布的元素，对骨骼健康也有负性影响。进入骨中的铝沉积于骨基质中，蓄积于矿化骨表面，且存在于成骨细胞的线粒体中，对胶原合成有负性影响，从而抑制骨形成，损害骨重塑，导致无力性骨病、多种肾性骨营养不良和骨软化。钙和镁的缺乏会加剧铝的有害影响。铝可能通过骨细胞影响钙、磷转运，通过抑制类骨质矿化而对骨发挥直接作用，也可直接影响成骨细胞的数量和功能。尽管铝对骨有很强的亲和力,但目前铝与 OP 的发生暂未发现相关性。研究发现铝沉积会诱导肾性骨病的发生,这也说明铝对"肾主骨"具有负性作用。

(10)其他微量元素:除了以上几种微量元素外,还有其他微量元素与骨代谢密切相关。例如硒具有保护细胞,促进钙吸收的功能;镓能促进骨中钙和磷的吸收;锗在低剂量时会影响骨的形成;铬对骨细胞具有细胞毒性的作用,也可以干扰成骨细胞释放细胞因子,促进破骨细胞前体的增殖及活化,最终促进骨吸收;钴可以调节骨细胞代谢,影响骨吸收和骨形成;缺铁会影响骨内稳态,导致 BMD 和骨质量下降,微结构改变,强度降低等等。

微量元素在体内的作用并不是孤立的,而是互相制约、互相促进的。中药中多种微量元素的含量均较高,其中各种微量元素之间也会发生相互作用,最终表现出独特的功效。无论是中医中的"肾"还是西医中的"肾",微量元素都在机体中发挥着至关重要的作用。各种微量元素在机体系统内发挥调节作用,直接或间接地影响"肾主骨"。因此,利用分光光度法等技术手段测定体液(包括血液和尿液)和组织中的微量元素,可以为在"肾主骨"理论指导下进行相关疾病的预防和综合治疗提供一定的帮助。

总之,随着西医学研究的深入,微量元素与"肾主骨"之间的奥秘也将慢慢随之揭开。从微量元素角度来看待"肾主骨",无疑为中医"肾主骨"提供了新的科学证据,但目前微量元素在"肾主骨"中的作用机制的研究还需要进一步加强。

七、调控因子与"肾主骨"

目前,一些调控因子参与人体骨代谢的过程与肾精对骨的影响或在生长发育过程中的变化相一致,进一步完善了"肾主骨"理论的现代内涵。

(一)补肾中药治疗骨疾病的调控机制

(1)OPG/RANKL:RANKL 由成骨细胞分泌,与破骨细胞表面受体 RANK 结合,可促进破骨细胞的形成、分化、成熟,抑制破骨细胞的凋亡,延长其寿命。OPG 是肿瘤坏死因子超家族成员之一,由成骨细胞/基质细胞合成分泌,作为 RANKL 的"诱饵"受体(decoy receptor),能抑制破骨细胞生成和成熟破骨细胞的活性,从而通过调控造血前体细胞向破骨细胞分化来调节骨重建。我们发现,与同龄 OPG 小鼠比较,OPG 基因敲除小鼠全身 BMD 明显降低,腰椎椎体骨小梁数(trabecular number,Tb.N)、腰椎椎体骨小梁厚度(trabecular thickness,Tb.Th)和腰椎椎体骨小梁面积(trabecular area,Tb.Ar)显著下降,腰椎椎体骨小梁间隙(trabecular space,Tb.Sp)显著增加,并且股骨承受最大载荷、破裂载荷和股骨结构刚度显著下降。左归丸是滋阴补肾法的代表方剂,临床常用于治疗 OP。研究结果显示,左归丸可直接抑制成骨细胞分泌 RANKL,促进成骨细胞分泌 OPG,使之与 RANKL 的结合增多,RANKL 无法与破骨细胞表面受体 RANK 结合,进而使破骨细胞活性降低。我们发现补肾中药复方密骨灵可以通过增加 OPG 基因敲除小鼠体重、脂肪含量、脂肪比,提高骨质量、增强骨强度(图 5-9)。

(2)BMP:BMP 是一种骨修复因子,属 TGF-β 家族,可促进 DNA 的合成与细胞复制,刺激间充质干细胞的成骨分化。临床上多用 BMP2 和 BMP7。BMP7 广泛表达于机体胚胎,机体出生后主要在肾脏中持续表达。在骨骼发育过程中,BMP7 可促使成骨细胞的分化,增加成骨细胞关键转录因子 RUNX2 的表达,进而促进其增殖和分化。BMP7 还可刺激骨折周围血肿内未分化的 BMSCs 分化形成软骨细胞和骨细胞,进而影响骨折修复。例如,淫羊藿可通过调节 BMP7 的表达,促进软骨和骨的生成;鹿茸能通过增强 BMP2 在骨痂组织中的表达,增加骨痂厚度,并缩短骨折愈合的时间。利用 BMP2 和 BMP4 条件性基因敲除小鼠,证明了补骨脂素能够通过增加成骨细胞中 BMP2 和 BMP4 的表达,提高 I 型胶原(Col1)、Bsp 和 ALP 的表达,从而促进成骨细胞的分化(图 5-10)。

(3)Wnt/β-Catenin:在哺乳动物生长过程中,Wnt/β-Catenin 信号通路的激活对于肾单位的形成是必不可少的。抑制肾脏间质细胞中 β-Catenin 表达,Wnt4 表达同样减少,继而诱发肾脏发育不良,进一步导致肾功能障碍;β-Catenin 的高表达也能抑制肾脏的发育,说明该通路对肾功能是至关重要的。Wnt/β-Catenin

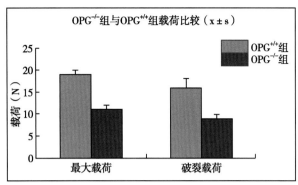

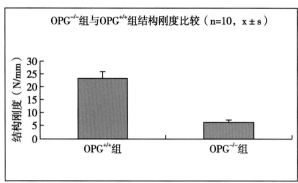

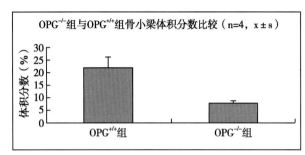

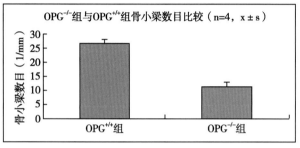

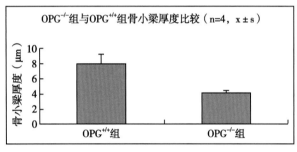

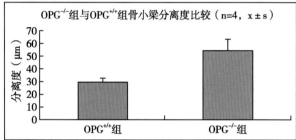

图5-9　OPG基因敲除小鼠骨量和骨强度
OPG⁻ᐟ⁻组:OPG基因敲除组;OPG⁺ᐟ⁺组:野生组
OPG:骨保护

信号通路在调节骨代谢方面也具有重要作用。研究发现该信号通路一方面可以促进 BMSCs 分化为成骨细胞,增加骨的形成;另一方面还可抑制破骨细胞的增殖、分化,减少骨的吸收。因此,抑制 Wnt/β-Catenin 信号通路,就会导致矿物质代谢紊乱,引起一系列的骨病。此外,Wnt/β-Catenin 信号通路可以与 BMP 信号通路以及 OPG/RANK/RANKL 信号通路串话,共同调节骨代谢。证明了补肾填精中药有效组分蛇床子素能明显刺激小鼠颅骨局部新骨形成,提高矿化沉积率和骨形成率。并发现蛇床子素上调骨髓间充质干细胞中 Wnt/β-Catenin 信号通路,进而增加 BMP2、BMP4 和 BMP7 的表达,从而促进成骨细胞的分化和骨形成;并能够增加 OPG 的表达,进而下调 RANKL 信号通路,从而抑制破骨细胞的形成和骨吸收(图5-11)。

(4)TNF-α/IL-6:TNF-α 是骨髓瘤微环境中与成骨细胞分化有关的重要细胞因子。中医将骨髓瘤归为"痹证""虚劳""骨蚀""腰痛"等范畴,从骨髓瘤的发病部位、临床表现、疾病特点来看,骨髓瘤与肾关系最密切,肾虚为其根本病机。IL-6 是骨髓瘤微环境中最重要的细胞因子之一,它通过多种生物效应作用于骨代谢过程。研究显示,补肾中药的含药血清通过抑制成骨细胞分泌 IL-6,抑制骨吸收,促进成骨细胞增殖、分化,从而改善骨髓瘤患者的骨功能。

(5)叉头框转录因子 O(forkhead box transcription factor O,FoxO):OP 的发病与氧化应激密切相关,过量的活性氧(reactive oxygen species,ROS)可以激活 FoxO3a 转录因子,并促进 β-Catenin 转位入核。研究显示,温肾固疏方具有较为明确的抗氧化应激,防治绝经后骨质疏松的作用,其机制可能是通过抗氧化应激作用抑制 FoxO 的转录,正向调节 Wnt 信号通路,提高骨组织的成骨分化和骨形成能力。

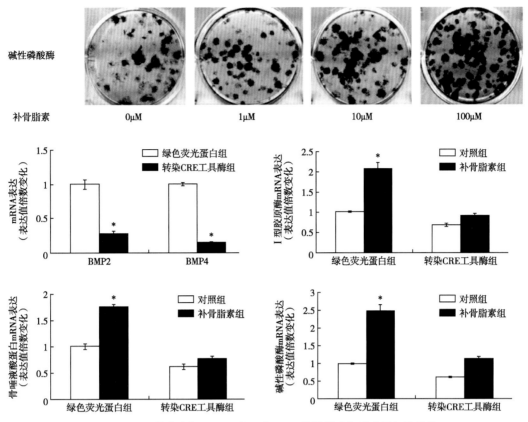

图 5-10 补骨脂素（psoralen）通过 BMP 信号通路促进成骨细胞分化

BMP2：骨形态发生蛋白 2；BMP4：骨形态发生蛋白 4

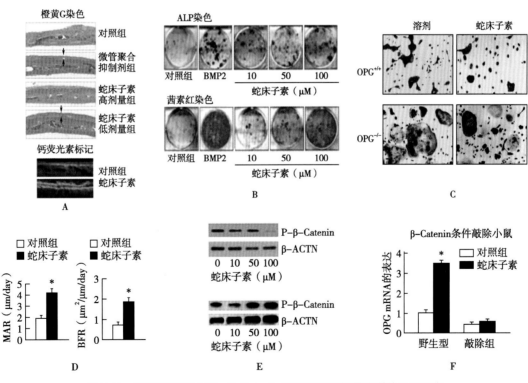

图 5-11 蛇床子素通过 Wnt/β-Catenin 信号通路调控骨代谢的机制研究

A. 橙黄 G 染色和钙荧光素标记；B. ALP 染色和茜素红染色；C. TRAP 染色；D. 新骨生成的定量分析；E. β-Catenin 相关蛋白的表达；F. β-Catenin 条件敲除小鼠 OPG mRNA 的表达

ALP：碱性磷酸酶；BMP2：骨形态发生蛋白 2；TRAP：抗酒石酸酸性磷酸酶；OPG：骨保护素；MAR：骨矿化沉积率；BFR：骨形成率；P-β-Catenin：磷酸化 β-Catenin；β-ACTN：β-肌动蛋白

（6）Panx3/Cx43：在骨骼形成中，Panx3 与 Cx43 是两个间隙连接家族中表达最丰富的间隙连接蛋白，对骨发育均具有重要调节作用，尤其是对骨骼相关细胞，如 BMSCs、骨细胞、软骨细胞等的增殖分化有重要调节作用。研究发现左归丸可通过调控 Cx43 基因促进成骨细胞的分化成熟，并认为 Cx43 是肾主骨生长发育的重要物质基础。

（二）肾主骨的潜在调控因子

（1）激活素 A：激活素 A（activin A，ActA）是一种 TGF-β 超家族的细胞因子。研究表明，ActA 作为一种负性调节剂在肾功能活动中具有重要作用。肾脏缺血再灌注损伤会诱发 ActA 的表达增多，严重时可导致急性肾小管坏死，进而引起急性肾功能衰竭。ActA 仅由肾小管细胞分泌，且分泌的程度与肾纤维化程度呈正相关。由此可见，ActA 可监测肾脏的病变过程，成为治疗肾病的一个关键因子。进一步研究发现，ActA 是促进破骨细胞形成的局部因子，与 RANKL 产生协同作用，共同刺激破骨细胞的增殖和分化，因此可以推测，ActA 可作为 CKD-MBD 的生物标志物，用于预防和治疗肾病与骨病。

（2）PiT-1/PiT-2：研究发现一种新型的泛磷酸盐转运蛋白抑制剂 EOS789，可用于治疗 CKD-MBD，该药物与钠磷协同转运蛋白（NaPi-Ⅱb、PiT-1、PiT-2）相互作用，结果显示该药抑制肠道对磷的吸收。而 NaPi-Ⅱb 抑制剂 ASP3325 未能降低终末期肾病患者的血液磷酸盐水平，提示 PiT-1/PiT-2 在肠道对磷的吸收过程中发挥着积极作用。NaPi-Ⅱb 介导 CKD 大鼠肠道磷酸盐吸收的作用减弱，PiT-1 的表达量代偿性上调。这说明，慢性肾脏病可通过 PiT-1 调节磷代谢，参与骨矿化。

（3）尿肾损伤分子 -1（uKIM-1）：尿肾损伤分子 -1 在近端肾小管细胞中高度上调，并在肾脏损伤后进入尿液和血液循环。研究显示，uKIM-1/uCr 水平随 CKD 阶段的恶化而增加，并与 CKD-MBD 的发生有关，但是具体机制尚不明确。

（三）功能肾"主骨"的新型调控靶标

（1）miRNA：肾藏精生髓养骨，miRNA 参与骨骼发育、代谢，与肾精有相似特征。miRNA 与靶 mRNA 互补配对，可使基因沉默或降解，进而阻断蛋白质的翻译过程，因此，miRNA 与肾主骨及 OP 相互关联。已知一些 miRNA 表达水平的改变会影响成骨细胞和破骨细胞的形成，以及骨细胞的功能、凋亡和增殖，对这些过程如 RUNX2、Wnt 信号通路、程序性细胞死亡因子 4（programmed cell death 4，PDCD4）、RANKL、c-Fos、成骨细胞特异性转录因子 Osterix 和 ALP 起关键调控作用，从而导致骨细胞和基质稳态的改变，诱发 OP。例如，miR-21 调控 BMSCs 向成骨分化；miR-164a 可抑制破骨细胞成熟，减缓 OP 的发生与发展等。

（2）DAMPs/C 型凝集素受体：研究表明，骨细胞可通过自噬清除受损的细胞器，从而维持自身功能，当损伤过度时骨细胞发生凋亡和坏死。一方面，凋亡的骨细胞可刺激邻近健康骨细胞分泌 RANKL，进而诱导破骨细胞分化；另一方面，由于吞噬细胞无法到达并吞噬孤立的骨陷窝中凋亡的骨细胞，使得这些细胞自发经历二次坏死，失去膜的完整性，释放损伤相关分子模式（damage-associated molecular patterns，DAMPs）作用于巨噬细胞诱导的 C 型凝集素，通过钙信号通路及氧化磷酸化作用影响破骨细胞的生成与活性。

（3）CX3CL1/CX3CR：炎症因子水平的增加可诱导破骨细胞的过度活化，从而诱发 OP。细胞间炎症信息的传递是由包括细胞因子在内的多种因素介导的。趋化因子是一种参与调节白细胞和其他影响炎症过程的细胞发生迁移的低分子量蛋白，其中 CX3CL1 既是趋化因子，也可发挥黏附分子的作用，促进免疫细胞更容易地穿过血管内皮渗透到炎症区域。研究发现，CX3CL1/CX3CR1 信号轴参与 OP、类风湿性关节炎、动脉粥样硬化、中枢神经系统如脊髓损伤、骨关节炎等疾病的发生。

（4）甲状腺激素：甲状腺疾病的并发症表现为骨代谢改变，可导致 OP 和脆性骨折。T_3 激素作用于成骨细胞和破骨细胞的甲状腺激素受体 TRα，既促进成骨细胞的生成和骨形成，又促进破骨细胞的生成和骨吸收过程。脑垂体也可通过促甲状腺激素作用于成骨细胞与破骨细胞表面促甲状腺激素受体发挥作用。据报道，丹栀逍遥散联合甲巯咪唑对甲状腺功能亢进患者有改善骨代谢指标和甲状腺功能指标的作用，而甲状腺功能减退患者经左甲状腺素治疗仍会导致 BMD 降低，如何正确均衡治疗甲状腺功能减退仍需进一步探索；亚临床甲状腺功能减退对 BMD 及骨折风险无影响；桥本甲状腺炎对 OPG/RANKL 可能有独特影响；亚临床甲状腺功能亢进与骨折风险相关，且放射性碘治疗可增加 BMD。这些结果说明，甲状腺相关激素与骨代谢有密切关系，但具体机制还需要进一步研究。

（5）eIF-2α：内质网应激（endoplasmic reticulum stress，ER）与包括 OP 在内的骨疾病的进展密切相关。ER 磷酸化真核翻译起始因子 2α（eIF-2α），刺激自噬相关蛋白介导的成骨细胞自噬，促进骨形成；同时影响 Ras 相关的 C3 肉毒素底物 1（ras-related C3 botulinum toxin substrate 1，Rac1）、活化 T 细胞核因子（nuclear factor-activated T cell 1，NFATc1）介导的破骨细胞增殖和分化。但是，也有文献报道自噬可维持线粒体活性，促进破骨细胞过度活化，eIF-2α 是否参与其中还需更多的数据验证。因此，进一步探讨自噬对两种细胞的作用机制将有助于发现可特异性治疗骨疾病的潜在的药物靶点。

（6）SP 神经肽：P 物质（SP）由感觉神经末梢释放，可与受体结合影响骨代谢，调节软骨代谢和骨折愈合。SP 分布广泛，包括中枢神经系统、周围神经系统及各个组织器官，参与包括骨代谢在内的许多生理病理过程。成骨细胞的生成受 SP 的影响，但其作用机制还不清楚。而 SP 的高表达与低表达都与骨代谢相关。有实验证实，感觉神经末梢释放 SP，与神经激肽受体结合以启动信号转导调节骨骼和软骨组织中的病理生理过程，但目前仍缺乏详细研究，无法阐明神经调节与骨代谢之间的关系。

（7）CTRP：C1q/TNF 相关蛋白（CTRP）是一类主要由脂肪细胞分泌的细胞因子，参与骨形成过程。研究表明，CTRP3 在体外通过 AMPK-c-Fos-NFATc1 信号传导，负性调节破骨细胞的生成。此外，一种新型脂肪因子 CTRP4 对成骨分化具有积极作用，能在骨代谢疾病中起重要作用，但其促进成骨细胞分化的分子机制仍不清楚。

（8）Myokine：临床观察发现，肌肉和骨骼健康的变化密切相关，近年来肌肉作为一种调节其他生物靶点的内分泌器官受到了广泛关注。肌肉分泌的因子被定义为"myokine"，目前的研究已经证明肌管分泌骨合成代谢因子，同步抑制骨吸收、促进骨形成，但是肌动蛋白对成骨细胞的影响仍没有定论。

（9）GM：肠道微生物组（gut microbiome，GM）被视为一种组织，与胃肠道、免疫系统、内分泌系统和神经系统产生双向作用，影响许多器官的细胞反应。越来越多的证据表明，GM 参与了许多病理生理过程，其中多数与炎症反应有关。过去十年获得的数据指出，GM 对骨量调节、骨骼疾病和以骨质流失为特征的炎症性关节疾病的发展有影响。例如，控制骨骼生长过程中的破骨细胞分化、对骨组织产生短期急性分解代谢作用但具有长期的合成代谢作用等。已知核苷酸结合寡聚域蛋白 NOD1、NOD2 以及 IGF-1 参与 GM 对骨骼生长的影响，但涉及的机制很复杂，需要进一步研究。

（10）TGIF1：同源域蛋白 TG 相互作用因子 1（TGIF1）是一种新型的 Wnt 和 PTH 靶基因，也是调节成骨细胞功能的关键因子。PTH 途径和经典的 Wnt 信号会增加成骨细胞和骨细胞中 TGIF1 的表达，既促进成骨细胞分化和骨形成，又抑制信号素 3E（Sema3E）的表达，促进骨吸收，影响骨骼的生理重塑。

（11）Piezol：Piezol 是一种非选择性阳离子通道，允许 Ca^{2+} 流入并介导下游 Ca^{2+} 信号传导，可以受各种形式的机械刺激而激活。骨骼一直承受着机械载荷引起的骨重塑，且对机械负荷及重力的变化高度敏感。长期失重引起的骨质流失是宇航员面临的最严重的问题之一。OP 患者中 Piezol 的表达水平与骨丢失之间存在明显的相关性。机械负荷会增加成骨细胞中 Piezol 的表达，影响成骨细胞的功能和骨形成过程。

（12）RORα：胆固醇代谢与维甲酸相关孤儿受体 α（RORα）的相互作用在骨关节炎的发病中起重要作用，且胆固醇代谢的 CH25H-CYP7B1-ROR 信号轴具有软骨特异性。胆固醇及其代谢物可激活 RORα，上调 MMP-3、MMP-13 的表达，引起骨关节炎中软骨破坏。因此，胆固醇代谢和 RORα 可能是骨关节炎的新型治疗靶标。

（13）褪黑激素：褪黑激素源自松果体，调节昼夜节律并参与各种生理过程。最近的一些研究表明褪黑激素对骨骼代谢具有有益作用，包括合成代谢作用和抗吸收作用，其作用机制可能有三方面：①促进成骨细胞的分化和活性；②抑制破骨细胞分化；③清除自由基以抵抗 OP。尽管已有证据阐明了褪黑激素在 OP 中的潜在作用机制，但迄今为止尚未发现以褪黑激素为靶点的有效疗法。

（14）IGFBP7：胰岛素样生长因子结合蛋白 7（IGFBP7）表达于肾脏血管内皮细胞，是一种低亲和力的 IGF 结合物。研究表明，IGFBP7 与人基质金属蛋白酶抑制因子 2（Human tissue inhibitors of metalloproteinase 2，TIMP-2）联合可检测肝硬化功能性肾损伤。IGFBP7 也可调节骨代谢稳态，例如 IGFBP7 可通过 Wnt 信号通路增强 BMSCs 向成骨细胞分化的能力，促进骨形成；也可下调 RANKL 诱导的 NFATc1 和 c-Fos 的表达，抑制破骨细胞的异常增殖和分化，但其中的相关机制能否达到对肾性骨病的治疗作用还有待进一步研究。

（15）LIGHT/TNFSF14：LIGHT、TNFSF14 是一类免疫调节因子，属 TNF 超家族的成员，主要由淋巴细胞、单核细胞以及粒细胞表达。破骨细胞是起源于单核巨噬细胞系统的巨型多核细胞，在类风湿关节炎疾病的治疗中发现 LIGHT 作为共刺激分子参与骨代谢。通过构建 TNFSF14$^{-/-}$ 小鼠模型，发现 LIGHT 的基础生理浓度对维持基本骨重塑是必需的。TNFSF14$^{-/-}$ 小鼠对卵巢切除引起的骨丢失具有保护作用，提示该信号通路可能与性激素相互作用，如雌激素缺失可增加细胞分泌细胞分泌辅助性 T 细胞 17（Th17），并产生 IL-17 刺激成骨细胞分泌促进破骨细胞分化和增殖的因子，如 IL-6、TNF-α、RANKL 等，继而发生骨丢失，将 LIGHT 或 TNFSF14 敲除后，可下调这些因子的分泌，减少异常的骨重塑。但具体的调控机制仍不清楚，需要进一步研究。

（16）STAT3：STAT 是存在于骨细胞中的转录因子，属信号转导和转录激活因子（STAT）家族，该家族一共有 7 个成员，其中 STAT3 是调节成骨细胞表达 RANKL 的最重要的细胞因子。STAT3 能够增加成骨和骨细胞的数量，维持 BMD。但是 STAT3 可抑制早期破骨细胞的增殖，也可促进成熟破骨细胞异常增殖，这提示破骨细胞中 STAT3 信号通路的复杂性，并突出了 STAT3 在骨稳态中的矛盾作用，因而可以此作为切入点进一步探讨 STAT3 对 OP 等骨类疾病的调控作用。STAT3 与其上游 Janus 激酶（Janus kinase，JAK）构成的 JAK/STAT 信号轴是一类介导炎症反应的重要信号通路，在多种肾脏疾病中具有调控作用。TNF-α、IL-6 等细胞因子的表达上调，可激活 JAK/STAT 通路，诱导肾小管间质纤维化，提示抑制 JAK/STAT 信号通路可减轻慢性肾衰竭程度。

（17）Nrf2：核转录因子红系 2 相关因子 2（Nrf2）氧化剂已成为影响骨类代谢疾病的因素，如绝经后骨质疏松的妇女体内的抗氧化酶水平——超氧化物歧化酶（superoxide dismutase，SOD）、活性氧物质降解酶的含量均较低。在炎症和局部缺血条件下产生的大量活性氧（ROS）会破坏骨细胞中的抗氧化系统，并进一步抑制成骨作用，缩小骨再生腔导致骨丢失，严重时抑制骨折愈合。而 Nrf2 是存在于各组织细胞中的关键转录调控因子，能够调节抗氧化剂和解毒酶的表达，促进骨折愈合，调节骨细胞的稳态，Nrf2 能阻止有害的 ROS 产生，改善骨稳态来促进骨折愈合。Nrf2 在体内分布广泛，又有学者发现 Nrf2 在急性肾损伤及慢性肾功能衰竭等疾病中可能存在一定的调节作用，但具体的调控机制仍需要进一步研究。

随着中医理论的不断发展，我们对"肾"的认识愈发完善，对"肾主骨"藏象理论的现代作用机制愈加清晰，这对于揭示和丰富从肾论治骨相关疾病的科学内涵具有重要意义。

第二节　"肾主骨"理论与骨髓干细胞

中医学认为，肾为人体内重要的内脏之一，称之为"先天之本""生命之根"。《素问·阴阳应象大论》曰"肾生骨髓"；《素问·六节藏象论》曰"其充在骨"；人体"藏精于肾""是以知病之在骨也"（《素问·金匮真言论》）；"肾主身之骨髓"（《素问·痿论》）。这是《黄帝内经》在确立"肾主藏精""肾主骨"理论时的基本学术立场。《素问·上古天真论》具体阐述了肾气从弱小渐强盛各时期骨的变化，女子七岁"齿更"、三七"真牙生而长极"、四七"筋骨坚""身体盛壮"；男子八岁"齿更"、三八"筋骨劲强，故真牙生而长极"、四八"筋骨隆盛"。而随着肾气渐衰，女子七七则"形坏"；男子五八则"齿槁"、七八"筋不能动"、八八"则齿发去"。老年"五脏皆衰，筋骨解堕"。这说明骨的生长、修复均依赖于肾脏精气所提供的营养和推动，即肾有主骨生长发育的作用和维持骨的成分及结构正常的功能。

在临床实践中，"肾主骨"理论得到进一步的发展。譬如肾精虚少、骨髓化源不足不能营养骨骼，便会出现骨骼脆弱,以致骨折、骨病的发生。患者会出现腰膝酸软,甚至足痿不能行走;小儿会出现发育不良、囟门迟闭等"五迟"与"五软"的症状。这些症状或体征与骨的生长发育障碍密切关系。其次,当人衰老时,肾精亦衰减,不足以养骨,则可出现骨质增生、骨质疏松症等疾病。如《素问•痿论》指出:"肾者水脏也,今水不胜火,则骨枯而髓虚,故足不任身,发为骨痿。"另外,从牙齿与肾的关系,也可以看出"肾主骨"这一理论的正确性,肾主骨而"齿为骨之余",即齿与骨同出一源,均赖髓以充养。《诸病源候论》指出:"齿者骨之所终,髓之所养。"肾精充足,则牙齿坚固;肾精不足,则牙齿松动脱落。此类疾病用补肾填精法治疗,常能取得良好疗效,这证明"肾主骨"的理论有临床指导作用。从上可知,肾精肾气的盛衰与骨骼生理、病理有着密切的联系。

干细胞是一类具有多向分化潜能及自我复制能力的原始未分化细胞。其具有自我维持和更新功能,多种分化潜能,对损伤和疾病具有应激能力。根据干细胞的来源可以分为胚胎干细胞和成体干细胞,根据分化潜能可以分为全能干细胞、多能干细胞、单能干细胞。干细胞的理论和技术是当今生命科学的前沿课题。

"肾主藏精,肾主骨"理论是中医学中藏象学说的核心理论之一,肾精与干细胞两者之间在内涵和外延上有相似之处。首先,来源相似,肾精来源于父母先天生殖之精,干细胞来自受精卵囊胚期(尚未着床)的内细胞团;其次,功能相近,肾中精气是生命的本源,脏腑形成的物质基础,而干细胞具有向多种细胞定向分化的潜能,如骨向分化等。张进等认为全能干细胞包含了全部先天之精,为先天之精的来源,其在干细胞与"精"的比较中发现两者功能相似,提出干细胞具有先天之精的属性。而"肾藏精"的实质基础在于干细胞的自我调控系统以及全身神经内分泌调控系统。"肾藏精"主生殖、发育的功能主要与生殖干细胞、胚胎干细胞及成体干细胞息息相关,主骨、生髓的功能主要与骨髓间充质干细胞、造血干细胞等相关。因此,两者的相似之处提示我们两者之间存在着紧密的关系。

一、间充质干细胞

(一)"肾主骨"与骨髓间充质干细胞(BMSCs)的关系

成体骨髓来源的间充质干细胞(bone mesenchymal stem cells,BMSCs)是一种多潜能成体干细胞,主要存在于人体骨髓,在特定环境下能向成骨转化,属于中医学"精""髓"范畴。BMSCs 具有高度可塑性而且来源广泛,易于在体外扩增,逐渐成为研究的重点。BMSCs 主要具有以下特性:①自我更新能力。间充质干细胞可以通过不对称分裂一方面实现增殖与分化,另一方面维持自身干细胞数量的稳定。②多向分化能力。目前有实验表明,在特定的诱导条件下,骨髓间充质干细胞可以分化为间充质组织中的各类细胞,包括成骨、软骨、脂肪、肌腱和韧带等细胞。Maniatopoulos 等早在 1988 年就认为 BMSCs 可分成确定性骨祖细胞(determined osteogenic precursor cell,DOPC),它能自发分化为成骨细胞,只占很小部分;其余为诱导性骨祖细胞(inducible osteogenic precursor cell,IOPC),不能自发形成成骨组织,必须在诱导物的作用下才能成骨。目前已发现培养基中具有明确成骨作用的基本辅剂为地塞米松、β- 甘油磷酸钠和维生素 C。③不同来源的 BMSCs 具有不同的生物学性质。在人体发育的不同时期,骨髓间充质干细胞的生物学特征有一定程度上的差异。呼氏等比较研究了胎儿和成人 BMSCs,结果显示胎儿 BMSCs 较成人 BMSCs 更原始,具有更强的多向分化和体外扩增能力,而成人 BMSCs 支持造血和促进造血功能恢复的功能强于胎儿 BMSCs。因此可以看出,间充质干细胞主要存在于骨髓中,具有高度自我更新能力和多向分化潜能,在一定诱导条件下能向软骨细胞、骨细胞等分化,这与中医学关于"精生髓,髓养骨"的含义最为相近。从中医学理论来看,来源于先天的肾精的充盈与否影响着骨的生长、发育、壮健及损伤修复,而 BMSCs 因具有向软骨(骨)分化的潜能已成为目前软骨与骨损伤中研究的热点。因此,"肾主骨"与"BMSCs 分化成软骨(骨)"的相似之处提示两者之间存在着紧密的关系。

(二)"肾主骨"理论与间充质干细胞成骨分化的相关研究

(1)补肾中药对 BMSCs 增殖及凋亡的影响:尽管 BMSCs 来源较为广泛,但是在体内的含量较低,即使在分布较多的骨髓内,BMSCs 也仅占有核细胞的 1/10 000～1/100 000;在植入体内后细胞存活时间较短，数量也较低，Toma C 等发现即使在免疫缺陷鼠体内，仅仅移植 4 日后，间充质干细胞的存活不足 0.44%。这些都限制了 BMSCs 的治疗作用，因此，提高细胞的增殖能力及活性十分重要。一些补肾类中药、中药提取物以及复方对间充质干细胞的增殖具有正向调节作用。张文信等观察了不同浓度金匮肾气丸含药血清对体外兔 BMSCs 的影响，发现低浓度金匮肾气丸含药血清即有效地提高了 BMSCs 的活性，促进其增殖，中、高浓度作用更为显著。曾意荣等研究了不同浓度补肾活血方（由熟地黄、杜仲、补骨脂、枸杞子、丹参、红花、白芍等中药组成）对大鼠 BMSCs 体外增殖的影响，发现高、中、低浓度给药组 BMSCs 数量均比空白对照组明显增多，并与给药浓度呈正相关。黄胜杰等则比较了 4 味温补肾阳肾药巴戟天、鹿角胶、淫羊藿、骨碎补含药血清对 BMSCs 的影响，发现 4 种药物均有促 BMSCs 增殖作用，其中淫羊藿促 BMSCs 增殖效果最佳。刘峰等分别制备杜仲水提物及杜仲醇提物含药血清培养大鼠 BMSCs，通过对传代培养生长曲线以及细胞 100% 融合时间的比较，发现杜仲水提物与杜仲醇提物对 BMSCs 增殖的影响均显著高于空白对照组，且醇提物效果优于水提物。宋囡等研究左、右归丸含药血清调节大鼠 BMSCs 周期时发现，补肾中药及其补肾拆方均能降低细胞 G0/G1 期比例而提高 S 期比例，缩短细胞群体倍增时间，有效促进 BMSCs 的增殖。此外，补肾中药对 MSCs 的凋亡也存在一定的抑制作用。张文信等使用流式细胞仪检测金匮肾气丸含药血清对过量地塞米松诱导的 BMSCs 的凋亡情况的影响，发现金匮肾气丸含药血清能促进 G0/G1 期的细胞向 S 期和 G2/M 期转化，从而有效降低了 BMSCs 的凋亡率。杨黎丽等建立白细胞介素 -1β 诱导体外培养的大鼠 BMSCs 凋亡体系，分别向其中加入巴戟天、鹿角胶、淫羊藿及骨碎补含药血清并观察细胞凋亡情况，结果发现这些温阳补肾药含药血清均有效地抑制了细胞凋亡，他们认为其机制可能是中药能上调抑制凋亡基因 Bcl-2 的表达，下调促进凋亡基因 Bax 的表达，抑制其蛋白酶活性从而降低了细胞凋亡率。

（2）补肾中药对 BMSCs 成骨效应的影响：BMSCs 成骨分化是一个高度程序化的过程，在许多信号分子的调控下，按一定顺序上调碱性磷酸酶（ALP）、成骨细胞特异性转录因子 RUNX2、Osterix 以及骨钙素（OCN）、骨桥蛋白（OPN）、Ⅰ型胶原（Col1）等的表达，启动成骨分化。BMSCs 产生成骨前体细胞，然后形成骨原细胞、前成骨细胞、功能性骨形成细胞并最终形成成熟骨细胞。细胞形态观察可见，细胞基质中逐渐出现钙化斑，进而出现矿化结节，表现出成骨细胞的形态特征。目前，学者也多依据这些指标的改变，评判诱导剂促进 BMSCs 分化成骨的效应。

补肾类经典方剂，如六味地黄丸、金匮肾气丸以及验方，如补肾强骨汤、补肾健脾活血方等均能不同程度地促进 BMSCs 向成骨细胞分化。程志安等比较了六味地黄丸、金匮肾气丸及健骨二仙丸含药血清诱导大鼠 BMSCs 成骨分化的效能，结果发现，3 种补肾方药均能不同程度地促进成骨分化相关基因的表达，其中偏补肾阳功效的金匮肾气丸作用最为显著；同时他们发现，ALP、OCN、RUNX2 等成骨分化相关基因表达在补肾方药作用较晚时间出现上调，脂蛋白脂肪酶（lipoprteinlipase，LPL）、脂肪酸结合蛋白 4（fatty acid-binding protein 4，FABP4）、过氧化物酶体增殖物激活受体 γ（peroxisome proliferator-activated receptor γ，PPARγ）等成脂分化相关基因表达则在作用较早时间即出现下调。一些补肾中药及其提取物，如淫羊藿、杜仲、续断、肉苁蓉、龟板、骨碎补等也对 BMSCs 的成骨分化有促进作用，其中，以淫羊藿的相关研究最为深入。杨月琴使用淫羊藿含药血清培养 BMSCs，发现了淫羊藿能的显著促成骨作用，同时能有效抑制 BMSCs 向破骨细胞方向分化。学者们对淫羊藿提取物和代谢产物也进行了研究，发现淫羊藿苷、淫羊藿次苷Ⅱ、淫羊藿总黄酮均具有很强的成骨效力。淫羊藿苷可显著增强大鼠体外培养 BMSCs 中 ALP 活性，增加 ALP 阳性克隆数（CFU-FALP）和钙化结节，上调成骨细胞特异性转录因子 RUNX2、Osterix 基因表达量，同时 Col1 的分泌量也明显增多。翟远坤等发现淫羊藿次苷Ⅱ同样可以显著增强 ALP 活性，增加 Col1 的分泌量、钙化结节和 CFU-FALP 数量，上调 RUNX2、Osterix 及一氧化氮合酶（iNOS）的基因表达量，他们对此机制做了初步探讨，认为淫羊藿次苷Ⅱ是通过提高 iNOS 活性，促进 NO 的生成来刺激 BMSCs 成骨性分化的。Zhang JF 等发现淫羊藿总黄酮在促进 BMSCs 成骨分化的同时，能提高护骨素 / 细胞核因子 κB 受体活化因子配体（OPG/RANKL）的比率以抑制 BMSCs 向破骨细胞分化。Bian Q 等则分别使用补肾中药淫羊藿、补骨脂和女贞子的有效成分淫羊藿苷、补骨脂素和齐墩果酸培养 BMSCs，观察并比较其促骨形成能力，结果发现，三者均有较强的成骨分化潜能，且三者间并无显著性差异。Chen KY 等将自体 BMSCs 接种于一种明胶多孔支架上，并装载骨碎补提取物移植入兔体内治疗颅骨的骨缺损，在移植 8 周后发现装载有骨碎补的支架周围骨形成显著多于未使用骨碎补的支架，该实验提示骨碎补在体内也具有较强的成骨潜能。

（3）补肾中药对 BMSCs 成骨分化机制的探讨：补肾中药对 BMSCs 成骨分化机制的研究已深入至细胞、分子水平。在细胞微环境的影响下，多条信号通路互相交错，相互影响，形成错综复杂的网络，共同调节 BMSCs 的成骨分化过程。BMP 是研究最早和最有潜力诱导 BMSCs 向成骨细胞分化的细胞因子，BMPs 在自身能调控 BMSCs 成骨分化的同时，还可通过经典的 Smads 信号通路和非经典的丝裂原激活蛋白激酶（mitogen-activated protein kinases，MAPK）信号通路调控干细胞成骨分化。MAPK 通路是 BMSCs 成骨分化的重要调控途径之一，该通路中细胞外信号调节激酶（extracellular signal-regulated kinas，ERK）、c-Jun 氨基端激酶（c-Jun-N terminal kinase，JNK）和 p38 MAPK 通路均参与了 BMSCs 成骨分化。MAPK 通路激活后，促进 RUNX2 磷酸化以及 Osterix 表达，同时调控 BMPs，进而促使 BMSCs 的成骨分化。近年来，研究发现 Wnt 信号通路是调控 BMSCs 自我更新和分化的关键途径，对骨重建具有重要的影响，实验证明，Wnt 信号通路中关键分子 LRP-5 能够上调 RUNX2 和 ALP 的表达促进骨形成，并下调增强子结合蛋白 α（CEBPα）、过氧化物酶体增殖物激活受体 γ（PPARγ）的表达抑制脂肪形成。此外，雌激素受体通路、Notch 通路等对 BMSCs 成骨分化也存在促进作用。

杨丽等筛选出骨碎补水提液促 BMSCs 增殖最佳浓度为 5μg/ml，并以此诱导 BMSCs 成骨分化，发现骨碎补能有效地促进 BMSCs 增殖和骨向分化，上调 TGF-β1、BMP2 的表达量可能是其作用机制之一。李东晓等研究淫羊藿总黄酮对大鼠 BMSCs 成骨分化的影响趋势，测试动物血清中 TGF-β1 及 BMP2 的浓度，结果认为其能够诱导 BMSCs 成骨分化与提高成骨生长因子体液浓度有关。Zhang JF 等进一步研究发现 EF 可以有效地促进人 BMSCs 向成骨细胞分化，其机制是由于 EF 促进了 BMP2、BMP4、RUNX2、β-Catenin 和 Cyclin D1 的 mRNA 表达，而这些蛋白恰恰是 BMP 或 Wnt 信号通路的重要调节因子；同时 EF 的促成骨作用可以被 BMP 或 Wnt 信号通路的经典抑制剂 Noggin 和 DKK-1 所阻断，进而推断 EF 促 BMSCs 成骨分化效应是通过 BMP 和 Wnt 信号通路来实现的。牛膝总皂苷（ABS）能有效地促进 BMSCs 的增殖与 ALP 含量，He G 等发现，ABS 还能上调 BMP2、RUNX2 以及 Osterix 磷酸化的水平；使用 ERK 抑制剂 PD98059 后这些作用均被阻断，提示 ABS 能激活 ERK 信号通路来促进 BMSCs 的成骨分化。翟远坤等观察发现，淫羊藿次苷 II（ICS II）能上调大鼠 BMSCs 雌激素通路相关因子 ERα、孕激素受体（PR）、雌激素调节蛋白 PS-2 以及成骨细胞特异性转录因子 RUNX2、Osterix 的表达量，增加成骨性指标 ALP 活性，提高 OCN 分泌量及钙盐沉积量。使用雌激素通路的特异性阻断剂 ICI 后，通路相关因子表达降低，ICS II 对 BMSCs 成骨分化的促进作用也受到强烈影响，提示 ICS II 是通过激活雌激素信号通路来发挥其促进骨形成作用的。Bian Q 等使用淫羊藿苷、补骨脂素和齐墩果酸干预皮质酮预处理大鼠，通过细胞基因芯片技术检测大鼠 BMSCs，发现淫羊藿苷、补骨脂素和齐墩果酸分别可逆转 11、12 和 15 种基因表达，3 种有效成分共同作用的基因有 5 种，涉及成骨分化、细胞周期调节、细胞代谢和 Notch 信号通路。仲卫红等使用土鳖虫含药血清干预激素诱导的大鼠 BMSCs，结果发现土鳖虫含药血清可以逆转 BMSCs 成脂分化趋势转而向成骨分化；通过质谱鉴定发现经土鳖虫含药血清干预后的 BMSCs 中共有 16 种蛋白质出现显著的表达上调，14 种出现显著下调。

（4）补肾中药对 BMSCs 趋化迁移的影响：体内回植是评价 BMSCs 成骨分化潜能的金标准，在骨再生修复过程中，除了受损组织局部来源的 BMSCs 外，循环血中的 BMSCs 也能感受到组织受到损伤并募集到该部位，在损伤部位微环境下向骨组织特异分化，目前大多数学者倾向于认为这一过程主要是受趋化因子家族及其受体的操控。补肾中药对 BMSCs 迁移、归巢也有一定的促进作用。刘国岩等发现骨碎补醇提物能显著提高基质细胞衍生因子 -1（stromal cell-derived factor 1，SDF-1）的 mRNA 表达量，SDF-1

是造血干细胞动员和归巢的关键因子,通过调节极迟抗原 4(very late antigen-4,VLA-4)表达介导 CD34$^+$ 细胞的黏附,在 CD34$^+$ 细胞归巢至骨髓中发挥关键作用,并由此影响其在骨髓中的增殖和分化,使干细胞具有迁移归巢的特性。牛膝具有强筋骨、补肝肾的作用,因善"引药下行"而常被兼用作引经药,Kong XY 等研究补肾中药活骨Ⅱ号方对股骨头坏死的影响,通过动物实验发现,活骨Ⅱ号方联合牛膝能有效地降低股骨头坏死兔动物模型的骨陷窝空虚率,提高外周血中 BMP2、OCN 水平以及局部坏死区 5- 溴脱氧尿嘧啶核苷(BrdU)、SDF-1 的 mRNA 表达水平,且作用较单独使用活骨Ⅱ号方明显。这提示牛膝能增强活骨Ⅱ号方的治疗作用,其可能机制与牛膝促进 BMSCs 的定向归巢作用有关。

二、造血干细胞

(一)"肾藏精主骨"理论与造血干细胞的关系

"肾藏精主骨生髓""髓生血""精血同源"是中医基础理论学说之一。中西医对血液的化生及其功能的认识具有很高的一致性,在人体整个造血系统中,造血干细胞(hematopoietic stem cells,HSCs)起着至关重要的作用,造血干细胞作为先天之精的一部分,是精生髓化血功能最完全的执行者。

"精血同源"主要是指精和血化源相同,均来源于肾所藏之精,两者之间又可以相互资生、相互转化。肾藏精充足,精血发生有源,造血干细胞的功能正常,人体血液化生就有保障。造血干细胞系统是以造血干细胞为顶点,以各种成熟血细胞为底边的金字塔式的结构。造血干细胞具有自我更新与多向分化的能力,使造血金字塔再生、修复和维持成为可能。徐世荣等通过比较分析,红细胞、血红蛋白、白细胞、免疫球蛋白与中医学的"血"在生成、来源、运行、生理功能、病理变化诸多方面的相似点,认为西医学红细胞、血红蛋白及血液中的其他蛋白或酶可能是中医"血"本质的重要内容。造血干细胞作为先天之精的一部分,是精化血功能的最完全体现者。精足则血旺,对造血干细胞的增殖、分化具有一定的促进作用。

从造血干细胞所处的微环境来看,肾精充足对造血干细胞的增殖可有促进作用,造血干细胞受到微环境的调节。骨髓中大多数造血干细胞位于骨组织构成的骨龛中,受到骨龛微环境的调节。成骨细胞是骨内膜表面的内衬细胞,生理条件下造血干细胞及移植后归巢至骨髓的造血干细胞与之密切接触,这种解剖定位提示成骨细胞可能调节造血干细胞的功能。这一观点首先在成骨细胞和造血干细胞的体外共培养中得到证实,随即一系列的研究几乎同时确定:成骨细胞是造血干细胞龛中一关键组成成分,目前人们将之命名为"成骨细胞龛"或"骨内膜龛"。通过调节"骨内膜龛"的大小,可以控制造血干细胞的数量,维持造血干细胞的稳定状态。现代研究证明,多周期应用细胞毒药物,严重破坏了包括影响骨龛的功能和造血干细胞池的功能。因此,干细胞功能的破坏与其所处的造血干细胞龛功能下降密切相关。肾藏精主骨生血,充分说明了骨和血直接密切的联系。只有肾精足而骨壮的情况下,血才能化生充足。否则"血气虚则肾气弱,肾气弱则骨髓枯竭"。肾精不仅直接参与血液的化生,而且在肾主骨生血方面与造血干细胞的微环境有关。

此外,临床上通过补肾法治疗血液病,可以取得很好的疗效。再生障碍性贫血(AA)是血液系统常见的疾病,以骨髓的造血细胞增生减低和外周全血细胞减少为主要特征,属于中医"血虚""虚劳"等范畴。郭春花等用低、中、高剂量补肾填精中药治疗 AA 模型小鼠,结果显示:补肾填精药具有促进 AA 模型小鼠骨髓造血干 / 祖细胞造血,提高外周血细胞的作用。刘娜等通过临床观察和实验验证的方法,得出补髓生血颗粒可通过调节 Rho-GTP 相关酶类、细胞分裂周期蛋白 42(CDC42)、Rho 家族成员 A(Rho A)、Rac 的表达促进造血干细胞的增殖来改善骨髓造血功能。刘涓认为"毒损髓脉、精不化血"是 AA 的关键病机,以理化复合因素致骨髓抑制 AA 小鼠模型,并用补肾生血解毒方干预,实验表明此方可以明显提高小鼠骨髓细胞中造血干细胞的数量,促进造血干细胞的增殖和分化。另外,很多学者对不同的骨髓损伤动物模型研究发现,补肾填精中药具有明显促进生血的作用,这与临床药效的观察相一致。邹阳等采用 60 Co-γ 射线 3.5Gy 全身一次性照射,造成小鼠骨髓造血抑制模型,并用低、中、高剂量益髓生血颗粒灌胃治疗,得出益髓生血颗粒能够促进小鼠骨髓造血干增殖,提高骨髓造血功能。骨髓抑制是肿瘤放、化疗的主要毒副反应,它可以使外周血细胞数量减少,造成不同程度的贫血、出血。肖文冲等通过化疗建立骨髓抑制小鼠模型,探讨补肾法对骨髓抑制造血功能的影响。赵连梅等发现淫羊藿苷可以改善化疗后小鼠造血功能,明显提升外周血细胞数量。临床观察和实验研究都表明,通过补肾填精法能够影响造血干细胞的增殖与分化,促进造血功能而"化血"。

(二)骨对造血干细胞功能的影响

造血干细胞位于专门的微环境中,称为"壁龛"。骨髓微环境是造血干细胞定居的场所,对于维持HSCs 的自我更新和多向分化之间的平衡至关重要。目前越来越多的研究认为,HSCs 微环境是由骨内膜微环境和血管微环境组成,前者可维持 HSCs 自我更新能力,后者不仅可以促进 HSCs 增殖、分化,还可以与骨内膜微环境协同作用维持人体血液和免疫系统的平衡。解剖学上骨内膜造血微环境主要由成骨细胞、CAR(CXCL12-abundant reticular)细胞、破骨细胞、成纤维细胞组成。血管造血微环境主要由 CAR细胞和血管内皮细胞组成。骨内膜造血微环境与血管造血微环境对造血干细胞的存在、功能维持十分重要。形态学研究可以发现造血干细胞驻留在骨髓腔内,主要分布于骨髓腔骨小梁区的骨内膜附近,而分化较明显的造血祖细胞多分布于骨髓的中央区,其中约有 57% 的 $CD150^+CD48^-CD41^-Lin^-$ 细胞分布于骨小梁附近,约 14% 的细胞分布于骨内膜区,约 29% 的细胞分布于血窦区。归巢实验发现,尾静脉移植造血干细胞 15 小时后,可以观察到约 60% 的细胞定位到骨小梁区骨内膜上,由此可以看出骨内膜具有重要的作用。但骨内膜是否是构成造血微环境的主要部分,以及骨内膜造血微环境是如何建立并对造血干细胞进行调节?目前研究主要认为有 3 种方式:骨内膜通过细胞 - 细胞直接相互作用,将造血干细胞黏附在成骨细胞表面,然后对造血干细胞进行调节;骨内膜细胞通过释放相关可溶性因子将造血干细胞吸引到骨内膜附近,从而对其进行调节;单独的骨内膜造血微环境不具有使造血干细胞靠近自己的能力,需要第三方细胞的参与、协调造血干细胞靠近骨内膜表面。但骨内膜造血微环境是以何种方式来建立以及如何进行调控仍需要进一步研究。但可以肯定的是,骨内膜细胞对于造血干细胞的维护与调节起重要作用。这些位置是否就是造血微环境,还是一过性的或临时的造血干细胞停留位置,仍需进一步的证明。

通过实验发现,人与鼠的成骨细胞能分泌大量的细胞因子促进造血干细胞的增殖,首次证明了参与骨形成的细胞具有支持干细胞活性的能力。骨内膜表面血管化程度较高,表明血管内皮细胞可能参与调控造血干细胞。

体外实验发现成体内非造血系统的血管内皮细胞不能够支持造血干细胞,而骨髓血窦血管内皮细胞和其他器官内的血窦血管内皮细胞相比功能及表型完全不同。骨髓血窦血管内皮细胞通过表达细胞因子、黏附分子参与造血干细胞的动员、归巢及移植过程。在胚胎发育过程中脉管细胞对于造血干细胞的发育以及增殖起到重要作用。脉管系统细胞与造血干细胞均从共同的胚胎期血管周样祖细胞分化而来。因此,胚胎期的造血与血管的发生发展密不可分,在胚胎期造血期,没有骨组织来参与造血微环境的构成,此时的造血干细胞只能定位于脉管或脉管周围。这些胚胎期脉管极可能是一些特化的脉管结构参与早期造血微环境的构成,由此推测脉管也可能参与并调节成体造血干细胞。脉管细胞是否参与到造血干细胞的造血微环境组成仍不确定。

研究发现成体内的脉管细胞也可能参与造血干细胞的造血微环境的构成。在成体内的髓外部分发现,脉管细胞极可能参与髓外造血微环境的构成,因为发生髓外造血时可在肝、脾组织内观察到造血干细胞在血窦附近大量存在。而在骨髓内也可以发现大量的造血干细胞驻留在脉管附近,约有 60% 的造血干细胞驻留在脉管骨髓血窦附近,只有约 20% 的造血干细胞靠近骨内膜,其他造血干细胞散落于骨髓腔内部。培养实验发现,血管内皮细胞类似于成骨细胞能够维持造血干细胞,而且对于体内造血功能也是必需的。

Morrison 研究报道,仅 43% 的造血干细胞 / 造血祖细胞定位于骨内膜造血微环境与脉管造血微环境中,因此人们推测在骨髓腔内可能还存在其他类型的造血微环境。例如 Suda 等研究发现骨髓腔低氧区的分布与造血干细胞的分布密切相关,低氧环境能够有效上调细胞周期抑制因子的表达,从而对造血干细胞处于静止期起到重要作用。其他实验也发现,活性氧家族水平决定造血干细胞的活性及类型,静止期的造血干细胞具有长期自我更新的能力,而增殖期的造血干细胞只具有短期的自我更新能力。

目前推测骨髓腔内可能存在以下几类造血微环境，参与调节造血干细胞的维持、增殖以及定位过程。第一类造血微环境：脉管或血管周边细胞以及骨内膜细胞共同形成一个靠近骨内膜的造血微环境，两类细胞一同参与调控造血干细胞。第二类造血微环境：两类细胞分别在空间上形成相互独立的两个造血微环境，两个造血微环境对造血干细胞具有相同的调控作用，只是位置不同而已。第三类造血微环境：这两类细胞分别在空间及功能上形成相互独立的两个造血微环境，骨内膜造血微环境参与造血干细胞的自我更新及增殖，脉管造血微环境参与造血干细胞的动员、归巢及移植过程。第四类造血微环境：骨髓腔内某些或某类未知的细胞，参与构成特殊的造血微环境。

三、脂肪干细胞

（一）"肾主骨"与脂肪干细胞（ADSCs）的关系

脂肪干细胞（adipose-derived stem cells，ADSCs）是从脂肪组织中分离出来、具有多向分化潜能的间充质干细胞，在适当条件下可定向分化为成骨细胞、软骨细胞、肌肉细胞等。与骨髓间充质干细胞（BMSCs）相比，脂肪干细胞更易于获取，体外增殖更快，且培养条件更简单。

脂肪曾经长时间被认为是惰性组织，只具有保护或缓冲机械损伤，抵御寒冷，通过控制脂质或脂肪堆积，作为能量库，并且吸脂术后一直被作为废物丢弃。吸脂术得到的脂肪组织悬液中含有前脂肪细胞、红细胞、血小板、脂肪细胞、成纤维细胞、内皮细胞和单核细胞、血管平滑肌细胞、血管内皮细胞、淋巴细胞、巨噬细胞、筋膜等，这些细胞过去没有被重视。随着研究的深入，这种混合的细胞群称为基质血管组分（SVF），研究人员发现其中一种具有分化成中胚层组织潜力的干细胞。Zuk 等人在 2001 年首先发现脂肪来源干细胞具有多向分化潜能，与骨髓间充质干细胞一样在相应的诱导剂诱导下能够向脂肪细胞、成骨细胞、软骨细胞、肌肉细胞方向分化。与骨髓间充质干细胞（BMSCs）相比，脂肪干细胞（ADSCs）有着明显的优势，具有来源丰富，获取容易，生长速度快，脂肪干细胞含量较高，可以经过多次传代而不呈现明显的衰老。所以脂肪干细胞（ADSCs）正成为一个有吸引力的多潜能分化干细胞群，积极地被应用于组织工程领域。此外，兼具有旁分泌生长因子、趋化因子、细胞因子的能力，以及抗炎、抗凋亡、促血管生成、免疫调节、抗瘢痕作用，这些优点使得脂肪干细胞成为再生医学中理想的种子细胞。

在不同的诱导条件下脂肪干细胞能够分别向不同组织细胞分化。研究显示诱导 ADSCs 向成骨细胞分化的方法多种多样，由地塞米松、维生素 C、β- 甘油磷酸钠等组成的成骨诱导液最常用；Chen 等人用细胞共培养的方法诱导 ADSCs 向成骨细胞分化，例如联合血小板释放生长因子和 BMP2 能够有效协同刺激 ADSCs 增殖并成功向成骨细胞分化；动物体内实验多以脂肪干细胞联合生物支架材料和生物因子组成复合体置入骨缺损处，脂肪干细胞利用支架材料的空间结构进行增殖、分化成骨，有的研究直接用脱钙骨基质代替支架材料，并成功向成骨细胞分化。Wang 和 Lu 等人证实 ADSCs 在一定条件下能够向软骨细胞分化，并成功修复受损的半月板。Liu 等人单独用 7, 8- 二羟基香豆素只能微弱地诱导大鼠 ADSCs 向成软骨细胞分化，与浓度为 10ng/ml 的 TGF-β1 联合培养可以显著地促进大鼠 ADSCs 向成软骨细胞分化。综上所述，ADSCs 具有多向分化能力，各种临床实验正在检测其可利用性，随着研究的不断深入，未来其在再生医学和细胞治疗学领域的前景会越来越广阔。

（二）"肾主骨"理论与脂肪干细胞分化的相关研究

（1）中药有效成分干预 ADSCs 向骨组织增殖分化：中药在诱导脂肪干细胞增殖分化也取得一些进展。近年来，有关传统中药有效成分参与脂肪干细胞的研究已见一些报道。张荣耀等研究显示，与骨髓间充质干细胞相比，脂肪干细胞更易向成骨分化。李玲慧等比较左归丸、右归丸对大鼠脂肪干细胞成骨性分化的影响，结果显示右归丸组 RUNX2 蛋白表达显著上调，RUNX2 的表达是成骨细胞开始分化的标志，因此它成为骨形成过程中最早、最具特异性的标志基因之一。该研究发现，右归丸可明显上调 ADSCs 的 RUNX2 蛋白表达，说明右归丸中的有效成分可促进脂肪干细胞向成骨细胞分化。赵可伟等制备中药骨康含药血清并进行脂肪干细胞培养，移植脂肪干细胞到骨折部位，通过免疫组化对核心结合

因子 α-1（Cbfα1）和骨钙素（OCN）两个指标进行动态观察，结果显示干预组 Cbfα1、OCN 阳性最强。而 Cbfα1 是多种骨诱导因子促进成骨的共同信号分子，OCN 是成骨细胞功能成熟的标志。说明中药调控信息传调成功，干预组成骨细胞骨形成功能最强。郭延伟等研究显示，杜仲水/醇提取物能够促进兔脂肪基质干细胞增殖及成骨分化。在此实验中，通过对碱性磷酸酶及钙化结节的测定，发现杜仲水醇提取物对碱性磷酸酶活性有明显上调作用，其中以杜仲醇提取物为 0.4g/L 的浓度对碱性磷酸酶的调节作用最强。碱性磷酸酶是成骨过程中所必需的酶，它的表达情况代表骨形成的状况，其与成骨细胞的分化成熟呈正相关，它的形成和数量也是成骨细胞分化成熟的主要标志之一。

（2）中药单体干预脂肪干细胞的增殖分化及研究机制：人参皂苷 Rb1 是人参、三七、西洋参有效成分之一，对心血管、神经、免疫系统都有一定的保护作用，不同浓度人参皂苷 Rb1 对成骨细胞增殖、分化具有明显促进作用。罗志军等研究显示，人参皂苷 Rb1 在一定浓度范围内对体外培养条件下的人脂肪干细胞具有促生长增殖作用。在该研究中人参皂苷 Rb1 呈剂量依赖性促进人脂肪干细胞碱性磷酸酶活性和骨钙素表达，因此可作为一种良好的成骨诱导活性因子。王晗等研究中药益智仁提取物原儿茶酸在体外条件下能够促进脂肪干细胞分化为神经元样细胞。该研究显示原儿茶酸有可能通过促进生长因子或 Wnt 信号分子等的分泌或调节其信号转导过程，增加 Cyclin D1 的表达，而提高人脂肪干细胞的增殖能力。

一些中药有效成分并不直接参与 ADSCs 的增殖分化，而是通过其他途径促进 ADSCs 增殖分化。例如，柚皮苷可以抑制因过氧化氢氧化作用引起的人类脂肪间充质干细胞向成骨分化，过氧化氢能导致两个在 Wnt 信号通道中重要的转录调节因子 β-Catenin 及 Cyclin D1 表达的降低。并且研究同时显示柚皮苷可能是治疗骨质疏松症的有效物质，可能和激活 Wnt 信号通道有关。高红强等发现青藤碱在干细胞移植过程中具有免疫抑制、抗炎、镇痛等作用，将来在免疫排斥中的应用可能会很有前景。而另一种物质地黄低聚糖能够缓解因过氧化氢引起的 ADSCs 的凋亡，其机制可能与上调血管内皮生长因子和肝细胞生长因子有关；而另一项研究显示 VEGF 能够调节 BMP 诱导的人脂肪干细胞向成骨分化。槲皮黄酮是一种广泛存在于银杏等植物中的物质，通过上调一些基因（Osx，RUNX2，BMP2，Col1，OPN，OCN）来促进脂肪干细胞成骨分化，而这些基因和脂肪干细胞成骨分化密切相关。同样，研究发现 ADSCs 在成骨分化过程中因 TNF-α 的作用，使 Osx、RUNX2 的表达降低，而 10μg/ml 的虫草素能够使 Osx、RUNX2 的表达恢复到一定水平，因此虫草素在 ADSCs 在成骨分化过程中起到一定的保护作用。综上所述，我们认为中药有效成分及单体对于 ADSCs 的影响最终表现在对基因的表达影响上，诱导分化的机制主要是通过中药的外在作用和一系列的内部信号传导，使得向特定方向分化的基因得到表达，从而干预 ADSCs 的增殖和定向分化。中药有效成分及其单体对 ADSCs 向骨转化诱导的各种研究大致可以分为三个方向，第一为增加 ADSCs 向骨分化的能力；第二为提高细胞分化后的活性；第三为延缓细胞凋亡，保护 ADSCs 在增殖分化过程中遭到破坏，改善细胞合成代谢功能，促使骨细胞增殖。

四、胚胎干细胞

胚胎干细胞（embryonic stem cells，ESCs）具有无限增殖和全能分化的潜力，理论上胚胎干细胞具有分化为各种细胞的潜能，目前已成功将胚胎干细胞诱导分化为多种终末组织细胞，如成骨细胞、心肌细胞等，成为细胞和器官移植领域最具潜在优势的资源。

《灵枢•经脉》言"人始生，先成精，精成而脑髓生，骨为干，脉为营，筋为刚，肉为墙，皮肤坚而毛发长"，提出了先天之精的概念及其在人体生长发育中的作用。《灵枢•决气》言"两神相搏，合而成形，常先身生，是谓精"，说明先天之精禀受于父母，是构成人体胚胎的原始物质，可见肾精与干细胞有极大的相似性。目前众多医家认为中医定义中的"先天之精"因其源于父精母血的生殖之精，具有主生殖、发育、生长的功能，是构成胚胎发育的原始物质。而现代研究表明：最原始的干细胞是胚胎干细胞，又称为全能干细胞，其禀受于父母，父母的生殖之精结合为受精卵，再由受精卵分裂出胚泡的内细胞群，新个体所有的组织细胞均由该群细胞分化、分裂而来，其中任何一个内细胞群的细胞在适宜的条件下均可分化成为身体的任何一种组织细胞。结合其来源、分布、功能与西医学的干细胞形似,故可将"先天之精"对应于胚胎干细胞。五脏中"肾"为先天之本,五脏阴阳都植根于肾,肾藏"先天之精",为脏腑阴阳之本,生命之源,推动着生、长、壮、老、已之生命全过程,其功能尤为突出。ESCs 体外诱导分化为成骨细胞的方法,包括以下几种:

(一)拟胚体分化体系

ESCs 体外分化最常用的方法是在无饲养层条件下,培养基中不添加白血病抑制因子(LIF),自发形成包含 3 个胚层细胞构成的拟胚体(embryoid bodies,Ebs)。拟胚体产生的细胞是 3 个胚层不同细胞的集合体,要通过拟胚体方式获得单一的定向细胞非常困难。且影响 Ebs 分化的因素较多,其中诱导剂的添加时间最为重要,控制加入诱导剂的时间,不仅可以筛选不同的组细胞群体,还能够获得不同胚层细胞定型和不同组织早期发育的相关信息。

(二)共培养体系

除 Ebs 分化体系外,共培养体系也是一种有效的分化体系。虽然该体系的具体机制尚不清楚,但可以肯定是局部细胞微环境发挥作用。骨组织工程的另一个难题,就是骨血管化。临床上用骨移植修复骨缺损的 3 个基本过程是移植物的血管化、骨再生及骨端融合。移植物血管化是关键环节,其作用贯穿于整个移植修复过程,对骨再生与融合的方式及效果起决定作用。近年来一些学者尝试将胚胎干细胞 ESCs 与内皮细胞联合培养,以达到血管化的作用。施文军等提取小鼠的胚胎干细胞和胚胎成纤维细胞,诱导胚胎干细胞生成内皮细胞(EC),与 ESCs 进行联合培养。成骨细胞能够表达较高的 ALP 浓度,目前体外成骨实验中常采用 ALP 浓度定量测量,ALP 浓度已被常规用作成骨细胞早期分化的一种标志。实验中发现联合培养的胚胎干细胞相对其他组生成的 ALP 较多,说明以胚胎干细胞诱导生成的内皮细胞对胚胎干细胞的成骨有明显的促进作用。但成骨细胞和血管 EC 有获取困难,不易分离培养,且培养时容易老化等缺陷。共培养的过程中,不同的细胞紧密接触,使一种细胞通过自分泌或旁分泌途径分泌的细胞因子能够迅速作用于另外一种细胞,有利于诱导 Ebs 分化为成骨细胞的信号传导。最近有研究证明共培养过程中细胞之间的紧密接触可能导致细胞融合,细胞融合也可能促进细胞分化,启动特异性基因的表达,从而促进 ESCs 向目的细胞分化。目前还未发现成骨细胞的诱导分化过程中有此种现象发生。但共培养体系也有其局限性,即种子细胞纯化较困难,影响了该方法在临床上的应用。

(三)单层细胞诱导法

到目前为止,单层法进行胚胎干细胞诱导成骨分化的报道较少,使用该方法胚胎发育过程中成骨细胞出现较迟,失去开始的竞争优势,使用的成骨诱导液并没有很强的筛选作用,且发现单纯由细胞因子作用于胚胎干细胞时,虽然可以提高钙结节的数量,但细胞的组成仍然十分复杂,甚至在钙结节的中央也可能有非成骨细胞存在,成骨的诱导率并不高。但在适宜的培养条件下,精细控制细胞分化微环境,单个 ESC 可以诱导分化成纯化的目的细胞,采用该方法可以解决纯化难的问题。维甲酸是维生素 A 类衍生物,对胚胎发育骨骼生成的过程具有重要影响,维甲酸不足或过量都会导致骨骼发育畸形。在体外分化过程中,维甲酸对成骨分化也具有促进作用。冯树梅等以高浓度维甲酸,在单层贴壁状态下对小鼠胚胎干细胞进行诱导,获得了大量成熟、具备矿质化特性的成骨细胞。在诱导过程中,随着分化时间的延长,胚胎干细胞逐渐分化为梭形细胞,且呈漩涡状排列,至分化 15 日左右产生结节样团块,21 日时结节样物质较普遍。逆转录聚合酶链反应(RT-PCR)检测表明成骨诱导 14 日时,表达 CD73$^+$ 和 I 型胶原,说明细胞继续向成骨分化,且已进入了基质分泌阶段。21 日时,表达 I 型胶原和骨钙素,表明已产生了成熟的成骨细胞,并进入了矿化后期。同时成骨诱导 28 日时,茜素红染色显示细胞已产生大量钙结节。维甲酸诱导组中的钙结节分布的范围和数量均明显高于不使用维甲酸的普通诱导组,表明本实验组诱导体系具有更高的诱导效率。

(四)化学物质诱导法

在体内细胞因子起始成骨发生,在体外必须添加不同化学物质来模拟体内条件。这些物质包括 $1,25-(OH)_2D_3$、地塞米松等。$1,25-(OH)_2D_3$ 抑制 I 型胶原基因和骨唾液蛋白基因表达,增强骨桥蛋白基因表达,使骨钙蛋白表达量较对照组增加 7 倍。

孙亚东等为了探讨 1,25-(OH)$_2$D$_3$ 在诱导小鼠胚胎干细胞向成骨细胞分化过程中的重要作用,取 2 日龄昆明小白鼠颅盖骨进行成骨细胞分离培养,制备拟胚体,在培养液中加入 1,25-(OH)$_2$D$_3$,检测 ALP 活性,实时定量 PCR 检测骨钙素 mRNA 的表达,茜素红染色进行矿化骨结节计数。在浓度为 4×10^{-9}mol/L 1,25-(OH)$_2$D$_3$ 和维生素 C、β- 甘油磷酸钠共同作用下,有效促进了 ESCs 源性成骨细胞的产生。维生素 C 和 β- 甘油磷酸钠可有效诱导 ESCs 向成骨细胞分化,维生素 C 有效诱导骨形成,促进基质沉积和矿化,在一定浓度下,1,25-(OH)$_2$D$_3$ 在转录水平调节早期成骨细胞特异性基因 OCN 的表达,提高小鼠胚胎成骨细胞前体细胞(MC3T3-E1)的 ALP 表达水平,促进骨桥蛋白表达。该实验中 1,25-(OH)$_2$D$_3$ 联合维生素 C 和 β- 甘油磷酸钠改变了 ESCs 自发分化途径,使 ESCs 向成骨细胞分化,进而有效促进 OCN 和 ALP 基因的表达。加入 1,25-(OH)$_2$D$_3$ 后成骨细胞矿化明显增强,是该激素和成骨细胞分泌的细胞因子协同促进 EBs 分化的结果。

Butery 等用地塞米松、β- 甘油磷酸钠和抗坏血酸诱导鼠源 ESCs 体外分化为成骨细胞,茜素红染色表明,实验组细胞形成大量矿化骨结节。Zur Nieden 等人在体外培养的过程中添加抗坏血酸、β- 甘油磷酸钠和 1,25-(OH)$_2$D$_3$,实现了 ESCs 向矿化成骨细胞的定向分化。在加入诱导因子 7 日后,碱性磷酸酶活性增强;3 周后骨粘连蛋白和骨桥蛋白表达上调,4 周后骨涎蛋白和骨钙素表达开始增加。Chaudhry 等将鼠源 ESCs 与聚乳酸(OPLA)支架复合后置于含有抗坏血酸、β- 甘油磷酸钠的矿化诱导液中培养 4 周,通过 Von Kossa 染色、茜素红染色以及 RT-PCR 技术,结果表明 ESCs 向成骨细胞成功分化,并检测到钙结节的形成。Bielby 等将人源 ESCs 经体外矿化诱导液培养后,与聚消旋乳酸支架复合并向裸鼠皮下移植,5 周后经 Von Kossa 染色显示有矿化结构形成。

唐容川《中西汇通医经精义》曰:"肾藏精,精生髓……故骨者肾之所合也。"故骨、髓、脑的化生取决于肾藏精能力的强弱。胚胎干细胞具有先天之精的属性,与肾精具有相似性,胚胎干细胞可诱导分化为成骨细胞,其分化能力的强弱取决于肾藏精能力的强弱。

五、骨骼肌间充质干细胞

骨骼肌来源的间充质干细胞主要包括肌卫星细胞(muscle satellite cells)和肌源性干细胞(muscle derived stem cells,MDSCs)。肌卫星细胞黏附在肌纤维上,位于肌膜和基底膜之间,正常情况下处于相对静止状态,但在骨折创伤后可显示多能间充质干细胞活性,分化为成肌细胞(myoblast)和成骨细胞(osteoblast),并且表达特异性的标记蛋白 Pax7。Pax7 是肌卫星细胞的重要的分子标记,在胚胎发育过程中决定卫星细胞的形成。而从受伤的骨骼肌纤维分离的骨骼肌卫星细胞在不含成骨诱导剂的条件下,仍可分化为成骨细胞,表现为 ALP、Col1 和 RUNX2 及 Osterix 等成骨标志基因的高表达。这些结果表明,骨骼肌受到损伤之后,骨骼肌卫星细胞可以被激活向成肌细胞和成骨细胞分化。

肌源性干细胞是存在于骨骼肌并可从中分离出来的后天干细胞,具有长期增殖、高度自我更新和多向分化的特点。与其他间充质干细胞相比,MDSCs 在体外培养具有良好的增殖和分化能力等优点。MDSCs 也具有向成骨细胞分化的能力,但是这方面的研究却鲜有报道。Xiang L 等发现在含有 BMP9 的培养基条件下,纯化的 MDSCs 能向成骨细胞分化,发生矿化并形成骨组织。

骨骼肌来源间充质干细胞既能向成肌细胞分化,也能向成骨细胞分化,而对于"肌少 - 骨质疏松症"这一肌肉骨骼相关的退行性疾病,由于缺乏具有明确疗效的治疗药物,利用骨骼肌来源的间充质干细胞移植治疗可能成为一种潜在的新的治疗策略。

六、滑膜间充质干细胞

自首次从膝关节附近滑膜中分离出滑膜间充质干细胞(synovium-derived mesenchymal stem cells,SMSCs)以来,其在组织工程动物模型的研究中逐渐被重视,可作为软骨损伤、骨损伤及韧带损伤等组织工程中的种子细胞。通过 Trounson A 与 Kondo 的研究表明,SMSCs 可以从正常或骨关节炎滑膜组织中获得，其与软骨细胞有相似的基因表达谱，这表明与其他间充质干细胞相比 SMSCs 成软骨分化能力更强。张聘等研究结果表明，利用 miRNA 芯片检测发现 miR-202-3p 表达明显降低，抑制 miR-202-3p 的表达能够显著促进 SMSCs 增殖。

Eva 等在体外跨孔单层共培养中，研究 SMSCs 和软骨细胞（chondrocytes）相互作用，使用组织学、免疫染色或酶联免疫吸附测定分析蛋白质表达，结果显示，SMSCs 与 CHDR 共培养时细胞聚集，随后，细胞形成球体并失去黏附，荧光标记显示同时出现Ⅱ型胶原蛋白表达。然而，当单独培养 SMSCs 时未观察到这种现象。因此，CHDR 的旁分泌作用在 SMSCs 中诱导软骨形成表型，可能模仿关节稳态。这种共培养方法可以更好地理解细胞相互作用以及对软骨修复程序的潜在影响。SMSCs 有通常取自自体并且极易诱导分化，较少会发生免疫排斥反应等优点。正是如此，SMSCs 已被认为是修复软骨损伤的最为理想的种子细胞。

七、围产期组织间充质干细胞

当前针对间充质干细胞的临床应用上，最受欢迎的是 BMSCs，但是获取骨髓是有创的，以及伦理问题，严重影响了 BMSCs 治疗在临床上的进展。并且成人骨髓和脂肪源性间充质干细胞需要有侵入性的采集方法，而且只能以少量的方式获得。骨髓源性间充质干细胞的增殖能力随供体年龄增加和分化能力降低而降低。除这些干细胞外，胚胎干细胞具有较大的增殖和分化能力，但是涉及伦理学问题。因此围产期组织来源间充质干细胞受到广泛关注，如人胎盘、脐带、羊膜来源间充质干细胞。

1. 胎盘间充质干细胞

在围产期组织来源间充质干细胞中脐带间充质干细胞成脂能力最强，胎盘间充质干细胞（human placenta mesenchymal stem cells，hP-MSCs）成骨能力最好。这项研究对 hP-MSCs 进一步应用于骨及软骨病的治疗发挥了一定的推动作用。并且 hP-MSCs 可能通过抑制 IL-6、TNF-α、IL-1β、基质金属蛋白酶（MMPs）、钙黏附蛋白 11（CDH11）表达及上调 TGF-β 水平，来减轻类风湿关节炎大鼠的关节炎症与软骨破坏。以 hP-MSCs 为种子细胞构建的组织工程骨可能会成为细胞疗法的潜在来源。

hP-MSCs 可大量获得，具有增殖和分化能力，已逐渐成为应用前景广阔的种子细胞。目前胎盘间充质干细胞的研究尚处于初级阶段，其分离纯化及鉴定尚无统一标准，仍需进一步探讨。且 hP-MSCs 的原代培养，胰酶冷消化法具有明显优势，但较骨髓间充质干细胞更为困难，对无菌条件及胎盘组织的新鲜度的要求较高。

2. 脐血间充质干细胞

人脐血间充质干细胞（umbilical cord blood mesenchymal stem cells，UCB-MSCs）具有来源含量高、免疫原性低、道德伦理争议少等诸多优点。并且通过移植 UCB-MSCs 在脊髓受损部位能够促进神经元轴突的再生，对脊髓损伤性疾病及脊髓受伤后机体运动功能障碍等疗效显著，与当前药物治疗更多只是延缓损伤进展相比，明显提高患者今后生存质量。Lee JH 等发现，由脐血组织诱导成的 CD34+ 细胞可以显著增强骨沉积及骨密度，并改善骨的显微结构，同时可以抑制破骨细胞的分化。赵刚等研究表明相对自体 BMSCs 作为骨组织工程治疗骨缺损存在诸多不足之处外，UCB-MSCs 与 BMSCs 诱导组基因表达相一致，因此表明 UCB-MSCs 可替代 BMSCs 作为理想的种子细胞来治疗骨相关疾病。

然而，UCB-MSCs 的生存寿命有限，对生存环境要求较高，体外培养周期长、储存难度大等方面的问题，对其在临床治疗产生了阻碍，且具有一定的安全性问题，需在移植前对细胞的活力和内毒素进行检测，虽有研究表明 UCB-MSCs 体内移植后的致瘤潜能很低，但仍需谨慎，否则可能会出现严重不良后果。随着对 UCB-MSCs 研究的不断深入，提高 UCB-MSCs 成软骨分化能力，这些问题最终会得到解决。

3. 羊膜间充质干细胞

羊膜也是间充质干细胞的来源之一。羊膜间充质干细胞（amnion-derived mesenchymal stem cells，AMSCs）具有自分泌或旁分泌能力，其更新能力强，具有独特的胎盘屏障。Topoluk 等研究发现，AMSCs 对比骨髓及脂肪间充质干细胞产量高，可减少体外扩增数目。Topoluk 还提及，AMSCs 与脂肪间充质干细胞相比,可以加速成骨和成软骨分化,具有软骨细胞外基质再生能力。

但是目前利用 AMSCs 促进骨细胞分化成熟的相关研究缺乏,采用移植 AMSCs 治疗骨质疏松很可能为骨质疏松症的治疗打开新的视野。雷鸣等发现 AMSCs 移植对绝经后骨质疏松症具有治疗作用,可能是通过促进 RUNX2、Osterix 表达发挥作用。并且研究者利用 AMSCs 与虾青素、唑来膦酸等联合治疗去卵巢骨质疏松大鼠,可以明显提高骨密度,增加骨强度。AMSCs 在修复骨及软骨等方面所表现出的无限潜能,或在不远的将来成为骨及软骨疾病在临床上的新细胞疗法。

间充质干细胞在骨科领域的应用发展迅速、可提升空间大,涉及干细胞修复骨和软骨等多项领域,每个领域都取得了较多的进展。因此,间充质干细胞在骨科疾病治疗中的地位越来越重要。然而,大多数的间充质干细胞治疗策略仍停留在体外研究阶段,在临床应用方面还面临着诸多问题,对各种间充质干细胞的分化机制尚不明确,这使研究人员对其定向分化无法进行精确把控,且存在限制骨再生的几个因素,包括早期炎症反应,细胞外基质组成,患者年龄、损伤类型,生理适应和血管生成能力,上述因素将在很大程度上影响短期和长期疗效。通常,移植物的成功依赖于能够形成所需组织的有效种子细胞群的选择,以及随后的刺激提示能够构建和支持这些细胞。因此,目前间充质干细胞疗法中缺乏令人信服的疗效仍然是与研究设计的相关问题。当然,身为临床医生也不要因为面临诸多问题而排斥这种方法,可以将这种方法与传统的手术治疗与保守治疗方式相结合,也许能取得更好的疗效。可结合当今先进的 3D 生物打印技术为间充质干细胞提供了与细胞外基质相似的环境,并且还具有可生物降解的优势。虽然所有研究仍处于研究阶段,但鉴于该领域的研究越来越多,相信在未来基础科学以及临床科学的研究中,间充质干细胞移植在治疗骨与软骨组织等疾病领域有着非常好的应用前景,如骨骼肌间充质干细胞移植治疗骨质疏松性骨折,滑膜间充质干细胞移植治疗骨关节炎等。

第三节 "肾主骨"理论与骨组织细胞

骨骼构成了人体支架,赋予人体基本形态,还起着人体保护、支持和运动功能。"肾主骨"是中医藏象理论的核心内容之一,对防治骨与脊柱关节退变性疾病、衰老性疾病具有重要临床指导价值。深化对"肾主骨"理论的认识,采用现代技术研究手段进一步发展中医藏象理论,是实现中医理论研究现代化与国际化的重要途径。骨组织中成骨细胞、破骨细胞、骨细胞和软骨细胞对骨组织中骨形成与骨吸收之间的平衡进行协调,支持骨骼组织的发育、生长、修复和体内平衡。根据"肾藏精,精生髓,髓生骨"理论,中医学家利用以药测证法研究了补肾中药复方、中药有效组分在细胞及分子水平对骨代谢的作用及其相关机制,在细胞层面初步揭示了"肾主骨"的科学内涵和肾藏精理论的物质基础(图 5-12)。

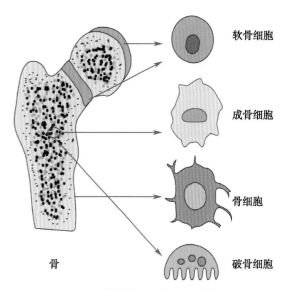

软骨细胞

成骨细胞

骨细胞

破骨细胞

骨

图 5-12 骨骼中四种主要细胞类型

一、成骨细胞

成骨细胞来源于骨髓间充质干细胞,负责骨形成。《中西汇通医经精义》中记载:"肾藏精,精生髓,髓生骨,故骨者肾之所合也……髓者,肾精所生,精足则髓足,髓在骨内,髓足则骨强。"肾主骨,肾生髓,髓藏于骨腔之中,以充养骨骼,正所谓"肾充则髓实"。而髓的生成,为"肾主骨"提供了物质基础。成骨细胞与破骨细胞是骨髓微环境中直接参与骨代谢的两个最为重要的细胞。成骨细胞是骨形成的主要功能细胞,对骨组织的生长发育、骨代谢平衡、骨量维持和损伤修复起关键作用。现代研究表明,随着人从幼年长至成熟，人的骨髓间充质细胞快速增加，到达高峰后处于相对稳定，部分细胞停止增殖分化，人到老年时，骨髓间充质细胞逐渐减少。肾之精气对骨的影响在人生长过程中的变化规律与成骨细胞在人体内成骨化的过程极为相似，均随着年龄增长而发生相应改变。可见，肾中精气与骨组织生长、凋亡有着密不可分的联系，这也为研究补肾中药促进成骨细胞分化与成骨提供了理论基础。

西医学的发展使得我们对"肾主骨"理论中骨代谢调控的机制有了较为清晰的认识，解释了"肾"对成骨细胞复杂的调控关系。骨代谢的调控，既存在于肾脏本身，也存在于肾脏之外的组织器官。解剖学中的肾脏对骨代谢的作用主要表现在肾脏 1α- 羟化酶的活性及对钙磷代谢的调控上。1α- 羟化酶的重要作用在于它对维生素 D 的羟化作用。源于皮肤合成的和食物中的维生素 D 没有生物活性，必须在肝脏中经 25- 羟化酶的羟化，转化成 $25(OH)D_3$，转运至肾皮质后，被位于肾脏近曲小管上皮细胞线粒体内的 1α- 羟化酶羟化为 $1,25-(OH)_2D_3$ 才能发挥骨代谢调节激素的生理效应。$1,25-(OH)_2D_3$ 作为一种肾源性骨代谢调节激素，与成骨细胞外骨基质矿化有关，能促进肠道对钙、磷的吸收，提高血钙和血磷的水平，利于成骨细胞钙化和骨盐沉着。随着人年龄的增长，肾脏羟化酶的活性会逐渐降低，合成 $1,25-(OH)_2D_3$ 的功能衰退，成骨不足。这恰好与"肾主骨"理论女子七七"任脉虚，太冲脉衰少，天癸竭"及丈夫七八"天癸竭，精少，肾脏衰"相吻合。

中医学的"肾"对骨代谢的调控作用，还包括肾脏以外组织器官对骨代谢的调控作用，是对下丘脑 - 垂体 - 靶腺轴不同环节、不同层面功能的概括，包括骨骼组织局部微环境各种调节因子的功能。其中性激素中的雌激素可以促进成骨细胞活性，使骨基质形成增加，骨形成加快；糖皮质激素则可以抑制成骨细胞的增殖与分化，促进骨细胞的凋亡。

如上所述，西医学已从肾脏对钙磷及激素内分泌的角度来阐释中医的"肾主骨"理论。实际上"肾"可通过多环节、多途径调节骨形成与骨吸收。有研究者通过观察肾小球系膜细胞对成骨细胞增殖及功能的影响，在体外建立直接客观的实验方法研究"肾主骨"的理论体系。肾小球系膜细胞是肾小球的主要固有细胞之一，具有分泌多种生物活性物质的功能。成骨细胞是骨形成的主要功能细胞，其主要功能是分泌骨基质。应用体外细胞培养技术，避免体内复杂的影响因素，在细胞水平观察"肾"与"骨"的内在联系。研究发现肾系膜细胞能直接作用于成骨细胞，促进成骨细胞的增殖，增加成骨活性的特异性指标碱性磷酸酶（ALP）和骨基质中骨桥蛋白（OPN）的表达。其中 ALP 是成骨细胞所分泌的一种酶蛋白，与成骨细胞的分化有密切关系，是成骨细胞早期分化的标志物，其活性的明显升高是成骨细胞成熟的一大特征。OPN 是一种巯基化和磷酸化的糖蛋白，是骨组织中的主要非胶原蛋白，在成骨细胞的不同成熟阶段均能合成和分泌，是成骨细胞的表型之一。人肾小管上皮细胞（HK-2）上清液能促进人成骨细胞（hFOB）增殖。可见肾细胞能直接作用于成骨细胞，促进其增殖、分化和矿化，为进一步研究和证实中医"肾主骨"理论提供更直接及客观证据。

在治疗方面，《圣济总录•诸痹门》中强调以补肾填精为君药治疗骨痹。现代药理研究表明，补肾中药可使骨密度增加，骨抗弯曲和抗压缩能力增强，促进骨小梁显微结构改善和修复。补肾中药可以促进成骨细胞活性。补肾名方"左归丸"和"右归丸"源自明代张介宾的《景岳全书》，分别具有滋补肾阴和温补肾阳的功效。两方均能有效减少肾虚动物模型（去卵巢小鼠）的骨量丢失，其中右归丸的疗效优于左归丸，尤其对骨髓间充质干细胞的促成骨分化作用占明显优势。龟鹿二仙胶出自《医便》，具有填精益髓、助阳益气的作用。龟鹿二仙胶含药血清对兔骨髓间充质干细胞具有促进增殖的作用，有效增加去卵巢骨质疏松小鼠骨量，提高成骨标志性蛋白骨钙素的表达，促进骨髓间充质干细胞自我更新和成骨分化。

在补肾、活血化瘀、祛风湿、解痉等类中药中，补肾类中药有效组分促进骨髓间充质干细胞分化为成骨细胞效果最优，如仙灵骨葆中促进成骨细胞分化的活性成分主要来自补肾中药淫羊藿、续断和补骨脂，而不在丹参、地黄和知母之中。淫羊藿具有强筋骨、补肾阳、祛风湿等功效，常用来治疗骨质疏松症、围绝经期综合征等疾病。淫羊藿苷、补骨脂素和齐墩果酸均可有效促进皮质酮干预大鼠骨髓间充质干细胞向成骨细胞分化，淫羊藿苷增加去卵巢 3 个月大鼠骨小梁厚度，促进成骨相关物如骨钙素、I 型胶原、RUNX2 核转录因子的蛋白表达，促进皮质酮大鼠骨髓间充质干细胞的成骨分化。体外实验发现淫羊藿苷可以通过雌激素信号通路增加成骨细胞中碱性磷酸酶活性，促进骨钙素和 I 型胶原表达，增加钙沉积含量;还通过作用于 Wnt/β-Catenin-BMP 信号途径而调动骨髓间充质干细胞功能和活性,为补肾中药促进成骨细胞生成骨组织提供了有力的证据。补肾中药骨碎补总黄酮及柚皮苷可以抑制前成骨细胞 MC3T3-E1 凋亡并促进增殖,体外实验表明,骨碎补黄酮类化合物调节 MC3T3-E1 活性的作用是由雌激素受体依赖性途径介导的。补肾阳药补骨脂素通过作用于 BMP 信号途径而促进骨髓间充质干细胞向成骨细胞分化;滋补肾阴中药女贞子有效组分齐墩果酸增加去卵巢大鼠骨小梁厚度,增加成骨细胞数目和活性,增加成骨特异性蛋白骨钙素和 RUNX2 蛋白表达。体外实验显示,齐墩果酸可抑制骨髓间充质干细胞增殖、促进骨髓间充质干细胞成骨分化,其分子机制与 Notch 信号通路相关。滋补肾阴中药制首乌有效组分大黄素可促进骨髓间充质干细胞向成骨细胞分化。

补肾中药同样可促进成骨细胞矿化和向骨细胞分化的过程,林煜等发现沉默成骨细胞雌激素受体 α(ERα)后,雌激素不能作用于成骨细胞,成骨细胞功能下降明显,同时还观察到补肾健脾中药健骨颗粒的促进成骨功能也下降,ERα 下游蛋白端粒酶逆转录酶(telomerase reverse transcriptase,TERT)、原癌基因 cMYC 下调,说明健骨颗粒可以通过 ERα 介导的 TERT 信号通路促进成骨细胞分化;此外,林煜等还发现 ERK 信号通路在健骨颗粒促进成骨细胞分化和矿化的过程中也发挥重要作用。上述结果说明补肾中药不论是在骨髓间充质干细胞向成骨细胞分化和成骨细胞分化、矿化过程中均有明显促进作用,同时具有多靶点的特性,进一步说明肾在骨的生长发育过程中起到的重要作用。

综上所述,我们前期的基础研究初步揭示了补肾复方及其有效组分治疗骨质疏松症的分子机制,为补肾中药防治骨代谢疾病提供了初步的实验依据,也加深了对肾藏精、精生髓、髓生骨理论的认识。

二、破骨细胞

骨吸收(bone resorption)过程对于骨骼生长中矿化基质的清除、骨骼重建、维持钙磷代谢平衡、清除受损骨基质等许多生理过程都具有重要的意义。骨吸收过程是需要由破骨细胞完成。破骨细胞在骨质疏松症的发生、发展过程中起着关键作用。切除大鼠卵巢(OVX)造成肾虚动物模型后,其骨量显著减少;同时,破骨细胞数量增加,分化活化及骨吸收功能增加;成骨细胞与破骨细胞耦联信号因子的表达明显增强。"肾主骨"的现代研究理论之一指对下丘脑-垂体-靶腺轴不同环节、不同层面功能的概括,包括骨骼组织局部微环境各种调节因子的功能。其中,甲状旁腺的滤泡分泌的降钙素(CT)可以直接作用于破骨细胞受体,抑制破骨细胞活性,减少骨吸收;在血钙水平降低时,甲状旁腺激素(PTH)升高,使破骨细胞的活性增加,骨吸收增强,大量骨钙入血,血钙增高时,PTH 则降低,破骨活动减弱;糖皮质激素则可以增加破骨细胞的活性和数量,增强骨吸收。

破骨细胞功能活动及形成取决于成骨细胞和破骨细胞之间的信号耦联。随着研究的深入,相关学者们发现破骨细胞分化过程中的重要信号传导通路主要包括骨保护素(OPG)、破骨细胞核因子 κB 受体活化因子(RANK)及破骨细胞核因子 κB 受体活化因子配体(RANKL)等,其中 OPG、RANKL 在破骨细胞激活、生成及成熟等过程中有着重要作用。OPG/RANK/RANKL 信号转导系统的发现在骨代谢史上具有里程碑的意义,开创了中医药防治和研究绝经后骨质疏松症的新纪元,骨微观信息的改变就是从脾肾论治对骨代谢调控机制的效应表达。从生物分子学层面讲是 OPG/RANK/RANKL 信号转导系统发生的紊乱,成骨细胞和破骨细胞功能平衡被打破,骨形成、吸收与代谢之间的比率失调(图 5-13)。

基于中医"肾主骨"理论以及脾肾不足、骨削肉减、髓空骨枯、骨肉不相亲的病理机制,补肾是其最核心的治疗理念。目前采用中医"肾主骨"理论的中药应用在骨质疏松症中,临床价值已得到证实。由滋阴填精、益气壮阳的龟鹿二仙汤合补气健脾的四君子汤组方而成的补肾健脾方可下调血管活性肠肽和成骨细胞受体的表达,使两者结合减少,最后通过 OPG/RANKL 信号通路的最终环节上调 OPG 水平,下调 RANKL 水平,降低破骨细胞活性,有效减少骨吸收,防止骨痿的发生。黄云梅等的研究表明,在去卵巢大鼠体内 RANKL 和 OPG 表达水平均随大鼠去卵巢术后时间呈动态非线性变化,血清 OPG 水平可作为绝经后骨质疏松症预测和防治的参考指标;健骨颗粒能缓解去卵巢后骨组织中的 RANKL 和 OPG 的异常

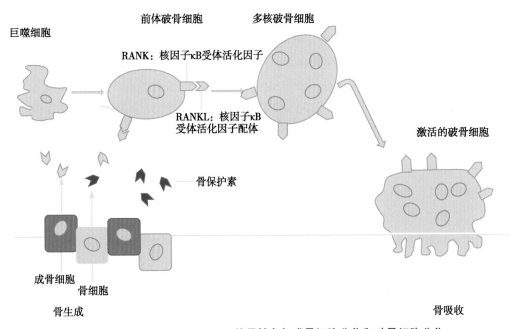

图 5-13　OPG/RANK/RANKL 信号轴参与成骨细胞分化和破骨细胞分化

表达变化，同时在体外实验研究中，健骨颗粒还可以下调 RANK 受体及其信号通路下游转录因子 c-Fos 和 NFATc1 的表达，抑制破骨细胞分化，降低骨吸收水平，从而防治绝经后骨质疏松症。通过补肾健脾电针法（EA）针刺双侧足三里、肾俞、脾俞、太溪及阿是穴，探讨 EA 疗法通过抑制骨吸收治疗骨质疏松症患者的临床疗效，结果表明 EA 疗法能显著下调破骨细胞 / 成骨细胞比率，上调 OPG/RANKL 表达比率，增加骨密度，并改善骨微结构，调节骨代谢平衡，维持骨生物力学结构稳定，防止骨量丢失。总之，辨证论治从宏观层面调控，因证立法从微观角度调节，补肾健脾以维持骨代谢正向平衡，从而达到防治骨质疏松的目的。

左归丸是中医中药补肾滋阴的典型药剂，源于《景岳全书·新方八阵》，主要由鹿角胶、牛膝、枸杞子、山药、熟地黄、龟板胶、菟丝子及山茱萸等中药组成。方中龟板胶具有滋阴的功效，鹿角胶具有补阳的功效，两者合用可起到填髓益精的作用，也是中医补肾阴中的"阳中求阴"之义；牛膝与菟丝子合用具有健筋骨、强腰膝的功效；枸杞子具有补肾滋阴的功效；山茱萸具有填髓涩精的功效；熟地黄具有补髓益精、滋阴生血的功效；山药具有健脾益肾的功效，诸药方一起配伍可起到补肾、填髓、滋阴的作用。左归丸含药血清可直接抑制破骨细胞的形成及骨吸收功能，同时还可促进成骨细胞表达 OPG，使其与 RANKL 结合增加，抑制 RANKL 活性，从而起到间接抑制破骨细胞的作用。左归丸通过降低肾虚动物模型（卵巢切除大鼠）过高的骨转换率提高骨量。其分子机制之一为通过提高铁调素水平，改善卵巢切除所致的铁过载，进而对下游的 OPG/RANKL 信号通路起到一定的调节作用；亦可直接作用于 OPG/RANKL 信号通路，上调 OPG 表达而下调 RANKL 的表达，最终使破骨细胞活性降低，减少骨量丢失。我们发现，补肾中药女贞子有效组分齐墩果酸（OA）抑制去卵巢小鼠模型中 NFATc1、c-Fos、组织蛋白酶 K（CTSK）和 MMP-9 的表达，抑制破骨细胞的活性。从而纠正去卵巢小鼠骨质疏松模型的骨丢失（图 5-14）。

除 OPG/RANKL 信号通路之外，成骨细胞与破骨细胞耦联信号因子 IL-1、IL-6 和前列腺素 E_2（PGE_2）也在"肾主骨"中起着关键性作用。切除大鼠卵巢造成肾虚动物模型后，其骨量显著减少；同时，成骨细胞与破骨细胞耦联信号因子 IL-1、IL-6 和 PGE_2 的表达明显增强。其具体传递途径是：成骨细胞分泌的 IL-1、IL-6 和 PGE_2 增多，这些因子再作用于破骨细胞，使其活性增强，进而导致骨量的减少。此外，骨髓基质细胞分泌的 IL-1 也增多，其刺激成骨细胞，使之分泌的 IL-6、PGE_2 也相应增多，进而提高破骨细胞的活性，导致骨量的减少。而滋阴补肾方药左归丸一方面可直接抑制破骨细胞的活性；另一方面也可通过成骨细胞的介导作用而间接地对破骨细胞产生抑制作用，即通过抑制成骨细胞 IL-1、IL-6 和 PGE_2 的分

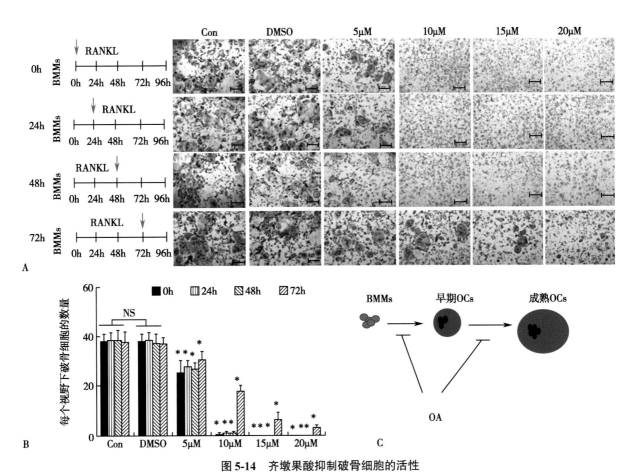

图 5-14 齐墩果酸抑制破骨细胞的活性

A. 齐墩果酸抑制破骨细胞的分化；B. 齐墩果酸抑制破骨细胞生成的数量分析；C. 齐墩果酸抑制破骨细胞分化的示意图
Con：对照组；DMSO：二甲基亚砜；RANKL：核因子 κB 受体活化因子配体；BMMs：单核 - 巨噬细胞；NS：差异无统计学意义；OA：齐墩果酸；OCs：破骨细胞

泌，以及抑制骨髓基质细胞 IL-1 的分泌进而使成骨细胞分泌的 IL-6、PGE$_2$ 减少这两条途径，达到降低破骨细胞活性、防止骨量减少的作用。而这种耦联状态的维持有赖于 IL-1、IL-6、PGE$_2$ 等因子进行信号传递。因此，IL-1、IL-6、PGE$_2$ 等信号传递因子是骨代谢中非常重要的一环。本研究以此为切入点进行了深入研究，从微观角度揭示了中医"肾主骨"一种新的机制，具有重要的理论意义。

三、骨细胞

骨细胞（osteocyte）是人体骨骼中最主要的细胞成分。在成年人骨骼中，骨细胞占细胞总数量的90%～95%，大约是成骨细胞数量的 20 倍，在骨组织的细胞中占有绝对的数量优势，且相对于功能单一的破骨细胞与成骨细胞而言，骨细胞的功能更加活跃、多样、复杂。骨细胞的众多突触结构可以互相连接，并与骨基质表面的细胞交通，形成庞大的网状结构。近几年，随着对骨细胞的不断深入研究，发现骨细胞不是沉积在骨陷窝中的静态细胞群体，而是动态的、功能活跃的骨稳态细胞调控网络。在过去的 10 年里，对骨细胞的研究有了重大突破。过去骨细胞被认为是"被动静止"的，但事实远非如此。得益于其骨陷窝 - 小管结构，骨细胞可以感受机械应力并将其转化为生物信号，并根据外界力学环境的变化调控成骨细胞和破骨细胞进行骨骼重建。

中医学对"肾"的功能可以概括为以下两个方面：一是解剖学意义上的肾脏的功能，即"肾者水脏，主津液"，明确指出维持体内津液代谢平衡是肾脏的主要功能之一，这与西医学中肾脏在泌尿系统的重要功能一致。其实质主要指肾脏 1α- 羟化酶的活性及肾脏对钙磷代谢的调控，而骨细胞是调节钙磷离子代谢的主要效应细胞。目前认为，在调节磷离子代谢时，骨细胞产生的具有激素样作用的物质是成纤维细胞生长因子 23（FGF23）。FGF23 是一种 32kDa 的小分子蛋白质，绝大多数来源于骨细胞，另外还有少量 FGF23 来源于成骨细胞。骨细胞分泌 FGF23 受到血液内 $1,25\text{-}(OH)_2D_3$ 和磷含量的调节。当 $1,25\text{-}(OH)_2D_3$ 和磷摄入增多时，血液中 FGF23 降低；反之亦然。但是，磷摄入量变化对骨细胞分泌 FGF23 的影响并不受 $1,25\text{-}(OH)_2D_3$ 的调节，它对骨细胞的影响是独立产生的。FGF23 能够与多种 FGF 受体及其共受体 Klotho 结合，抑制肾脏近曲小管上皮细胞表面 IIa 和 IIc 型钠 - 磷共转运体的功能，从而促进肾脏对磷的排泄。另外，它还能够抑制肾脏 $1\alpha\text{-}$ 羟化酶的活性并刺激肾脏 24- 羟化酶的活性，抑制骨化醇的生成，并增加 $25(OH)D_3$ 和 $1,25\text{-}(OH)_2D_3$ 的降解。由此可见，骨细胞分泌的 FGF23 能够独立于其他因素，单独对机体钙磷代谢及骨矿代谢产生影响。

从综合意义上理解，中医肾对骨代谢的复杂调控作用既包括对下丘脑 - 垂体 - 靶腺轴不同环节、不同层面的调控功能，也包括对骨骼组织局部微环境各种调节因子的调控功能。骨细胞能够调控成骨细胞和破骨细胞的活性。骨细胞能够表达 NO、PGE_2 和多种 Wnt/β-Catenin 信号通路的抑制因子，调控成骨细胞的活性。硬化蛋白（sclerostin）是由成熟骨细胞分泌的一类 Wnt/β-Catenin 信号通路的抑制因子，它能够与低密度脂蛋白受体相关蛋白 5（LRP-5）结合，从而减少 Wnt 配体（Wnts）与 LRP-5 的结合，其编码基因为 SOST 基因。目前认为，硬化蛋白可以通过骨小管系统被输送至骨表面，抑制骨表面成骨细胞的活性。骨细胞还能够表达分泌型卷曲蛋白相关蛋白 1（sFRP1）和 DKK-1 蛋白，两者均是 Wnt 蛋白的抑制因子。

DKK-1 蛋白能够竞争性抑制 Wnts 与 LRP-5/LRP-6 的结合，从而抑制成骨细胞的分化及骨形成过程。sFRP1 既可以与 LRP-5/LRP-6 结合也可与 Wnt 结合，从而抑制 Wnt/β-Catenin 信号通路的活性。骨细胞可以独立调控骨吸收过程。PTH 受体激活能够促进骨细胞表达 RANKL，另外骨细胞在凋亡过程中也会伴有 RANKL 表达增高，正在凋亡的骨细胞可以通过向周围正常骨细胞发出某些细胞因子，使这些正常骨细胞表达大量 RANKL，从而促进骨吸收过程。对于雌激素缺陷的老鼠，皮质骨内骨吸收与骨细胞的凋亡，说明雌激素可以通过维持骨细胞生存抑制骨吸收过程。由于对骨细胞的认识仅有三十几年的历史，因此"肾主骨"理论对调控骨细胞的研究较少，还有待进一步完善。

四、软骨细胞

中医学将关节软骨与骨视为一体，软骨细胞是关节软骨中核心的细胞。《灵枢·决气》曰："谷入气满，淖泽注于骨，骨属屈伸，泄泽，补益脑髓，皮肤润泽，是谓液。"其中"骨属"一词是指包括关节软骨、筋膜等构成关节的组织。《素问·痿论》曰："宗筋主束骨而利机关也。"《黄帝内经太素·痿论》曰："腰者身之大关节，所以司屈伸，故曰机关。"《灵枢·邪客》曰："住留则伤筋络骨节，机关不得屈伸。"可见"机关"应与"关节"意义相近，而更偏于腰膝关节。"软骨"一词出现较晚，且未与"关节"或"骨节""机关"等同时出现。唐代陈藏器《本草拾遗·解纷》曰："颌下有软骨。"明代张介宾《类经·针刺类》曰："横骨，即喉上之软骨也。"进一步推知古人未将关节软骨单独以一组织或器官来认识。

关节炎中关节软骨不可逆地进行性破坏改变辨证属中医"骨痹""筋痹""鹤膝风"的范畴，其病理核心变化是软骨细胞衰老、蜕变、凋亡，而关节软骨细胞有赖于先天之精。中医学认为，骨痹的主要症状为关节疼痛，活动受限，遇寒冷则疼痛加重；病症表现主要在关节，而其本源在肾；主要病因病机为肾气亏虚，肾精不足，肾虚引邪入内，内外合邪而发骨痹。正如《中藏经》指出"骨痹者，乃嗜欲不节，伤于肾也，肾气内消……而精气日衰，精气日衰则邪气妄入……"，强调了肾虚引邪入客的病机关键。"邪之所凑，其气必虚"，故肾虚骨衰是关节发病的关键。关节软骨化生于先天之精。《灵枢·决气》曰："两神相搏，合而成形，常先身生，是谓精。"人体五脏六腑，所有结构都禀赋于父母所授的先天之精，关节软骨亦然。关节软骨属于结缔组织，源于胚胎时期中胚层内的间充质，胚胎时期间充质细胞变密、增厚、排列形成一个三层结构，中间层稀疏，两端致密。两端致密层的细胞即为软骨祖细胞，之后分化为软骨细胞，附着于骨骺端，之后进一步形成关节软骨，关节成熟以后关节软骨细胞即停止分化和增殖。关节软骨细胞源于胚胎时期的分化结果，成熟后又不像人体其他组织不断有新生细胞的更替，因此更有赖于先天之精。

软骨细胞衰老与肾虚骨衰相关,故补肾壮骨可保护软骨细胞从而治疗骨关节炎。五脏之中,肾为先天之本,内蕴元阴元阳,能够激发机体各种生理活动,是生命的原动力,支配着人的生、长、壮、老、已。生命科学研究则认为,机体生长、发育与衰老的基础是以细胞周期为核心的细胞增殖、分化与衰老等生命活动,故有学者提出:肾可能与以细胞周期为核心的细胞增殖、分化、衰老等细胞基本生命活动相关,认为以细胞衰老为突破口,可能会从另一个角度揭示中医肾本质。软骨细胞是关节软骨中唯一的细胞。西医学借助分子生物学技术,研究软骨细胞衰老与骨关节炎的关系。软骨细胞老化的特征有:衰老相关 β- 乳糖苷酶的表达、不可逆的生长停滞、端粒长度缩短、软骨细胞分化特征的改变等。骨关节炎软骨中衰老相关 β- 半乳糖苷酶的表达随软骨退变程度增加而逐渐增多,衰老软骨细胞阳性率随软骨退变程度增加。孙思邈《备急千金要方》将补肾方药应用于痹证的治疗中,"腰背痛者,皆由肾气虚弱,卧冷湿地,当风所得也,不时速治,喜流入腰膝,为偏枯、冷痹、缓弱疼重,若有腰痛挛脚重痹,急宜服独活寄生汤"。研究证实,补肾法可以通过促进软骨细胞增殖、抑制软骨细胞凋亡、改善 DNA 随年龄性变化等多个环节来恢复关节软骨的代谢平衡。

《圣济总录》列出骨痹的治法、证候和方药,认为骨痹发病原因是"肾不荣"而"骨寒",列出骨痹可使用方药如肉苁蓉丸、石斛丸、补肾熟干地黄丸、附子独活汤、鹿茸天麻丸等。在补肾壮骨法治疗骨关节炎的中医理论及学术思想的指导下,采用现代分子生物学技术证明中药牛膝健步颗粒可调控骨关节炎软骨细胞增殖及凋亡、抑制细胞因子白细胞介素 -1β(IL-1β)介导的 MAPKs 及 NF-κB 信号通路相关因子表达,以及基质金属蛋白酶(MMP-1、MMP-3 和 MMP-13)对细胞外基质的降解作用,促进软骨细胞增殖,调控细胞内信号转导,从而抑制软骨破坏。补肾壮骨基本药物淫羊藿的主要活性成分淫羊藿苷能够促进软骨细胞增殖、抑制其凋亡,从而治疗骨关节炎。

从骨的功效角度,"少阳主骨"理论始见于《灵枢·经脉》,记载足少阳之脉"主骨所生病",《素问·热论》言"少阳主骨",强调骨之功用。研究发现源自传统中医经典理论少阳主骨方可在一定程度上降低 p19^{arf}-p53-p21^{cip1} 信号通路的表达,从而延缓软骨细胞衰老、退变,从现代分子生物学水平证实了其对延缓软骨退变的机制。

结合"肾主骨"的中医理论认识和现代医学的研究结果,提出肾虚与软骨细胞退化之间的内在联系,并且补肾方药可从根源减少骨关节炎的发病率,减缓病程进展。未来需要进一步融合现代研究技术,揭示补肾中药在改善软骨细胞退化的疗效机制,探讨内在用药规律,促进中医药在防治骨关节炎方面取得更好的进展。

第四节 "肾主骨"与骨代谢疾病

一、"肾主骨"理论与原发性骨质疏松症

原发性骨质疏松症属中医学"骨痿""骨痹""骨枯"等疾病范畴。骨痿、骨痹、骨枯皆见于《黄帝内经》。骨痿,属"痿证"中五体痿(皮痿、脉痿、筋痿、肉痿、骨痿)之一。骨痹,属五体痹(皮痹、脉痹、筋痹、肌痹、骨痹)之一。骨痿,以腰背酸软、难于直立、下肢痿弱无力等为主要症状,如《素问·痿论》曰:"肾主身之骨髓……肾气热,则腰脊不举,骨枯而髓减,发为骨痿……肾者水脏也,今水不胜火,则骨枯而髓虚,故足不任身,发为骨痿。"骨痹,以肢体沉重、关节疼痛,甚则肢体拘挛屈曲,或强直畸形为主要症状,如《素问·长刺节论》曰:"病在骨,骨重不可举,骨髓酸痛,寒气至,名曰骨痹。""骨痿""骨痹"相当于西医学中的退行性骨关节病、代谢性骨病,包括佝偻病、骨软化症等出现的骨骼畸形改变,甲状旁腺功能亢进等出现的骨骼疼痛等。

1.病因病机

(1)肾精亏虚:中医认为骨质疏松症的发生、发展与肾精亏损密切相关。肾藏精,主骨生髓,为先天之本。历代医家多从肾与骨的关系出发,认为肾精亏损是骨质疏松症的发病关键。《黄帝内经》认为"骨者髓之府""腰者,肾之府""肾主骨""肾主骨髓",说明骨质疏松症病位在肾。《千金要方·肾脏·骨极》曰:

"骨极者,主肾也,肾应骨,骨与肾合……若肾病则骨极,牙齿苦痛,手足痛,不能久立,屈伸不利。"《素问·痿论》言"肾气热,则腰脊不举,骨枯而髓减,发为骨痿","肾者水脏也,今水不胜火,则骨枯而髓虚,故足不任身,发为骨痿"。《素问·长刺节论》曰:"病在骨,骨重不可举……名曰骨痹。"烦劳恐惧,长期体劳、心劳或房劳过度,形神过耗,损及五脏,累伤于肾,发为骨痿;或恐惧不解,精气下泄,伤及肾气,发为骨痿。《灵枢·本神》曰:"恐惧而不解则伤精,精伤则骨酸痿厥。"《医家四要·病机约论》曰:"曲运神机则劳心,尽心谋虑则劳肝,意外过思则劳脾,遇事而忧则劳肺,色欲过度则劳肾……五脏俱损,精血难生,筋骨岂能不败。"《中西汇通医经精义》提出:"肾藏精,精生髓,髓生骨,故骨者肾之所合也……髓者,肾精所生,精足则髓足,髓在骨内,髓足则骨强。"反映了肾、精、髓、骨之间存在的密切联系,肾精充足则骨髓生化有源,骨骼得到骨髓的滋养则坚固有力,若肾精亏损则骨髓失养而致骨质脆弱无力,容易出现驼背、脆性骨折、骨痛、身高变矮、腰膝酸软等症状。如此看来,无论骨痿、骨痹还是骨极,均以肾精亏损为发病关键。

(2)脾胃虚弱:脾主运化,是气血津液生化之源,为后天之本。《证治汇补》曰:"气虚痿者,因饥饿劳倦,胃气一虚,肺气先绝,百骸溪谷,皆失所养,故宗筋弛纵,骨节空虚。"《素问·痿论》言"脾主身之肌肉",肌肉丰满壮实,乃骨骼强壮的重要保证。《儒门事亲·指风痹痿厥近世差玄说》曰:"胃为水谷之海,人之四季,以胃气为本。本固则精化,精化则髓充,髓充则足能履也。"强调了胃气的重要性,胃气为本。脾胃功能正常,肾之精气得以充盈,则发挥生髓壮骨之功效。脾胃虚弱,运化乏力,先天之精无以充养,势必精亏髓空而百骸痿废。因而骨质疏松症的发生与脾胃虚弱关系密切,脾胃虚弱是骨质疏松症发病的重要病机。

(3)肝血亏虚:中医基础理论认为肝主藏血,为血海,主筋,主疏泄,濡养各脏腑组织器官,调节人体各种功能活动。"肝肾同源""精血同源",肝藏血,肾藏精,肾的精气有赖于肝血的滋养。若肝失调达,肝气郁滞,耗伤阴血,肝血不足,则可导致肾精亏损,使骨髓失养,肢体不用。肝主身之筋膜,筋病及骨,肝血亏虚则骨失所养,导致骨质疏松症。清代叶天士提出"女子以肝为先天"之说,可见肝在女性衰老中的地位尤显突出。女性一生经、孕、产、乳,数伤于血,故易肝血亏虚。且绝经后女性多有情志不遂,肝郁而化火,易灼伤肝阴而致肝血不足。调查表明,绝经期早的妇女骨密度比正常同龄妇女骨密度低,60岁以后,66%绝经期早的妇女骨密度低于骨折阈值,而正常妇女60岁以后只有18%低于骨折阈值。《临证指南医案》邹滋九按所言:"夫痿证之旨,盖肝主筋,肝伤则四肢不为人用,而筋骨拘挛。"说明痿证与肝密切相关。因此,肝血亏虚是女子骨质疏松症的重要因素。

(4)瘀血阻络:血的运行必须依赖气的推动,气旺则血行,气虚则血瘀。骨质疏松症的血瘀是在肾气虚和脾气虚基础上产生的病理产物。清代王清任《医林改错》指出:"元气既虚,必不能达于血管,血管无气,必停留而瘀。"血液的运行有赖于元气的推动,元气为肾精所化,肾精不足,无源化气,血行无力,必致血瘀。脾主气,脾虚则气的生化乏源而致气虚,气虚不足以推血,则血必有瘀。瘀血阻络也是骨质疏松症的加重因素。清周学海《读医随笔》记载:"经络之中,必有推荡不尽之瘀血,若不祛除,新生之血不能流通,元气终不能复,甚有传为劳损者。"瘀血不去,新血不生,脏腑经络失养,不仅在局部产生疼痛症状,而且骨骼失去营养来源,发生骨质疏松。研究发现,雌激素水平下降,患者的血液流变学出现黏、浓、凝聚状态,血浆内皮素水平明显上升,而雌激素水平和Ⅰ型原发性骨质疏松症的发生关系密切。血瘀造成机体微循环障碍,不利于细胞进行物质交换,导致钙吸收不良,骨形成抑制,引发骨质疏松症。

2.鉴别诊断

骨痿、骨痹,两者都以骨骼为主要病变部位,均可见肢体沉重或骨骼畸形。骨痿很少见关节疼痛、肿胀,以腰脊不举、下肢痿弱、行走困难、肌肉松弛或萎缩为主。骨痹以关节疼痛、肿胀为主,久则关节强直、变形。临床两者可以相兼为病,如骨痹日久,可致骨痿;骨痿遇损伤及外邪,可成骨痹。其临床鉴别关键在于区分是关节肿痛为主,还是腰脊及下肢痿弱为主。

3.临床治疗

(1)临床辨证分型

1)肾阳虚证:腰背冷痛、筋骨痿软不能伸举,行走困难,或骨骼发育迟缓、畸形,畏寒怕冷、四肢发凉、身体发沉，舌红苔少，脉沉细。治法：益肾填精，强精壮骨。方药：右归丸加减。药物组成：附子、肉桂、鹿角胶、熟地黄、山茱萸、枸杞子、山药、杜仲、菟丝子、当归等药物，若病情日久，酌情加活血化瘀药物。

2）肾阴虚证：腰膝酸软，两腿无力，眩晕耳鸣，失眠多梦；男子阳强易举或阳痿、遗精，妇女经少经闭或见崩漏，形体消瘦，潮热盗汗，五心烦热，咽干颧红；少年白发，梦呓磨牙，尿频，溲黄便干，舌红少津，脉细数。治法：滋补肾阴。方药：左归丸加减。药物组成：熟地黄、山药、山茱萸、枸杞子、川牛膝、菟丝子、龟板胶、鹿角胶。

3）脾胃虚弱：病程较长，泄泻时轻时重，或时发时止，大便稀溏，色淡无臭味，夹有不消化食物残渣，食后易泻，吃多后见腹胀、大便多，平素食欲不振，面色萎黄，神疲倦怠，形体瘦弱，舌质淡，苔薄白，脉虚无力。治法：健脾益胃。方药：归脾丸加减。药物组成：党参、龙眼肉、黄芪、白术、当归、茯神、远志，饮食不佳、胃脘不适者，加焦山楂、六神曲等。

4）肝血亏虚：筋脉、爪甲、两目、肌肤等失血濡养，肢体麻木，关节拘急不利，手足震颤；爪甲干枯脆薄；视物模糊、眼花、视力减退，甚至雀盲，眩晕耳鸣；面、舌色淡，苔白、脉细等血虚症状。兼有虚烦多梦，易惊善恐，月经不调等症。治法：滋补肝肾。方药：补肝汤加减。药物组成：生地黄、当归、川芎、白芍、酸枣仁、川芎、木瓜、炙甘草等。

5）瘀血阻络：瘀血阻络常见症状复杂多变，常见腰椎、颈椎、骨关节部位的疼痛、肿块、出血及相应体征。①疼痛：疼痛是瘀血常见的症状，特点是刺痛、固定不移、拒按、经久不愈。②肿块：外伤出血，可于伤处见青紫色肿块或触到肿块。体内脏腑组织发生瘀血，也多可在患处触到坚硬的肿块。③出血：出血也是瘀血常见的症状，特点是血色多紫暗，常夹有血块。④体征：舌色紫暗或有瘀点，脉涩，面色黧黑，肌肤甲错，蜘蛛痣、表浅静脉怒张，或有瘀斑。治法：活血化瘀止痛。方药：身痛逐瘀汤加减。药物组成：秦艽、川芎、桃仁、红花、羌活、没药、当归、五灵脂、香附、牛膝、地龙。

（2）常用中成药

1）骨疏康胶囊：药物组成：淫羊藿、熟地黄、骨碎补、木耳、黄瓜籽、黄芪。功效：补肾益气，活血壮骨。主治：肾虚兼气血不足所致的原发性骨质疏松症，症见腰背疼痛、腰膝酸软、下肢痿弱、步履艰难，神疲、目眩，舌质偏红或淡，脉平或濡细。用法：口服，一次4粒，一日2次，或遵医嘱。

2）仙灵骨葆胶囊：药物组成：淫羊藿、续断、丹参、知母、补骨脂。功效：滋补肝肾，活血通络，强筋壮骨。用法：口服，一次3粒，一日2次，4～6周为一个疗程。

3）金天格胶囊：药物成分：人工虎骨虎粉。功效：具有健骨、强骨作用。主治：用于腰背疼痛、腰膝酸软、下肢痿软、步履艰难等症状的改善。用法：口服，一次3粒，一日3次，一个疗程为3个月。

4）骨松宝胶囊：药物组成：淫羊藿、续断、知母、熟地黄、三棱、莪术、川芎、赤芍、牡蛎。功效：补肾活血，强筋壮骨。主治：主要用于骨质疏松引起的骨折、骨痛及预防围绝经期骨质疏松症。用法：口服，一次2粒，一日3次。

5）六味地黄丸：药物组成：熟地黄、山茱萸、牡丹皮、山药、茯苓、泽泻。功效：滋阴补肾。主治：用于肾阴亏损、头晕、耳鸣、腰膝酸软、骨蒸潮热、盗汗遗精。用法：口服，一次10丸，一日2～3次。

6）金匮肾气丸：药物组成：地黄、茯苓、山药、山茱萸、牡丹皮、泽泻、桂枝、牛膝、车前子、附子。功效：温补肾阳，化气行水。主治：用于肾虚水肿，腰膝酸软，小便不利，畏寒肢冷。用法：口服，水丸一次20粒左右，大蜜丸一次1丸，一日2次。

7）强骨胶囊：药物成分：骨碎补总黄酮。功效：补肾强骨止痛。主治：老年骨质疏松、肾气不足导致的腰背痛，促进骨质疏松引起骨折的愈合，伴畏寒肢冷及下肢抽筋等。用法：口服，一次1粒，一日3次，3个月为1个疗程。

（3）中药外用：中药外用是一种传统的给药方式，清代名医徐灵胎曾谓"用膏贴之，闭塞其气，使药性从毛孔而入其腠理，通经贯络，或提而出之，或攻而散之，较之服药尤有力，此至妙之法也"。即利用中药的有效分子，在药引的引导下，透皮、透肉、透骨，直接针对病患深处，一方面，缓解疼痛；另一方面，药物通过活血化瘀，改善骨代谢，有利于骨形成。常用中药包括丹参、当归、赤芍、川芎、红花、蒲黄等活血祛瘀药；乳香、没药、延胡索等祛瘀止痛药。还有独活、威灵仙、秦艽、络石藤、海风藤、穿山龙、川草乌、桑寄生、千年健、五加皮、蕲蛇等祛风寒湿类药物。做成盐袋、药酒、药油及贴剂，利用熏蒸、外敷、超声导入等手法使药物进入体内发挥作用。

（4）非药物治法

1）针刺疗法：大量临床研究证实针灸可提高男性血中睾酮含量、降低血中雌二醇含量，提高女性血中雌二醇含量，促进骨形成，抑制骨吸收，防止骨丢失，增加骨质疏松症患者骨密度；同时针灸可以提高机体抵抗力和免疫功能，促使机体内环境趋于平衡稳定。针刺多用补法，取穴：肝俞、肾俞、脾俞、气穴、人迎、足三里、阳陵泉、行间等，可加电针，10次为1个疗程。

2）艾灸疗法：近来有关研究表明，艾灸中脘、脾俞、肝俞、肾俞、关元、命门及足三里等相关穴位，可以防治肝气不足、肝肾阴虚、肾阳虚，充实肾精肾气，从而达到预防骨质疏松的作用，临床实践证明，运用综合疗法治疗该病，效果较单纯疗法好。灸法分直接灸和隔物灸，隔物灸中的物包括盐、药饼等。药物主要有补气、活血、通络及补肾药物，加盐引药归肾经，因为骨质疏松症主要脏腑在肾。

3）刮痧、拔罐：运用强刺激手法作用于经络、穴位，使局部皮肤发红充血，从而起到祛瘀活血、行气止痛、健脾和胃、舒筋通络、强健筋骨等作用而治疗骨质疏松症。

（5）饮食及运动调理

1）饮食调理：我国绝大多数人食谱中钙含量较低，平均每人每日摄入量比国际推荐量少了600～800mg，建议每日最好饮用500ml以上的鲜牛奶。补钙的同时应注意补充维生素D，最好多晒太阳，适量运动。还要注意多吃富含维生素C的食物、新鲜蔬菜和水果，促进钙的吸收，帮助骨质基质的形成。《素问•脏气法时论》言"五谷为养、五果为助、五畜为益、五菜为充，气味合而服之，以补益精气"；《灵枢•决气》言"谷入气满，淖泽注于骨，骨属屈伸，泄泽，补益脑髓，皮肤润泽"，都是有一定道理的。当然，根据临床防治状况，患者也需在中医师的指导下选用适当的中成药，如六味地黄丸、金匮肾气丸等补肾壮骨药服用一段时期，以避免骨质疏松继续发展。

2）运动调理：运用传统的体育运动方式进行锻炼，以活动筋骨，调节气息，静心宁神来畅达经络，疏通气血，和调脏腑，达到增强体质、益寿延年的目的。勤练中医经典的五禽戏、八段锦、太极拳、易筋经等调和气血脏腑的运动。这些养生方法在理论上各有侧重，动作上自成体系，各有特色，都有自己完整的套路。这些功法，可以全面、系统地锻炼身体，且动作柔和、不易造成损伤、无需器材，老少皆宜。

二、"肾主骨"理论与骨硬化病

中医尚无骨硬化病相关病名的记载，诊断多依据症状体征，见于中医的"呆症""五迟""龟背""虚劳"。骨硬化病常表现为表情呆滞、智力低下、头颅可呈方颅、角型、前额饱满，易出现骨折或畸形愈合，可有脊柱侧弯、鸡胸、胸廓畸形。

骨硬化病又称石骨症，最先由德国放射学家 Albers-Schonberg 于1904年报道1例，当时他命名为"大理石骨病"。1926年 Karshnor 将之定名为石骨症，是一种少见的全身性骨结构发育异常的先天性疾病，颅骨为好发部位之一，具有骨密度增加、骨质畸形并累及颅底等特征。

目前针对骨硬化病的病因尚不明确，与骨吸收异常有关，钙盐过多沉积于骨内，外观呈大理石或象牙样，有家族遗传性，多见近亲结婚。《素问•通评虚实论》言"精气夺则虚"，考虑该病先天精气不足，肾精不足，肾主骨生髓不足导致患病。同时根据"肾藏精，精生髓，髓生骨"理论的指导，结合骨硬化的基本病理改变：软骨基质吸收不良，骨髓腔缩小甚至闭塞，形成硬化和脆性的骨折，颅骨钙化明显。年老有子则易造成后代先天肾精不足，精气亏虚。根据"肾主骨"理论指导，骨硬化遗传倾向多见，先天肾精不足，后天肾主骨，肾气不足，骨髓空虚，易骨折畸形以及寿命短少。

针对骨硬化病的治疗，目前一般采取对症治疗，减少钙的摄入，骨折发生对症手术治疗。Ballet 等于

1977 年曾采用骨髓移植治疗儿童重型石骨症,疗效满意。从中医角度分析,肾主骨生髓,先天髓海不足,后天骨髓移植填充髓枯,从而缓解或治疗骨硬化病,同时骨硬化病,系先天不足,可提前基因筛查,采用填精益髓补肾的方法,精准预防遗传性疾病的发生。

三、"肾主骨"理论与肾性骨病

慢性肾脏病 - 矿物质和骨异常(CKD-MBD)是慢性肾脏疾病常见的并发症,属于中医的"骨痿""虚劳""癃闭""水肿""关格"范畴。该病多认为肾虚骨失所养为其核心病机。正如《黄帝内经》有"肾气乃伤,高骨乃坏"。《素问·痿论》曰"肾气热,则腰脊不举,骨枯而髓减,发为骨痿。"肾主骨,肾精虚衰,骨痿髓减,骨失充养,则出现肾性骨营养不良症。

CKD-MBD 中医证候包括:腰膝酸软、畏寒肢冷、腰膝冷痛、性功能减退、发脱齿摇、腰膝酸痛、畏寒喜暖、夜尿频多、浮肿难消、小便清长、神疲乏力、食欲不振、面黄无华、恶心呕吐、大便偏稀、纳呆腹胀、倦怠乏力等,均表现为肾虚。肾主骨,生髓,肾之精气具有促进机体生长发育的功能。肾精充足,髓生化有源,骨质得养,则发育旺盛,骨质坚固有力;肾精不足,则骨髓生化乏源,骨骼失其所养,表现腰膝酸软,下肢痿软伴骨痛骨折等。

CKD-MBD 是血液透析常见的并发症,其主要临床表现为继发性甲状旁腺功能亢进、钙磷代谢异常、骨骼成分及结构的改变、血管及软组织的钙化、全身骨痛、骨畸形、病理性骨折等。症状表现为骨痛或骨折、关节炎症、皮肤瘙痒、肌无力、不宁腿等一系列症候群。肾是先天之根本,主水液排泄,主藏精,主骨生髓。肾精不足,骨失充养,水液代谢及分清泌浊功能失常,升降出入代谢紊乱,湿浊郁热络脉瘀阻夹杂,造成肾虚痹阻等系列证候。

"肾主骨"是中医学的重要理论,慢性肾病的矿物质代谢异常、骨异常和血管、软组织钙化作为一个整体来把握,这一概念与中医学的整体观念不谋而合。CKD-MBD 是 CKD 患者常见而严重的并发症,包括钙、磷、甲状旁腺激素和维生素 D 代谢异常;骨的转化、矿化、体积、线性生长和强度异常;血管或其他软组织钙化。CKD-MBD 是肾脏病发展到终末阶段出现的代谢紊乱,早在《难经·十四难》强调肾虚骨痿,"足少阴气绝,则骨枯。少阴者,冬脉也"。少阴肾气绝,骨枯,可出现体内钙磷代谢及其矿物质代谢异常。

从肾论治 CKD-MBD,常用补肾经典方剂:左归丸、右归丸、金锁固精丸、六味地黄丸、金匮肾气丸等。其中左归丸、右归丸出自《景岳全书》,左归丸由熟地黄、山药、山茱萸、菟丝子、枸杞子、牛膝、鹿角胶、龟板胶组成。具有滋阴补肾,填精益髓的功效。方中以补阴药配伍少量补阳药,寓意"阳中求阴",达滋阴补肾,填精益髓之功。

现代药理学研究表明右归丸具有改善骨代谢的作用。右归丸通过抑制雌激素缺乏致骨质疏松型大鼠垂体促肾上腺皮质激素(adrenocorticotropic hormone,ACTH)细胞的增生和活性,限制肾上腺皮质束状带细胞的增生和繁殖,减少皮质醇(CORT)的分泌和合成,降低血清 CORT 浓度,进而改善皮质类固醇激素对骨代谢产生的副作用,减少骨的吸收,促进骨的合成,从而达到改善骨代谢的作用。右归丸进一步改善 CKD-MBD 的骨代谢紊乱,骨代谢指标的反应提示其可降低患者骨折的风险,可能与右归丸能调节垂体 - 肾上腺轴的病理变化和功能状态,抑制雌激素缺乏的异常骨吸收有关,从而改善骨代谢。

《中医药理论量化与微量元素》记载右归丸中钙 126 040μg/g,磷 70 750μg/g,比值接近 1.8,该比值更接近生理状态下的钙磷比值,从而引药入肾经,温补肾阳,补骨生髓。而治疗 CKD-MBD 常用的补肾中药中,肉苁蓉、牛膝在蓉黄益肾解毒颗粒治疗 CKD-MBD 中补肾作用突出,其中肉苁蓉可益精血、补肾阳、润肠等,明代倪朱谟《本草汇言》曰:"肉苁蓉,养命门,滋肾气,补精血之药也。男子丹元虚冷而阳道久沉,妇人冲任失调而阴气不治,此乃平补之剂,温而不热,补而不峻,暖而不燥,滑而不泄,故有从容之名。"唐代甄权《药性论》曰:"益髓,悦颜色,延年,治女人血崩,壮阳,大补益,主赤白带下。"清代黄元御《玉楸药解》曰:"肉苁蓉、暖腰膝、健骨肉,滋肾肝精血,润肠胃结燥。滋木清风,养血润燥,善滑大肠,而下结粪,其性从容不迫,未至滋湿败脾,非诸润药可比。"肉苁蓉能保护心脏、减慢肾小管损害进程,扩张血管及降低外周血管阻力,提高残余尿量,降低血清 BUN 及血磷水平,改善微循环微炎症状态。牛膝补肝肾,利尿通淋,逐瘀痛经,引血下行,强筋骨。明代贾所学《药品化义》曰:牛膝,味甘能补,带涩可敛,苦直下,用之达肾。现代药理研究证明,牛膝含有多糖,能减少软骨下骨中骨桥蛋白的含量及骨关节炎关节液,使关节间隙变窄减轻,改善周围软组织肿胀及膝关节活动度,加快关节软骨的修复。牛膝总皂苷,能促进骨细胞的合成与分泌,抑制破骨细胞的活动,从而促进骨形成,抑制骨吸收。

根据"肾主骨"理论,王拥军教授分析国医大师施杞教授的两千多张中药处方,经过配伍网络分析、核心药物及药对发现等方法,形成了补肾填精基础方(淫羊藿、肉苁蓉、女贞子、墨旱莲)。前期已经有研究发现方中多种有效组分具有骨保护作用。此外,补肾中药蛇床子中的蛇床子素能够缓解 5/6 肾切除小鼠的骨丢失情况,在结合肾病的临床特点和治疗法则的基础上,团队进一步形成肾性骨病方。方中以淫羊藿、肉苁蓉、女贞子、墨旱莲、蛇床子,补肾填精填髓,强腰壮骨为君药,桃仁、鸡血藤、三棱、莪术、制大黄活血行血,破血逐瘀去浊为臣药;佐以为海螵蛸、熟地黄补肾且收敛肾气;牛膝、知母引经下行,利湿去浊为使药。全方以补肾填精填髓,活血行血祛瘀,利湿去浊,引经下行,临床主要用于慢性肾脏病晚期患者伴有严重骨质疏松症的患者。团队前期研究表明,在肾功能不全早期就出现骨代谢的变化,其中早在 CKD1/CKD2 期骨代谢指标就明显降低,表现为骨形成和骨吸收指标均降低。因此,骨代谢呈现低转运性特点。CKD3 期到 CKD5 期,骨代谢呈现高转换性特点。因此我们推测,在 CKD 的不同时间点,随着肾脏功能的进行性缺失,肾脏逐渐进入失代偿阶段,其代偿能力已不足以满足机体正常代谢需要,故而出现严重的代谢紊乱并可导致继发的骨代谢异常。其疾病发生发展阶段与中医"肾病及骨"科学理论相一致。根据"肾主骨"理论及团队的前期研究结果,我们提出了肾性骨病的早期干预原则,即在肾功能不全早期就已经出现了骨代谢异常,如果能在此时进行有效干预,则有可能延缓肾性骨病的发生发展。因此,我们建立了 5/6 肾切除小鼠模型,并比较早期(术后 1 周)、晚期(术后 1 个月)应用肾性骨病方干预的疗效差异,为肾性骨病方的临床应用提供规范、科学、充分的科学依据。

实验结果也证明:在小鼠 5/6 肾脏切除术后早期应用肾性骨病方可有效降低小鼠血清肌酐及血清尿素氮水平,同时钙磷代谢紊乱情况也得到相应缓解,而晚期应用肾性骨病方未观察到以上明显变化。与之前推测得一致,早期在肾脏功能处于代偿期积极给予肾性骨病方,不但可以挽救肾功能,降低肾脏组织细胞的凋亡,而且还能促进药物在体内的吸收和发挥药效。有趣的是我们同时观察到早期应用肾性骨病方还可以显著改善肾性骨病骨丢失情况:和模型组相比,早期用药后各组小鼠 L5 椎体 BV/TV、Tb.N 值均显著升高,Tb.Sp 下降,这表明在慢性肾脏病早期,肾脏尚处于代偿期,即使给予肾性骨病方治疗,可以有效地保护肾功能的同时,降低肾脏功能丢失导致的继发性骨丢失。我们进一步观察肾性骨病方对肾切除小鼠的骨质是否具有直接调控作用。实验发现早期应用肾性骨病方可以直接抑制破骨相关蛋白组织蛋白酶 K、MMP-9 表达,TRAP 破骨相关染色与之结果一致,这说明早期应用肾性骨病方不但可以改善肾脏凋亡保护肾脏功能,改善继发性骨丢失,还可以直接作用于破骨相关基因,抑制破骨相关蛋白表达起到直接抑制骨丢失的作用(图 5-15)。

综上所述,早期在肾脏功能尚具有代偿能力阶段给予肾性骨病方可以改善肾功能,调节体内钙磷平衡,从而纠正继发性骨丢失情况;其次肾性骨病方中大剂量地应用补肾中药可以直接调控破骨相关基因表达,抑制破骨相关基因表达并抑制破骨细胞活性,从而起到直接改善骨丢失的作用,相关深层机制,还有待进一步研究。

CKD-MBD 患者病程长,日久夺精耗液,病久及肾。肾为先天之本,主骨生髓,为人体阴阳之根本,肾亏精不足,不能濡养五脏阴阳,气血生化无源,气血推动无力,气滞血瘀,伴湿痰浊毒扰乱人体清阳。早期防治是治疗 CKD-MBD 的重要环节,中西医结合治疗可收获满意的疗效,延缓病情进展,延长患者寿命,提高生活质量。

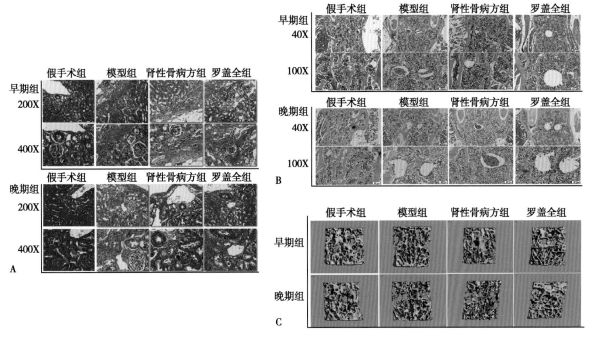

图 5-15 肾性骨病方对 5/6 肾脏切除术后小鼠的影响
A. 马松染色；B. 橙黄 G 染色；C. 微计算机断层扫描技术
罗盖全：骨化三醇胶丸

四、"肾主骨"理论与骨关节炎

骨关节炎（osteoarthritis，OA），也称为退行性关节病、骨质增生、骨关节病，是由于关节软骨完整性破坏以及关节边缘软骨下骨病变，导致关节症状和体征的一组异质性疾病。表现为关节疼痛、僵硬、肥大及活动受限，好发于膝、髋、颈腰椎等负重关节及远端指间关节、近端指间关节等，本病好发于中老年人，是老年人致残的主要原因。中医学对该病症状及治疗有较多认识，《素问•长刺节论》提到"病在骨，骨重不可举，骨髓酸痛，寒气至，名曰骨痹"，故该病归于"痹证"，其与肾虚血瘀有着密切的关系，属于"骨痹""痛痹"范畴，《素问•痹论》言"风寒湿三气杂至，合而为痹也""逆其气则病，从其气则愈，不与风寒湿气合，故不为痹"。古今医家多认为 OA 以肝肾亏虚，寒湿痹阻，补肾活血通络是主要治则。

肾主骨、肝主筋，肝肾同源，故软骨附着于骨骼表面，形成骨关节的保护膜，现代病理学研究表明软骨变性是 OA 的特征性病理表观，初期表现为局灶性软化，表明粗糙，逐渐失去弹性，小片脱落，表面出现不规则或线条样沟陷，进而出现微小裂隙、糜烂、溃疡。软骨大规模脱落、软骨下骨板裸露。在显微镜下可见：细胞基质黏液样软化、软骨细胞减少、裂隙附近软骨细胞成堆增生、软骨断裂或半纤维化、溃疡面可被结缔组织或纤维软骨覆盖及新生血管侵入；从骨质也发生改变，关节边缘骨赘形成、关节软骨下骨髓内骨质增生，以及软骨下骨板囊性变等。此外滑膜也会发生改变，早期会出现充血、局限性淋巴细胞及浆细胞浸润。后期会产生绒毛样增生并失去本来的弹性，并可能包有破碎的软骨及骨质小块，引起异物巨细胞反应。由骨关节炎的病理表现所见，软骨及骨的损失，系筋骨损失，肝主筋，肾主骨，肝肾津亏液燥，易致正气亏虚，正气存内，邪不可干，邪之所凑，其气必虚，现正气因津亏液燥，肝肾损失，尤其肾主骨，骨损导致邪气易侵犯关节软骨部位，夹杂风寒湿痰瘀等病理产物，终致关节红肿热痛等急慢性的关节炎症表现。

西医学对于 OA 发病的机制尚未完全明确，一般认为生物力学、机体衰老、免疫反应及遗传学等诸多因素都可引起病症的发生。根据"肾主骨""肝主筋"的理论，确立了从肝肾论治的治则，明代龚廷贤《寿世保元•痛风》曰："此症乃筋与骨症，患者乃外淫侵入日久，及年近衰者，不善养而得，盖筋属肝血，肾属肾水，内损所致耳。"亦涵盖了机体衰老及生物力学等诸多因素。按照美国风湿病协会的分类，骨关节炎可分为原发性和继发性两种，原发性可能是因为年龄、职业、性别以及种族等因素产生异同，而继发性骨关节炎则可能继发于各种关节损失或疾病，如股骨头缺血性坏死、半月板损失、关节韧带损失、关节内或关节周围骨折后创伤性关节炎、先天畸形或脱位等。目前认为骨关节炎是因为多种原因引起骨节软骨病变，进而导致全关节发生病变，包括软骨的退变脱失，软骨下骨囊性变或硬化、骨赘形成、滑膜增生、肌肉萎缩无力以及韧带变性等。骨关节炎最基本的病变是关节软骨的退行性病变，当前对于骨关节炎的发病机制，形成了不同的学术观点：①关节炎的遗传性学说：盖先天不足，后天机体筋骨痿软；②慢性炎症学说：系风寒湿夹杂致病，缠绵难愈；③关节疼痛综合征学说：考虑肾主骨生髓，肾衰骨枯，致正气不足，气滞血瘀引起疼痛；④关节应力平衡失调学说：常见单侧膝关节术后患者，左右关节平衡失调，引起健侧关节疼痛及炎症产生，盖人体左右应力调节失衡引起；⑤骨内静脉瘀滞及骨内高压学说：《灵枢·本脏》曰："经脉者，所以行血气而营阴阳、濡筋骨、利关节者也……血和则经脉流行，营复阴阳，筋骨劲强，关节清利矣。"唐代医家蔺道人指出"瘀血留滞，外肿内痛，肢节痛倦"和"凡损伤之证，必有瘀血留内"的理论；⑥细胞因子的作用：细胞因子众多，这些细胞因子在骨关节炎的发生、发展过程中，有着交叉作用和协同作用，从中医整体观念指导这些细胞因子的研究，可以更好地研究信号间的规律。

当前，临床 OA 的治疗主要是利用非甾体抗炎止痛药、镇痛药及其关节内注射透明质酸钠等，改善软骨机制的合成，甚至关节置换术治疗，但实际疗效往往并不理想，研究已经表明，口服水杨酸制剂可以使 OA 患者的关节软骨蛋白多糖和透明质酸的合成减少，使 OA 的病理程度加重。这些药物虽能暂时缓解疼痛，改变关节活动度，减轻关节内的炎症反应，但同时阻止了病变软骨组织从组成到功能上的恢复，加重 OA 的发病程度，延长病程，因此更合理的治疗方式是保护软骨组织、刺激软骨基质的合成。

"肾主骨"是中医学的核心理论之一，以补肾立法可以促进骨与软骨的强壮和生长，与治疗关节疾病的原则一致。中医学认为：骨的生长、修复均依赖于肾脏精气所提供的营养和推动，而骨的破坏是肾脏精气不足不能维持骨的生长代谢。西医学对"肾主骨"的理解为：肾对骨代谢的调节主要通过分泌各种激素和细胞因子来干预骨的生理和病理。现代药理研究证明，补肾中药治疗关节病变、保护软骨主要通过减轻损伤、延缓退变及促进软骨分化和修复两方面作用，其机制包括：①抑制促分解细胞因子的表达；②阻止自由基的生产，抑制 NOS 的活性，减少 NO 的生成；③对关节软骨细胞凋亡的调控；④提高促合成性细胞因子的表达；⑤对关节软骨基质的作用；⑥对关节软骨细胞增殖的作用等方面。

五、"肾主骨"理论与类风湿关节炎

类风湿关节炎（rheumatoid arthritis，RA）是一种自身免疫病，以侵蚀性关节炎为主要特征，其病理基础是滑膜炎，中医学称为"尪痹"。发病初期的关节表现为关节晨僵、肿胀、疼痛等。多由正气亏虚，复感风、寒、湿、热等致病邪气所引起，以肢体关节甚至肌肉出现酸痛乏力、麻木、重着、屈伸受限或关节肿胀、灼热、疼痛等为主症的一类病证。

类风湿关节炎属于中医学痹证范畴，本病发生多在人体正气亏虚的基础上感受风寒湿热之邪所致。正如宋代严用和《济生方·痹》中曰："皆因体虚，腠理空疏，受风寒湿气而成痹也。"肾主骨，肾阳亏虚是 RA 基本内因。中医学认为，肾主骨生髓，乙癸同源，共养筋脉。若肝肾亏损则筋骨失养，络脉空虚，髓海不满，气血衰弱，停滞于关节，并深入经络、骨骼，致使痹证缠绵难愈。另外，痹证易出现瘀血，风、寒、湿、热、虚均可导致血液运行不畅。寒邪侵犯经脉，则经脉收引，血液运行迟缓，甚至血液凝滞，出现瘀血症状；湿性黏滞，湿邪郁积，滋生痰浊，痰浊阻滞气机，影响脏腑气机升降，并停滞于经络，阻碍气血运行，瘀血痹阻经络、关节，导致关节肿胀发作频繁，缠绵难愈，甚至出现关节周围结节、瘀斑；血液受热邪煎熬，气血运行不畅，形成瘀血；风为阳邪，其性善行而数变，常与寒、湿、热夹杂在一起变生瘀血证；阳虚、气虚则无力推动血液运行，导致血行迟缓，日久形成瘀血。

类风湿关节炎的发病机制目前尚未完全阐明，各国学者对其发病机制进行了深入研究，结果表明：类风湿关节炎患者下丘脑 - 垂体 - 肾上腺（HPA）轴功能存在一定程度的异常，有关 RA 病因及发病机制的研究证实，RA 患者 HPA 轴功能下降，可能是滑膜炎症产生和持续存在的重要因素。HPA 轴是通过其分泌的糖皮质激素抑制免疫细胞释放细胞因子,减轻淋巴细胞浸润和迁移而达到抗炎的作用。HPA轴与中医的"肾"关系密切,《黄帝内经》言"阴平阳秘,精神乃治"是对人体内稳态的高度概括,与HPA轴的调节功能相吻合,"阴阳水火平衡",心火下降,肾火上济,两者平衡协调是五脏气化的重要内容。同样,HPA轴是神经内分泌系统的重要部分,参与控制应激的反应,并调节许多身体活动,如消化系统、免疫系统、心情和情绪,性行为以及能量消耗。肾主骨生髓,脑为髓海,心、肝、脾、肺均与肾相关,五脏影响七情,喜、怒、忧、思、悲、恐、惊均由脑髓调控表达。

RA属自身免疫性疾病,与五脏六腑精气失调,气血津液紊乱,风、寒、湿、热、痰、瘀、毒等多因素夹杂皆相关,骨破坏不仅是多因素相合的结果,更是RA的治疗难点与重点。"肾主骨"理论体现该病众多病机中的重要的一面,还与湿热瘀、伏邪、毒邪、肝脾失调及其他有待发掘的致病因素相关,整体观念下的多系统合参、虚实同治、标本兼顾是防治RA骨破坏的基本治则,抓住主要病机、重点解决主要矛盾是根本治法。

临床针对RA的治疗主要应用非甾体抗炎止痛药、抗风湿药、糖皮质激素治疗。中医药针对RA的治疗有独特的疗效,辨证准确,用药精确,疗效显著。单味中药主要包括雷公藤、龙须藤、青风藤、鸡血藤、白芍、姜黄等,方剂应用黄芪桂枝五物汤、乌头汤、白虎加桂枝汤、独活寄生汤等。

六、"肾主骨"理论与骨髓增生异常综合征

骨髓增生异常综合征(myelodsplastic syndrome,MDS)是一种起源于恶性造血干/祖细胞的明显的克隆性疾病,以骨髓造血细胞增生异常和无效造血为特点,晚期多进展为造血功能衰竭或转为畸形白血病。MDS中医病名"髓毒劳",因先天不足,后天饮食失调,脾肾两虚,复外感六淫邪毒,致正虚邪实,正虚又有阴虚阳虚两端,正邪纷争,贯穿疾病始终。

MDS的靶蛋白药物尚无问世,虽然国内外针对MDS的治疗进行大量的研究,但造血干细胞移植(HSCT)仍是目前唯一可以治愈MDS的手段,其他众多新药费用十分昂贵,难以推广。近年中医学治疗MDS患者,可提高患者生活质量,延长生存期。

MDS临床表现为倦怠、嗜睡、头晕、心悸、纳差、面色苍白等虚证,兼有出血、发热、胁下积块、脉细数或弱等证候。属于中医"虚劳""血证""癥积"等范畴。《黄帝内经》指出:精气内夺则积虚成损,积损成劳;而在健康条件下则肾髓坚固、气血皆从。以上论述说明虚劳与肾相关。肾主骨生髓,肾亏致气血阴阳亏虚,邪毒内侵致脏腑气血失调,内生痰瘀毒邪,久致髓枯精绝,气血衰败。肾为先天之本,肾虚则诸脏皆虚,肾精亏虚,肾阴不足,肾主骨生髓,髓海枯竭,则见头晕乏力,低热盗汗等症状。亦可见先天不足,胎中失养,孕育不足,后天失养,日久亏损,连及五脏,罹患此病。

目前已知的有超过40个基因在MDS中反复地发生突变,有可用但很少的靶向治疗MDS的药物,其中包括三种药物:阿扎胞苷、地西他滨和来那度胺,上述药物可增进MDS患者的造血功能,延缓病情恶性发展,提升MDS患者存活时间及生活治量。然而只有少数MDS患者能耐受这些靶向药物,HSCT是唯一能治愈MDS的方法,但临床上不高于10%的患者能实施HSCT。

MDS中医治疗以补肾解毒化瘀为主,其中以青黄散(青黛、雄黄)为主,佐以补肾填精益髓方药,有效率高达56.67%,其能提高患者外周血小板、血红蛋白、白细胞计数,改善患者临床症状。《灵枢•百病始生》言"积之始生,得寒乃生,厥乃成积"。肾阳为先天之阳气根本,寒积久生髓毒,毒邪伏髓,致生津血乏源,终致髓毒劳。

明初陶宗仪《南村辍耕录》卷二十九曰:"骨咄犀,蛇角也,其性至毒,而能解毒,盖以毒攻毒也。"其中提出"以毒攻毒"的治法。《素问•五常政大论》云:"能毒者以厚药,不胜毒者以薄药。""大毒治病,十去其六;常毒治病,十去其七;小毒治病,十去其八;无毒治病,十去其九。"中医临床针对MDS有效的中药以砒霜、雄黄为主,佐以青黛等辨证用药治疗MDS有效。1981年哈尔滨医科大学应用含砷中药砒霜(活性成分 As_2O_3)治疗急性早幼粒细胞白血病的研究,拉开了砷剂治疗恶性肿瘤的序幕。胡晓梅治疗髓毒劳,应用雄黄佐青黛。雄黄大温大毒,解毒杀虫。青黛解诸药毒,兼凉血。大量青黛引雄黄入血,抑制雄黄毒性,

配以六味地黄丸补肾壮骨强髓，治疗 MDS 患者有良效。青黛、雄黄按比例制成的青黄胶囊，有益肾生血、化瘀解毒之功，是中国中医科学院西苑医院血液科治疗 MDS 的特色用药。DNA 甲基化是 MDS 异常造血克隆的发病机制之一，西苑医院相关研究人员发现含砷中药可以降低 MDS 患者异常增高的甲基化基因。

七、"肾主骨"理论与老年性痴呆

老年性痴呆包括临床常见的阿尔茨海默病引起的痴呆（Alzheimer disease，AD），此外还包括血管性痴呆（vascular dementia，VD）、混合型痴呆和其他痴呆，其中 AD 和 VD 是两种最主要的类型，占 90% 以上。AD 发生于老年前期，以进行性痴呆、认知障碍为主要症状，其特征性临床表现为严重的学习记忆功能下降，分析判断能力衰退、情绪改变、行为失常、甚至意识模糊。VD 是老年期由于缺血性或出血性脑血管疾病及缺血——低氧性脑损伤所致，并以智能受损为特征的一种复合性障碍。

老年性痴呆属于中医"呆病""健忘""愚痴"等范畴，其发生、发展与肾虚有密切的关系。肾主骨生髓，脑为髓海，脑为元阳（神）之府，是人体精髓和神明凝聚之所，人的视、听、嗅、感觉及思维、记忆等皆出于脑。脑的这些功能又都在脑髓的充实下才能发挥作用。而髓海的充实又依赖于肾气的温煦、充养。肾精气旺，则精神饱满，反应敏捷，耳聪目明；肾精气虚，不能生髓充脑，则脑海空虚，出现健忘、耳鸣、视物昏花等脑功能低下症状。

中医学所指的"脑髓"，现代生物学基础是脑内神经元和神经营养因子，脑内神经营养因子减少，神经元大量萎缩和丢失造成"髓海不足"，引起认知功能下降，进而发展为痴呆。中医"补肾填髓"的现代生物学基础是促进神经元细胞能量代谢和利用，激活内源性神经营养因子使其生成增多，同时抑制神经毒素的生成，从而减少神经元死亡，促进神经元存活与再生。

多数学者认为，老年性痴呆的发生和发展与遗传因素具有密切的关系，主要为遗传变异。在家族性老年性痴呆中，淀粉样前体蛋白以及早老素已经被西医学证明是主要的致病基因。一些新的基因位点如胆固醇代谢基因、甾醇氧-酰基转移酶基因、血管紧张素转换酶基因、ApoE4 基因等被发现。从中医整体观分析基因，基因是由具有遗传效应的 DNA 片段，支持生命的基本构造和性能，与"肾"密切相似，肾藏阴阳，双链基因似人之阴阳，肾为人先天之本，人的生长、发育、生殖以及生、长、壮、老等均受"肾"的调控，年老髓海空虚，肾藏志，志主记忆，肾亏造成情志记忆减退。

β 淀粉样蛋白级联学说认为 AD 患者可能是由于淀粉样蛋白前体基因和早老素基因等的突变，导致 Aβ 异常分泌和产生过多，在脑组织内沉积，对周围的突触和神经元具有毒性作用，可破坏突触膜，最终引起神经细胞死亡。《医林改错》言"脑为元神之府""灵机记性不在心在脑"及"高年无记性者，脑髓渐空"，进一步阐述脑髓渐空，与现代学说中神经细胞凋亡不谋而合。补肾填精益髓抑制 Aβ 的沉积，是预防和治疗 AD 的重要途径。

胆碱能神经递质是脑组织中的重要化学物质，发生老年性痴呆时脑内胆碱能神经元减少，导致乙酰胆碱（Ach）合成、储存和释放减少，进而引起记忆和识别功能障碍为主要症状的一系列临床表现。在老年性痴呆的发病机制中，此学说是目前较为公认的发病机制，该机制中胆碱能神经递质可归属于中医的精微物质，肾主骨生髓藏精，肾中精微物质填充脑髓，充实记忆，肾亏精微物质减少，辨证属肾精血津液物质减少，终致痴呆的发生，类似的精微物质如兴奋性氨基酸、胆固醇、微管蛋白及微管相关蛋白。

本病为全身性疾病，其基本病机为髓海不足，神机失用。由精、气、血亏损不足，髓海失充，脑失所养，或气、火、痰、瘀诸邪内阻，上扰清窍所致。

病理性质多属本虚标实之候，本虚为阴精、气血亏虚，标实为气、火、痰、瘀内阻于脑。本病在病机上常发生转化，一是精亏、气滞、痰浊、血瘀间相互转化，或相兼为病，终至痰瘀交结，使病情缠绵难愈。二是气滞、痰浊、血瘀可以化热，而形成肝火、痰热、瘀热，上扰清窍，进一步耗损肾精、肝阴亏虚，水不涵木，阴不制阳，肝阳上亢，化火生风，风阳上扰清窍，而使痴呆加重。三是虚实之间可相互转化。实证的痰浊、瘀血日久，伤及肝肾，则阴精不足，脑髓失养，可转化为痴呆的虚证。虚证日久，气血亏虚，脏腑功能受累,气血运行失畅,致痰、瘀、虚互结,虚中夹实,虚实夹杂症多见。

针对老年性痴呆的中医治疗,补肾填精益髓是治疗老年性痴呆的基本大法,历代医家多认为肾虚精亏是老年性痴呆的主要病机,对其治疗多从补肾立论,而行补肾填精益髓之法。明代李梴《医学入门》认为老年性痴呆之禀赋不足者,或年老衰者"当大补气血及定志丸,如老年神衰者,加减固本丸"。

八、"肾主骨"理论与系统性红斑狼疮

系统性红斑狼疮(systemic lupus erythematosus,SLE)是一种以抗体和免疫复合物形成并介导器官组织损伤的自身免疫性疾病,表现有多系统损害的慢性系统性自身免疫病,其血清具有以抗核抗体为代表的多种身体抗体,存在多系统受累表现。患者血清中存在大量抗体,免疫复合物沉积在小血管,引起血管炎的病理损害导致多器官功能受损。

SLE在中医学中被称为"阴阳毒""日晒疮""蝶疮流注",多归属于感受毒邪、毒瘀痰结的范畴。《金匮要略•百合狐惑阴阳毒病脉证治》对阴阳毒有一段论述:"阳毒之为病,面赤斑斑如锦纹,咽喉痛,唾脓血。五日可治,七日不可治,升麻鳖甲汤主之。阴毒之为病,面目青,身痛如被杖,咽喉痛。五日可治,七日不可治,升麻鳖甲汤去雄黄、蜀椒主之。"

系统性红斑狼疮是一种自身免疫性疾病,具有家族遗传性,是多基因遗传相关疾病。紫外线照射、药物、化学试剂、微生物病原体等均可诱导本病。表现为皮肤黏膜受损、关节肌肉肿痛、浆膜受累,并伴有多器官多系统的损害。病因尚不明确,可能与遗传因素、环境因素以及雌激素有关。阳光曝晒、药物(异烟肼、氯丙嗪、肼屈嗪等药物)、口服雌激素可诱发加重系统性红斑狼疮。

中医针对SLE的认识并不一致,一种学说认为先天禀赋不足,后天失养导致阴阳气血失衡,气滞血瘀,经络阻隔为内因,外受热毒是本病的条件,热毒入里燔灼阴血、瘀阻经脉,伤于脏腑,蚀于筋骨而发为本病。一些学者认为SLE是由风寒湿侵入,形成五体痹,日久损及脏腑,成为脏腑痹。宋代窦汉卿《疮疡经验全书•鸦疮》曰:"久中邪热,脏腑虚寒,血气衰少,腠理不密,发于皮肤之上,相生如钱窍,后烂似鸦陷,日久损伤难治。"也有人提出SLE病机不外温毒发斑与湿毒瘀结。

更多学者认为本病在肾,肾主骨生髓,髓海空虚,肾阴不足,内热外毒相和而发。本病发病的根本原因是肾亏虚,肾者主蛰,封藏之本,精之处也,肾为先天之本,主藏精,肾精化肾气,肾气分阴阳,肾阴肾阳资助,推动全身脏腑阴阳协调运行,肾精亏虚,元气化生匮乏,肾阴肾阳匮乏,无力抵抗邪气而发病。《素问•生气通天论》曰:"凡阴阳之要,阳密乃固,两者不和,若春无秋,若冬无夏,因而和之,是谓圣度。""阴平阳秘,精神乃治。"《素问•阴阳应象大论》曰:"阴胜则阳病,阳胜则阴病。阳胜则热,阴胜则寒。"同样阐述了各种因素导致阴阳失衡,邪毒乘虚而入,表现为"阴"者为阴毒,表现为"阳"者为阳毒。清代吴谦《医宗金鉴•赤小豆当归散方》曰:"异气者,此气适中人之阳,则为阳毒,适中人之阴,则为阴毒。"重点强调阴虚最为重要。女子体阴而用阳,阴常不足。少妇、少年正值气火旺盛之时,故多有阴虚内热,或房事不节,命相火动,水亏于下,火炎于上,阴液消烁,真阴愈亏,外邪乘机而入,渐渐日久化热,阴液复耗,致病情日益深重。

系统性红斑狼疮的发病机制尚不明确。临床认为发病与遗传因素、环境因素、雌激素水平有关,其病机为各种因素相互作用,导致T淋巴细胞减少、T抑制细胞功能降低、B细胞过度增生,进而产生大量自身抗体,与患者体内相应的抗原结合形成免疫复合物,沉积在皮肤、关节、小血管、肾小球等部位,在补体的参与下引起急慢性炎症、组织坏死,如狼疮性肾炎,抗体直接与组织细胞抗原作用引起细胞破坏。红细胞、淋巴细胞、血小板的特性抗原与相应自身抗体结合,引起溶血性贫血、淋巴细胞减少、血小板减少症,最终可导致机体多系统损害。

SLE属"阴阳毒""日晒疮""蝶疮流注"之病,由先天禀赋不足、七情内伤、劳倦过度、妊娠分娩导致正气不足,六淫邪气、阳光热毒、药物毒等邪气乘虚而入,或亢极化毒或蕴结不解成毒,使机体阴阳失衡,脏腑气机紊乱,气血运行失调,以致瘀血阻络,血脉不通,有形之邪闭阻三焦,疏泄不利,全身脏腑组织受损,形成复杂多变的症状。肾气不足是发病的根本,邪毒亢盛是发病的诱因,肾气匮乏,正虚毒盛贯穿始

终，因此补肾扶正解毒为治疗本病的根本。

现代西医主要以糖皮质激素、免疫抑制剂、非甾体抗炎药、大剂量免疫球蛋白冲击，血浆置换、生物制剂等治疗。长期大量使用激素可引起消化性溃疡，甚至胃肠穿孔，库欣综合征、高血糖、高血脂发展至动脉粥样硬化、骨质疏松等，撤减激素过程中出现病情复发等；免疫抑制剂如环磷酰胺(CTX)导致血液系统损害、出血性膀胱炎、脱发、肝脏损害、生殖系统损害等；血浆置换和生物制剂治疗的费用昂贵，疗效尚不确切。

SLE 患者先天禀赋不足，精血亏损，脏腑阴阳失调，正如《素问·生气通天论》称"阳强不能密，阴气乃绝；阴平阳秘，精神乃治；阴阳离决，精气乃绝"，阐明肾主骨藏精，肾主阴阳，肾为先天之本，肾精受父母生殖之精而成，肾阴不足，阴阳失调，脏腑功能紊乱，疾病由之而生。日常房劳过度，肾精流失，而致肾虚阴亏，《灵枢·邪气脏腑病形》曰："有所用力举重，若入房过度，汗出浴水，则伤肾。"房事不节，使相火偏旺而伤阴，肾水亏乏于下，相火炎于上，阴火消烁，真阴愈亏。本病又好发于青年女性，女子体阴而用阳，阴常不足，阳常有余，正值气血旺盛之时，水易亏，火易旺，加之外邪乘虚而入，"邪入阴则痹"，痹阻先在阴分，久病伤阴，亦可致肾阴亏虚，妇女以血为本，若产后失血，百脉空虚，气血两虚，肾水枯耗，肾火妄动，壮热骤起，致 SLE 暴发。

九、"肾主骨"理论与干燥综合征

干燥综合征(Sjögren syndrome，SS)是一种侵犯外分泌腺体尤以侵犯唾液腺和泪腺为主，具有高度淋巴细胞浸润为特征的弥漫性结缔组织疾病。其免疫炎症反应主要表现在外分泌腺体的上皮细胞，故又名为自身免疫性外分泌腺体上皮细胞炎或自身免疫性外分泌病。主要表现为口、眼干燥，也可有多器官、多系统损害。受累器官中有大量淋巴细胞浸润，血清中多种自身抗体阳性。

干燥综合征归属"燥痹""燥毒证""虚劳"等疾病范畴。"燥证"一词的提出，最早可追溯至《素问·阴阳应象大论》中"燥胜则干"；《素问·五常政大论》首先提出燥毒之论，认为燥盛不已，酝酿成毒，煎灼津液，阴损益燥。金元时期刘完素补充病机十九条，增加"诸涩枯涸，干劲皴揭，皆属于燥"，认为皮肤枯涩、皴裂甲错之证均与燥邪致病密不可分，提出燥邪致病的病机。清代叶天士《临证指南医案》提出"上燥治气，中燥增液，下燥治血"的治疗大法。现代中医著名医家路志正教授首创"燥痹"病名，干燥综合征归属其内。

《素问·水热穴论》曰："地气上者属于肾，而生水液也。"强调人体水液皆自肾中来，肾主骨生髓主水液。《黄帝内经素问集注》曰："水谷入口，其味有五，津液各走其道，五脏之精而藏之，肾之液，复入心而为血，入肝为泪，入肺为涕，入脾为涎，自入为唾。是以五液皆咸。"《素问·宣明五气》曰："五脏化液：心为汗，肺为涕，肝为泪，脾为涎，肾为唾。"亦阐述了人体五脏对应的五液，乃水谷精微之物藏于肾，肾之精液复入五脏而成。《素问·逆调论》曰："肾者水脏，主津液。"肾主骨生髓，主一身之津液。"水""津""液"三者，均属于体内液质成分，分而言之，其清者为"津"，浊者为"液"，循津液而流者为"水"也，统称为"水液"。其一，肾可以调节体内水液代谢，将水液中具有濡润营养作用的精微物质通过蒸腾气化作用输布周身；其二，肾脏可将各脏腑组织代谢后的废液、废物、毒物排泄出体外，此即"泄浊"，从而维持正常的生命活动。此过程以肾为主，肾主骨生髓，主一身水液代谢。

肾为先天之本，肾之阴阳主一身之阴阳，各脏腑之阴依赖于肾阴的滋养。肾蒸腾气化水液，为水液在体内输布提供原动力。肾主骨，开窍于二阴，其液在唾，其标在齿，若肾阴亏虚，可见口干舌燥，龋齿、猖獗齿，关节疼痛，屈伸不利，便秘尿赤，形体消瘦，女子阴道干燥，月经量少或闭经等。

SS 的发病机制尚未完全阐明，而遗传因素、病毒感染、免疫系统紊乱、炎性小体介导的炎性浸润、神经激素和环境因素等被认为是导致该病发展的重要因素。目前本病尚无根治的方法，主要是替代和对症治疗。常用改善口干、眼干的药物以及糖皮质激素、抗疟药、免疫抑制剂、生物制剂。治疗目的是预防因长期口、眼干燥造成局部损伤，密切随诊观察病情变化，防治本病系统损害。

燥邪乃外感六淫邪气，其性干涩，易伤津耗液。"肾者为诸脏最下，属水藏精。盖天一生水，乃人生身之本,立命之根也。"肾主骨生髓藏精,精化气,肾气含阴阳,为脏腑阴阳之本;明代张介宾《景岳全书•虚损》曰:"真阴所居,惟肾为主,盖肾为精血之海……故肾水亏,则肝失所滋养而血燥生。"肾为先天之本,乃五脏阴阳之根本,肾阴为全身阴液之本,若真阴亏损,阴虚无以制阳,虚热内生,津亏燥生,可见潮热盗汗、咽干颧红、齿松发脱、失眠多梦等;肾阳为人体阳气之根本,若元阳不足,温煦失职,升发不足,无以蒸腾水液,肢体组织化生障碍,可见干燥症状与下肢浮肿或关节腔积液症状并存。

中医药能有效改善 SS 患者临床症状体征、降低实验室指标,提高生活质量,同时还能一定程度上减少西药治疗的副作用,降低复发的风险,但也存在几个方面的问题:①缺乏统一的分型标准和疗效评判标准;②实验室指标庞杂无序,对于特异性指标、一般性指标,主要指标、次要指标,活动期指标、缓解期指标缺乏细致明确的划分,且临床指标以主观复合评分为主,客观性不足;③尚未进行长期、大样本、多范围的系统性、前瞻性研究,缺乏循证医学证据;④研究多集中临床,实验研究相对滞后,缺乏特定的药效学评价及证病结合研究的动物模型。因此,笔者认为应当尽快制定统一的中医辨证分型方案和疗效标准,并对实验室指标进行层次划分,以期为临床用药和疗效观察提供客观依据。同时注重基础研究,为 SS 的中医治疗提供新途径、新方法以及为新药研制提供技术支持,做到理论与实践结合,相互促进,共同发展,从而进一步发挥中医学整体调节、辨证论治的巨大优势。

参 考 文 献

[1] 陈哲,李惠林,李增英,等. "miRNA—肾主骨—骨质疏松"相关性假说 [J]. 医学争鸣,2018,9(6):28-31.

[2] 管保章. 胚胎时期肾脏对骨骼系统发育的相关性研究 [D]. 广州:暨南大学,2015.

[3] 阎小萍. "辨五液,调五脏"论治干燥综合征 [J]. 中医杂志,2017,58(22):1906-1910.

[4] PATEL H B, LYERLY L J, HIRLEN C K. The Role of Novel Bone Forming Agents in the Treatment of Osteoporosis[J]. J Pharm Pract, 2021, 34(6): 952-961.

[5] 张静,张蓓蓓,蔡辉. 系统性红斑狼疮发病机制和生物学标志物的研究进展 [J]. 现代医学,2017,45(6):887-890.

[6] 谢院生,魏凯,尹智炜. 用现代医学诠释中医"肾主骨"的科学内涵 [J]. 中国中西医结合肾病杂志,2016,17(6):471-474.

[7] 杨桂莲,陈明. 从现代医学角度认识中医"肾主骨"之理论内涵 [J]. 内蒙古中医药,2016,35(17):159.

[8] HACKNEY A C, LANE A R. Exercise and the Regulation of Endocrine Hormones[J]. Prog Mol Biol Transl Sci, 2015, 135: 293-311.

[9] 张明君,杨继红. 维生素 D 的新认识 [J]. 中国全科医学,2018,21(20):2395-2399.

[10] 徐庆迎. 老年痴呆病因学研究的最新进展 [J]. 医学理论与实践,2020,33(14):2262-2263+2266.

[11] BOREL P, CAILLAUD D, CANO N J. Vitamin D bioavailability: state of the art[J]. Crit Rev Food Sci Nutr, 2015, 55(9): 1193-1205.

[12] GOLTZMAN D. Functions of vitamin D in bone[J]. Histochem Cell Biol, 2018, 149(4): 305-312.

[13] CHRISTAKOS S, VELDURTHGY V, PATEL N, et al. Intestinal Regulation of Calcium: Vitamin D and Bone Physiology[J]. Adv Exp Med Biol, 2017, 1033: 3-12.

[14] MOK S K, CHEN W F, LAI W P, et al. Icariin protects against bone loss induced by oestrogen deficiency and activates oestrogen receptor-dependent osteoblastic functions in UMR 106 cells[J]. Br J Pharmacol, 2010, 159(4): 939-949.

[15] HOU Y C, Wu C C, Liao M T, et al. Role of nutritional vitamin D in osteoporosis treatment[J]. Clin Chim Acta, 2018, 484: 179-191.

[16] CHRISTAKOS S, LI S, CRUZ J, et al. New developments in our understanding of vitamin metabolism, action and treatment[J]. Metabolism, 2019, 98: 112-120.

[17] XU Y, SUN Z. Molecular basis of Klotho: from gene to function in aging[J]. Endocr Rev, 2015, 36(2): 174-193.

[18] BRUNETTI G, STORLINOT G, ORANGER A, et al. LIGHT/TNFSF14 regulates estrogen deficiency-induced bone loss[J]. J Pathol, 2020, 250(4): 440-451.

[19] HU M C, SHI M, MOE O W. Role of αKlotho and FGF23 in regulation of type II Na-dependent phosphate co-transporters[J]. Pflugers Arch, 2019, 471(1): 99-108.

[20] CHEN G, LIU Y, GOWTZ R, et al. α-Klotho is a non-enzymatic molecular scaffold for FGF23 hormone signaling[J]. Nature, 2018, 553(7689): 461-466.

[21] NEYA J A，MOE O W，PASTOR J，et al. Performance of soluble Klotho assays in clinical samples of kidney disease[J]. Clin Kidney J，2019，13（2）：235-244.

[22] ZOU D，WU W，HE Y，et al. The role of klotho in chronic kidney disease[J]. BMC Nephrol，2018，19（1）：285.

[23] ASAI O，NAKATANI K，TANAKA T，et al. Decreased renal α-Klotho expression in early diabetic nephropathy in humans and mice and its possible role in urinary calcium excretion[J]. Kidney Int，2012，81（6）：539-547.

[24] LINDBERG K，AMIN R，MOE O W，et al. The kidney is the principal organ mediating klotho effects[J]. J Am Soc Nephrol，2014，25（10）：2169-2175.

[25] 孙理军，孙耀光，张琪，等. 肾虚质大鼠生长发育和学习记忆能力与肾藏志理论相关性研究 [J]. 中华中医药杂志，2016，31（1）：36-38.

[26] SEMBA R D，MOGHEKAR A R，HU J，et al. Klotho in the cerebrospinal fluid of adults with and without Alzheimer's disease [J]. Neurosci Lett，2014，558：37-40.

[27] SEMBA R D，CAPPOLA A R，SUN K，et al. Relationship of low plasma klotho with poor grip strength in older community-dwelling adults：the InCHIANTI study[J]. Eur J Appl Physiol，2012，112（4）：1215-1220.

[28] 钟瑜萍，李海燕，宫仁豪，等. 大黄黄芪不同配伍比例对慢性肾衰竭大鼠 24hUPQ、Scr、BUN 及肾脏形态学的影响 [J]. 中药药理与临床，2016，32（4）：63-66.

[29] 陈烨，朱春玲，严瑞，等. 山茱萸对肾间质纤维化的保护作用及机制研究 [J]. 天然产物研究与开发，2015，27（11）：1957-1961.

[30] KUROSU H，KURO-O M. The Klotho gene family as a regulator of endocrine fibroblast growth factors[J]. Mol Cell Endocrinol，2009，299（1）：72-78.

[31] SOPJANI M，RINNERTHALER M，KRUJA J，et al. Intracellular signaling of the aging suppressor protein Klotho[J]. Curr Mol Med，2015，15（1）：27-37.

[32] 张坤英，刘惠兰，段晓峰，等. 血液透析患者血清骨调素和甲状旁腺激素水平的相关性 [J]. 中华肾脏病杂志，2013，29（11）：812-817.

[33] BLAINE J，CHONCHOL M，LEVI M. Renal control of calcium，phosphate，and magnesium homeostasis[J]. Clin J Am Soc Nephrol，2015，10（7）：1257-1272.

[34] ZHANG W，ROBERTSON W B，ZHAO J，et al. Emerging Trend in the Pharmacotherapy of Osteoarthritis[J]. Front Endocrinol（Lausanne），2019，10：431.

[35] YE C，HOU W，CHEN M，et al. IGFBP7 acts as a negative regulator of RANKL-induced osteoclastogenesis and oestrogen deficiency-induced bone loss[J]. Cell Prolif，2020，53（2）：e12752.

[36] 李宁，谢兴文，陈欣. "肾主骨、生髓"理论在骨质疏松症研究中的应用 [J]. 中国中医骨伤科杂志，2011，19（4）：70-72.

[37] ZOFKOVA I，NEMCIKIVA P，MATUCHA P. Trace elements and bone health[J]. Clin Chem Lab Med，2013，51（8）：1555-1561.

[38] 张连城，张玉莲，张权. 从肾藏精论治老年痴呆 [J]. 中医杂志，2011，52（17）：1456-1458.

[39] 周劲草，吴中朝，陈仲杰，等. 氟骨症邪实肾虚病机探讨 [J]. 中国地方病防治杂志，2011，26（3）：176-178.

[40] NIELSEN F H. Micronutrients in parenteral nutrition：boron，silicon，and fluoride[J]. Gastroenterology，2009，137（Suppl 5）：S55-60.

[41] VALLIANOU N G，STRATIGOU T，TSAGARAKIS S. Metformin and gut microbiota：their interactions and their impact on diabetes[J]. Hormones（Athens），2019，18（2）：141-144.

[42] NIELSEN F H. Is boron nutritionally relevant?[J]. Nutr Rev，2010，66（4）：183-191.

[43] SCHUTTE R，NAWROT T S，RICHAE T，et al. Bone resorption and environmental exposure to cadmium in women：a population study[J]. Environ Health Perspect，2008，116（6）：777-783.

[44] BHATTACHARYYA M H. Cadmium osteotoxicity in experimental animals：mechanisms and relationship to human exposures[J]. Toxicol Appl Pharmacol，2009，238（3）：258-265.

[45] CHEN X，ZHU G，GU S，et al. Effects of cadmium on osteoblasts and osteoclasts in vitro[J]. Environ Toxicol Pharmacol，2009，28（2）：232-236.

[46] LI X，ZHANG L，ZHU Y，et al. Dynamic analysis of exposure to aluminum and an acidic condition on bone formation in young growing rats[J]. Environ Toxicol Pharmacol，2011，31（2）：295-301.

[47] ZAFAR T A，TEEGARDEN D，ASHENDEL CDUNN M A，et al. Aluminum negatively impacts calcium utilization and bone in calcium-deficient rats[J]. Nutrition Research，2004，24（3）：243-259.

[48] 柳源，刁永帅，冯奇，等. "肾主骨"理论的研究进展 [J]. 辽宁中医杂志，2019，46（7）：1558-1561.

[49] 王强,舒冰,赵永见,等. Wnt/β-Catenin 信号通路与肾性骨病 [J]. 中国骨质疏松杂志,2016,22(12):1618-1622＋1636.

[50] 余莹,程健,胡玲. 多发性骨髓瘤骨髓微环境"肾虚"本质的探讨与思考 [J]. 中华中医药杂志,2020,35(1):267-273.

[51] SUGATANI T. Systemic Activation of Activin A Signaling Causes Chronic Kidney Disease-Mineral Bone Disorder[J]. Int J Mol Sci,2018,19(9):2490.

[52] LI T,JIANG S,LU C,et al. Melatonin:Another avenue for treating osteoporosis?[J]. J Pineal Res,2019,66(2):e12548.

[53] SUN W,CHI S,LI Y,et al. The mechanosensitive Piezo1 channel is required for bone formation[J]. eLife Science,2019,8:e47454.

[54] YIN C,CHENG C,WANG J,et al. The relationship between urinary kidney injury molecule-1 and blood bone metabolism markers in patients with chronic kidney disease[J]. Clin Nephrol,2020,93(2):65-76.

[55] SAITO H,GASSER A,BOLAMPERTI S,et al. TG-interacting factor 1(Tgif1)-deficiency attenuates bone remodeling and blunts the anabolic response to parathyroid hormone[J]. Nat Commun,2019,10(1):1354.

[56] BOTTANI M,BANFI G,LOMBARDI G. The Clinical Potential of Circulating miRNAs as Biomarkers:Present and Future Applications for Diagnosis and Prognosis of Age-Associated Bone Diseases[J]. Biomolecules,2020,10(4):589.

[57] ANDREEV D,LIU M,WEIDNER D,et al. Osteocyte necrosis triggers osteoclast-mediated bone loss through macrophage-inducible C-type lectin[J]. J Clin Invest,2020,130(9):4811-4830.

[58] IBANEZ L,ROULEAU M,WAKKACH A,et al. Gut microbiome and bone[J]. Joint Bone Spine,2019,86(1):43-47.

[59] APOSTU D,LUCACIU O,OLTERN-DAN D,et al. The Influence of Thyroid Pathology on Osteoporosis and Fracture Risk:A Review[J]. Diagnostics(Basel),2020,10(3):149.

[60] LI J,LI X,LIU D,et al. eIF2α signaling regulates autophagy of osteoblasts and the development of osteoclasts in OVX mice[J]. Cell Death Dis,2019,10(12):921.

[61] AOKI S,SHIMIZU K,ITO K. Autophagy-dependent mitochondrial function regulates osteoclast differentiation and maturation[J]. Biochem Biophys Res Commun,2020,527(4):874-880.

[62] LI FX,XU F,LIN X,et al. The Role of Substance P in the Regulation of Bone and Cartilage Metabolic Activity[J]. Front Endocrinol(Lausanne),2020,11:77.

[63] LEE J Y,PARK S J,HAN S A,et al. The effects of myokines on osteoclasts and osteoblasts[J]. Biochem Biophys Res Commun,2019,517(4):749-754.

[64] ROUBALOVA R,PROCHAZKOVA P,PAPEZOVA H,et al. Anorexia nervosa:Gut microbiota-immune-brain interactions[J]. Clin Nutr,2020,39(3):676-684.

[65] 孙志涛,牛维. 古人治疗"骨痹"用药规律研究 [J]. 中华中医药杂志,2016,31(11):4779-4782.

[66] 施杞. "肾"藏象理论及其在骨代谢疾病中的应用 [J]. 上海中医药大学学报,2012,26(1):4-7.

[67] 吴锋,林日阳,何立群. 基于肾主骨理论观察肾小球系膜细胞对成骨细胞增殖及功能的影响 [J]. 中国中医基础医学杂志,2012,18(2):164-165＋168.

[68] 石敏,赵继荣,薛旭,等. 基于"脾主肉、肾主骨"理论探讨绝经后骨质疏松症的 OPG/RANK/RANKL 信号调控机制 [J]. 中国骨质疏松杂志,2019,25(9):1336-1339＋1356.

[69] 吴佳莹,李岳泽,刘红,等. "肾主骨"机理研究——左归丸对 Hepcidin、Fpn1 及 OPG/RANKL mRNA 表达的影响 [J]. 中国中医基础医学杂志,2017,23(11):1548-1551.

[70] 吴浩,曹永平. 骨细胞[J]. 中国骨质疏松杂志,2015,21(4):486-498.

[71] 殷海波,王海南,刘宏潇,等. 从肾藏象论衰老与骨关节炎 [J]. 中医杂志,2012,53(14):1192-1194.

[72] 周鑫,张磊,扶世杰,等. 少阳主骨方介导 p19^{Arf}-p53-p21^{Cip1} 信号通路调控食蟹猴关节软骨退变的机制 [J]. 南方医科大学学报,2018,38(3):346-352.

[73] 杨志鹏,魏成建,龚双全. 骨质疏松症的中医治疗研究进展 [J]. 中国骨质疏松杂志,2015,21(11):1381-1384.

[74] 孟玥,任艳玲,孙月娇,等. 左归丸、右归丸及其拆方对去卵巢骨质疏松症模型大鼠肾脏碱性磷酸酶、骨钙素表达的影响 [J]. 中医杂志,2016,57(5):423-427.

[75] 李岳泽,刘梅洁,李鸿泓. 中医"治未病"理论在骨质疏松症中的应用 [J]. 中国中医基础医学杂志,2015,21(10):1258-1259.

[76] 蒋慧,曾庆曙,阮敏,等. 骨髓增生异常综合征患者染色体核型及两种治疗方案的比较分析 [J]. 安徽医药,2016,20(4):711-714.

[77] 任心慈,徐先祥,许杜娟,等. 牛膝总皂苷对维甲酸致骨质疏松大鼠骨代谢的影响 [J]. 中国实验方剂学杂志,2011,17(4):128-130.

第六章 从"肾主骨"理论到"肾骨系统"理论

中医"肾主骨"理论属于中医脏腑理论的核心内容之一,在防治骨与脊柱关节代谢性、退变性、衰老性疾病方面具有重要的理论指导和临床应用价值,是中医学研究中具有战略性的重大基础科学问题。中医学在"肾主骨"的辨证论治方面积累了丰富的诊疗经验,至今仍然发挥着重要作用,但是其治疗临床疾病的内在机制与规律还不十分清楚。为了让世界更加广泛地接受中医药,随着中医药现代化的不断实践,医学研究也尝试去揭示"肾主骨"理论的物质基础和功能依据。因此,我们运用现代科学方法证明"肾骨系统"理论是"肾主骨"理论的发展,进一步体现出"肾主骨"理论体系的科学性和优越性,并实现理论创新。

第一节 "肾骨系统"理论是"肾主骨"理论的发展

中医"肾主骨"理论认为"肾"与"骨"之间存在密切的生理和病理联系。可以将中医"肾"归结为泌尿系统("解剖肾")和全身相关神经、内分泌、免疫、循环、运动和生殖等系统部分功能的综合体现("功能肾")。现代系统论思想认识到"解剖肾"与"功能肾"相辅相成,共同构成完整的结构与功能体系,并共同调节骨代谢。针对中医"肾主骨"理论现代科学内涵的研究,已经从单一的、线性的认识上升到系统的、立体的创新,从而逐步构建了中医"肾骨系统"的基本理论框架。

系统和整体地构建"肾骨系统"的基本理论框架,有利于优化以中医"肾主骨"理论为基础的中医辨证论治方案,有利于建立"肾主骨"理论指导下"肾病及骨""骨病及肾""肾骨相关"等病证临床诊疗规范,提高该理论指导下相关疾病治疗的总有效率,创新和发展"肾主骨"理论,也为"肾骨系统"相关疾病的防治奠定了基础。

《黄帝内经》中首次将"肾"对骨的调控作用精辟地概括为"肾主骨"。如《素问·五脏生成》曰:"肾之合骨也。"《素问·宣明五气》曰:"五脏所主……肾主骨。"《素问·平人气象论》曰:"脏真下于肾,肾藏骨髓之气也。"即肾精充足,骨髓生化有源,则骨骼得到骨髓的滋养而坚固有力。若肾精虚少,骨髓化生不足,不能营养骨骼,便会出现骨骼脆弱,导致骨折、骨病的发生。肾生髓,肾气不足,髓不充,导致骨退变和骨代谢疾病,如颈椎病、腰椎间盘突出症、骨质疏松症等。《黄帝内经》还从食疗、劳作、四季、诊断和养生等方面,强调"肾""骨"之间的生理和病理关联。此后,历代医家在临床实践中不断形成新的理念,不断丰富和发展"肾主骨"理论体系。

在骨伤科中,慢性筋骨病属于中医"骨痿""骨枯""骨极""骨痹""颈肩痛"或"腰背痛"范畴,统属"筋骨病"。由于人体自然退变或因创伤、劳损、感受外邪,加速其退变而形成的全身或局部脊柱、四肢关节等部位的生理、病理的变化,交织形成一种退行性变化的"肾亏性"衰老性疾病。此病为本虚标实之证,本研究团队认为"肾精亏损、气虚血瘀"是筋骨退变疾病的主要病理基础。研究发现,在生理上,肾脏重吸收钙、磷、微量元素等物质,调控成骨细胞和破骨细胞的活性及骨稳态,对骨骼具有重要的调控作用,影响生、长、壮、老过程中的动态平衡。在病理上,肾脏疾病累及骨骼和肌肉,即"肾病及骨"(表 6-1),临床最为典型的表现就是肾功能损害导致的慢性肾脏病 - 矿物质和骨异常(CKD-MBD)。

表 6-1　"肾病及骨"疾病谱及阐释（引自《"肾藏精"藏象理论与实践》）

疾病谱	阐释
脊柱退变性疾病（颈椎病、腰椎间盘突出症、脊柱侧弯、腰椎管狭窄症等）	脊柱退变性疾病主要由于年老体弱而元阴元阳不足，筋骨之患迁延，或者外力致伤，精气不复，迁延劳损所致的退变性病症，主要发生年龄段在女子"六七"、男子"五八"前后，其时已"三阳脉衰于上"，"肾气衰"乃至"太冲脉衰少"，"督脉衰损"，所以，肾之精气不足是脊柱退变性疾病的一个重要原因。金代刘完素在《伤寒直格》指出："不因一时所伤而病，乃久以渐积脏腑变动兴衰而病者，是曰因气变动也。"因过度的、长期的劳力，积渐而使体质衰弱，元气损伤，为虚证。元气虚损，可使经脉之气不及贯串，气血养筋之功失其常度，故易见肩背酸痛、肢疲乏力，动作无力等症。张仲景《金匮要略》中指出："人年五六十，其病脉大者，痹侠背行……皆为劳得之"，痹侠背行是指肩腰背痹阻而引起的疼痛，是劳损所致肾气不足（脉大）的痹痛，多见于五六十岁的人。
骨代谢疾病（骨质疏松症）	骨质疏松症是一种代谢性骨病，是以骨量减少和骨的微观结构退化为特征，导致骨的脆性增加，易于发生骨折的全身性骨骼疾病。补肾中药可通过多环节、多途径调节骨生成与骨吸收，使其达到骨生成与骨吸收相耦联，从而防治骨质疏松症。 中医根据骨质疏松症起病于中年，老年成疾，以腰背痛、驼背、易骨折为主症的特点，归属中医药学"骨痿""骨枯""骨缩"的范畴。《黄帝内经》曰："肾气热，则腰脊不举，骨枯而髓减，发为骨痿。"《难经》曰："五损损于骨，骨痿不能起于床。"清代唐容川在《中西汇通医书五种》指出："老人肾虚，故骨痿也。"《扁鹊心书》曰："此由肾气虚惫，肾主骨，肾水既涸，则诸骨皆枯，渐至短缩。"肾气旺盛，则精充髓满，骨得所养则骨骼强健；肾气虚衰，则精亏髓减，骨骼失养则骨质疏松。
骨退变疾病（骨关节炎等）	骨关节炎是一种临床常见的慢性关节疾病，其主要表现为关节软骨细胞的功能障碍，主要病理特点是关节软骨的退行性变和继发骨质增生。多见于 50 岁以上的中老年人，而且危害性大，最终会导致关节功能的丧失。 中医将本病归属于"骨痹"范畴，认为该病其本在肾，其标在气血。肾藏精、主骨，肾精旺盛，则筋骨得养而关节滑利，肾虚则精髓不足，无以养骨。脏腑功能失调，引起气血失和、津液运行失调，阻滞经络，导致疾病的发生。
肾性骨营养不良	肾性骨营养不良又称肾性骨病，由于钙、磷及维生素 D 代谢障碍，继发甲状旁腺功能亢进，酸碱平衡紊乱而引起的骨病。 中医学虽然没有肾性骨病的记载，但肾性骨病可归于中医"骨痿""虚劳""骨痹"等范畴。将骨骼的退变和肾气（精）衰退联系起来。《辨证录·痿证门》中指出："肾宫干涸，何能充足于骨中之髓耶？"《素问·生气通天论》有云："肾气乃伤，高骨乃坏。"

《素问·痹论》说："五脏皆有合，病久而不去者，内舍于其合也。故骨痹不已，复感于邪，内舍于肾。"《素问·刺要论》曰："刺筋无伤骨，骨伤则内动肾，肾动则冬病胀腰痛。"以上论述生动地说明肾与骨的相关性作用是双向的，肾病与骨病常互相影响，肾病可及骨，骨病亦可及肾。骨组织分泌一系列组织特异性因子，当骨组织出现病理改变，导致这些因子的异常表达，也会参与肾脏组织的病理过程，即"骨病及肾"（表 6-2）。

表 6-2　"骨病及肾"疾病谱及阐释（引自《"肾藏精"藏象理论与实践》）

疾病谱	阐释
骨折	临床观察发现腰椎压缩性骨折会导致双肾大量积水，青年男性椎体压缩性骨折后会发生遗精、女性常出现月经不调，老年椎体压缩性骨折发生二便失调。沈雁等将成年小鼠人为造成骨折，结果发现小鼠睾丸退行性变化，说明骨折可以伤及肾。
类风湿关节炎	类风湿关节炎是一种病因不明的自身免疫性疾病，多见于中年女性，主要表现为对称性、慢性、进行性多关节炎。关节滑膜的慢性炎症，增生形成血管翳，侵犯关节软骨、软骨下骨、韧带和肌腱等，造成关节软骨、骨和关节囊破坏，最终导致关节畸形和功能丧失。 类风湿关节炎可并发相关肾损害如系膜增生性病变、膜性病变和节段坏死性肾炎，常伴慢性小管间质病变及血管病变。可引起急慢性间质性肾炎、肾淀粉样变、肾脏坏死性血管炎及免疫复合物性肾炎，并伴有相应临床表现的一组疾病。

续表

疾病谱	阐释
多发性骨髓瘤	多发性骨髓瘤是浆细胞异常增生的一种恶性肿瘤。肾功能损害是其常见并发症,它不仅是导致多发性骨髓瘤早期误漏诊的主要原因之一,而且严重影响患者的预后。
其他骨病	慢性骨髓炎是肾脏淀粉样变最常见的诱发因素,转移性脊柱肿瘤也往往导致肾功能损害。另外临床上常见到一些以肾与骨同时发生病变的疾病,如范科尼综合征,这种病的主要病理和临床表现是原发性肾小管异常,从而导致肾小管对磷的吸收不良,因此发生尿中无机磷增多和低磷血症。久之影响钙磷代谢和甲状旁腺的功能,妨碍骨基质的钙盐沉积,导致骨骼发育迟缓,形成佝偻病或骨软化及假性骨质、病理性骨质等病变。

这些发现在一定程度上用西医学的思维和方式阐释了中医"肾主骨"理论的部分机制。人体活动是开放复杂巨系统的生动体现,中医学通过望、闻、问、切四诊,采集处于天地之间的人类以及其周围环境的相关信息,而后司外揣内和系统思考,进行临床诊疗。整个过程体现了天文、地理、水文和人体的"整体观"和"系统观"。因此,这种建立在解剖学肾脏和骨组织层面而进行的点对点的研究,将"肾"和"骨"作为孤立的对象进行研究,而忽略了"肾""骨"和机体整体以及外部环境中其他因素的复杂交联作用,从而与中医学所秉承的整体观、系统观有所背驳,并不能充分地挖掘"肾主骨"的内涵与外延,更加不能体现中医"肾"除了"主骨"之外的其他特性,如"藏精""通于脑""其华在发"等特性。

第二节　"肾骨系统"理论指导下肾脏对骨骼的调节

中医"肾"内涵的认识包括两个不同的层面:"解剖肾"和"功能肾"。"解剖肾"的主要认识是解剖学中的肾脏,具有吸收、排泄功能和内分泌功能。吸收、排泄功能就是通过肾小管重吸收,维持矿物质、电解质、微量元素等的水平;通过生成尿液而排出代谢废物,主要是蛋白质代谢终末产物、外源性毒素与药物等,调控和保持内环境理化因素稳定,从而保证机体的正常生命活动;内分泌功能是合成和分泌多种蛋白,参与机体多种生理过程,如维生素 D、肾素、前列腺素、血管舒缓素及红细胞生成素等。而"功能肾"的物质基础比较复杂,主要是在下丘脑 - 垂体 - 肾上腺、性腺和甲状腺轴的作用下,通过整体、系统调节全身"神经 - 内分泌 - 免疫 - 循环系统"(NEIC)协同发挥作用。"解剖肾"与"功能肾"相辅相成,共同构成完整的结构与功能体系,从而形成"肾骨系统"。

解剖肾对骨组织的影响,首先体现在肾脏通过调控钙磷代谢平衡,为骨骼的生理活动提供物质基础。骨骼被称为人体的钙库和磷库,对钙磷稳态的调节发挥着重要的作用;而钙磷稳态也是维持骨稳态和骨组织的生理功能所必需的。此外,钠(Na)、镁(Mg)、钾(K)等基本元素主要在肾重吸收,它们对骨细胞、成骨细胞和破骨细胞的生理功能也发挥着调控作用。人体所必需的、被称为生命动力元素的微量元素,如(Fe)、锌(Zn)、硒(Se)、铜(Cu)、硅(Si)、氟(F)、锶(Sr)等,也大多在肾脏中完成重吸收和加工,然后调控骨骼内各种细胞的活性,参与骨代谢。此外,肾脏还可以通过分泌骨形态发生蛋白 7(BMP7)等关键调控蛋白,对骨骼的生理功能发挥调控作用(图 6-1)。

一、钙磷代谢与骨代谢

(一)钙稳态调控机制

钙作为人体一种基本和必需矿物质,广泛参与骨的生长发育、功能发挥和代谢平衡。肾脏通过调节钙的重吸收和储存,影响骨的结构、状态和功能。人体 99% 的钙以化合物形式存在于骨中,且处于不断循环代谢中。游离钙在细胞信号传导、激素调节和骨骼矿化中发挥多重生物活性。当游离钙含量降低时,肾脏感受器接收信号并传达"命令"至骨,从而增加骨钙溶解,促进骨钙进入体循环,上调循环中游离钙的水平。肾脏重吸收钙的能力非常强大,主要发生在肾小管。60%～70% 的钙通过跨上皮电化学梯度驱动在近端小管(PT)中被重吸收,还有 5%～10% 的钙需要依靠跨细胞途径被远端小管重吸收。肾脏重吸收钙的能力主要受甲状旁腺激素(PTH)和 1,25-$(OH)_2D_3$ 的调节,以确保钙稳态(图 6-2),满足机体生理活动的需求。

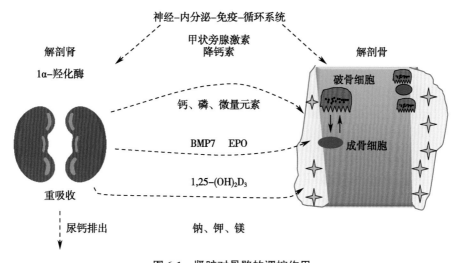

图 6-1 肾脏对骨骼的调控作用

BMP7:骨形态发生蛋白 7;EPO:促红细胞生成素

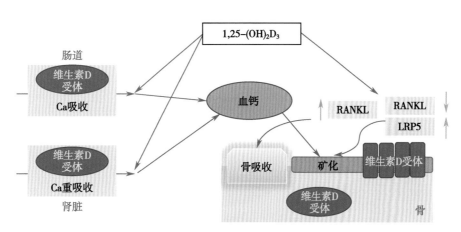

图 6-2 肠道和肾脏对钙稳态的调节

RANKL:核因子 κB 受体活化因子配体;LRP5:低密度脂蛋白受体相关蛋白 5

甲状旁腺激素(PTH)是维持肾脏和骨骼功能的重要调节剂,其功能主要通过以下两种方式实现:①直接刺激成骨细胞,间接增加破骨细胞活性以促进骨溶解和钙释放;②通过刺激 1,25-$(OH)_2D_3$ 的合成,增强肾脏对钙的重吸收。PTH 可以刺激肾脏 1α- 羟化酶(CYP27B1)的合成,该酶可以将 25$(OH)D_3$ 转化为 1,25-$(OH)_2D_3$,从而促进钙在骨中的储存和沉积钙化。同时,通过钙敏感受体(CaSR)介导,PTH 的水平也受到细胞内钙离子浓度的调控。

维生素 D 通过间接信号传导调节肾脏和骨骼的功能。1,25-$(OH)_2D_3$ 是维生素 D 最活跃的形式,在肾小管细胞中,25$(OH)D_3$ 在 CYP27B1 的作用下羟基化,转变为 1,25-$(OH)_2D_3$。随后,瞬时性受体电位通道(transient receptor potential,TRP)超家族成员 TRPV5 和 TRPV6,CaSR、钙结合蛋白 D 和质膜钙泵(PMCA)的表达会增强,配合 1,25-$(OH)_2D_3$ 增加肾远端小管对钙的重吸收,促进骨的形成和矿化。CYP27B1 活性依赖于 PTH,当 PTH 刺激 CYP27B1 的生成后,1,25-$(OH)_2D_3$ 水平上调,而 1,25-$(OH)_2D_3$ 升高,以负反馈方式抑制 PTH 分泌,最终达到 1,25-$(OH)_2D_3$ 的平衡状态。

降钙素(CT)由甲状腺 C 细胞产生,最终导致循环血钙水平降低。它可以通过以下方式来维持钙稳态：①抑制肾脏近端小管中钙的重吸收，并促进尿钙的排泄；②直接与破骨细胞的相应受体结合，抑制破骨细胞活性，并诱导破骨细胞凋亡。

（二）磷稳态调控机制

成人体内约有 700g 磷，其中约 85% 的磷储存在骨骼中。每日有 75%～85% 的磷在肾小管中被重吸收，因此，肾脏对于维持体内磷稳态至关重要。磷的转运为能量依赖型转运，需要位于肾近端小管中的 II 型和 III 型钠磷协同转运蛋白的协助。血清磷的重吸收受多种代谢因子和激素的调节，旨在维持磷的动态平衡。

PTH 通过与肾基底外侧和顶膜的甲状旁腺激素受体 1（PTHR1P）的结合，激活近端肾小管中的 G 蛋白激活型 α 亚基（stimulatory G protein α subunit，Gsα）/ 蛋白激酶 A（protein kinase A，PKA）和 Gq/PLC/PKC 信号传导。这些活化的信号使钠磷协同转运蛋白 NaPi-IIa 和 NaPi-IIc 内化，并进一步刺激磷酸盐代谢物的分泌，从而降低血清磷水平。

成纤维细胞生长因子 23（FGF23）是 FGF 家族成员之一，主要由骨细胞和成骨细胞表达。FGF23 的主要生理功能是调节磷酸盐稳态。在 Klotho 蛋白的辅助下，FGF23 结合并激活肾和甲状旁腺中的 FGF 受体，通过钠 / 氢交换调节因子 1（NHERF-1）磷酸化以及近端肾小管中钠磷协同转运蛋白的内化和降解，以 Klotho 依赖性方式抑制磷酸盐的重吸收，减少肾脏对磷的重吸收，还可以降低 1,25-(OH)$_2$D$_3$ 的合成，减少肠道对磷的重吸收。

肾脏激活 1,25-(OH)$_2$D$_3$ 后，可动员多个器官以保持血清磷水平。首先，1,25-(OH)$_2$D$_3$ 可能通过上调 PiT-2 来增加饮食中磷酸盐的肠道吸收。同时，1,25-(OH)$_2$D$_3$ 会直接降低甲状旁腺中 PTH 的合成和分泌，以减轻 PTH 对血清磷酸盐水平的下调作用（图 6-3）。它也可以刺激骨细胞合成和分泌 FGF23。有学者认为 1,25-(OH)$_2$D$_3$ 的整体调节结果会增加血清磷酸盐水平。

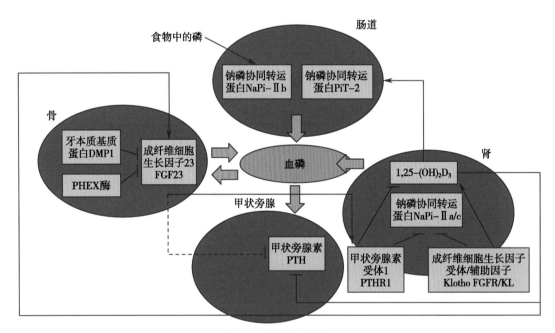

图 6-3　磷稳态的调节

二、电解质和微量元素

（一）电解质

镁（Mg）、钾（K）和钠（Na）等离子的动态平衡在控制骨骼等器官的细胞功能方面也起着关键作用，因此，肾脏也可以通过调节 Mg、K、Na 离子的重吸收影响到骨组织细胞的状态及骨稳态。

镁参与许多酶反应,包括能量代谢、DNA 和蛋白质合成,并参与离子通道的调节,尤其是在维持脑、心脏和骨骼肌的生理功能方面具有重要作用。镁与肾脏的关系十分复杂,镁的动态平衡受肾脏重吸收功能的调节。每日有 95%～99% 的镁(2 400mg)过滤后被重新吸收,重吸收过程包括:①激活位于亨勒环路的运输系统;②发生于远曲小管粗支的重吸收。当镁摄入量较低时,肾脏可通过增强镁的重吸收和增加细胞外镁浓度,避免循环中镁水平的急速下降。因此,随着镁摄入量的减少,尿中镁的浓度亦明显降低。而骨骼中的镁储存量占全身镁的 50%～60%,骨表面镁与血液中的镁离子持续交换,正常情况下维持一个稳定的状态。骨骼中镁离子在羟基磷灰石晶体表面结合,通过改变钙的溶解度,从而影响羟基磷灰石晶体的大小和形态。缺乏 Mg 晶体的骨骼体积相对增大,骨总量不变时骨骼会因此很脆弱,可以导致骨质疏松,更容易骨折。骨质疏松症患者骨小梁、血红细胞中镁含量明显降低,而且镁耐受实验表明镁保留量增加;同时,镁诱导成骨细胞增殖,进一步改变骨骼总量;因此,镁缺陷将会导致骨单体减少,镁缺陷大鼠成骨细胞数量减少,骨量减少。

临床中对于骨质疏松症患者可口服镁。一些研究已经证实了口服镁的效果。1991 年的一项研究中,若患者每日服用 600mg 镁 12 个月,可使患者的骨密度(BMD)增加 11%。另外,镁缺乏会提高促炎细胞因子的分泌功能,如肿瘤坏死因子 TNF-α,白细胞介素 -1 和 P 物质,这些都与破骨细胞骨吸收增加有关。

日常摄入的钾中 90%～95% 由肾脏排出。钾的重吸收 60%～70% 发生在肾近端小管,25% 发生在 Henle 袢粗升支,最终只有约 10% 的过滤钾保存到肾小管液中,到达远端小管。终尿中钾的排泄量仅占过滤负荷的 1%～3%,当钾摄入量低时,远端钾的重吸收会相应增强。钾对骨代谢的作用主要是影响钾钙稳态,尤其是对尿中钙的吸收和排泄。若低钾饮食,将会促进尿钙排泄,但机体可通过补偿性钙的吸收来补充丢失的钙,因此大部分情况下并不会造成钙平衡的变化。此外,钾调节骨量存在于结晶骨周围间质液和细胞外液等内环境之间。骨的间质液中相比骨晶体或血浆,含有更高的钾和较低的钙。在骨的间质液中钾的含量直接影响到其酸碱度,是骨骼缓冲酸代谢的首要影响因素。故而,如果机体中钾的摄入量明显提高,不仅会影响机体中钙的平衡,而且改变骨代谢指标。研究表明,若柠檬酸钾摄入量增加,可以导致尿中钙下降,尿羟脯氨酸减少,血清骨钙素分泌增加,导致基准骨密度减少,骨质流失、骨吸收增加。临床观察表明低钾和净产酸膳食可降低绝经前妇女骨矿密度,同时对绝经后妇女骨吸收的增加明显。

每日只有小部分钠(约 25～500mmol)从肾小球中过滤,并从尿液中排出,约为过滤负荷的 0.4%。NaCl 变化的信号通过 $Na^+/K^+/2Cl^-$(NKCC2)共转运体传递到致密斑,导致肾小球滤过率(GFR)的变化。转运增加对肾小动脉张力存在调节作用,导致 GFR 和远端 NaCl 转运活性的降低。此作用限制了通过影响 GFR 或近端肾小管重吸收改变尿钠排泄的可能性。尿钠排泄量的改变在 NaCl 输送到致密斑之前就被人体"捕捉",从而对 GFR 产生代偿性调节。钠升高会导致尿液中钙离子含量增加,正常情况下吸收 100mmol 钠会导致尿液中钙离子增加 1mmol。若机体吸收的钙小于摄入钠需要消耗的钙,则将使机体骨量减少。骨重建实验也表明钠升高使骨质流失,然而钠摄入对骨矿密度无直接影响。

临床表明,高钠饮食后大量摄入钠会导致男子和绝经后妇女甲状旁腺激素升高,骨吸收速率加快;若是青年男子和绝经前女性甲状腺激素升高可引起高钙尿症,促进维生素 D 分泌增多以及加快肠道钙的吸收,但绝经后女性不存在这种情况,可证明绝经后妇女无法弥补氯化钠引起的尿钙损失。然而有研究表明,钠盐中阴离子对尿钙也有重要影响。用碳酸氢钠代替氯化钠则不增加尿钙流失,故临床上可用此来减少尿钙损失,治疗绝经后妇女和老年男性髋关节和手腕骨折。

(二)微量元素

微量元素是指占比不到人体重量 1% 的一类元素。虽然含量较低,但却对骨骼的健康起着至关重要的作用。大多数的微量元素体内平衡是由肾脏的重吸收加以调节,其中多个微量元素与骨代谢和稳态密切相关,如铁(Fe)、锌(Zn)、硒(Se)、铜(Cu)、硅(Si)、氟(F)、锶(Sr)等,均能够对骨代谢发挥重要的生理作用。

铁在氧运输中是必不可少的。缺铁鼠骨小块骨化程度低,骨小梁微结构病理改变。在健康人群中结果显示,老年男性血清铁蛋白与骨密度呈正相关。相反,年龄超过45岁女性血清铁蛋白与骨密度呈现负相关。男性BMD与转铁蛋白饱和度或铁蛋白无关。未观察到骨质疏松绝经后妇女铁蛋白水平存在差异。目前已经提出了铁缺乏影响骨的不同机制,但仍有争议。生理研究发现,当肾脏功能出现异常时,导致人体铁元素的缺乏。有研究表明缺铁和贫血会导致应力性骨折发生率增加。然而,若铁过量可抑制颅骨中成骨细胞的增殖和分化。另一项研究表明铁缺乏对骨小梁生物学具有显著并且一致的负面影响。

锌是人体必需的微量元素,缺乏锌元素可能会导致骨骼脆性增加,同时大量慢性肾病的患者锌的代谢都存在异常。近年来,研究表明锌耗竭可影响骨合成代谢,从而参与老年性骨质疏松症的发生发展。研究表明,骨质疏松妇女血清锌浓度低于正常女性。但最近一项随机研究的结果显示,低剂量补充不能纠正患者的低锌状态,但如何补锌有待深入研究。

硒是一种微量营养素,与改善氧化应激和免疫力的防御有关。在一般人群中,缺硒的患病率相对较高。由于硒被吸收不良,随着透析液和尿液流失,缺乏症进一步加剧。肾组织含有高浓度的硒,有研究表明Se补充剂可改善肾脏氧化还原状态并减少炎症。硒确实间接在骨骼健康中发挥作用,因为它影响软骨的完整性。

铜是人体必要的微量元素之一,缺乏铜元素时肾脏会受到影响。铜主要用于赖氨酸氧化酶辅酶的合成,缺乏铜可导致骨生长受到抑制,导致患者骨质疏松症,同时在缺乏铜元素时骨骼的机械强度降低。

硅是人体的必要微量元素。硅元素通过饮食摄入人体,易被肾小球滤过,血中硅浓度与肾脏密切相关。硅作用于矿化前,缺乏硅对骨的生长发育代谢有影响,可导致结缔组织和骨骼组织缺陷,使绝经前妇女髋关节骨密度降低。动物实验也证实,缺乏硅元素会导致骨骼的异常与缺损。同时研究发现,慢性肾脏病(CKD)患者血浆硅浓度明显升高,补充硅可以增加骨密度。

氟是一种重要的微量元素,可预防蛀牙,以及促进牙釉质的形成。成人推荐摄取量为男性4mg/日、女性3mg/日。氟化物的浓度因地理区域的不同(如饮水不同)而不同,故不必在饮食中补充氟制剂用于保护骨骼,但在一些地方性高氟区,髋部骨折率高。研究发现氟可以促进骨矿化,过量的摄入会导致氟斑牙和氟骨症的发生。氟元素在体内的稳定是由肾脏调节的,肾脏功能的恶化导致氟的排泄减少,导致体内氟的残留增多。

锶可以从食物当中摄入,人体中99.1%的锶储存在骨骼中。锶离子的重吸收受肾脏调节。有趣的是,锶与钙具有相同的理化特性,并在包括骨生物学在内的许多生物学过程中表现出类似的作用。

三、促红细胞生成素

促红细胞生成素(EPO)是一种糖蛋白激素,主要是由肾脏的肾小管细胞产生,约占成人促红细胞生成素总合成的90%,其主要作用除了刺激红细胞产生外,还有维持骨骼稳态以及促进骨骼修复的作用。因此,EPO是肾脏调控骨发育和维持骨稳态的一个重要的因素。

有研究利用促红细胞生成素对人和小鼠的骨髓间充质干细胞进行干预,结果表明成骨细胞分化增加。多项研究表明EPO可以通过多种途径刺激骨髓间充质干细胞向成骨分化,其中包括EPO通过Eph受体相互作用蛋白B2(EphrinB2/EphB4)信号通路对破骨细胞和成骨细胞产生影响,EPO通过EphB4信号传导增加了成骨细胞活性,虽然同时增加了表达EphrinB2的破骨细胞的数量,但减弱了破骨细胞的吸收活性,以及EPO通过雷帕霉素靶蛋白(mTOR)和JAK2/PI3K通路的激活导致成骨细胞分化增加。除此之外EPO还能通过激活造血干细胞中的JAK/STAT信号通路,从而导致BMP2生成,从而刺激骨形成。

除了维持骨骼稳态之外,EPO在骨骼修复领域同样存在作用,在一项研究中研究人员使用牙槽骨再生模型来评估EPO对体内骨骼再生情况的影响,结果表明在2、4、8周时EPO处理组的牙槽骨密度显著高于对照组。另一项研究通过对胫骨骨缺损大鼠尾部注射BMSC以及局部肌内注射EPO发现,在术后4周以及术后8周时与单独的BMSC相比,EPO+BMSC组的大鼠在骨缺损部位形成了更多的新骨,且表面矿化程度更加高。

四、骨形态发生蛋白7

骨形态发生蛋白7（BMP7）是转化生长因子 TGF-β 超家族的同源二聚体，最早被命名为成骨蛋白 -1（OP-1）。BMP7 主要由肾脏分泌，参与调控了骨骼分化和发育的过程，包括胚胎骨骼发育过程和出生后骨的生长。因此，BMP7 是肾脏调控骨发育的一个重要分子。一项研究表明当敲除小鼠 BMP7 基因时，发现在新生基因敲除小鼠骨骼总体尺寸小于正常新生小鼠，在第 12 日时基因敲除小鼠颅骨中的蝶骨中心还存在缺口；同时研究还发现与正常小鼠相比新生基因敲除小鼠肾脏较小，且肾单位发育较差，多数新生基因敲除鼠存在单侧或双侧多囊肾。BMP7 也参与了骨组织的修复和重建，BMP7 的表达增强了骨髓间充质干细胞的分化能力，对骨折的愈合具有促进作用。另一项研究也表明 BMP7 还具有很强的诱导成骨能力，并能维持软骨细胞的表型，促进细胞增殖和细胞外基质、蛋白多糖和Ⅱ型胶原的合成。有研究证明，BMP7 与 CD44、CD51 和 CD47 存在相互作用，提示 BMP7 可能也参与了细胞的黏附、增殖、迁移和分化。

第三节 "肾骨系统"理论指导下骨骼对肾脏的调节

一、骨骼对肾脏调控的内涵

"肾主骨"理论从字面上解释强调肾对骨的主导和调控作用，根据中医脏腑学说，强调五脏为人体生理活动的基础，是脏腑活动的重要物质基础，但也蕴含骨对肾的反馈作用。骨与脑、髓、脉、胆和女子胞共同被称为"奇恒之腑"。肾为五脏之一，其能够主宰对应的"奇恒之腑"是骨、髓。因此，"肾主骨"理论的基本含义除了强调肾对骨的主导和控制作用，还体现在肾骨之间的密切关系，尤其是骨骼对肾的作用。本节将围绕骨对肾的反向调控作用，并阐述其中蕴含的分子机制。

中医肾包含了彼此关联的生理功能系统，根据西医学理解，中医肾包含人体功能的泌尿系统、生殖系统和部分运动系统的功能，还与神经、内分泌、免疫、血液等系统密切相关。随着新的机制发现，肾内涵还在继续拓展和延伸。相对而言，骨的内涵相对简单，主要包括现代的骨骼系统。研究证明骨骼系统对包括肾脏在内的中医肾存在特殊的调控作用。其中，除了对矿物质、微量元素等作用外，骨骼系统被认为是一个全新功能的内分泌器官，也对肾脏的调控发挥作用。其中最为典型的包括：成纤维细胞生长因子23（FGF23）、瘦素（leptin）、核因子 κB 受体活化因子（RANK）及其配体（RANKL）和骨保护素（OPG）信号轴和脂联素（adiponectin）。上述诸多信号轴在生理上沟通了骨骼和肾脏的相互作用，同时在病理上相互联系，形成了骨骼系统对肾脏的直接和间接的调控作用（图6-4）。

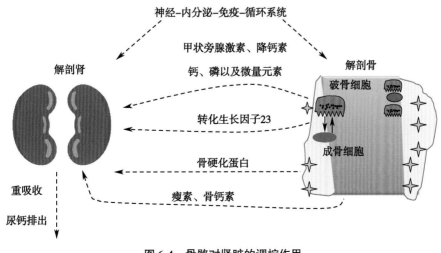

图 6-4 骨骼对肾脏的调控作用

骨骼系统最初被认为是一个动态结缔组织,具有持续的动态重塑能力,以维持矿物质稳态和发挥造血等功能。近年来越来越多的研究显示,骨骼系统不仅是具有支持、保护和运动功能的惰性器官,还是一个多功能的内分泌器官,能够分泌与大脑等器官交流的激素。骨骼能分泌骨骼因子,与脑、胰腺、睾丸、脂肪、肾脏等器官发生交互,发挥广泛的生物效应。因此,深入明确骨骼系统的内分泌功能,对于揭示骨骼系统和各个器官及相关的疾病发病机制具有重要意义,并为相关疾病的防治提供新的作用靶点。

根据目前的研究成果,中医"肾主骨"理论现代内涵的一个方面就是骨骼系统对肾脏的调节作用,包括以下几点:①骨骼系统通过FGF23/Klotho轴对肾脏功能的调控作用。②骨骼内脂肪分泌瘦素(leptin)对肾脏功能和能量代谢调控作用。③骨骼系统通过OPG/RANK/RANKL信号轴,对肾功能的调控作用。④骨骼系统分泌的脂联素对包括肾脏在内的能量代谢的调控作用。越来越多的研究发现,骨骼系统对肾脏的调控作用将全面和深入地被阐释。骨肾系统之间的生理和病理关联将进一步阐述中医"肾主骨"理论的现代内涵,并拓展该理论的临床应用范围。

二、骨调控肾系统相关信号机制

(一)成纤维细胞生长因子23(FGF23)

成骨细胞和骨细胞(osteocyte)是组成骨骼系统两种重要细胞,两者生理条件下分泌FGF23,而FGF23的受体Klotho蛋白主要分布于肾脏,故肾脏是FGF23发挥作用的主要靶器官。FGF23于2000年首次被发现和命名。FGF23相对分子质量为32kDa基因定位于人类常染色体13p12。FGF23由成骨细和骨细胞分泌和调控。FGF23除含有FGF家族同源性结构域N端外,还包含一个由71个氨基酸组成的特异性C端。N端片段具有成纤维细胞生长因子受体(FGFR)结合位点,C端片段具有Klotho蛋白的结合位点(1997年发现)。FGF23/Klotho轴是人体内血磷代谢的重要调节剂,一方面FGF23通过抑制近端肾脏肾小管刷状缘的钠磷协同转运蛋白(sodium-phosphate cotransporter proteins,NaPi)NaPi-IIa和NaPi-IIc的表达,减少肾脏对磷的重吸收,同时通过抑制肠道上皮细胞刷状缘NaPi-IIb的表达及抑制活性维生素D的合成,减少肠道对磷的重吸收。另一方面通过影响甲状旁腺激素(PTH)的合成与分泌,间接影响NaPi的活性,导致尿磷排泄增加。

临床慢性肾脏病-矿物质和骨异常(CKD-MBD)的病理和疾病发展进程中,随着肾小管等肾脏结构和肾组织功能的下降,肾脏表达的Klotho蛋白受体急剧减少,而FGF23分泌增多,导致体内FGF23的水平表达较高。因此,临床上FGF23水平可作为反映CKD-MBD患者肾脏损害程度敏感的指标。患者高磷血症时,血清中FGF23水平升高,通过抑制Na^+独立性共转运通道的表达和降低其膜性配件,抑制磷的吸收。FGF23过表达抑制肾脏表达CYP27B1,从而减少25(OH)D_3羟化为1,25-(OH)$_2D_3$。FGF23过表达激活肾小管24-羟化酶(CYP24A1),增加1,25-(OH)$_2D_3$的降解。FGF23/Klotho形成调控肾脏及其钙磷代谢的信号作用轴,调控CKD-MBD的病理和疾病发展进程,参与重要的生理活动,体现骨骼系统对肾脏的调控。

骨骼系统分泌的FGF23还通过其他作用影响CKD-MBD的进程和发展,发挥调控作用。血清自发性FGF23水平升高的疾病包括常染色体显性低磷血症性佝偻病、骨囟门发育不良及McCune-Albright综合征和其他创伤性疾病。成骨细胞、破骨细胞发育不良性疾病可导致血清FGF23水平降低,并诱发肿瘤样钙质沉着症,该病以高磷血症、血清1,25-(OH)$_2D_3$水平升高及组织钙化为主要特征。CKD-MBD诱发1,25-(OH)$_2D_3$水平降低往往以FGF23血清水平增加为初始病理表现,之后PTH水平才升高。CKD-MBD的临床治疗中,通过抗炎、抗血清高磷血症和抗FGF23抗体表达维持肾脏功能的平衡,继而增加1,25-(OH)$_2D_3$水平和抑制PTH分泌。

(二)瘦素

脂肪组织是人体重要的能量贮藏器官,骨骼系统内的脂肪是影响骨代谢的重要因素。瘦素(leptin)是脂肪组织分泌、由167个氨基酸组成的一种多肽类物质。在肾脏细胞水平,瘦素紧密结合在肾脏髓质集合管细胞胞浆中,而在集合管及肾小管的其他部分结合得较少,还存在于肾小球内皮细胞及系膜细胞中。

生理条件下,瘦素对肾脏物质代谢存在调控作用。动物模型显示,增加大鼠肾内瘦素能够快速引起明显的利尿现象,并有尿钠排出,但无尿钾排出,未见肾血流或肾小球血流动力学上的显著变化,提示其对集合管有明显的调控作用。动物研究发现正常 SD 大鼠静脉输入瘦素 7 日后,仅有动脉压升高 6~10mmHg,并不引起尿排钠,静脉注射瘦素后影响尿钠排泄的机制不明,可能与交感神经兴奋有关。正常生理条件下瘦素由肾脏清除。肾功能正常的人,动脉中的瘦素水平高于静脉水平。正常人血清瘦素以 480ng/min 经肾脏排出,测定大鼠对瘦素的清除速度约为 5.4ml/(kg•min)。不论人或动物的尿中并未能测出瘦素表达,原因可能是其已在近端肾小管代谢或排出太少无法达到检测水平。

随着 CKD-MBD 病理进程的发展,体内瘦素的表达水平逐渐增加。虽然瘦素对肾和骨组织的具体生理、病理作用尚未完全明确,但是是目前已知唯一降低骨钙素(OCN)表达、分泌及其生物活性的负调控因子,且 OCN 水平与血糖、葡萄糖代谢和肥胖等因素呈现负相关。上述研究表明,瘦素降低 OCN 表达,从而间接影响 CKD-MBD 的病理发展。CKD-MBD 患者致死的重要原因就是血管钙化,高水平瘦素可以刺激血管平滑肌细胞向成骨细胞分化促进异位成骨,导致 CKD-MBD 并发血管钙化发生和发展,增加患者的致残和死亡的风险。

骨髓内含有大量的脂肪组织,脂肪组织分泌的瘦素是调控能量消耗和食物摄入的关键激素,它能通过激活大脑中分布的瘦素受体发挥调控能量储备的生理作用,尤其在 CKD-MBD 患者肾脏损伤时发挥作用。能量消耗大于能量吸收时,血清循环瘦素浓度降低,诱发饥饿感、抑制交感系统并激活以能量储存为特点的中枢能量储备系统。反之,当能量吸收大于能量消耗时,瘦素浓度增加,继而激活交感系统和消耗能量。一般情况下,瘦素的分泌与体内脂肪变化呈正相关,体脂增加激活定位于黑皮质素环路的瘦素受体,导致整体能量消耗增加而能量储备减少。瘦素抵抗时,瘦素和能量反馈系统遭到破坏,导致能量消耗减少、体脂增加。

(三)OPG/RANK/RANKL 信号轴

核因子 κB 受体活化因子配体 RANKL,根据其功能和发现途径的不同,分别称为 TNF-α 相关的激活因子(TRANCE)、TNF 相关激活诱导细胞因子和骨保护素配体(osteoprotegerin ligand,OPGL)等不同名称,其生理作用主要是调控骨骼系统内破骨细胞分化因子和维持破骨细胞功能及参与调控骨代谢,其发挥功能具体受 OPG/RANK/RANKL 信号轴的系统调控作用。

OPG/RANK/RANKL 信号轴是 20 世纪 90 年代明确发现的,最初是用来阐述破骨细胞参与调控骨代谢,尤其是阐述骨骼系统的生理和病理功能如骨质疏松症的发生机制。近年来,越来越多的研究发现,OPG/RANK/RANKL 信号轴是调控骨代谢疾病发生发展,并同时影响肾脏功能的重要信号通路。OPG/RANK/RANKL 影响骨骼系统的骨重建,尤其是成骨细胞、破骨细胞主导的骨代谢平衡,是治疗骨代谢疾病的潜在作用靶点。越来越多的研究表明 OPG/RANK/RANKL 信号轴是联系和调节骨骼系统和肾脏的重要生理机制和信号基础。

1. OPG/RANK/RANKL 信号轴对肾脏钙磷等物质代谢

骨骼系统是被称为人体的"钙库""磷库",人体 99% 的钙和 80% 以上的磷以结晶态的形式贮存在骨骼中。钙磷代谢是骨骼系统能够影响解剖肾脏功能的重要物质基础,其稳态也是维持骨稳态和肾脏的生理功能所必需的物质。

生理条件下,人体的钙磷会进入血液系统,形成稳定的血钙、血磷,维持正常的生理功能。病理条件下,OPG/RANK/RANKL 信号轴失衡,导致破骨细胞主导的骨吸收增加,促进结晶态钙磷的溶解和增加,过多地进入血液循环,经过一系列代谢后集中到肾脏最后处理。肾脏经过重吸收后,维持体内血钙、血磷在一定的水平。此外,骨骼还通过破骨细胞的骨吸收,参与了人体微量元素的代谢平衡。钠(Na)、镁(Mg)、钾(K)等基本元素和众多的微量元素最后集中在肾脏重吸收和代谢。这些微量元素等物质对骨细胞、成骨细胞和破骨细胞的生理功能也发挥着调控作用,并最终经过肾脏代谢。

临床上血管钙化(vascular calcification)是慢性肾脏病(CKD)患者最重要的病理变化之一,也是临床上导致 CKD 患者死亡的主要原因。研究发现 OPG/RANK/RANKL 信号轴是调控血管钙化发生和发展重要促进因素：OPG 水平和 CKD 血管钙化程度相关，OPG 与其配体 RANKL 结合可能会加大罹患心血管疾病的风险，OPG/RANK/RANKL 信号轴参与了肾脏血管钙化的发生，是"骨骼 - 血管"轴间一个桥梁连接，骨代谢紊乱在 CKD 引起的血管钙化（VC）发病中发挥重要作用。

OPG/RANK/RANKL 信号轴包括下面 3 个关键性成员：RANKL、RANK 和 OPG。OPG 在肾脏血管系统内广泛分布，在肾血管内皮细胞和肾血管平滑肌（VSMCs）内呈构成性表达，在主动脉和肾动脉内呈高表达。OPG 能有效地抑制破骨细胞的生成。

OPG/RANK/RANKL 主要在钙化血管中表达。RANK 是 RANKL 的破骨细胞上的受体，RANKL 通过与 RANK 结合激活破骨细胞的分化，从而启动骨吸收。破骨细胞来源于骨髓 - 单核巨噬细胞在 RANKL 等细胞因子的刺激下分化和生成破骨细胞。RANKL 结合其跨膜受体 RANK 招募肿瘤凋亡相关因子相关受体 TRAF-3 和 TRAF-6。分别激活细胞转录因子 NFATc1 和 c-Fos、ERK、p38 MAPK、NF-κB、Jnk、AKT 等信号的表达及功能基因 MMP-9、TRAP 和 CTSK 的表达，从而激活骨吸收。体外实验研究发现在无钙磷的培养基中，RANKL 在细胞培养中通过 NF-κB 信号传导亦能够引起 VSMCs 的钙化。而 OPG 能够阻断 RANKL 与 RANK 的结合。高水平 OPG 是血液透析患者死于心血管疾患的风险因子。研究表明 OPG 基因敲除小鼠中 2/3 伴有主动脉和 / 或肾动脉中层钙化，同时出现逐渐加重的全身骨质疏松。

正常生理条件下，RANKL 可以与 RANK 结合，同时也可以与 OPG 结合，两种结合处在动态的平衡状态。CKD 时期 OPG 升高竞争性结合 RANKL，使 RANKL 无法与 RANK 结合，进而抑制破骨细胞的分化和功能，抑制骨吸收，促进骨形成。OPG/RANK/RANKL 信号轴首先刺激破骨细胞的生成、分化及其活性，随后启动与其耦联的成骨细胞及其活性。OPG/RANK/RANKL 信号轴是存在于"骨骼 - 血管"轴间的桥梁，在血管疾病中发挥了重要作用。OPG/RANK/RANKL 信号轴可用于 CKD 患者血管钙化的机制探索，为临床治疗提供具体靶点。

2. OPG/RANK/RANKL 信号轴与"补肾填精法"作用机制

肾骨系统相关的疾病，包括骨代谢疾病等，是中医学临床治疗的重要疾病，长期的临床实践证明中医药治疗上述疾病的有效性和科学性。中医学多遵循"补肾填精法"进行辨证论治。前期研究表明，OPG/RANK/RANKL 信号轴及其参与调控的骨代谢，是中医"补肾填精法"治疗骨骼和改善肾脏功能的主要作用的靶点。

王拥军教授团队通过系列研究阐明补肾填精法中药及有效组分治疗骨代谢疾病的生物学机制：系统调控钙磷代谢平衡、OPG/RANK/RANKL 信号通路表达等，分别调控骨生成和骨吸收，从而共同发挥了"系统调节骨代谢平衡"的作用。明确发现温肾阳颗粒、滋肾阴颗粒能调节 OPG/RANK/RANKL 信号轴影响骨髓造血干细胞（HSCs）向破骨细胞分化，抑制骨吸收。而温肾阳、滋肾阴中药组分齐墩果酸、蛇床子素上抑制 RANKL 信号，分别抑制破骨细胞分化和骨吸收，上述研究从临床上证明中医治疗肾骨系统疾病的科学性和学术内涵。

（四）脂联素

脂联素亦称 Acrp30 或者 AdipoQ，是脂肪组织尤其是成熟脂肪细胞分泌的特异性血浆蛋白。在骨骼脂肪组织特异性高表达，是骨骼系统调控人体能量代谢和功能重要因子。脂联素基因具有 244 个氨基酸多肽，位于染色体 3q27 上，全长约 17kb。基因扫描显示该染色体区域是 2 型糖尿病、代谢综合征的易感位点。脂联素有球形结构域和全长型结构域，血浆中几乎全部为全长型结构域，也有研究报道在血浆中存在少量球型结构域，人体正常的水平是 5～30μg/ml。临床研究和动物实验提示脂联素与肥胖、胰岛素抵抗、2 型糖尿病、动脉粥样硬化、代谢综合征等相关。脂联素可减弱肾素 - 血管紧张素 AngⅡ诱导的 NF-κB 的激活及纤维连接蛋白的表达。因此，脂联素可减轻肾脏中 AngⅡ的不良反应，在 CKD 中起保护作用。脂联素可抑制系膜细胞中高糖诱导的活性氧自由基的产生，促进内皮一氧化氮合酶的产生，从而对系膜细胞内起保护作用。

脂联素与肾脏疾病

（1）脂联素与肥胖相关性肾小球疾病：研究发现上海人群中血清脂联素浓度与 BMI、腰围及体脂百分比显著负相关，肥胖及超重个体血清脂联素浓度显著低于正常人。研究均提示脂联素水平与肥胖存在明显负相关，为研究脂联素与肥胖相关性肾小球疾病（obesity-related glomerulopathy，ORG）提供依据。ORG 是一种以肥胖、蛋白尿等为典型症状的临床综合征，主要病理特点为肾小球肥大和局灶节段性肾小球硬化。肾脏损害早期标志是微量蛋白尿的出现，并可进展为严重蛋白尿。日本人群中研究显示脂联素水平较低的肥胖患者尿蛋白排泄量明显高于脂联素水平较高者。而脂联素基因敲除小鼠尿白蛋白增加，氧化应激标志物尿过氧化氢水平升高，肾脏 NADPH 氧化酶（Nox4）水平增加，电镜下肾脏足细胞足突部分融合。分子机制上，脂联素及 AMPK 通路的激活均可诱导 ZO-1 向细胞膜移位，减少足细胞对白蛋白的滤出，改善足细胞功能。脂联素敲除小鼠外源性脂联素可使其尿白蛋白及过氧化氢水平减少、足细胞形态改善、肾小球 AMPK 活性增强和 Nox4 减少，提示脂联素是肾脏病蛋白尿的一个关键调节因素，其通过激活 AMPK 信号通路来调节足细胞中氧化应激状态而降低蛋白尿水平。同时，在 5/6 肾切除肾功能不全的小鼠模型中，脂联素可改善小鼠尿蛋白排泄、肾小球肥大及肾小管间质纤维化程度。脂联素缺乏诱导小鼠出现不可逆性的蛋白尿和肾损伤。若脂联素过度表达，则肾脏损伤恢复较快和间质纤维化减少，提示脂联素对肾脏有保护作用。蛋白尿是肥胖相关性肾脏损害的早期标志之一，研究发现脂联素可减小鼠的尿蛋白，对足细胞有保护作用。

（2）脂联素与糖尿病肾病：肾病是糖尿病患者晚期常见的重要并发症，而脂联素参与调控糖尿病肾病发生和发展。研究发现糖尿病患者的血清脂联素水平低于正常水平，糖尿病肾病 4～5 期的患者脂联素水平高于正常对照组。晚期糖尿病视网膜病变和肾病的患者血清总脂联素水平和高分子量脂联素水平均升高，且与视网膜病变和肾病变的严重程度正相关。2 型糖尿病肾病患者的高分子脂联素水平升高，因此，脂联素参与了糖尿病肾病的发生发展。血管内皮功能紊乱是糖尿病肾病进展的主要特征。脂联素与糖尿病肾病患者血管内皮功能紊乱相关。研究发现糖尿病肾病患者中，大量蛋白尿组血浆脂联素水平比微量蛋白尿组高，大量蛋白尿组和微量蛋白尿组的可溶性血管细胞黏附分子 -1（VCAM-1）高于对照组。大量蛋白尿组的血管舒张功能（FMD）和硝酸甘油介导的舒张功能（NID）均明显低于微量蛋白尿组和对照组。因此，脂联素水平的增高可作为糖尿病肾病患者血管内皮功能紊乱的预测因素。高脂联素血症可延缓早期糖尿病肾病蛋白尿的进展，其作用机制可能与增加肾脏 Nephrin 的表达，还减少肾皮质内皮素 -1（ET-1）和血浆纤溶酶原激活物抑制剂 -1（PAI-1）的表达，增加一氧化氮合酶（eNOS）的表达而改善内皮功能相关。

（3）脂联素与肾病综合征：肾病综合征（NS）患者主要表现为大量蛋白尿、低蛋白血症和高脂血症。研究发现 NS 患者的血清脂联素水平明显高于无 NS 的肾病患者和健康人群，24 小时的尿蛋白总量和血胆固醇浓度与血脂联素水平明显正相关，而血中白蛋白浓度则和血脂联素水平负相关。根据一项类固醇反应性肾病综合征（SRNS）患者的研究表明，SNRS 复发者的血脂联素水平高于 SNRS 缓解期患者。上述结果表明血脂联素水平随着 NS 加重而升高，脂联素水平的升高是对 NS 所表现的一系列症状的代偿性反应。因此，脂联素水平的代偿性增高可减轻慢性肾病患者由脂质异常和其他因素造成的血管内皮损伤。

（4）脂联素与终末期肾病：研究发现慢性肾衰竭患者血浆脂联素水平比对照组高，但血液透析患者和非血液透析患者无明显差别。GFR 是脂联素的唯一独立的预测因素。研究发现 CKD 患者脂联素水平与eGFR、BMI、腰围、血红蛋白呈负相关，eGFR 和 BMI 是脂联素的独立决定因素，提示血清脂联素水平受肾功能的调控。CKD 患者接受肾移植后脂联素水平升高伴随着肾功能的下降。健康人群、CKD 患者及肾移植患者中，血浆脂联素浓度与 GFR 呈负相关。终末期肾病患者的血浆脂联素浓度大约是正常者的 3倍。CKD 患者脂联素水平增加的同时伴随肾功能的下降，提示受损肾功能引起脂联素清除受损，导致血中脂联素蓄积。肾静脉中的脂联素浓度低于主动脉中的浓度，这也证明了肾可以清除脂联素。但是，并无明显证据表明高脂联素浓度对机体的生物学影响，脂联素并不是发生尿毒症诱导因素。相反，低水平的脂联素是这类患者肾血管病变发病率和病死率的一个非传统影响因素。

三、骨骼系统对肾脏作用的研究

骨骼系统作为内分泌器官的角色被越来越多的学者所发现和明确，随着对其内分泌、免疫等生理作用的阐述，骨肾系统所依赖的分子机制也逐渐得到揭示：骨骼系统可与系统器官诸如肾脏、生殖腺、胰腺、肝脏等通过特殊的生物活性调节者进行信息传递和对话，并在生理功能上形成互相影响和作用的体系。骨骼对肾脏发挥系统调控，骨骼对肾脏的调控作用也不仅局限于上述的钙磷代谢等方面，尤其是其内分泌调控作用和机制具有极大的研究价值。未来研究将阐述骨肾之间的内分泌关联性，并阐述在临床的潜在意义。

前期研究已经发现骨细胞分泌的脂质运载蛋白（LCN2）能够诱导胰岛素分泌，还可以穿过血脑屏障，作用于下丘脑并抑制食欲。由成骨细胞分泌的骨钙素，通过循环系统到达胰腺后，能够影响小鼠β细胞增生和促进胰岛素分泌，并增加细胞对胰岛素的敏感性。研究发现骨钙素（OCN）能够刺激睾丸中睾酮的释放，对于小鼠的生殖和骨质密度产生重要影响。成骨细胞研究发现负调控脂肪形成的叉头框转录因子O1（FoxO1）基因缺陷的小鼠会表现出饮食下降，体重减轻，此时成骨细胞表达出较高量的脂质运载蛋白（LCN2）。骨骼中的骨细胞可以随着机体重量的改变而变化：当机体体重增加时，骨细胞可以感受这一变化，刺激下丘脑抑制食欲、降低脂肪含量以及改善血糖水平。与此相反，当机体体重减轻时，骨细胞又会促进机体食欲、增加脂肪合成。这些来源于骨骼的因子可以作用于肾脏并调节磷酸盐的功能，上述机制值得进一步研究。

第四节 "肾骨系统"理论指导下跨尺度主动调节

中医"肾骨系统"理论所说的"肾"不受单一器官功能的局限，包含了彼此关联的生理功能，如西医学泌尿系统、生殖系统的功能，而且还与神经、内分泌、免疫、血液等系统密切相关。所以"肾主骨"理论所说的"肾"与其说是解剖单位，还不如说是生理功能的组合。"肾骨系统"对全身的生理功能起一种调节、整合的作用。"肾骨系统"的主动调节中心环节是钙磷代谢及必要的激素和细胞因子参与，而这些物质也与肾的功能活动密切相关，是"肾主骨"的物质基础。

一、钙磷平衡

（一）"肾骨系统"与钙磷平衡

肾脏在体内矿物质和骨代谢的过程中起关键作用。一方面，肾脏是激活维生素 D 活性的最重要的器官；另一方面，肾脏是钙磷代谢过程中相关激素的重要靶器官。

中医学中虽无对钙磷代谢的描述，但其总结的肾脏功能及描述的多种疾病的临床症状，从西医学角度可以认为是早期对慢性肾脏病及其并发症钙磷代谢异常的认识。如中医学中很早就认识到肾主骨生髓，若肾精充盈，骨髓得以化生，骨骼得养，则骨坚劲有力、耐久立而强劳作；如果肾精不足，骨髓空虚，则筋骨失养，在小儿中就可能出现生长发育迟缓、骨软无力、"五迟"（立迟、行迟、语迟、发迟、齿迟）、"五软"（头项软、口软、手软、足软、肌肉软）等病理表现；在成人可因肾精不足、骨质疏松，而见腰膝酸软，甚则足痿不能行走，中医称之为"骨痿"；老年人则因髓减骨枯，出现牙齿动摇，易于骨折等。同时中医学认为腰为肾之府，若肾精亏虚，则腰府失其濡养、温煦，易发生腰部酸痛。这与西医学所认识的慢性肾脏病钙磷代谢异常导致的肾性骨病十分接近。

"钙平衡"是指体内钙的稳定储存的状态，主要是指骨钙池的状态，骨钙池的状态分为 3 种情况：正平衡、负平衡和零平衡。人体内的钙平衡终身都在发生变化，钙平衡的状态主要取决于骨的形成和吸收的比例。儿童常为正钙平衡，骨形成大于溶解，以确保骨骼生长发育；成年人常为零钙平衡；老年人常为负钙平衡。饮食中的钙摄入是钙平衡的主要决定因素，特别是对处于生长发育期的儿童及青少年来说。

"磷平衡"包括有机磷和无机磷两种形式。与钙平衡相似,磷平衡主要通过 3 种途径实现:肠道吸收、肾脏排泄和骨重塑。但与钙平衡不同的是,磷的肠道吸收很少受限制。食物中的磷与蛋白质成比例,在大多数食物中磷含量均较为丰富;而食物中的钙含量相对较少。此外,食物中磷的吸收效率是钙的 2 倍,因此,磷吸收很少会成为营养问题。

钙、磷在体内都处于动态平衡的状态,其代谢途径也主要受到胃肠道、肾脏、骨骼的调节。人类钙磷的补充都主要来源于食物,经肠道吸收后进入体内,通过肾脏滤过和再吸收钙磷,在钙磷的平衡调节中发挥着重要作用。钙和磷大部分储存于骨骼中,通过骨内的成骨细胞和破骨细胞平衡进行骨中血液中钙磷代谢的交换。以上的过程在体内受到 PTH、FGF23、维生素 D、钙敏感受体等多种因素的调节(图 6-5)。正常人体内的 PTH 介导了骨吸收,将磷释放入血,多余的磷经肾脏排泄,肾脏排泄磷的过程受到 PTH 和 FGF23 的调控。

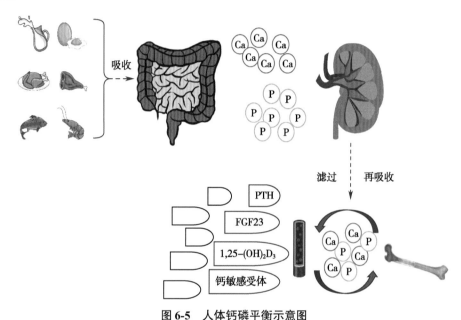

图 6-5　人体钙磷平衡示意图

PTH:甲状旁腺激素;FGF23:转化生长因子 2

(二)肾性骨病中的钙磷代谢

慢性肾脏病(CKD)已成为全球性的公共健康问题,我国的流行病学调查显示,18 岁以上成年人 CKD 的患病率为 10.8%。慢性肾脏病 - 矿物质和骨异常(CKD-MBD)是慢性肾脏病最常见、最严重的并发症之一。患者伴随着长期高磷血症、低钙血症,以及维生素 D 缺乏和成纤维细胞生长因子 23 的增高,甲状旁腺激素(PTH)增高导致继发性甲状旁腺功能亢进,进而出现代谢性骨病、骨折风险增加及骨外钙化的发生,增加患者住院率及病死率。

CKD-MBD 在 CKD 早期就会发生代谢紊乱:当肾小球滤过率低于 60ml/min 时就能监测到血 PTH 开始上升,维生素 D 水平开始下降。而在 CKD4～5 期,就会出现明显的低钙、高磷及高 PTH 血症。CKD-MBD 可导致临床表现包括:纤维囊性骨炎、骨痛、肌痛、骨折和血管钙化等;发生在髋关节的骨折可诱发出血、感染、残疾;发生在椎骨的骨折可诱发身高缩小、肺功能下降、食管反流等。上述情况均可能造成患者生活质量的下降,但 CKD-MBD 早期的患者常无明显的临床症状,而在临床上 CKD 早期尤其是 1、2 期由于代偿机制的存在,检测到的血钙、磷、活性维生素 D、PTH、骨碱性磷酸酶等生化指标基本处于正常范围内,甚至骨密度检测也无法明确检测。

骨的病理改变是 CKD-MBD 的核心,既往使用的诊断主要针对骨活检的病理学改变,但是临床中骨活检具有过程复杂、损伤较大的局限性,因此在 CKD-MBD 的诊断中并不常用。诊断 CKD-MBD 的生化标志物能从血液、尿液中检测出的与骨代谢相关的生化产物,可反映骨代谢的状态,是可以协助 CKD-

MBD 的诊断、鉴别诊断、治疗以及疗效评价的重要指标。诊断 CKD-MBD 的生化标志物分为一般性标志物、骨代谢调控激素、骨转换标志物三种。近年来,骨代谢生化标志物的检测发展迅速,临床医师一直致力于根据钙、磷代谢产物,寻找无创性的检验指标,用来评价 CKD-MBD 骨的变化。

二、细胞稳态

(一)钙磷平衡与钙磷稳态

骨是一种代谢十分活跃的组织,一直处于骨形成和骨吸收的动态平衡中。成骨细胞主导的骨形成和破骨细胞主导的骨吸收共同维持骨稳态,任何一方的失调均可导致骨骼疾病的发生,如骨质疏松、成骨不全、内分泌骨病、肾性骨病等。

骨骼中的钙有两种生理功能:组成人体支架,构成骨骼强度;作为骨钙池参与细胞外液钙进行交换,维持钙稳态。钙代谢包含两种情况:钙平衡和钙稳态。钙平衡是指体内钙储存状态稳定,主要是指骨钙池的状态。钙稳态是指细胞内液和细胞外液的离子钙水平稳定。钙平衡和钙稳态的维持主要依赖 3 个器官:肠道、肾脏和骨,这 3 个器官在体内钙调控因子的作用下,维持钙平衡和钙稳态。

体内约 99% 的钙以羟基磷酸盐的形式沉积在骨骼中。剩余的钙以游离或结合状态存在于软组织、细胞间隙和血液中,这部分钙称为混溶钙池。混溶钙池与骨钙池之间保持着动态平衡:骨钙池不断释放钙进入混溶钙池,而混溶钙池的钙又不断地沉积于骨骼。同时,混溶钙池内部之间也保持着动态平衡。混溶钙池的钙虽然占比例很小,却是维持人体细胞正常生理状态所必需的。健康人群中的血钙水平相对稳定,包括 3 种形式:离子钙、蛋白结合钙和阴离子结合钙。离子钙水平对于细胞的生命活动极为重要,因此离子钙水平被严格限制在生理范围内(1.1~1.35mmol/L)。

磷稳态与钙稳态有诸多不同:目前尚没有发现对血磷敏感的受体调控血磷水平;机体对血磷的波动耐受性较强,因此血磷的生理范围较宽,血磷水平随饮食变化较大;血磷与 FGF23 之间的反馈机制,不如血钙与其调控激素之间那样迅速。对于体内磷平衡和磷稳态的研究远较钙平衡研究少,但随着对钠磷协同转运体及磷的调控激素的研究,血磷平衡的调节机制逐渐清楚。调控磷稳态的主要激素为 FGF23、PTH 和 $1,25-(OH)_2D_3$。

(二)成骨分化过程中的细胞稳态

成骨分化过程受诸多途径的调控。各种信号通路在特定的微环境中被激活,并通过相互作用,共同调控间充质干细胞(MSCs)的分化方向。其中最为重要的是 Wnt 信号通路和 BMP2。

1. Wnt 信号通路的调控

经典的 Wnt/β-Catenin 信号通路由 Wnt 蛋白、卷曲受体、低密度脂蛋白受体相关蛋白、β-Catenin、腺瘤样结肠息肉蛋白、糖原蛋白合成酶激酶 -3β、核内转录因子 / 淋巴增强因子下游靶基因等细胞外因子构成。Wnt 信号通路在调控许多细胞和生物学过程中发挥着核心作用,包括细胞增殖、发育、修复以及新陈代谢(图 6-6)。

Wnt 调节骨骼发育和骨平衡的概念首先在 Wnt3a 缺陷小鼠中得到证实。Maeda 等的数据表明,分泌蛋白 -1(-/-)缺失诱导的小鼠骨量减少可能是由于 Wnt 信号通路受抑制所引起的 BMSCs 成骨分化能力不足,最终导致骨转换改变减弱和骨骼生物力学受损。Chang 等发现,Wnt4 在牙周膜来源的 MSCs 中可激活 p38 MAPK,刺激 ALP 活性,上调 Osterix、OCN、Col1 表达,从而促进 MSCs 成骨分化。Wnt5a 则能与 Rho 相关激酶结合,激活非经典 Wnt 信号通路,通过调控 RUNX2、OCN 基因表达,促进脂肪干细胞成骨分化。此外,Wnt1、Wnt3a、Wnt4、Wnt5a、Wnt7b、Wnt10b、Wnt16 通过 OPG 调控细胞成骨分化,而 Wnt3a、Wnt4、Wnt5a、Wnt16 通过 RANKL 调控破骨细胞的前体细胞分化,从而共同维持骨代谢平衡。而 β-Catenin 作为叉头框转录因子 O(forkhead box transcription factor O, FoxO)转录激活的辅助因子,介导对氧化应激的防御反应。越来越多的证据表明,FoxO 介导的氧化应激能够破坏骨代谢平衡,进而影响骨质疏松的发展。当机体处于氧化应激状态时,FoxO 表达增加并与 β-Catenin 结合后转位进入细胞核。FoxO

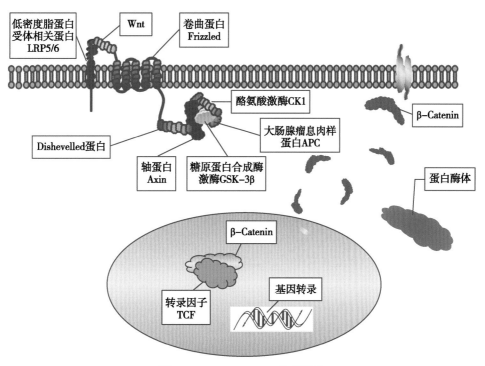

图 6-6　Wnt/β-Catenin 信号通路

的转录活性被激活后,启动 ROS 清除程序,从而构建起以 FoxO 为中心的抗氧化应激防御体系。与此同时,在促进 FoxO 转录的过程中,Wnt 细胞因子介导的转录和成骨细胞祖细胞的分化受到抑制,骨形成也相应减少,最终出现骨质疏松。

总之,Wnt 信号通路与其下游因子在成骨分化、骨形成以及骨质疏松的防治中均起着关键作用。激活 Wnt 信号通路可增强成骨细胞碱性磷酸酶(ALP)活性,促进 I 型胶原(Col1)分泌以及矿化结节形成。

2. BMP 的调控

BMP 是一种已被广泛研究的多功能生长因子。除 BMP1 外,其他 BMP 均属于 TGF-β 家族,系可溶活性糖蛋白,常以二聚体的形式发挥生物学作用。BMP 与细胞表面的 BMP 受体结合,激活下游的 Smad1/Smad5/Smad8,与 Smad4 结合形成复合体,转入细胞核内并与对应的转录因子结合,从而调控靶基因的表达以及细胞的分化。在 BMP2～BMP15 共计 14 种 BMP 中,BMP2、BMP4、BMP7 和 BMP9 的骨诱导活性更为突出。此外,BMP 在细胞膜上的跨膜受体介导下,磷酸化 Smad 并与其形成共价物,进入细胞核内,促进 BMSCs 的成骨分化。转化生长因子 -β(TGF-β)/BMP 信号通路通过调控成骨细胞特异性转录因子 RUNX2 和过氧化物酶体增殖物激活受体 γ2(PPARγ2)表达介导细胞的成骨分化。

近年来,Wnt 和 BMP 信号通路在骨代谢过程中的作用日益受到关注,两条信号通路之间存在着相互作用,在调控细胞成骨分化过程中常伴有彼此信号通路中的关键因子的表达水平异常。Rawadi 等发现,BMP2 对成骨细胞的细胞外基质矿化的影响能部分通过诱导 Wnt 自分泌 / 旁分泌环介导。Mbalaviele 等报道,Wnt 信号通路中持续表达的 β-Catenin 与 BMP2 信号通路相互作用,共同促进 OCN 的表达。Fukuda 等通过研究发现,BMP4 和 Wnt3a 可共同激活信号通路,诱导 ALP、Col1 mRNA 表达,BMP 抑制剂可阻断两者的联合作用。Luther 等通过研究发现,BMP9 与 Wnt/β-Catenin 信号通路表现出显著的分子串扰,两者共同促进 MSCs 中成骨标志物的表达,并诱导骨小梁和骨质基质形成。

探究 BMP 和 Wnt 具体的相互作用机制,可归结为:BMP 信号通路激活后,诱导 Wnt 信号通路中的配体、膜受体蛋白以及 TCF/LEF 蛋白的表达,通过抑制阻遏蛋白(β-TrCP)介导的泛素化作用,阻止 β-Catenin 的分解,促进 β-Catenin-TCF/LEF 复合物转位进入细胞核,从而激活 Wnt 信号通路。反之,活化的 Wnt 信号通路能够诱导 BMP 表达水平上调,且 β-Catenin 也参与对 BMP 蛋白的调控,通路中的 Axin2

蛋白和 β-Catenin 也影响着 Smad 蛋白的表达。活化的 Wnt 信号通路可以通过抑制糖原蛋白合成酶激酶 -3β（glycogen synthase kinase-3β，GSK-3β）蛋白的表达而促进 RUNX2 的表达。同时，RUNX2 通过泛素连接酶 SmurfE3 调控 Smad 效应因子降解，从而与 BMP2 信号通路产生应答。

3. 其他信号通路的调控

丝裂原活化蛋白激酶（MAPK）信号通路在 MSCs 成骨分化过程中也起着重要作用。RUNX2 和 PPARγ2 两个至关重要的转录因子分别调控干细胞向成骨和成脂两个不同方向分化。PDZ 结合蛋白作为激活因子，与 RUNX2 和 PPARγ2 一起共同决定细胞成骨和成脂分化的方向。RUNX2 是 MSCs 成骨分化以及骨形成过程中最为重要的转录因子，可诱导 MSCs 分化为前成骨细胞，并阻止分化为软骨细胞和脂肪细胞。RUNX2 可与 OCN 基因的启动子结合，促进 Col1、OCN 的表达。在成骨分化过程中，位于 RUNX2 下游的成骨细胞特异性转录因子 Osterix 是前成骨细胞和 MSCs 分化为成熟的成骨细胞必不可少的因子。

除此之外，细胞成骨分化过程还可被氧化应激抑制。众多研究表明活性氧（ROS）是骨细胞功能的关键调节剂，且氧化状态直接影响骨组织的生理、病理学。ROS 包括超氧阴离子、过氧化氢和羟自由基等，在还原型烟酰胺腺嘌呤二核苷酸磷酸氧化酶、细胞色素 P450、黄嘌呤氧化酶、单胺氧化酶、环加氧酶等酶的介导下在细胞的质膜、线粒体、内质网和细胞质等部位生成。虽有研究报道，较低浓度的 ROS 有利于 MSCs 的成骨分化，但 ROS 及其引起的氧化应激对骨形成更多的是负面影响。冯燕陵报道，糖皮质激素诱导的氧化应激状态可导致成骨细胞核心结合因子 α1（core-binding factor Alpha1，Cbfα1）的表达下调，进而抑制成骨细胞的分化功能。高糖状态可诱导成骨细胞中 ROS 水平升高，而 ROS 可降低细胞矿化功能，抑制 RUNX2、Col1 和 Osterix 表达。研究证实黄嘌呤氧化酶或过氧化氢诱导的氧化应激可阻止骨髓基质细胞株 M2-10B4 和前成骨细胞 MC3T3-E1 向成骨方向分化。ROS 发挥作用与信号通路关系密切。在衰老的人胎儿 MSCs 中，过氧化氢蓄积虽然不能促进细胞增殖衰退，但可通过信号通路介导细胞的分化改变。MAPK，包括细胞外信号调节激酶（extracellular signal-regulated kinases，ERK）、c-Jun-N 末端激酶（c-Jun-N terminal kinase，JNK）和 p38 MAPK 等均对 ROS 介导的骨形成具有抑制作用。BMP-Smads、Wnt/β-Catenin、Notch、Hedgehog 等关键信号通路在氧化应激环境中彼此之间相互影响，构成一个复杂而精细的调控网络，共同控制骨形成。

三、激素的调控与平衡

（一）糖皮质激素的调控与骨代谢

糖皮质激素所致的骨质疏松最重要的机制是骨形成的减少，糖皮质激素性骨质疏松与绝经后骨质疏松发病机制亦不相同，糖皮质激素可抑制成骨细胞的形成，此外糖皮质激素也能增加成骨细胞和骨细胞的凋亡。成骨细胞的凋亡和糖原蛋白合成酶激酶 -3β（GSK-3β）的激活也密切相关，GSK-3β 是一种丝氨酸 / 苏氨酸特异性蛋白激酶，该酶在 Wnt 信号通路中发挥作用。在骨代谢中，Wnt 信号通路在成骨细胞生成过程中占据重要角色。DKK-1（dickkopf-1）是 Wnt 信号通路的抑制因子，而硬骨素也对该通路起着抑制作用。糖皮质激素可上调上述抑制剂的表达，因此，糖皮质激素抑制了 Wnt 与低密度脂蛋白受体相关蛋白 5 或 6（LPR-5/LPR-6）的绑定，导致了稳定 β-Catenin 能力的减弱和骨形成受抑制，后者则是通过阻碍目标基因的转录。

近期亦有研究认定细胞凋亡蛋白酶 -3 的激活，可作为成骨细胞和骨细胞凋亡的重要触发点；另有报道指出，骨形态发生蛋白途径可被糖皮质激素抑制，该途径参与激活成骨细胞分化和骨形成。

糖皮质激素刺激骨髓间充质干细胞中的成骨细胞前体向着脂肪细胞生成分化，是通过刺激增强子结合蛋白 α（CEBPα）的作用、过氧化物酶体增生物激活受体 γ（PPARγ）的参与实现的，间接抑制向成骨细胞的分化。糖皮质激素对骨基质亦可产生影响，其抑制 I 型胶原蛋白的合成和增加胶原酶的产生，同时可通过下调胰岛素生长因子 I 基因和它绑定蛋白的转录表达来对骨骼生长因子产生影响。

　　骨形成标志物是成骨细胞不同发展阶段表达活跃的直接或间接产物,它们反映了成骨细胞功能的不同方面。各骨形成标志物基本情况比如:Ⅰ型胶原蛋白是骨基质的重要组成部分,在骨形成过程中它的胶原分子前体是由成骨细胞分泌的,胶原分子两端的延长肽——Ⅰ型前胶原氨基端延长肽(PINP)、Ⅰ型前胶原羧基末端肽(PICP),在骨基质形成的过程中被酶裂解然后释放入血液循环中;新形成的类骨质需经过矿化作用,在这一过程中,ALP 由成骨细胞分泌并被释放入细胞外液,可在血液中被检测到,然而,在健康的成年人血液中仅有一半有活性的碱性磷酸酶是来源于骨,另一半则以肝脏为主要来源。此时,骨特异性碱性磷酸酶(BALP)则可用来作为检测的指标;另外,骨钙素(OCN)作为骨基质中含量最丰富的非胶原蛋白,同样可在骨形成过程中由成骨细胞分泌,可部分进入细胞外被检测出来,骨钙素是经由肾脏排泄,它的碎片分解物可在尿液中被检测出来。

　　糖皮质激素的应用可促进破骨细胞的生成、抑制破骨细胞的凋亡,从而促进骨吸收。糖皮质激素通过对骨保护素(OPG)的抑制、核因子 κB 受体活化因子配体的激活发挥其对骨吸收的作用。

　　在骨吸收中存在的重要系统是 OPG/RANK/RANKL 系统。RANKL 是由成骨细胞分泌的,此过程处在肿瘤坏死因子 -α(TNF-α)、甲状旁腺激素、1,25-(OH)$_2$D$_3$ 等细胞因子和激素的影响下,在 RANKL 分泌之后,绑定和激活破骨细胞前体表面上的 RANK 受体,诱导了破骨细胞生成。而骨保护素作为 RANKL 的一种天然抑制剂,它可阻止 RANKL 与破骨细胞受体的绑定。另外,糖皮质激素抑制骨保护素在成骨细胞和基质细胞中的表达,增加 RANKL 和巨噬细胞集落刺激因子(MSF)的表达。糖皮质激素亦可增加刺激破骨细胞生成的白细胞介素 -6(IL-6)的表达,下调破骨细胞生成抑制剂干扰素 -β(IFN-β)的表达。这些改变可造成具有骨再吸收功能破骨细胞初始数量的增加,糖皮质激素最初也可造成破骨细胞凋亡的减少。

　　常用的骨吸收标志物是Ⅰ型胶原蛋白的降解产物,但是例如破骨细胞来源的抗酒石酸酸性磷酸酶(TRAP)的这类非胶原蛋白也成为了骨吸收的标志物;吡啶交叉连接,例如吡啶啉(pyridinoline,PYD)和尿脱氧吡啶啉(deoxypy-ridinoline,DPD)在骨胶原蛋白成熟的过程中被形成,大量出现于骨骼和牙本质中,在骨吸收的过程中被释放,并以未经代谢的游离形式和肽结合形式通过尿液排泄;PYD 和 DPD 的多肽绑定形式包括Ⅰ型胶原羧基末端肽(CTX-I)和Ⅰ型胶原氨基末端肽(NTX),它们可释放入血液循环,通常亦可随着尿液排出。

(二)甲状旁腺激素的调控与骨代谢

　　甲状旁腺激素(PTH)是由甲状旁腺分泌的一类由 84 个氨基酸所组成的多肽链,甲状旁腺激素在维持机体钙、磷代谢平衡中发挥重要作用,其靶器官主要有骨骼、小肠和肾脏等。甲状旁腺激素不仅能增强破骨细胞的活性,促进骨吸收,升高血钙,降低血磷,还能促进骨髓干细胞分化为成骨细胞,促进骨形成,增加骨量,从而改善骨骼生物力学性能。

　　既往大量研究表明 PTH 介导的促骨合成效应是通过抑制成骨细胞凋亡而实现,对 SAMR1 和 SAMP6 两种不同品系小鼠用 400ng/kg 的重组人甲状旁腺激素(rhPTH)皮下注射 4 周后发现成骨细胞凋亡率明显下降,说明甲状旁腺激素的抗凋亡效应是由于激素对成骨细胞和骨细胞的直接作用,而不是通过增加前成骨细胞增殖而实现的。此种效应可以被环磷酸腺苷(cAMP)的协调剂所模拟,但不具有腺苷酸环化酶的能力,所以能被 PTH 所阻断,因此 PTH 对成骨细胞的凋亡作用也是通过 cAMP/PKA 信号传导途径介导的。另外在一项成骨细胞体外培养实验中发现,PTH 在细胞融合前有抗细胞凋亡的作用,但当细胞与 PTH 融合后,PTH 却具有促细胞凋亡的作用。

　　骨髓间充质干细胞(BMSC)有较强的自我繁殖和多向分化能力,在不同的培养条件下可以分化为成骨细胞、脂肪细胞、软骨细胞等。研究报道 PTH 促进骨形成和吸收的双重作用取决于 PTH 的作用时间和给药方式。用不同剂量的重组人 PTH,在不同时间作用于兔骨髓基质干细胞,用 MTT 法和碱性磷酸酶活性测定分别检测人骨髓间充质干细胞的增殖及成骨分化能力,结果显示间断的应用 PTH 有利于兔骨髓间充质干细胞的增殖及向成骨细胞的分化。

　　PTH 能刺激成骨细胞产生胰岛素样生长因子 -1(IGF-1)、转化生长因子(TGF)等细胞因子,然而这些细胞因子又通过自分泌或者旁分泌的方式对骨代谢进行调节。Bikle 等给予正常小鼠皮下注射 PTH（80µg/kg），然后对小鼠胫骨的矿物质含量、骨皮质厚度、骨形成速率及成骨细胞活性标志物的表达水平进行评估，结果显示 IGF-1 基因敲除的小鼠上述指标均低于野生小鼠。

间歇性使用甲状旁腺激素（PTH）是通过增加成骨细胞数量的形式刺激骨形成，增加骨量，然而其作用机制尚不明确。有研究表明，PTH 可直接激活成骨细胞的存活信号通路以及延迟成骨细胞凋亡，这是导致成骨细胞数量增加的主要因素。这种效果需要依赖 RUNX2 的抗凋亡基因如 Bcl-2。PTH 也会导致细胞中间充质细胞复制周期的停止。周期性降低细胞周期蛋白 D 表达及几种细胞周期依赖性激酶抑制剂的表达。退出细胞周期可能为生长因子和细胞因子的促分化和促生存作用奠定基础，PPARγ 负效应的衰减也可能导致成骨细胞数量增加。每日注射 PTH 可增加局部甲状旁腺激素的促分化和促生存效果。

甲状旁腺激素影响骨代谢是一个复杂的过程：1. 首先它可以刺激成骨细胞合成，调节骨形成。2. 其次它可以刺激破骨细胞，从而调节骨吸收。其中 PTH1-34 和 PTH1-84 可以通过多条信号传导通路抑制成骨细胞凋亡、促进成骨细胞的分化，来增加骨密度，同时降低骨折发生的风险，治疗骨质疏松症。PTH 可以促进软骨内修复，增加骨痂体积，提高骨密度与骨成熟度，增强骨强度，加强骨小梁的连续性和增加骨皮质骨厚度，提高骨的生物力学特性，改善骨质量。特立帕肽可以通过增加软骨细胞数量，加快骨折愈合成骨和骨矿化过程。

成纤维细胞生长因子 23（FGF23）是成纤维细胞生长因子家族中的一员，主要由骨细胞及成骨细胞产生。分泌型 FGF23，即成熟全段 FGF23 是包含 227 个氨基酸的多肽，其分子量约为 32kDa，具有生物学活性，是一种重要的钙磷代谢调节因子。分泌过程中成熟全段 FGF23 可被蛋白酶识别并降解成为氨基末端 FGF23 和羧基末端 FGF23，在氨基末端具有 FGF 受体（FGFR）结合位点，而羧基末端则具有 α-Klotho 蛋白结合位点。α-Klotho 蛋白是一种单向跨膜蛋白，由衰老基因 Klotho 编码，可分为分泌型和膜型两种形式，其中分泌型 α-Klotho 蛋白多作为一种体液因子发挥相应生物学效应，而膜型 α-Klotho 蛋白则可作为辅助调节因子，增强 FGF23 与 FGFR 结合时的亲和力。膜型 α-Klotho 蛋白主要在肾脏和甲状旁腺表达的特点决定了 FGF23 的组织特异性。肾脏是人体重要的排毒器官，负责维持机体水和电解质平衡。FGF23 在肾脏的主要作用是抑制位于近端肾小管上皮细胞刷状缘上的钠磷协同转运蛋白 NaPi-IIa、NaPi-IIc 的表达，从而抑制近端肾小管对磷的重吸收，促进尿中磷的排泄。FGF23 还可通过抑制 1α-羟化酶活性减少 $1,25-(OH)_2D_3$ 的生成，促进 24-羟化酶的合成使 $1,25-(OH)_2D_3$ 灭活增加等途径，最终降低血中活性维生素 D 水平并抑制肠道对磷的重吸收。活性维生素 D 在钙磷代谢调节方面的主要生理作用是作为磷的调节因子，增加肠道对磷的吸收。CKD 患者随着 GFR 下降，$25(OH)D_3$ 水平可明显降低，而血中 $25(OH)D_3$ 水平又和 CKD 患者血管钙化程度以及血管顺应性密切相关。

在甲状旁腺，FGF23 还可抑制 PTH 的合成和分泌，从而进一步抑制活性维生素 D 在肾脏的生成，使尿中磷排泄增加。PTH 也是机体调节钙磷平衡的重要手段之一，由甲状旁腺组织分泌，其血清浓度正常范围一般在 1～5mg/ml 以内，主要受血清钙离子浓度的调节。PTH 主要的生理作用是升高血钙水平，降低血磷水平，其主要机制包括促进肾脏远曲小管和集合管磷酸盐排泄，使尿磷排泄明显增加，以及通过促进多种蛋白酶和溶酶体酶的分泌，使大量钙盐从骨骼中释放入血，从而增加血清钙离子浓度。CKD 患者晚期可出现继发性甲状旁腺功能亢进（SHPT），这是一种严重的并发症，其发病机制目前尚未彻底明确。SHPT 的诊断标准为在 CKD3 期时血清全段 PTH 大于 70pg/ml，在 CKD4 期时血清全段 PTH 大于 110pg/ml，而 CKD5 期血清全段 PTH 则大于 300pg/ml。SHPT 的促发因素主要包括维生素 D 缺乏、钙磷代谢紊乱、甲状旁腺钙敏感受体表达数量以及敏感性降低、PTH 抵抗等。SHPT 不仅影响 CKD 患者骨代谢，还可以出现贫血、脑病、外周组织病变、影响心功能等大量骨外临床表现。CKD 患者合并 SHPT 时，血清 FGF23 水平多明显升高，而此时分泌受 FGF23 抑制的 PTH 水平也明显高于正常值范围，这种相互矛盾的现象的原因可能与甲状旁腺中 FGFR 和 α-Klotho 蛋白合成减少、细胞增生标志物 Ki67 上调以及甲状旁腺组织对 FGF23 产生抵抗等有关，其具体机制尚未完全明确，有待进一步的研究。FGF23 还是 CKD 患者发生血管钙化（CVD）的重要危险因素之一。CKD 患者 CVD 具有早期发病的特点，主要包括心肌疾病和动脉血管疾病两大类。心肌疾病中以左心室肥厚（LVH）多见，动脉血管疾病则主要包括小动脉硬化和动脉粥样硬化，并以前者多见。两类 CVD 均可导致 CKD 患者出现缺血性心脏病、慢性心力衰竭、外周血管病变等一系列临床表现。FGF23 与 LVH 以及心脏瓣膜钙化等均具有一定相关性，日本一项研究则表明血清 FGF23 水平和房颤患病率呈现出 U 型相关性，并且独立于肾功能和血清钙磷代谢调节因子，这提示 FGF23 与多种临床事件相关。

维生素 D 为类固醇衍生物，主要包括胆钙化醇和麦角钙化醇，两者主要可以从食物中获得，也可以由皮肤经过紫外线照射产生，分别形成 $25(OH)D_3$ 和 $25(OH)D_2$，然后分别在肾脏中形成 $1,25\text{-}(OH)_2D_3$ 和 $1,25\text{-}(OH)_2D_2$，目前认为两者的生物学功能没有太大区别，与组织细胞中的维生素 D 受体结合发挥生物学作用。由于 $1,25\text{-}(OH)D_3$ 半衰期较短，通常通过检测血中 $25(OH)D_3$ 的水平来评估维生素 D 缺乏的情况。$25(OH)D_3$ 大部分是与维生素 D 结合蛋白（DBP）结合，从近端肾小管滤出后，又被胞吞作用的受体重吸收，$25(OH)D_3$-DBP 的复合物在近端肾小管的溶酶体中释放出 $25(OH)D_3$，后者被转运到线粒体后被 1α- 羟化酶转变为 $1,25\text{-}(OH)_2D_3$，作为活性形式释放入血。循环中的 $25(OH)D_3$ 大约有 85% 是与 DBP 结合的，另外有 15% 与血清白蛋白结合，仅有不到 0.1% 是非结合状态的 DBP 半衰期大概有 2.5～3 日，由肝脏产生，在肾脏排泄，在肝炎、肾病综合征时血清含量会有所减少。这部分非结合状态的 $25(OH)D_3$ 是生物可利用的维生素 D。不与白蛋白、DBP 结合的维生素 D 是具有生物活性的维生素 D。有研究认为，生物可利用的维生素 D 比结合状态的 $25(OH)D_3$ 具有更强的调节钙代谢的能力。

（三）性激素的调控与骨代谢

雌激素对于维持骨吸收与骨形成的平衡具有极其重要的作用。雌激素对骨代谢具有直接作用。雌激素通过破骨细胞和成骨细胞受体，限制骨转换，抑制骨吸收，提高骨密度。雌激素通过骨代谢调节因子、甲状旁腺激素等发挥其间接调节作用。

雌激素通过雌激素受体（ER）调节发挥作用，雌激素受体分为 α、β 两种类型（ERα、ERβ）。选择性雌激素受体调节剂是雌激素受体的配体，既表现雌激素作用，又具有雌激素拮抗作用。如选择性雌激素受体调节剂阻止雌激素在乳腺发挥作用，但可促进雌激素对骨骼的作用。对 ERα、ERβ 在骨骼的生长、代谢过程中所起的作用进行研究，ERα 缺乏鼠骨骼的纵向生长减少，但 ERβ 缺乏鼠骨骼生长的纵向生长增加，ERα、ERβ 两者都缺乏鼠纵向骨骼生长位于之间，表明 ERα、ERβ 对骨骼的纵向生长具有相反的作用，但在维持小梁骨密度方面具有相同的作用。雌激素缺乏可导致肿瘤坏死因子（TNF）和白细胞介素 -1（IL-1）过度产生。这些因子可刺激破骨细胞前体的增殖和破骨细胞的成熟（图6-7）。

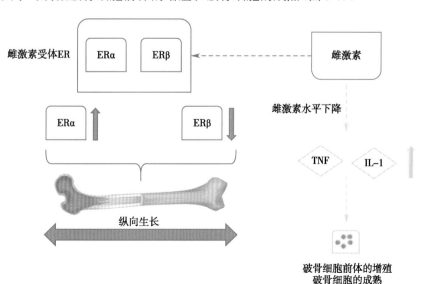

图6-7 雌激素及其受体对骨骼的影响

此外,具有雌二醇相似结构的依普拉芬或者又可以称为依普黄酮,是异黄酮类化合物的衍生物,但其分支结构不含羟基,因而不具有雌激素活性,但具有雌激素作用增加雌激素的活性。依普拉芬既具有雌激素作用又具有降钙素的疗效,其通过抑制骨吸收,刺激骨骼生长来减少骨质的循环率,在雌激素的诱导下机体分泌降钙素而抑制破骨细胞的生成,可使骨密度增加或者维持不变,对防止骨质流失的效果非常明显,而且依普拉芬不具有雌激素的副作用,无刺激胃肠道的不良反应,具有良好的耐受性和安全性。

第五节 "肾骨系统"理论指导下"肾脑轴"调节

中医认为"脑为元神之府","元"即首的意思,指先天,"元神"指先天所获得的统筹人体生命活动的最高级神经功能活动,说明脑是人体生命的主宰。因此作为生命表现形式的"肾"与"骨"必然受到脑的调控。西医学认为,脑主要通过调控相关组织器官功能活动和激素分泌,参与骨骼的生长和发育,其中最重要的系统包括:下丘脑-垂体-性腺轴,下丘脑-垂体-甲状腺轴和下丘脑-垂体-肾上腺轴,这些系统构建了"肾脑轴",并通过"肾骨系统"的整体调节,直接或间接地影响"肾系统""骨系统"的生理状态和病理变化,从而构建了"肾脑骨系统"之间统一、协调的内在关系(图6-8)。

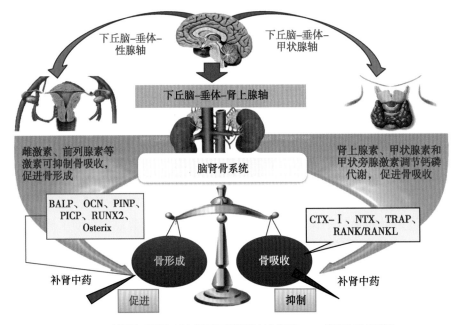

图 6-8 "肾骨系统"理论指导下"肾脑轴"调节——"肾脑骨系统"

BALP:骨特异性碱性磷酸酶;OCN:骨钙素;PINP:Ⅰ型前胶原氨基端延长肽;PICP:血清Ⅰ型前胶原羧基末端肽;RUNX2:Runt 相关转录因子 2;Osterix:成骨细胞特异性转录因子之一;CTX-Ⅰ:Ⅰ型胶原羧基末端肽;NTX:Ⅰ型胶原氨基末端肽;TRAP:抗酒石酸酸性磷酸酶;RANK:核因子 κB 受体活化因子;RANKL:核因子 κB 受体活化因子配体

一、下丘脑-垂体-性腺轴与"肾脑轴"及"肾骨系统"

下丘脑-垂体-性腺轴是一个主要以调控女性卵巢、男性睾丸产生雌激素(estrogen)、孕激素(progestin)、睾丸素(testosterone),胎盘分泌人类绒毛膜促性腺激素(Human chorionic gonadotropin)等性激素为主的功能单位,均不同程度、不同效度地影响到"肾骨系统"(图6-9)。

(一)下丘脑-垂体-性腺轴与"肾系统"

中医学所说的"肾",既包括解剖肾,也包括能够主生殖、生长、发育的具有生理意义的功能肾,一般以肾阴虚、肾阳虚、阴阳两虚等肾虚症状为主。肾虚则天癸失养,导致生殖功能失常。动物研究发现睾丸

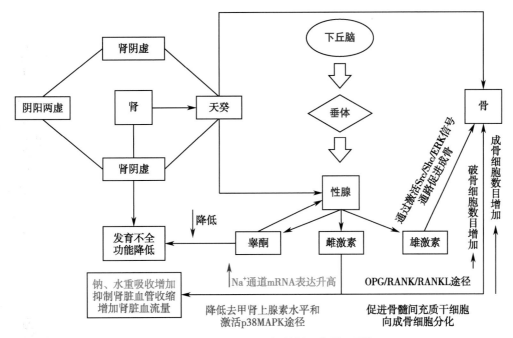

图 6-9 下丘脑 - 垂体 - 性腺轴与"肾骨系统"

素分泌减少,可以导致小鼠肾脏发育不全和肾功能降低,增加小鼠不孕不育的发生率。近年来动物临床和实验研究发现雌激素可能通过以下机制发挥肾脏保护作用:①激活肾脏上皮 Na^+ 通道 mRNA 的表达、发挥钠水重吸收的作用;②通过降低去甲肾上腺素水平和激活 p38 MAPK 途径、抑制肾脏血管收缩,增加肾脏血流量。孕妇孕期血钠浓度降低、血浆渗透压升高,可能与人类绒毛膜促性腺激素促进肾脏血管舒张和抗利尿激素分泌有关。

(二)下丘脑 - 垂体 - 性腺轴与"骨系统"

青春期是男性、女性最重要的生理阶段,会经历身心的显著变化,包括身高增加、声带发育完全等方面。而绝经期亦是女性另一个重要的人生阶段。下丘脑 - 垂体 - 性腺轴对"骨"的影响也在此时表现得最为明显。

雌激素对于男性、女性的骨骼发育均起着重要作用,对于长骨生长、青春期骨骼冲刺生长、达到峰值骨量、骺板闭合、抑制骨质疏松均发挥重要作用。雌激素认为是促进成骨、抑制破骨的保护性因素,青春期女性雌激素主要来源于卵巢,男性主要来源于睾丸及肾间质。通过血液循环到达子宫、血管、骨、心脏和脑等部位发挥调节或营养作用。

雌激素可通过 OPG/RANK/RANKL 途径作用于破骨细胞,从而影响骨代谢,雌激素缺乏可使细胞因子如 INF-α、IL-1α 等破骨细胞的前体表达上调,增加骨微环境中 RANKL 活性,最终增加破骨细胞活性。另外雌激素也可以促进骨髓间充质干细胞向成骨细胞分化而非向脂肪细胞分化,促进成骨。Mei-LingYeh 等将 17 项随机双盲实验进行 Meta 分析,发现女性血液循环中雌激素水平与机体骨密度 BMD 呈现正相关。也有研究认为青春期男性缺乏雌激素可以显著影响骨骼发育,导致骨质疏松和骺板延迟愈合。

孕激素与女性青春期 BMD 的相关性尚不明确,认为可能与孕激素调节成骨细胞线粒体活性,抑制成骨细胞凋亡有关。也有学者认为孕激素作为雄激素(雄激素为雌激素的前体物质)的前体物质,可以通过抑制骨吸收发挥促进成骨的作用。与孕激素相比雌激素是促进青春期 BMD 增加的主要激素。雌激素降低是导致女性围绝经期骨质疏松的重要因素,补充外源性雌激素可以显著降低中老年女性骨质疏松及骨质疏松性骨折的发生。王拥军教授团队前期研究发现,与女性相比,男性原发性骨质疏松症发生率及骨骼退变速率均显著低于女性,可能与女性伴有绝经这一导致衰老及激素剧烈变化的阶段有关,相较于女性,男性的衰老过程较为平缓,激素变化并不明显。

雄激素针对骨骼系统发挥作用的机制尚不清楚,但越来越多的证据表明雄激素对男性和女性的骨骼生长发育、达到峰值骨量和骨量维持发挥调节作用。主要的性腺雄激素是睾酮,在血液循环中与白蛋白和性激素结合球蛋白结合,当其进入外周组织时,被外周组织的5α还原酶还原为不可逆转的更具活性的5α双氢睾酮。睾酮和5α双氢睾酮都能激活雄激素受体。雄激素可能通过促进成骨相关基因转录和激活经典受体非基因组作用的Src/Shc/ERK信号通路增加成骨相关蛋白合成进而促进骨形成。

二、下丘脑-垂体-甲状腺轴与"肾脑轴"及"肾骨系统"

下丘脑-垂体-甲状腺轴是由下丘脑分泌促甲状腺激素释放激素,促进腺垂体合成和分泌促甲状腺激素,继而促进甲状腺细胞增生、合成和分泌甲状腺激素的内分泌系统。甲状腺激素具有广泛的生理作用,几乎作用于人体的全部细胞,特别是直接影响"肾骨系统"(图6-10)。

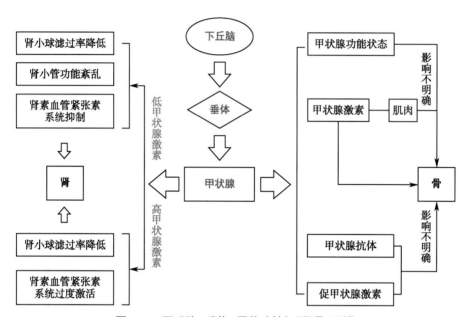

图6-10 下丘脑-垂体-甲状腺轴与"肾骨系统"

(一)下丘脑-垂体-甲状腺轴与"肾系统"

甲状腺激素可以参与细胞代谢继而影响人体的生理功能,过多或过少均可以引起组织、器官功能甚至结构病变。下丘脑-垂体-甲状腺轴的紊乱则可能导致肾功能降低。之前的研究已经证实甲状腺激素与肾功能存在相关。动物研究发现甲状腺激素可以通过调控TGF-β1表达影响肾皮质间质和肾小球系膜基质中胶原成分的积累从而改变肾结构。一项针对慢性肾衰竭患者的研究发现,随着肾功能降低和肾衰竭的进展下丘脑-垂体-甲状腺轴紊乱的发生率显著增加,主要以三碘甲状腺原氨酸(T_3)浓度降低为主。低水平T_3可能通过激活炎症反应与诱发心血管损伤增加肾衰竭终末期患者的病死率。而Sang Heon Song等通过校正年龄、白蛋白水平,发现T_3与肾小球滤过率呈正相关,T_3越低则肾的滤过功能降低,导致内稳态失衡。总体来看低甲状腺激素(简称低甲)主要通过影响肾小球滤过率、肾小管功能和改变肾素血管紧张素系统的动态平衡影响肾功能。

甲状腺激素可以促进血管形成,通过正性肌力和变时性作用增加心排血量,另外刺激肾素血管紧张素系统增加肾血流量。高甲状腺激素(简称高甲)与肾脏相关性研究的文献较少,Hollander等通过对原发性低甲和高甲患者调查发现,对低甲患者进行治疗后其肾小球滤过率显著增加,而对高甲患者进行治疗期间其肾小球滤过率变化不明显,可能与高甲导致肾小球相应滤过细胞对甲状腺激素敏感度降低有关。相关动物实验认为,高甲影响肾功能的机制包括:①甲状腺功能亢进动物肾上腺皮质中的肾上腺素受体和肾小球旁细胞合成和分泌的肾素增加,促进血管收缩;②甲状腺激素通过直接与相应转运蛋白基因的启动子区结合,直接影响大多数肾转运蛋白的表达和活性;③通过增加心率促使舒张压升高和降低全身血管阻力。另外高甲还能够促进一氧化氮生成增加,以上因素均导致心排血量增加形成高动力循环状态,肾脏血流量增加。因此高甲如何影响肾功能的机制并不明确,适量的高甲状态有利于维持肾小球滤过率,促进肾脏功能恢复,而过量的甲状腺激素则可能激活肾素血管紧张素系统,抑制肾小球滤过,损害肾功能。

(二)下丘脑 - 垂体 - 甲状腺轴与"骨系统"

甲状腺激素和促甲状腺激素与骨关系紧密,骨骼是甲状腺激素的目标器官。目前来看甲状腺激素和促甲状腺激素及甲状腺球蛋白抗体均能对骨代谢产生影响。

(1)甲状腺功能状态与骨量维持:在正常范围内甲状腺相关激素与骨骼的相关性并不明确。一项韩国的研究结果显示,甲状腺功能正常绝经后女性骨密度随促甲状腺激素及甲状腺水平升高而升高,低甲状腺功能患者的骨折风险显著增加,而游离甲状腺激素与骨密度无相关。美国的研究结果与此类似。而欧洲的队列研究则与此矛盾,它们认为正常甲状腺激素高值与骨密度呈负相关,而促甲状腺激素与骨密度无相关性。年龄可能在其中发挥重要作用,对于青年人群来说,正常范围内甲状腺激素高值与骨密度呈现负相关,而对于≥45 岁的中老年人群来说包括正常高值的甲状腺激素和促甲状腺激素可能是维持骨密度在相对高位的必要条件。

甲状腺功能减退,可能导致甲状腺激素绝对缺乏。目前的研究发现甲状腺激素缺乏与骨密度及骨折风险无相关。绝对缺乏时,可能通过影响肌肉活动引起肢体废用性骨质疏松症。甲状腺功能亢进可能导致骨密度降低及骨折风险增加。一项前瞻性 Meta 分析结果显示,亚临床甲状腺功能亢进患者骨折风险增加,尤其当促甲状腺激素低于 0.1mIU/L 时尤为显著。Pantazi 等对新诊断甲状腺功能亢进患者为期 1 年的随访研究,结果提示抗甲状腺治疗后碱性磷酸酶和骨保护素水平升高,I 型胶原氨基末端肽水平降低,提示高浓度的甲状腺激素可能通过抑制成骨活动,导致骨密度降低。

(2)促甲状腺激素和甲状腺球蛋白抗体对骨的影响:正常范围内促甲状腺激素水平与骨的相关性并不明确。动物实验证明促甲状腺激素受体在甲状腺外广泛表达,促甲状腺激素受体敲除小鼠表现为高转换型骨质疏松,表明促甲状腺激素受体在成骨、破骨细胞上均有表达。体外实验则证明促甲状腺激素抑制成骨细胞形成和破骨细胞分化,且 I 型胶原和骨保护素表达下降,同时体内实验显示促甲状腺激素受体敲除小鼠骨密度降低,并伴随严重骨质疏松,表明促甲状腺激素对骨代谢的作用通过促甲状腺激素受体实现。促甲状腺激素对成骨细胞的影响尚不明确,动物研究显示促甲状腺激素可以改善大鼠的骨微观结构和增加骨强度,表明促甲状腺激素可以刺激成骨的形成和分化,而抑制破骨细胞的形成。也有学者认为人成骨细胞的促甲状腺激素受体呈低水平表达,促甲状腺激素对骨代谢无生物学作用。

毒性弥漫性甲状腺肿(graves disease)患者的促甲状腺激素受体抗体升高,有学者认为促甲状腺激素受体抗体可能模拟促甲状腺激素的作用,对骨代谢产生直接影响。这一结论得到多项临床研究证据支持。

甲状腺激素在骨骼生长发育和成人骨量维持方面均发挥关键作用,但是由于年龄、基因等因素的影响,使下丘脑 - 垂体 - 甲状腺轴与"骨"的相互作用难以判断。

三、下丘脑－垂体－肾上腺轴与"肾脑轴"及"肾骨系统"

下丘脑 - 垂体 - 肾上腺轴是神经内分泌系统的重要部分,参与控制应激的反应,并调节许多身体活动,如消化、免疫系统,心情和情绪,性行为,以及能量贮存和消耗。从最原始的有机体到人类,许多物种,都有下丘脑 - 垂体 - 肾上腺轴。下丘脑 - 垂体 - 肾上腺轴主要包括三个部分,对"肾骨系统"均有影响(图 6-11):①下丘脑室旁核:室旁核有进行内分泌的神经元,包括分泌抗利尿激素和促肾上腺皮质激素释放激素的神经元。②垂体前叶:抗利尿激素和促肾上腺皮质激素释放激素可以促进促肾上腺皮质激素的释放,进而作用于肾上腺皮质。③肾上腺皮质:肾上腺皮质激素作用于肾上腺皮质促进糖皮质激素的释放。

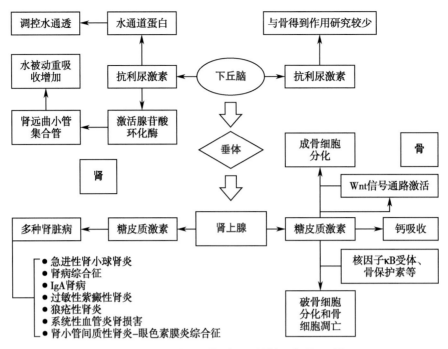

图 6-11　下丘脑 - 垂体 - 肾上腺轴与"肾骨系统"

（一）下丘脑 - 垂体 - 肾上腺轴与"肾系统"

抗利尿激素（ADH）与肾关系密切，主要由下丘脑视上核，少量由室旁核合成，与神经垂体激素载体蛋白（NP）结合之后，以神经分泌颗粒的形式沿着神经轴突向垂体后叶移动，并储存于后叶。抗利尿激素由 18 个氨基酸组成，当神经冲动传至神经末梢时，贮存的激素在 Ca^{2+} 的参与下经胞溢作用而将 ADH 与 NP 同时释入血中。抗利尿激素主要与肾远曲小管和集合管的特异性受体结合成为激素 - 受体复合物，激活腺苷酸环化酶，使 ATP 转变 cAMP，激活相应蛋白激酶，使膜蛋白酶磷酸化，肾小管上皮细胞对水的通透性增加，水被被动重吸收。

肾集合管存在有水通道蛋白，由 1988 年 Agre 等发现，分子量为 28kDa，该蛋白在人工脂质双分子层膜上显示出对水具有极高的渗透性，确定了这种蛋白质转运水的功能，称为水通道蛋白（aguaporin，AQP）。以后陆续发现多种不同的水通道蛋白，并按照发现顺序命名为 AQP1 到 10。

AQP1 分布范围最广，存在于身体多种组织细胞膜上，在肾脏则主要分布于近端小管与髓袢降支上皮细胞的管腔膜与基底外侧膜上。AQP2 水通道蛋白存在于集合管主细胞管腔膜与胞浆，是一种对 ADH 敏感的水通道蛋白。AQP3 与 AQP4 水通道蛋白存在于集合管主细胞基底外侧膜上，具有高度水渗透通透性。AQP6 存在于肾近端小管 S_2 与 S_3 段。

AQP2 为 ADH 依赖性水通道蛋白，随着 ADH 浓度的增加，AQP2 数量增加，水渗透性也显著增高。当血液中 ADH 水平升高时，集合管主细胞胞浆内 AQP 水通道蛋白小泡向管腔膜迁移并与之融合，嵌入管腔膜，使 AQP2 水通道蛋白数量增加，相应增高管腔膜的水通透性。当血浆 ADH 水平降低时，集合管主细胞管腔膜出现胞吞作用，使 AQP 水通道蛋白小泡迁移到管腔膜下的胞浆内。AQP2 水通道蛋白数量减少，相应降低管腔膜的水通透性。ADH 合成和分泌不足，或肾组织对抗利尿激素反应不敏感甚至缺陷可以导致尿崩症。ADH 分泌过多综合征是由于多种原因引起的内源性抗利尿激素或类似 ADH 物质持续分泌，使水排泄发生障碍，从而引起低钠血症、水潴留及有关临床表现。

ADH 的分泌受到血浆渗透压、血容量、体循环动脉压、精神刺激、创伤以及甲状腺激素、糖皮质激素和胰岛素的影响。同时能够反馈性调节促肾上腺皮质激素的释放，这可能与和垂体前叶的直接作用相关，但对促肾上腺皮质激素的活性并无作用。

糖皮质激素（glucocorticoid）是机体内极为重要的一类调节分子，对机体发育、生长、代谢以及免疫功能等起着重要的调节作用,临床中往往作为抗炎和免疫抑制剂来使用。正常生理情况下糖皮质激素通过下丘脑 - 垂体 - 肾上腺轴控制分泌,调节机体正常物质代谢。分泌不足可导致代谢失衡,而当内外环境变化时则可应激性分泌大量糖皮质激素。糖皮质激素主要在治疗不同肾脏病中发挥作用。

(1)急进性肾小球肾炎:急进性肾小球肾炎是由多种原因引起的临床表现为急性发作血尿、蛋白尿、水肿、高血压的一组临床综合征。不及时治疗可导致肾衰竭或死亡。临床中往往使用糖皮质激素大剂量冲击疗法联合细胞毒性药物进行治疗,缓解率较高。

(2)肾病综合征:肾病综合征由多种不同病理类型的肾小球病变引起,使肾小球基膜通透性增加,是以大量蛋白尿、低蛋白血症、水肿、高脂血症为临床表现的一组综合征,其治疗方案由病理类型、临床特征共同决定,病理类型多样。应用糖皮质激素治疗肾病综合征时应当注意,对于难治性肾病综合征应当联合应用细胞毒性药物,如临床常用的环磷酰胺,以达到缓解、减少复发的目的。对于特发性膜性肾病,单用糖皮质激素不增加缓解率,多联合其他免疫抑制剂治疗。

(3)IgA 肾病:IgA 肾病是以肾小球系膜区 IgA 或 IgA 沉积为主,伴或不伴其他 Ig 沉积的最常见的原发性肾小球疾病。发病机制尚未清楚,主要临床表现为血尿,伴不同程度的蛋白尿及高血压,大于 30% 的患者在发病 10～20 年后可以进展为终末期肾病,治疗标准尚不统一。糖皮质激素并不是 IgA 肾病的首选治疗方法,往往在病情缓解期应用。

(4)过敏性紫癜性肾炎:过敏性紫癜性肾炎是继发于过敏性紫癜的肾小球疾病,伴血尿、蛋白尿,儿科较为常见,可导致慢性肾衰竭,是系统性小血管炎的一部分,通常此类病变应用糖皮质激素是有效的,然而目前仍无统一治疗方案。因个体差异,对过敏性紫癜性肾炎强调个体化治疗,糖皮质激素是其中的基础药物。

(5)狼疮性肾炎:狼疮性肾炎是系统性红斑狼疮最常见最重要的内脏并发症。我国狼疮性肾炎随着工业化及污染加重发病率有升高趋势,主要与环境因素(包括表观遗传)等触发遗传背景下的自身免疫反应有关。大剂量糖皮质激素冲击治疗发挥效用快,但不良反应大,只在初期使用,后期要逐渐减量直到维持量;对于稳定的或非活动性狼疮患者,中等剂量糖皮质激素能防止病情复发,可以避免后期大剂量激素的应用。

(6)肾小管间质性肾炎 - 眼色素膜炎综合征:肾小管间质性肾炎 - 眼色素膜炎综合征发病率较低,常以眼部急性非肉芽肿性前葡萄膜炎与肾脏特发性急性肾小管间质性肾炎症状起病。临床予低剂量激素滴眼治疗眼部症状,糖皮质激素滴眼剂治疗时间为 12 个月。对于肾脏疾病可应用糖皮质激素、霉酚酸酯、甲氨蝶呤或环孢素 A 类等免疫抑制剂联合治疗。

(二)下丘脑 - 垂体 - 肾上腺轴与"骨系统"

下丘脑 - 垂体 - 肾上腺轴主要以分泌 ADH、促肾上腺皮质激素释放激素、促肾上腺皮质激素和糖皮质激素为主,抗利尿激素与骨相关性的研究较少,而糖皮质激素与骨相关性的研究较多。

糖皮质激素通过靶器官中的糖皮质激素受体(GR)调控机体电解质及液体平衡、糖脂代谢、免疫和应激反应。糖皮质激素受体为核蛋白受体,在组织层面其表达水平及其与配体 - 糖皮质激素的亲和性可以直接影响糖皮质激素的作用。糖皮质激素与其 GR 结合后主要通过转录激活和转录抑制两种方式对靶基因转录进行调控。结合体与靶基因调控序列直接结合可以导致转录激活,通常需 2 个 GR 结合形成二聚体发挥作用。而与活化蛋白 -1、RANK 等抑制性因子结合则可以发挥转录抑制作用,该过程仅靠单分子 GR 即可实现,该过程往往不与 DNA 发生直接接触。糖皮质激素浓度受下丘脑 - 垂体 - 肾上腺皮质轴的系统调控,同时受到细胞内糖皮质激素浓度的影响。

糖皮质激素在体内主要分为有活性和无活性 2 种形式存在。Ⅰ型 11β 羟基类固醇脱氢酶将无活性的糖皮质激素羟化为有活性的氢化可的松(人)和皮质酮(啮齿动物),从而增加细胞内糖皮质激素的活性。而Ⅱ型 11β 羟基类固醇脱氢酶将有活性的糖皮质激素转化为无活性的糖皮质激素,该酶主要表达于肾脏等盐皮质激素作用器官,氢化可的松与盐皮质激素结构相近,能够与盐皮质激素受体结合,因此肾脏中的

Ⅱ型 11β 羟基类固醇脱氢酶主要作用是灭活糖皮质激素，避免其与盐皮质激素受体结合而造成盐代谢紊乱。

基因改造模型小鼠的研究有利于揭示糖皮质激素对骨骼的作用。将小鼠糖皮质激素受体敲除，则该小鼠的骨密度与同窝野生型小鼠相比显著下降，其颅骨原代成骨细胞的分化及矿化结节形成能力也相应下降。小鼠骨骼组织中不表达Ⅱ型 11β 羟基类固醇脱氢酶，因此成为研究内源性糖皮质激素对骨骼作用的有效"媒介"。应用转基因小鼠使Ⅱ型 11β 羟基类固醇脱氢酶在Ⅰ型胶原 2.3kb 启动子的驱动下特异性地在成熟成骨细胞核骨细胞中表达、从而特异性地阻断这些细胞内的糖皮质激素信号，发现该基因型小鼠颅骨发育迟缓、颅骨分离细胞的矿化结节形成能力明显下降。利用Ⅰ型胶原 3.6kb 启动子驱动Ⅱ型 11β 羟基类固醇脱氢酶在成骨前体细胞和成骨细胞内表达的转基因小鼠，同样显示出颅骨发育延缓等相似表型。说明糖皮质激素信号对于骨重建和骨维持十分必要。

采用转基因小鼠研究结果发现糖皮质激素并非直接作用于间充质前体细胞，而是通过成熟的成骨细胞间接发生作用，进一步的实验研究认为糖皮质激素主要通过促进成熟的成骨细胞产生 Wnt 信号蛋白，介导 Wnt 信号通路作用于成骨前体细胞对成骨定向分化发挥刺激作用。

糖皮质激素在早期骨骼发育中同样发挥重要作用。对模式动物研究发现：Ⅰ型胶原 2.3kb 启动子Ⅱ型 11β 羟基类固醇脱氢酶缺乏的转基因小鼠胚胎或新生小鼠颅骨发育不全，骨量减少、颅缝增大、矢状缝下出现异常软骨和顶骨下软骨出生后不能被去除。此外，Ⅰ型胶原 3.6kb 启动子Ⅱ型 11β 羟基类固醇脱氢酶缺乏的转基因小鼠也有相同的表型，提示糖皮质激素可能通过未成熟和成熟成骨细胞在早期骨骼发育中起作用。内源性糖皮质激素刺激了膜内成骨中成熟成骨细胞 Wnt 蛋白的表达和分泌，激活 Wnt/β-Catenin 信号，该信号抑制间充质干细胞向软骨细胞的分化并促使成骨细胞形成。以上信号通路的发现揭示了糖皮质激素和成骨细胞在膜内成骨发育过程中的作用。

在骨组织中仅有Ⅰ型 11β 羟基类固醇脱氢酶，而没有Ⅱ型 11β 羟基类固醇脱氢酶，免疫组化和原位杂交实验结果表明Ⅰ型 11β 羟基类固醇脱氢酶定位于成骨细胞。其活性随着年龄增长而增高，可能与老年性骨量丢失有重要联系。这一结果得到细胞实验与动物实验的支持。

过量的糖皮质激素及其过长的作用时间可以诱发骨质疏松。正常浓度的糖皮质激素可以调节间充质前体细胞的分化和功能，同时维持肾脏和小肠的钙吸收功能。而在过量浓度下糖皮质激素对这些系统有完全不同的生理作用，甚至影响下丘脑 - 垂体 - 肾上腺皮质轴和神经肌肉等其他通路和功能。上述影响是借助糖皮质激素的转录激活或转录抑制来实现。过量的糖皮质激素会影响成骨细胞、骨细胞和破骨细胞。过量糖皮质激素主要使成骨细胞活性下降及骨形成受到抑制，而对破骨细胞数量影响不大。表明过量糖皮质激素导致骨质疏松的病理机制与绝经后骨质疏松症存在本质差异。过量糖皮质激素诱导成骨细胞活性下降和骨细胞凋亡的机制可能与天冬氨酸特异性半胱氨酸蛋白酶 3（caspase3）蛋白过表达有关，caspase3 是高浓度糖皮质激素诱导细胞凋亡过程的核心蛋白。另外，Liu 等认为凋亡信号中 ERK1/ERK2 的磷酸化水平升高，提示数条凋亡相关通路介入过量糖皮质激素诱导凋亡过程。之后与糖皮质激素诱导成骨细胞和骨细胞凋亡的相关的因素，包括 Wnt/LRP5 通路蛋白、糖原蛋白合成酶激酶 -3β、p38 MAPK、骨形成蛋白 2、DKK-1、硬骨素、胰岛素样生长因子 -1 和 PPARγ 等凋亡通路和信号蛋白被陆续发现。但是从糖皮质激素诱导骨细胞凋亡涉及的通路和信号蛋白来看，目前的研究还远远不够。

相对于成骨细胞，糖皮质激素作用于破骨细胞的机制则大不相同。糖皮质激素对破骨细胞的作用主要通过改变核因子 κB 受体活化因子配体和骨保护素的平衡实现。由成骨细胞和骨细胞产生的 RANKL 是调节破骨细胞募集、活化剂存活的关键因子。骨保护素同样由成骨细胞和骨细胞产生，可以与 RANKL 受体竞争性结合抑制 RANKL 对破骨细胞的作用。故 RANKL 和 OPG 的比例决定着破骨细胞的骨吸收，而糖皮质激素使该平衡向 RANKL 方向倾斜。糖皮质激素还可以促进巨噬细胞集落刺激因子（macrophage colony-stimulating factor，M-CSF）的生成，M-CSF 也是一种促进破骨细胞形成的重要因子。研究表明糖皮质激素能够直接延长成熟破骨细胞的寿命。因此糖皮质激素可能通过抑制成骨和促进破骨促进骨丢失。

过量外源性糖皮质激素可以诱发骨代谢紊乱和成骨抑制，与糖皮质激素抑制骨钙素合成有关。骨钙素是一种成骨特异性多肽，而糖皮质激素以转录抑制的方式特异性抑制骨钙素转录。骨钙素缺乏时可导致相应模式动物出现血糖升高、血清胰岛素水平下降和内脏型肥胖，同时胰腺细胞增殖下降、胰腺功能降低，胰岛素敏感度和葡萄糖耐量均有下降。因此，骨钙素可能具有提高外组织吸收葡萄糖的作用。向心性肥胖是过量应用外源性激素最常见的不良反应之一。但是目前的研究认为糖皮质激素并非骨丢失的直接介导者，而是由成骨细胞和骨细胞间接介导的结果，其中骨钙素可能发挥重要作用。越来越多的临床证据显示血清骨钙素水平与整体能量代谢相关。但是糖皮质激素 - 骨钙素 - 骨代谢三者相关联的机制和最终导致骨质疏松的信号通路依旧需要进一步探索和验证。

中医认为"肾主先天、脾主后天""肾藏精、主骨、生髓"，脾具有运化和输布水谷及统摄血液的作用，脾虚则运化失常、体虚体弱，肾虚则骨失所养、导致骨质疏松。糖皮质激素的副作用之一即肥胖、体虚乏力，并伴有骨质疏松。因此下丘脑 - 垂体 - 肾上腺轴分泌的糖皮质激素可能是联系中医"脾、肾"系统的桥梁物质，以此为突破口，深入挖掘"脾、肾"两脏与糖皮质激素内在关联，可能会对糖皮质激素等免疫抑制剂药物的应用和防治骨质疏松症开拓新的领域和视角。

综上所述，下丘脑 - 垂体 - 性腺轴、下丘脑 - 垂体 - 甲状腺轴、下丘脑 - 垂体 - 肾上腺轴为主，构成"肾脑轴"的主要组成部分，与"肾系统""骨系统"有着直接或间接的联系，三个生物轴主要通过生殖系统、内分泌系统和神经系统调控肾功能和骨代谢。其中从骨代谢角度看，人体骨骼的生长发育、衰老与肾的关系密切；而神经系统、内分泌系统对骨组织内环境的调节是多层次、多元和复杂的，从而也构成"肾骨系统"的重要组成部分。

第六节　从"肾主骨"到"肾脑主骨"

中医学中的"肾"不同于西医学同名脏器，中医学"肾"为"肾藏象"功能系统。在肾藏象理论系统结构中，依据功能不同可分为 7 个子系统，即肾精系统、肾脑系统、肾髓系统、肾骨系统、肾元气系统、肾津液系统、肾天癸冲任系统，肾藏象 7 个系统在人体生命活动中具有重要的调控作用。中医"肾主骨"理论属于肾骨系统主要内容之一，该理论对中医骨伤科基础理论的形成和发展以及骨伤临床实践发挥了重要的指导作用（图 6-12）。

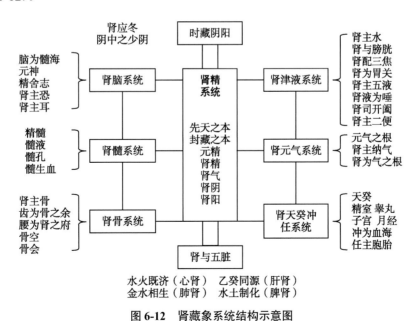

图 6-12　肾藏象系统结构示意图

肾脑关系密切，早在《内经》《难经》中已有相关论述提及肾脑相关。《灵枢·经脉》云："人始生，先成精，精成而脑髓生。"肾精能够生气充骨，填补脑髓；《类经》曰："精藏于肾，肾通于脑……诸髓皆属于脑，故精成而后脑髓生。"髓是肾脑联系的物质基础。肾脑理论源远流长,发展至清代时已基本系统化,其从经脉之络属、物质基础及功能表现都作了详尽的论述。而从物质基础特别是肾、髓、脑的角度来看,"肾藏精,精生髓,髓充于骨而汇于脑,脑为髓海"是对肾脑关系最直接的描述。

"肾在体合骨""肾主骨生髓",说明骨的生长发育与肾密切相关。而《备急千金要方·半夏熨汤》说半夏熨汤可"治小儿脑长解颅不合,羸瘦色黄,至四五岁不能行",故有脑亦主骨的说法。可见,古人已认识到肾、脑、骨三者密切的联系。随着西医和中医结合以及中医药现代化的不断发展,中医"肾藏精、生髓、主骨、通脑""脑为髓海"内涵不断丰富,"肾脑骨系统"得以构建,"肾脑主骨理论"内涵渐渐丰满,"肾主骨生髓,髓充于骨,汇于脑"的肾脑骨系统逐渐形成。

一、"肾脑主骨"的内涵

《素问·宣明五气》云"肾主骨",《素问·阴阳应象大论》云"肾生骨髓",《素问·六节藏象论》云肾"其充在骨"。《黄帝内经》将肾置于时空的整体观之下,以"象"为媒,将肾的概念衍化成一个相对独立的系统,"肾主骨"为其功能归纳之一。唐容川《中西汇通医经精义》曰:"肾藏精,精生髓,髓生骨,故骨者肾之所合也……髓者,肾精所生,精足则髓足,髓在骨内,髓足则骨强。"《医学心传》云"髓在骨内,髓足则骨强,所以能作强,耐力过人也",否则"肾衰则形体疲极也"。故《素问·灵兰秘典论》曰:"肾者,作强之官,伎巧出焉。"上述所论肾中精气盛衰的重要标志就是脊柱、关节与骨之强劲或脆弱。肾中精气充盈则骨髓生化有源,骨才能得到髓的滋养,骨矿含量正常而骨强健有力。

此外,肾属五脏,位于下焦,藏精主骨生髓;肾主五脏之精,骨为藏髓之器,受髓之充,血所养,精而生。脑为奇恒之腑,为诸阳之会,主神识,两者分属阴阳,犹如天与地,上下升降互济;正如《易经》中的泰卦,天地阴阳之气交合,万物生养之道才能畅通,此之谓"肾脑相济",或"肾通于脑""肾充于脑"等不同的提法。"肾通于脑"侧重于说明肾藏精、精生髓、髓充脑的关系。"肾充于脑",是指肾的精微物质对脑有充养的作用,是脑的形成、发育及发挥功能的物质基础。"肾脑相济"强调两者在功能上的升降相因和相互作用。其中包括了肾与脑在经络联系上的相互沟通,精髓化生上的相互资助,阴阳属性上的相互呼应,神气功能上的相互协调等。形神一体之肾统一于肾气,气的升降出入是脑发挥正常生理功能的基本形式,肾精脑髓的互化寄于气的运动变化之中。肾与脑在生理上密切相关,病理上相互影响,治疗上相互为用。气是两者相关的媒介和基础,也是调节的靶点和关键。

综上,肾主骨,髓藏于骨中,脑为髓之海,骨与脑中的精髓充足是骨强健有力的重要保证。"肾脑主骨"理论,脱胎于"肾主骨""骨生髓""髓生血""髓通脑,脑为髓之海"所构成的"肾-骨-髓-血-脑"一体论的理论框架,实指肾脑在骨的生成与发育过程中起到关键的主宰作用。"肾脑骨系统"是以肾为根本,髓液为中间物质,督脉为联系通道,骨为络属的靶器官的完整的生理病理认识体系。

现代实验研究表明:雌激素对骨细胞有直接作用,不仅成骨细胞上有雌激素受体,而且大脑中的下丘脑前内侧、腹内侧核、弓状核等部位广泛分布雌激素受体的免疫反应物。大部分生长激素释放激素神经元内含雌激素受体,是雌激素在下丘脑的靶细胞之一,而生长激素对骨的生长、代谢及骨量维持具有重要作用。肾虚、下丘脑雌激素受体水平与骨密度及骨矿物质含量的变化具有某种相关性。

二、"肾脑主骨"的生理学基础

(一)中医"肾"的生理学基础

中医"肾"的生理功能极其广泛,其中与人体骨骼生长发育密切相关的是"肾主骨、生髓充脑"之作用,即肾藏精,精生髓,髓滋养骨的理论。随着西医学的发展,研究表明肾脏本身即是一个复杂的内分泌器官,直接分泌或参与合成某些激素,在肾脏内部可找到相应的场所及酶类来实现这种功能。

从西医学的角度看,中医学对"肾"的生理功能主要概括为两个方面:一是解剖学意义上肾脏的功能,即"肾者水脏,主津液",明确指出维持体内津液代谢平衡是肾脏的主要功能之一,这与西医学中肾脏在泌尿系统的重要功能是一致的；二是功能意义上的"肾"，具有"藏精、主生长、发育与生殖"等功能，即包括了生殖系统、内分泌系统和神经系统等方面的综合功能。

中医学中"肾主骨"理论均可从肾这两方面的生理功能找到其与骨代谢调节有关的现代内涵，如2019年诺贝尔生理学或医学奖所发现：肾脏合成的激素促红细胞生成素（EPO）可影响骨髓中红细胞含量（图6-13）。

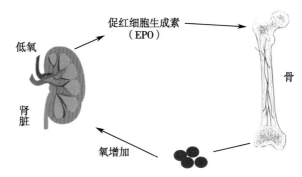

图6-13 促红细胞生成素调节红细胞生成示意图

（二）中医"脑"的生理学基础

阜阳汉简《万物》及长沙马王堆《五十二病方》中始见"脑"字。"𦜍"字是"脑"早期的字形。《说文解字》曰：𦜍，头髓也。髓者，骨中脂也。头髓者，头骨中脂也。从匕。匕，相比箸也。古人在开颅解剖的过程中发现，脑组织质地柔软如脂膏，与骨腔中的骨髓相似，故将其称为"脑髓"。在《黄帝内经》中称脑为"髓海"。《素问•五脏生成》谓"诸髓者皆属于脑"。《灵枢•海论》曰："脑为髓之海，其输上在于其盖，下在风府。"

明代李梴在《医学入门》中指出："脑者髓之海，诸髓皆属于脑，故上至脑，下至尾骶。"脑与神经的关系是在解剖观察的基础上结合临床实践得出的。如《灵枢•经筋》对"维筋相交"之左右交叉的描绘，以及《医林改错•脑髓说》所言："人左半身经络上头面从右行，右半身经络上头面从左行，有左右交互之义。"又曰："两目系如线，长于脑，所见之物归于脑。"这一说法与现代神经解剖对脊髓传导通路的研究相吻合。清代刘思敬《彻剩八编内镜•头面脏腑形色观》曰："脑之皮分内外层，内柔外坚，既以保身气，又以肇始诸筋，筋自脑中者六偶，独一偶逾颈至胸，下垂胃口之前……又从脊髓出筋十二偶，各有细络旁分，无肤不及。其以皮肤接处，……类于脑，以脑与周身联系之要约。"这段话对脑膜、迷走神经、六对脑神经和十三对脊神经做了形象的描述。

（三）中医"肾脑"相关与"肾脑主骨"

肾脑相关是基于历代对肾、脑解剖结构、生理特性、功能特点的认识，在中医特有思维方式的指导下，逐步发现两者之间的密切关系并加以概括的结果。

1.肾脑在经络结构上相互联属

《素问•骨空论》曰："督脉者，起于少腹以下骨中央……合少阴上股内后廉，贯脊属肾。与太阳起于目内眦，上额交巅上，入络脑，还出别下项，循肩髆内，侠脊抵腰中，入循膂络肾。"《难经•二十八难》曰："督脉者，起于下极之俞，并于脊里，上至风府，入属于脑。"可见，肾与脑通过经络联属以保障机体功能的正常发挥，如足少阴肾经。若经脉通畅、经气旺盛、肾脑相济，则精神振奋、反应灵活、行动自如；若经脉瘀滞、经气虚衰、肾脑失济，则精神萎靡、反应迟钝、活动受限，"脑-督脉-肾"是人体生命活动的根本。

2.肾脑在精髓化生上相互联系

《素问•六节藏象论》曰："肾者，主蛰，封藏之本，精之处也"。《素问•上古天真论》曰："肾者主水，受五脏六腑之精而藏之。"明确提出了肾脏主"藏精"之生理功能，并促使其不断充盈，为精气在人体内发挥其生理效应创造条件，包括脑的生长发育及生理功能活动。

《灵枢•经脉》曰："人始生，先成精，精成而脑髓生。"《素问•五脏生成》曰："诸髓者皆属于脑。"明代医家张介宾所著《类经》曰："精藏于肾，肾通于脑。脑者阴也，髓者骨之充也，诸髓皆属于脑，故精成而后脑髓生。"清代医家陈士铎《辨证录•脑疽门》有曰："盖脑为髓海，原通于肾。"以上论述均表明肾精能够化生为髓，上输于脑，而成脑髓，肾精是脑髓的物质基础，为脑髓化生之源泉。

来源于父母的先天之精，是脑髓形成的原始物质。《灵枢•决气》曰："谷入气满，淖泽注于骨，骨属屈伸，泄泽，补益脑髓。"饮食水谷之后天之精和各脏腑精气上汇于脑，构成脑髓，后天之精是充养脑髓的物质来源。肾藏精髓充于脑，以保障大脑功能的正常发挥。

3. 肾脑在精神上相互为用

《本草纲目·辛夷》记载:"脑为元神之府。"脑主神志以肾精为基础,大脑通过调节机体的高级中枢,支配机体生理功能的正常发挥。故肾与脑在经络联属、精髓化生、精神互用等方面均密切相关,肾精化髓充脑是大脑功能正常发挥的物质基础,脑通过对五脏神的调控以支配全身脏腑功能,故"肾脑相济"是机体功能正常发挥的生理基础。

4. 肾脑共主骨的运动

肾与脑共主人体的运动功能,如《素问·宣明五气》言"肾主骨",故肾在体为骨,主骨生髓。《素问·六节藏象论》认为,肾"其充在骨",所以肾藏精,精能生髓,髓以养骨。肾藏精,精得命火温化之力,则生骨髓;髓注于骨腔之内,以养润骨髓。骨得养则骨质不脆,为人体活动之用,这正是《素问·灵兰秘典论》所谓"肾者,作强之官,伎巧出焉"之意。从本质上讲,作强之功赖于髓充骨及脑,髓充足而伎巧之所由出,实乃脑中元神之用。故脑与肾通过精髓的联系,以成"作强""伎巧"之功。正如唐容川在《中西汇通医经精义》中所言:"盖髓者,肾精所生,精足则髓足,髓在骨内,髓足则骨强,所以能作强,而才力过人也。精以生神,精足神强,自多伎巧。髓不足者力不强,精不足者智不多。"

(四)骨之生长发育以肾脑为基础

1. "骨"的中医认识

早在《灵枢·骨度》中即有古人对骨的认识,通过体表测量人体骨骼的长短、大小、广狭;按头颅、躯干、四肢各部折算出一定的标准分寸;但古今对同一骨骼的命名不尽一致。如颈椎古称项骨,肱骨古称臑骨,尺骨古称正骨,桡骨古称辅骨,股骨古称髀骨;也有古今名称相同的,如膝前之骨,均称髌骨。骨是支撑人体的骨架,《灵枢·经脉》曰:"骨为干,脉为营,筋为刚,肉为墙。"人体是一个有机整体,骨是支架,以支撑人体,保护内脏,骨为立身之主干。骨中有腔隙,内藏骨髓,故曰"骨者髓之府"(《素问·脉要精微论》),与肾气密切相关;骨主司运动,在功能上骨与筋、肌肉一起,功能协调,保证机体的运动功能。筋附于骨上,大筋联络关节,小筋附于骨外,起连属关节、形体,主司关节运动。明确了骨骼大体结构、骨与髓的解剖关系,并从临床骨病学的角度,指出骨、髓、肾之间的形态结构、生理和病理联系。

2. "骨"赖"肾脑"生长发育

根据中医学理论,肢节内合脏腑,其中骨为肾之合。肾在生理上,属于骨之根本,肾对于骨具有主宰、主持等作用,肾所藏的精华,能够促进骨髓生长,以滋养骨,同时也是骨头生长发育过程中的一个重要的物质基础。肾藏精,精生髓,髓养骨,"肾之合骨也",故肾在体为骨,主骨生髓。肾精充足则激发骨髓保持活力,使骨骼强劲有力;肾精亏虚则骨髓活力减弱,使骨骼脆弱无力。

《素问·上古天真论》曰:"女子七岁,肾气盛,齿更发长……三七,肾气平均,故真牙生而长极。四七,筋骨坚,发长极,身体盛壮……七七,任脉虚,太冲脉衰少,天癸竭,地道不通,故形坏而无子也。""丈夫八岁,肾气实,发长齿更。二八,肾气盛……三八,肾气平均,筋骨劲强,故真牙生而长极。四八,筋骨隆盛,肌肉满壮。五八,肾气衰,发堕齿槁……七八……肾脏衰,形体皆极。八八,则齿发去。"为最早对人体生命活动规律及骨骼发育、强健、衰老之论述。所以《中西汇通医经精义》曰:"骨内有髓,骨者髓所生……肾藏精,精生髓,髓生骨,故骨者肾之所合也。"说明骨骼的发育、生长、代谢有赖于骨精滋养,肾气的推动作用。

肾藏精主骨生髓,所以骨的生长、修复均依赖于肾脏精气所提供的营养和推动。肾主五脏之精,为生命之根,骨为藏髓之器,受髓之充,血所养,精而生。然髓、血、精同类,均为肾精所化。当人体肾精充足时,则髓足骨坚,筋骨坚固有力,正如《医学心传》所云"髓在骨内,髓足则骨强,所以能作强,耐力过人也",否则"肾衰则形体疲极也"古代对肾与骨的关系认识,充分说明了骨的生理病理受肾所支配,肾之精气的盛衰决定骨的强弱。

3. 肾、甲状腺激素、骨骼、脑四者具有相关性

中医"肾"的概念与西医的肾脏不完全等同,中医的"肾"除了包括解剖意义上的肾之外,还包括肾的

生理功能等。甲状腺激素（thyroid hormone）由甲状腺合成、储藏以及释放。对人体内的糖类、脂肪以及蛋白质的代谢起到重要作用，此外甲状腺激素还能够促进人体的成长，促进软骨的骨化以及牙齿的发育，并且对人体大脑的发育也起到很重要的作用。如果婴幼儿甲状腺分泌不足，可以导致婴幼儿的生长发育停滞，并且可以影响其脑部智力的发育。甲状腺激素对人体肾脏的生长发育也是至关重要的。有动物实验表明，甲状腺激素可以增强出生之后的小白鼠的 Na^+-K^+-ATP 酶的活性，从而促进肾脏远曲小管转运 $NaCl$ 的能力。而甲状腺激素过高或者过低均会影响肾脏转运离子的功能。从中医传统理论上讲，肾主骨生髓，肾能够促进骨髓、脊髓、脑髓的生长，从而促进骨骼、脑的发育，从临床上看，肾精的充盛能够维持强健的骨骼以及健全的脑窍。而随着年龄的增加，肾精逐渐衰退，人体也随之表现出骨骼衰退，大脑记忆衰退等。

三、"肾脑主骨"的病理学关联

《素问•上古天真论》关于男女生长发育的论述实则体现了骨随着肾精而盛衰的规律。骨的正常生长有赖于肾脑的充养，决定着骨的强健与否。肾脑精髓充足则骨骼强健，运动自如。骨的病理变化亦首当责之于肾脑。临床中，骨痹、骨痿等多种骨病皆不离肾脑。

（一）肾脑不济则骨生异常

中医藏象学说将脑的生理病理统归于心而分属于五脏，五脏的生理活动正常，则脑的生理功能才能正常发挥；若脑的生理活动异常，则可表现为五脏功能的异常。故当脑生理活动异常时，肾主骨生髓之功能也异常，进而可发展至骨痿。

肾主骨，髓藏于骨中，脑为髓之海，骨与脑中的精髓充足是骨强健有力的重要保证。现代实验研究表明，雌激素对骨细胞有直接作用，不仅成骨细胞上有雌激素受体，下丘脑前内侧、腹内侧核、弓状核等部位也广泛分布雌激素受体免疫反应物。肾主骨，既包括对下丘脑-垂体-靶腺轴不同环节，不同层面功能的概括，也包括骨骼组织局部微环境各种调节因子的功能，即把骨组织的变化与整个机体的变化联系起来，强调"肾""精""髓""脑""骨"之间的生理病理的有机联系。有实验研究表明，雌激素的水平对神经细胞的功能和生长发育可能产生直接的影响，参与调节神经元突触可塑性，从而改善大鼠学习记忆的功能。这也为肾脑相关基础上方可产生各种技巧提供了实验佐证。

（二）肾脑精髓不化则骨不灵

《素问•上古天真论》记载了肾气与人体运动功能的关系。"三八，肾气平均，筋骨劲强""四八，筋骨隆盛，肌肉满壮""七八，肝气衰，筋不能动，天癸竭，精少，肾脏衰，形体皆极"。肾气充沛则骨正筋柔，动作不衰。

而肾虚精亏，多可累及于骨，如《素问•逆调论》曰"肾者水也，而生于骨，肾不生，则髓不能满，故寒甚至骨也"，"病名曰骨痹，是人当挛节也"；《素问•痿论》曰"骨枯而髓虚，故足不任身，发为骨痿"；《素问•脉要精微论》曰"骨者髓之府，不能久立，行则振掉，骨将惫矣"；《灵枢•五癃津液别》曰"髓液皆减而下，下过度则虚，虚故腰背痛而胫酸"。肾精虚少，骨髓化源不足，骨骼失于营养，便会出现骨骼脆弱，导致骨折、骨病的发生。肾气不足，脑髓不充，也会导致骨代谢疾病和脊柱退变性疾病，如颈椎病、腰椎间盘突出症、骨质疏松症、骨关节病等。

民国张锡纯《医学衷中参西录•论脑贫血治法》曰："人之脑髓空者……知觉运动俱废，因脑髓之质，原为神经之本源也。"人体的知觉、运动皆由大脑掌控，大脑通过主管机体的高级中枢，支配各生理功能的正常发挥。西医学研究证实：大脑的病变影响机体的骨的运动及精神、语言等功能的正常发挥。肾精充足则骨髓生化有源，骨骼得以滋养而强健有力；肾精亏虚则骨髓生化无源，骨骼失养而痿弱无力，临床可出现腰背酸痛。

肾精之虚可由先天不足或后天失养而引起，而髓成于精，则依赖于命门之火的温养化生。《灵枢•卫气失常》曰："骨之属者，骨空之所以受益而益脑髓者也。"肾之阳气充沛，沿督脉上行至脑，内化精微养于神气，外为津液以柔于筋，这就是《素问·生气通天论》指出的"阳气者，精则养神，柔则养筋"，动静失宜，变生诸疾。"开阖不得，寒气从之，乃生大偻"（《素问·生气通天论》）。肾之虚可引起脑髓不足，进而形成肾脑相关之动作不利的病证。如《灵枢·本神》曰："志伤……腰脊不可以俯仰屈伸。"《灵枢·决气》曰："液脱者，骨属屈伸不利，色夭，脑髓消，胫酸。"清代王惠源《医学原始》曰："脑颅居百体之首，为五官四司所赖，以摄百肢，为运动知觉之德。"肾与脑的功能失调，则会出现动作迟缓或动作失灵等病证，如阿尔茨海默病和帕金森病等。

（三）肾脑气机不利则骨窍不通

《素问·阴阳应象大论》谓："清阳出上窍，浊阴出下窍"，"上窍"指耳、目、口、鼻，是清阳汇聚之处，"下窍"指前后二阴。上窍皆内通于脑，如《血证论·耳衄》言耳"皮膜包裹真水，是为神之所出，声之所入，内通于脑"。《灵枢·大惑论》指出目系"上属于脑，后出于项中"，《景岳全书·耳证》言"若精气调和，肾气充足，则耳目聪明"，《证治准绳·杂病·耳》亦言"肾通乎耳，所主者精，精气调和，肾气充足，则耳闻而聪"。

精髓不足、阳气不升则窍闭不通。而阳升于头，窍有所用，依赖于肾阳的温煦，精血的濡润和脑神的通灵。若肾脑关系失调，则官窍失用。如《素问·阴阳应象大论》言："年六十，阴痿，气大衰，九窍不利，下虚上实，涕泣俱出矣。"《素问·解精微论》曰："泣涕者脑也，脑者阴也，髓者骨之充也，故脑渗为涕"。

精之虚可伤神，神之乱可伤精，因而肾脑气机不调，可引起前后二阴的病证。如《素问·五常政大论》曰："其病见大小便不畅或闭塞不通，是邪气伤于肾脏。"《素问·至真要大论》曰："阴痹者，按之不得，腰脊头项痛，时眩，大便难，阴气不用，饥不欲食，咳唾则有血，心如悬，病本于肾。"《灵枢·本神》曰："心怵惕思虑则伤神，神伤则恐惧自失……恐惧而不解则伤精，精伤则骨酸痿厥，精时自下。"《素问·痿论》曰："思想无穷，所愿不得，意淫于外，入房太甚，宗筋弛纵，发为筋痿，及为白淫。"《诸病源候论·虚劳病诸候下·虚劳溢精见闻精出候》曰："肾气虚弱，故精溢也。见闻感触，则动肾气，肾藏精，今虚弱不能制于精，故因见闻而精溢也。"《景岳全书·遗精》论曰："盖遗精之始，无不病由乎心，正以心为君火，肾为相火，心有所动，肾必应之。"《济生方·白浊赤浊遗精论治》中指出遗精白浊的病机为"心火炎上而不息，肾水散漫而无归，上下不得交养"。心肾不交则一身水火失济，而心肾之交亦须肾脑升降得宜为前提，方能阳升阴降，官窍通利。

四、"肾脑失养"相关临床表现

肾虚则骨病。肾虚患者，临床多见腰痛、肢体痛、骨软、易骨折、佝偻畸形和骨质增生等症状。随着肾病的好转或痊愈，这些症状也会相应好转或消失。《素问·痿论》曰："肾气热，则腰脊不举，骨枯而髓减，发为骨痿。"西医学的某些疾病如脆骨病、软骨发育不全、Hurler 综合征、软骨营养不良症等，以及一些内分泌系统疾病，如垂体性侏儒、克汀病等，中医学都认为是由肾精不足，其主骨功能失职所致。

（一）绝经后骨质疏松症

绝经后骨质疏松症（postmenopausal osteoporosis，PMOP）是一种发生在绝经后女性的全身性代谢性骨病，以骨转换率增加、骨量减少、骨微细结构破坏及骨脆性增加而易于发生骨折为特征。该病名在中医史上并没有明确的记载，但由其发病病机可归为"骨痿""骨枯"的范畴。PMOP 的发病率高，危害性大，给我国造成了严重的经济和社会负担，尽管对 PMOP 的研究比较深入，然而其发病机制仍不够明晰，临床上采用的雌激素替代疗法由于容易诱发子宫内膜癌等副作用而导致临床效果不理想，而其他一些抗骨质疏松的药物如双膦酸盐、特立帕肽等的副作用也不容小觑。

而对于"骨痿"的治疗，临床上也积累了不少的经验，骨碎补、补骨脂、淫羊藿等中药在治疗 PMOP 上取得了不错的疗效，并且这些中药的有效成分还具有植物雌激素样作用，在有效防治 PMOP 的同时产生的副作用也小。而通过对肾脑相关理论内涵的认识，发现中医肾、脑、骨存在着密切的关系，"肾主骨"是肾与骨之间的直接联系，然而脑在肾骨两者之间起着不可或缺的作用。肾脑相关理论是中医理论体系的重要组成部分，近年来大多数学者对于该理论的探讨多由肾与脑血管、脑神经疾病入手，如补肾中药对延缓脑组织衰老的研究、脑卒中与肾功能损害的研究等。沈自尹院士在 1997 年提出的肾本质研究成果将补肾中药的调控点定位于下丘脑。可见，补肾中药的抗骨质疏松作用靶点并不是单纯的通过中医肾而起作用的，与中医脑的作用也密切相关。

（二）肾性骨病

现统称慢性肾脏病 - 矿物质和骨异常（CKD-MBD），是一种由慢性肾脏病（CKD）引起的系统性矿物质和骨代谢紊乱，导致骨转化、矿化及骨量异常的疾病。"肾主骨"理论作为中医经典理论，广泛应用于"骨病"的治疗。

肾性骨病（ROD）是 CKD 患者临床常见的并发症，其主要发病机制是肾脏病理性改变，导致钙磷、活性维生素 D 及甲状旁腺激素等物质异常分泌和排泄，引起成骨细胞与破骨细胞的功能失衡，致使骨代谢紊乱，骨组织产生病理性改变。ROD 的主要临床表现包括骨生长障碍、畸形、骨痛以及骨折等，在中医典籍中无明确病名记载，现代医家根据其发病特点及临床症状将其归属于中医"骨痿"范畴。《圣济总录》言"夫肾脏虚损，骨痿羸瘦者，盖骨属于肾，肾若虚损，则髓竭骨枯，阳气既衰，身体无以滋养，所以骨痿，肌肤损削而形羸瘦也"，说明肾虚是 ROD 发病的根本原因。基于中医取类比象的认知思维和现代科学手段，"肾主骨"理论有了充足的物质佐证，相关学者从中医视角辨析 ROD 的病因，认为"肾主骨"是中医理论对肾与骨关系的高度概括，并将其视为治疗 ROD 的根本指导原则。

（三）脊髓型颈椎病

脊髓型颈椎病（cervical spondylotic myelopathy，CSM）病情较严重，且发病率较高，是以颈椎间盘及小关节等退变为病理基础，引起脊髓或脊髓神经根功能障碍的一种临床疾病。西医学认为手术解除脊髓压迫是较有效的治疗方法；但有研究发现，脊髓型颈椎病所表现症状的轻重与脊髓受压迫程度并不呈正相关。《素问•六节藏象论》曰："肾者，主蛰，封藏之本，精之处也，其华在发，其充在骨。"《中西汇通医经精义》曰："骨者髓所生，周身之骨以背脊为主。肾系贯脊，肾藏精，精生髓。"故髓者乃肾精所生，精充足则髓充满，髓充满则骨坚强。《素问》原文中还分别以七和八为基数，详细描述了男、女肾气由萌生到逐渐充盈，再到逐渐衰退的过程中伴随的骨骼发育变化，体现出在人类的整个生命过程中，骨发育代谢状态与肾气、肾精关系紧密。

脊髓型颈椎病无明确的中医学病名，根据脊髓型颈椎病的常见症状，大抵归属于"痿证""项痹""眩晕"等范畴。《灵枢•经脉》曰："人始生，先成精，精成而脑髓生。"《素问•痹论》曰："五脏皆有合，病久而不去者，内舍于其合也。故骨痹不已，复感于邪，内舍于肾。"肾气足则骨强髓满。肾为先天之本，肾气亏虚必导致其他脏腑衰败，即"肾气虚则五脏不安"。骨病日久，必累及肾，导致肾精益亏，髓海空虚，督脉不通，颈部血脉不畅；肾精亏虚导致骨质疏松，形成骨赘压迫脊髓，进而导致颈椎病，由表及里逐渐发展为"五脏痹"。

第七节 "肾骨系统"理论与系统生物学

1999 年美国 Science 杂志发表复杂系统专刊，掀起系统科学的热潮，系统论的思想很快重塑了建立还原论基础上的西医学，开启了系统生物学的时代。系统生物学着眼于其内部成分构成以及在特定条件下这些组分间的相互关系，以整体化和定量化为特征实现基因到细胞、组织、个体等各层次的关联信息的整合。因此，系统论与系统生物学的兴起无疑为中医的现代化和科学化提供了桥梁，也为"肾骨系统"的构建奠定了科学的基础。

一、系统生物学引入"肾主骨"理论的必然性

中医是以"整体观""辨证论治"为特点的经验医学，在现代化过程中因其理论的不可量化性、药理机制的复杂性以及中药质量的稳定性等问题，严重阻碍了中医药的国际化。而目前中医药现代化研究多为

运用西医学"还原论"思维将中医药简单割分进而寻找新靶点、新通路,局限于单个或者多个有联系的指标监测。不难发现,"还原论"的研究方法不符合中医"整体观"的根本特点,缺少系统性和说服力,如何将中医"整体观"与西医学"还原论"有机统一,寻找出符合中医特色的现代化研究方法显得尤为重要。

近年来,中医界提出了三大中医药前沿科学问题,其一即为中医药原创理论的现代科学内涵阐述。中医藏象理论作为中医学的原创性、根本性理论,如何运用现代化方法最大限度地,原汁原味地挖掘其内涵,而不盲目走中医西化的道路是中医药当今面临的最大挑战。中医"肾主骨"理论作为中医脏腑理论的核心之一,其来源于五脏理论,肾为五脏之根,其与五脏六腑、奇恒之腑密不可分,有机统一(图6-14)。

为了让世界广泛地接受中医药,随着中医药现代化的提出,现代医学研究也尝试去揭示"肾主骨"理论的物质基础和功能依据。研究发现,在生理上,肾脏重吸收钙、磷、微量元素等物质,调控成骨细胞和破骨细胞的活性及骨稳态,对骨骼具有重要的调控作用,影响生、长、壮、老过程中骨骼的动态平衡;在病理上,肾脏疾病累及骨骼和肌肉,即"肾病及骨",临床最为典型的表现就是肾功能损害导致的慢性肾脏病 - 矿物质和骨异常(CKD-MBD);另外,骨骼分泌某些组织特异性因子,当骨骼出现病理改变,导致这些因子的异常表达,也会参与肾脏组织的病理过程,即"骨病及肾"。

这些发现似乎在一定程度上用西医学的思维和方式阐释了中医"肾主骨"理论的部分机制。然而中医学认为,人体活动是开放复杂巨系统的具体体

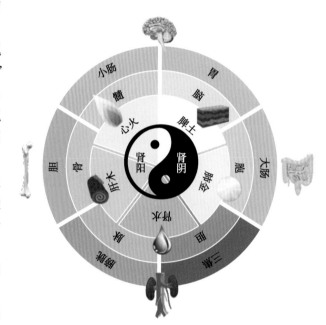

图6-14 肾与五脏六腑、奇恒之腑内在关系

现,中医学通过望、闻、问、切四诊,采集处于天地之间的人类以及其周围环境的相关信息,而后司外揣内和系统思考,进行临床诊疗。整个过程体现了大天文、大地理、大水文和大人体的"整体观"和"系统观"。钱学森认为:中医是整体地、辩证地来看问题。因此,这种建立在解剖学肾脏和骨组织层面而进行的点对点的研究,将"肾"和"骨"作为孤立的对象进行研究,而忽略了"肾""骨"和机体整体以及外部环境中其他因素的复杂交联作用。这与中医学所秉承的整体观、系统观有所背驳,并不能充分地挖掘"肾主骨"的内涵与外延,更加不能体现中医"肾"除了"主骨"之外的其他特性,如"藏精""通于脑""其华在发"等。

二、系统生物学在中医"肾"研究中的运用

钱学森认为:系统科学的出现是一次科学革命,是人类认识客观世界的飞跃。这是因为客观世界是一个普遍联系的整体,事物之间及任何事物内部各要素之间,都存在着相互影响、相互作用、相互制约的关系,而系统科学是从事物的整体与部分、局部与全局以及层次关系的角度来研究客观世界的。系统是系统生物学的一个最基本和最重要的概念。所谓系统,就是一些由相互联系、相互作用、相互影响的组成部分所构成并具有某些功能的整体。钱学森系统论认为,整体性、关联性,等级结构性、动态平衡性、时序性等是所有系统的共同的基本特征。

系统结构、系统环境和系统功能是系统的三个最基本的概念。系统结构,是指系统内部各个组成部分及其关联关系。系统环境,是指系统外部对系统产生影响的各种事物及其作用。系统功能,就是系统整体性的外在表现。将系统论思想与方法引入中医药的研究,从结构、环境和功能三个层次研究中医药的作用机制,完美地契合了中医"整体观"的特点,实现了中医"整体观"与西医学"还原论"的统一,有效地解决了中医"复杂性"的难点,是中医药现代化科学实验研究方法的创新。

沈自尹院士在肾的研究方面有巨大成就，然纵观其研究成果不难发现，沈自尹的研究充分体现了系统论的特征。肾本质的研究始于 20 世纪 50 年代末。沈自尹从肾阳虚证本质入手，首先发现肾阳虚证患者 24h 尿 17- 羟皮质类固醇（17-OHCS）降低，提示肾阳虚证肾上腺皮质功能低下。经过 6 个阶段对下丘脑 - 垂体 - 肾上腺，下丘脑 - 垂体 - 甲状腺，下丘脑 - 垂体 - 性腺三轴内分泌系统进行了长达 10 余年的研究，先后涉及呼吸系统、消化系统、循环系统、内分泌系统、神经系统等多个系统，支气管哮喘、冠状动脉粥样硬化性心脏病、神经衰弱、红斑狼疮、妊娠毒血症、功能性子宫出血、溃疡病、结肠炎、风湿病等多种疾病。检测了 24h 尿 17- 羟皮质类固醇（17-OHCS）和促肾上腺皮质激素（ACTH）值，采用了促肾上腺皮质激素 2 日静脉滴注试验、SU-4885 试验、血 11- 羟皮质类固醇（11-OHCS）昼夜节律试验、促黄体激素与绒毛膜促性腺激素释放激素交叉反应以及促黄体生成素释放激素兴奋试验、促甲状腺激素释放激素兴奋试验等多种试验方法，同时检测总三碘甲状腺原氨酸、总甲状腺素、促甲状腺激素、睾丸素、雌二醇等指标，对具体证通过补肾药治疗进行佐证，还进行了相应的动物实验研究。沈自尹的研究在系统结构、系统环境和系统功能三个维度不断深入，较"整体性"地阐释了中医"肾"的现代内涵。

三、"肾骨系统"的系统生物学内涵

在充分理解"解剖肾"和"功能肾"与骨组织之间的相互调节作用的基础上，"肾骨系统"就可以进一步细化为"肾骨结构子系统"和"肾骨功能子系统"。前者是建立在"解剖肾"的基础上的，包含了"解剖肾"和骨组织，以及两者直接相互作用的物质基础；而"肾骨功能子系统"则是建立在"功能肾"的基础上的，相较于"肾骨结构子系统"，"肾骨功能子系统"的物质基础更加复杂和系统，外延更加丰富，包含了 HPT、HPG、HPA"三轴"系统的作用下，全身 NEIC 系统对肾和骨组织动态调控作用的综合体现。

（一）"肾骨结构子系统"

"肾骨结构子系统"包括了"解剖肾"和骨组织，以及两者之间相互作用的物质基础。系统内的相互作用主要体现在①生理状态下肾脏对骨骼系统的作用，通过其重吸收及内分泌功能，维持骨骼钙磷代谢平衡，为骨骼正常生理功能提供物质基础，调控骨代谢稳态，维持骨组织正常生理状态；②病理状态下，慢性肾病导致其重吸收及内分泌功能，引起矿物质紊乱和骨骼系统的疾病 CKD-MBD，即"肾病及骨"；③骨组织分泌 FGF23、OCN 和 DKK-1 等特异性蛋白，调控肾脏组织的功能；当骨组织出现病理改变，导致这些因子的异常表达，则会导致"骨病及肾"。

（二）"肾骨功能子系统"

"肾骨功能子系统"包含了"功能肾"和骨，HPT、HPG、HPA"三轴"系统作用下的 NEIC 网络，以及接受"功能肾"和骨调控的下游物质基础。因此，除了"肾骨结构子系统"中"解剖肾"和骨之间的相互作用，"肾骨功能子系统"的调节还包含了更为广泛的含义，主要体现在：①"功能肾"和骨作为功能单元，共同接受下丘脑 - 垂体 - 腺体（甲状腺、肾上腺、性腺等）"三轴"的调控，使自身状态发生改变，从而发挥生理功能或产生病理变化。这种变化不仅包括了"解剖肾"和骨的组织病理和生物功能变化，也包括了 NEIC 网络变化导致的机体综合状态的改变。②"功能肾"和骨作为神经内分泌系统的一部分，也可以通过调控 BMP7 和 OCN 等骨组织特异性蛋白的生成，参与调节宏观机体的生理功能，如参与调节机体的能量代谢。因此这个系统中，还包括了接受"功能肾"和骨调控的下游物质基础，如胰岛、胰岛素、脂肪组织、瘦素、下丘脑的食欲控制中枢等。因此，从组成和功能上来看，"肾骨功能子系统"是肾骨结构子系统的拓展和延伸，是更加接近于中医整体观的"肾主骨"理论的研究框架。

利用系统生物学方法所构建的"肾骨系统"较好地体现了中医原创理论的本质特点，中医学就是把人体视为一个系统，通过检测和改变系统的输入和输出来调节系统的状态。传统中医学的研究只停留在"黑箱操作"层面，不能解释系统的内部组成成分和动力学过程，而系统生物学则把原来研究层面上的"黑箱"化为"白箱"，不仅了解系统的结构和功能，而且还要揭示出系统内部各组成成分的相互作用和运行规律，系统性地处理人体这个复杂巨系统。这有助于发现继发性疾病的潜在机制、提高早期的预防和治

疗水平、延缓或减轻疾病,从而使今后的治疗措施更加系统有效,这也是本书主张建立"肾骨系统"的临床驱动力(图6-15)。在中医"肾主骨"理论的指导下,以系统生物学的方法对肾、骨两个器官之间的探索,进一步揭示"肾主骨"理论的科学内涵,并从分子机制验证"肾骨系统"的科学内涵,对临床治疗"肾骨系统"相关疾病存在重要的临床指导价值。理论上,用系统论的方法进行中医药研究,更符合中医"整体观""系统观"的本质特点。从"肾主骨"到"肾骨系统"是满足大健康社会的需要,是印有"中国文化"名片的一次展示。

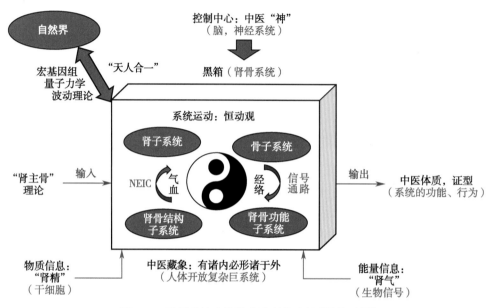

图 6-15　利用系统生物学方法所构建的"肾骨系统"

四、"肾骨系统"构建的临床指导价值

CKD-MBD 作为肾骨系统的典型疾病之一,其患者表现为血清钙、磷、PTH、维生素 D、FGF23 水平的紊乱,骨转换、骨矿化和骨体积的异常引起 CKD 诱发的骨质疏松。对于 CKD-MBD 的治疗,着眼于肾骨系统,整体性地进行肾骨同治已成为共识。2017 年美国肾脏基金会更新了其治疗指南:包括降低高血磷、维持血钙、纠正 PTH 水平、抗重吸收药物和其他骨质疏松症的治疗改善骨参数。血清维生素 D 缺乏、FGF23 水平升高、低血钙、高血磷可引起继发性甲状旁腺功能亢进,导致骨矿化和骨转换的显著异常。降低血 PTH 的水平是非常重要的,西那卡塞(cinacalcet,CYP2D6 抑制剂)可显著降低患者的 PTH 水平和心血管事件的病死率。此外,西那卡塞还可降低血清 FGF23 水平,改善骨代谢。活性维生素 D 及其类似物、降钙素常作为治疗骨质疏松症的主要方法,由于经典的 Wnt 信号通路在骨代谢和肾管状上皮重建的生理过程中扮演着关键的角色。因此,对于 CKD-MBD 的治疗,激活 Wnt 信号一向被视为是潜在的方法。动物实验表明抗骨硬化素单克隆抗体治疗,能够增加慢性肾病大鼠骨小梁体积,降低甲状旁腺激素水平。然而,选择上述治疗时抗重吸收药物的使用将加重低骨转换率,而狄诺塞麦(denosumab,抗骨吸收药物)导致明显的低钙血症。

对于临床医生来说,为取得更好的治疗效果,需要对涉及肾脏和骨骼的疾病采取系统的治疗策略。因此,单纯针对骨或肾的治疗难以取得可观的疗效,而应系统地对肾脏和骨骼进行治疗,以消除副作用。在中医辨证论治,尤其是"肾主骨"理论的指导下,中医药治疗肾脏和骨骼疾病中的疗效已得到证实。虽然中医药疗法的具体分子机制尚未完全阐明,但现有研究可以表明,中医学思想及其指导下的药物选择是治疗肾、骨或肾骨相关疾病中的一项潜在的选择。

第八节 "肾骨系统"理论与中医表型组学

中医表型组学是以中医核心理念为根本,以大型"证病结合"人群队列为基础,采用多学科联合和人工智能等手段,从宏观、中观、微观水平上系统地、定性与定量结合地测定中医证病发生发展全过程中的表型集合及中药干预下的转归机制,揭示中医现代科学内涵的一门学科。

以大型"证病结合"人群队列为研究基础,以多学科联合与人工智能为技术实现途径,以中医经典理论科学内涵的阐释为研究内涵,可构建中医表型组学研究体系。总结中医表型组学的主要研究任务为在全面获取各尺度表型基础上,着眼于基因(先天之本)、环境(后天影响),通过微观表型作用于中观、宏观表型的路径机制,将宏观表型、中观表型和微观表型跨尺度关联,最终系统绘制中国人群生理、病理的中医表型组学图谱,实现中医的精准医学。

一、表型组学的概念与研究体系的建设

表型(phenotype)是指种系、生物体、器官、组织或细胞等有机体可被观察到的结构和功能方面的特性,如形态和行为方面的特征。表型是基因和环境交互作用的产物,即特定的基因型在一定环境条件下的表现形式。

表型组(phenome)是 1997 年和 1998 年两个研究机构首先提出的概念,并将其定义为在遗传和环境因素的影响下,生物体表现型主要信息的集合。在 20 世纪初该概念出现在大量的出版物中,Walhout 等将其与转录组并提,Paigen 等在动物实验中使用表型组概念,Nevo 则将其与基因并列。

表型组学(phenomics)的提出与成熟则与组学技术发展息息相关,人类基因组工程完成之后,兴起了由基因组学衍生的一系列"组学(omics)"研究的热潮,如转录组学、代谢组学、蛋白质组学等。表型组学也随之被确立,确定其研究领域主要是将生物体的表现型特征视为一个整体(表型组)进行研究。其实在 1996 年,衰老研究中心主任 Steven A.Garan 在滑铁卢大学演讲时第一次提到了表型组学(phenomics)概念。2002 年,Niculescu 和 Kelsoe 两位学者分别在精神病领域的实验研究中首先引用了该术语,提出表型组学是联系表现型与基因型的桥梁,紧密联系着遗传学与功能基因组学。

2006 年,Niculescu 等发表了一篇划时代的文章,提出用表型芯片(pheno chipping)定量分析精神病的表型,从而奠定了表型可测,且能实现高通量的目标,此后表型组学被广泛用于微生物学、植物学、神经心理学、代谢组学、转录组学等研究中。此后检测设施设备不断发展,测量技术不断提高,商业化的公司也相继成立,如比利时 CropDesign 公司的转基因和植物性状评价的高通量技术平台,欧洲植物表型组平台(PhenoFab),南澳大利亚大学的表型组学与生物信息学研究中心(The Phenomics and Bioinformatics Research Centre)和澳大利亚昆士兰大学的斑马鱼表型组学中心等。受组学概念的启发,表型组学被定义为在基因组水平上系统研究某一生物或细胞在各种不同环境条件下所有表型的学科。由此,逐渐确立了表型组学的研究范围,其主要聚焦于生物体在不同环境条件下所有表现型特征(表型组)的高通量测定和解析。

二、中医表型组学的概念与研究体系的建设

建立于中国古典哲学之上的中医学,以"取象比类"为认知世界的主要方法论。中医学论治疾病着眼点在"天、地、人",提倡"天人相应""恒动观""整体观",在漫长的发展史中,中医学积累了大量的对人体外在表象的观察信息,仅风寒感冒一证,相关记载便浩如烟海。可以说,传统中医学是最早系统地观察并记载人体心理、行为、生理病理、药物反应等各种表型的医学。随着科学技术的发展,中医学认知人体的水平上升到分子层面,相应地,可观察的表型也随之增多。近年来,中医学界以王永炎院士、全小林院士、施杞国医大师、王拥军教授为代表的一批中医学家对中医学与表型交叉研究的思路进行了探索,为中医

表型组学的建立奠定了基础。

王拥军教授团队在长期的理论探索和实践中逐渐确立了中医表型组学的概念：中医表型组学是指以中医基本理论为根本，以大型"证病结合"人群队列为基础，采用中医诊断学、中医体质学、环境科学、营养学、临床检验学、临床影像学、生物化学、细胞分子生物学、基因组学、蛋白质组学、转录组学、生物信息学和人工智能等手段，从宏观、中观、微观水平上系统地、定性与定量结合地测定中医证病发生发展全过程中的表型集合及中药干预下的转归机制，揭示中医现代科学内涵的一门学科（图6-16）。

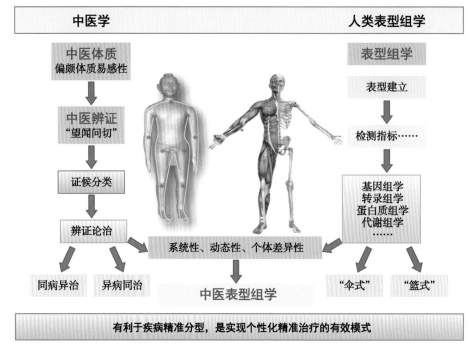

图6-16 中医表型组学的概念与特点示意图

中医表型组学的构建面向中医药国际前沿，面向人民生命健康，临床应用价值巨大。主要针对老年慢性病、骨退行性疾病等重大病种，面向国家和地方重大战略需求，发挥我国中医特色优势，以中医核心理念为根本、以临床患者为基石、以多学科联合为方法、以中药干预为手段、以基础机制为证据、以临床疗效为导向，在全面获取各尺度表型基础上，着眼于基因（先天之本）和环境（后天影响），通过微观表型作用于中观、宏观表型的路径机制，从而将宏观表型、中观表型和微观表型跨尺度关联，最终系统绘制中国人群生理、病理的中医表型组学图谱，建立系统性、标准化中医临床规范，为疾病预防、早期诊断、精准治疗、预后康复和新药开发等提供重要支撑，提高对重大疾病的应对能力。

中医表型组学的研究内涵在于中医经典理论科学内涵的阐释。中医经典理论是中医学术体系的核心，其源于中国古典哲学和历代名医长期的临床经验。以《黄帝内经》《难经》《伤寒杂病论》《神农本草经》等为代表的典籍构建了中医理论的框架，其经典理论在后世的传承发展中愈加完备，并指导提升了临床疾病的诊疗水平。反之，临床疗效对经典理论的反馈验证，进一步完善了经典理论的内涵并拓宽了其应用。可以说，中医经典理论是中医学的根基与灵魂。然而随着现代科学技术的发展，传统中医理论不断受到质疑，因此，如何用现代化的方法阐明中医经典理论的科学内涵已成为中医界公认的重大前沿科学问题。

目前已有诸多中医学者、团队结合表型组学的理念，对中医经典理论进行了科学内涵的探索，如通过比较神经-内分泌-免疫（NEI）网络相关指标在"生、长、壮、老"不同年龄段、不同性别、不同季节健康志愿者的变化规律，探讨了"生、长、壮、老取决于肾"理论的NEI网络层面的现代生物学基础，其从一定程度阐明了中医经典理论对人体生长发育认识的现代科学内涵。再如，上海中医药大学骨健康团队长期聚焦于《素问·调经论》"人之所有者，血与气耳"，《素问·六节藏象论》"肾者，主蛰，封藏之本，精之处也"等中医经典理论的科学内涵研究，利用中医表型组学手段揭示了"肾精亏虚"的本质是在"气血亏虚"基础上，各种内源性干细胞增殖与分化功能减低，组织修复与代偿能力降低，提出了"先调气血，后补肾精"临床指导原则，实现了老年慢性病临床治疗思路的转变和"肾藏精、主骨、生髓、通于脑"理论的突破。

三、中医表型组学的研究基础——大型"证病结合"人群队列

（一）建立中医大型"证病结合"队列的必要性

传统中医研究依靠典籍中的个体病案记录，缺乏同质的大规模人群研究。队列研究属于临床流行病学中一种观察性研究方法，其主要着眼于判定暴露因素与结局之间的因果关系及关联大小。其在检验病因假设、评价预防和治疗效果、研究疾病自然史中有不可替代的优势，且队列研究揭示的科学规律可信度高、外推性好，是很多国家公共卫生政策制定的主要依据。中医学发展史中，亦有类似的人群研究，如《伤寒杂病论》和《温疫论》的著作背景皆是基于疫病的大规模流行，但缺少长期的跟踪随访记录。国际上较早的、成功的大型队列为1947年的弗莱明翰队列（Framingham Study）及其遗产队列，其持续观察了三代人（每代约 5 000 人）的心脑血管健康情况，判定了系列风险因素且制定了多项行业指南，现代心脑血管病的诸多认知亦来源于该队列。

对罕见病而言，队列能收集足够的阳性病例数；对慢性病而言，队列研究能长期观察慢性病的发生发展；对复杂系统疾病而言，50 万级的大型队列是评估环境与基因交互影响、基因与基因交互的必备研究。根据古籍记载，中医学不乏奇病、怪病的存在，如血箭、交肠、奔豚等，想要对此进行系统的研究，必须要利用大型队列收集足够阳性病例。中医学是基于"整体观"的复杂系统医学，以"天人合一"为指导的环境 - 心理 - 生理医学模式，在中医学诞生之初即关注多因素交互作用对人体的影响，大型队列则契合了该特点。此外，"证病结合"规律的发现亦需要大规模的人群研究。因此，欲从现代科学角度揭示中医科学内涵，多维度的中医表型组学是未来趋势，而其研究基础则为大型队列。

（二）现有中医队列对中医表型组学的贡献

王拥军教授团队建立的基于社区人群的全国多中心骨质疏松症队列（CCCO）是最早一批具有中医特色的大型"证病结合"队列研究之一，目前在中医表型组学研究方面取得一定成果：1）中医体质表型与骨质疏松症的生态学研究：通过全国多中心社区队列研究，在 18 180 例人群中调查发现阳虚质在不同偏颇体质中构成比最高（19.1%），阳虚质人群骨质疏松症患病率最高，进而在前瞻性研究中发现阳虚质、高龄和女性是骨量丢失的主要危险因素，并从中医角度提出了疾病防控观点。2）部分"阳虚质"的特异性指标和骨质疏松的危险因素：基于队列人群研究，通过以药测证、基因多态性（SNP）分析，发现阳虚质人群的肌酐水平低于非阳虚质人群，差异有统计学意义；正常范围内相对较低的血清维生素 B_6 浓度，可能是妇女绝经后骨质疏松症的危险因素，且这种相关性取决于血清 25（OH）D_3 浓度和甲状旁腺激素的浓度；进一步研究提示，在不同体质人群中，维生素 D 结合蛋白（DBP）基因多态性对总 25（OH）D_3、钙离子、骨代谢和骨密度的作用有差异。

此外，如北京中医药大学王琦院士建立的大型体质队列对中国人群的中医体质表型分布和危险因素进行了深入探讨，结论指出平和体质约占人群的 1/3，剩余的 2/3 人群为偏颇体质，气虚质、湿热质、阳虚质较多见，地域、性别、年龄、婚姻状况、职业、文化程度等均为体质影响因素。中国中医科学院广安门医院建立的中医冠心病队列对痰瘀互结证分布及其规律进行了细致的表型测定与解析，发现痰瘀互结证是冠心病发生发展过程中的主要证候，且存在一定的地域差异。以上队列的建立均是发现重大中医科学规律的"利器"，为中医表型组学的建立提供了良好基础。

四、"肾骨系统"与"证病结合"表型组学研究

证候，中医指证的外候，即疾病过程中一定阶段的病位、病性、病势及机体正气的强弱等本质有机联系的反应状态，表现在临床为可被观察到的症状和体征等。其作为中医理论基点和核心，可通过望、闻、问、切四诊被获悉。对于中医证候的现代化研究，在21世纪初即有学者将中医证候与表型联系。对比表型和证候概念，不难发现两者具有共通性，证候指中医临床实践中一切可被获取的用于辨证的"象"信息，而现代表型多被泛化为除基因外，一切可测皆为表型，可见两者的相同性。在数千年的中医学发展历程中，医学家不断总结和创新对证候的处理方法，总结归纳了一系列的理论，其可以看作是对中医表型的人工测量与处理，随着科学技术的发展，中医证候的测定也进步深化到分子层面。如清华大学李梢项目组对寒热证候的研究，即是从分子表型去判定中医的"证"。

王拥军教授团队近年来立足于从"肾主骨"到"肾骨系统"理论指导，着眼于"肾精亏虚"证候研究，在分子证候研究层面有了一定进展：

一是通过"证病结合"临床流行病学研究，证明了"肾精亏虚"病理状态下，患者可出现 NEIC 系统紊乱，与"肾精亏虚型慢性病"的发生、发展密切相关。通过对上述"肾精亏虚型"慢性病患者进行 NEIC 网络指标检测，发现骨质疏松症、地中海贫血、老年性痴呆等患者均出现显著 NEIC 网络紊乱，且与中医证候表现及临床症状密切相关。骨质疏松症患者以促甲状腺激素（TSH）、白细胞介素-2（IL-2）、干扰素 γ（IFN-γ）、转化生长因子-β（TGF-β）为核心变化指标；地中海贫血患者以促甲状腺激素（TSH）、促肾上腺皮质激素（ACTH）、干扰素（IFN）、皮质醇（CORT）为核心变化指标；老年性痴呆患者以神经系统、免疫系统指标上升，内分泌系统指标下降为主。

二是通过"证病结合"模式动物学研究，证明"肾精亏虚型慢性病"共同病理基础是"肾精亏虚"状态下，NEIC 系统功能失调，干细胞微环境改变，引起细胞信号转导通路紊乱，干细胞增殖与分化功能障碍。利用自然衰老小鼠（衰老性肾精亏虚型）、氢化可的松诱导大鼠（肾阳虚型）、环磷酰胺诱导小鼠（肾阴虚型）、5/6 肾切除小鼠和卵巢切除大鼠（诱导性肾精亏虚型）等"证病结合"模式动物病理模型，证明"肾精亏虚"病理状态下，模式动物可出现 NEIC 系统紊乱。由于干细胞上具有 NEIC 网络的受体，当 NEIC 网络变化，导致干细胞微环境改变，引起干细胞内 Notch、Jak/Stat、RUNXs、BMP、Wnt/β-Catenin 等信号通路的变化，这些信号通路对维持干细胞功能和状态具有持续、直接的作用；当这些信号通路发生异常变化，可以改变干细胞的增殖和分化状态，导致细胞功能障碍。因此，上述模式动物也可出现骨髓间充质干细胞、造血干细胞、神经干细胞等数量减少，干细胞定向分化功能障碍，引起组织和器官功能衰退，出现骨量减少、骨髓抑制、造血障碍、记忆功能下降，导致骨质疏松症、地中海贫血、老年性痴呆等慢性病的表现。

三是通过基因表达芯片数据库关联分析，证明了"肾精亏虚型慢性病"信号通路调控网络存在共同关键蛋白 APP、NF-κB 等表达异常，从而说明该类疾病的发生与发展与"慢性炎症持续刺激，不断加速衰老，导致干细胞增殖与分化功能下降"密切相关。利用基因表达芯片数据库关联分析，证明不同慢性疾病状态下 NEIC 网络通过调控各种干细胞内 BMP、Notch、PI3K/AKT、Jak/Stat 等信号通路中共同关键蛋白 NF-κB、APP 等表达，出现慢性炎症，不断加速衰老，从而导致干细胞增殖与分化功能下降。

四是证明了补肾填精中药可以纠正 NEIC 网络紊乱，改善干细胞微环境，调控干细胞内 Jak/Stat、BMP、Notch、Wnt/β-Catenin 等信号通路，共同调节 NF-κB、APP 表达，进而调节干细胞沉默与唤醒状态和增殖与分化功能，从而揭示了中药治疗"肾精亏虚"证候的共性生物学机制。而通过补肾填精法治疗，不仅仅可以改善患者倦怠乏力、骨骼疼痛、腰膝酸软、畏寒肢冷、齿摇发脱、下肢抽筋、腿软困重、夜尿频多等"肾精亏虚"证候的表现，还能够整体调节证候分子层面 NEIC 网络稳态，改善肾功能，恢复骨髓间充质干细胞中信号传导通路的平衡，调节骨髓间充质干细胞的数量和状态。

基于项目组在证候宏观、中观和微观层面的不断深入，加之近年来中医界学者对证候和表型的思考，

证候表型组学的提出和广泛应用也成为当代中医学的需要,证候表型组学是证候层面的系统论,我们最终希望中医证候表型组学的研究与发展能为"肾骨系统"的建立助力,从而构建立体的、跨尺度的"肾骨系统"(图6-17)。

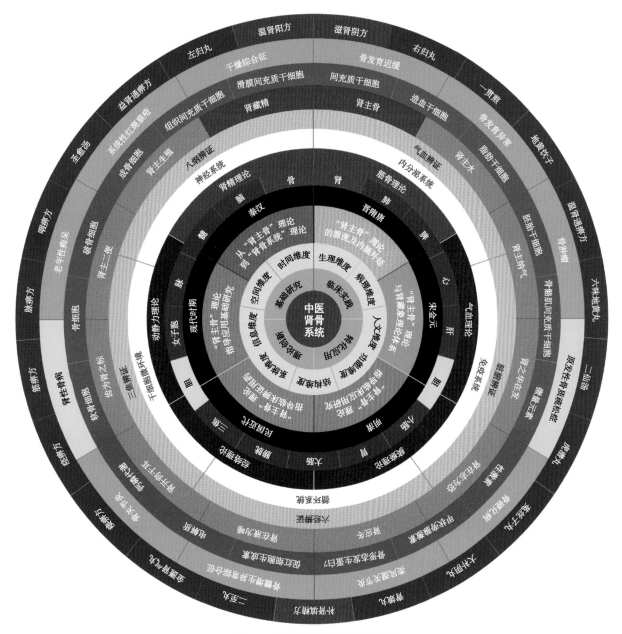

图6-17 "肾骨系统"构建示意图

五、"肾骨系统"表型组构建与多学科联合

中医表型组学着眼于打通微观、中观和宏观的关联,多学科联合和人工智能必然成为其有力手段。机体各种生理过程或疾病的发生发展过程中,会涉及基因、蛋白质、表观遗传等多层面的变化;对疾病或生命现象的研究,要综合考虑各个层面的变化以及生理生化指标,因此,中医诊断学、中医体质学、环境科学、营养学、临床检验学、临床影像学、生物化学、细胞分子生物学以及多组学等多学科联合成为必然。多学科联合和人工智能能够全面地掌握疾病或生命现象的变化过程,为精准医疗提供综合解决方案,已成为探索生命机制的新方向。

中医表型组学首先聚焦的是中医证候。中医证候是指一系列有相互关联的症状总称,即通过望、闻、问、切四诊所获知的疾病过程中表现在整体层次上的机体反应状态及其运动、变化,这实际是中医表型组概念的雏形。但要探究中医证候的内在调控机制或规律,则需要深入到基因、蛋白等水平。此外,由于中医证候并非单一的变化,而是一组有相互关联的症状,其基因、蛋白层面的变化也必定不是单一的。因此,多组学研究成为研究中医证候表型组学的有力工具。制备中医证候动物模型也是中医表型组学研究的重要手段之一。

以病因病机理论为准则的动物模型制备,如根据"劳则气耗"的病机理论,使大鼠或小鼠游泳至力竭,造成"气虚"模型;以现代医学机制为依据的动物模型制备,如通过给大鼠注射皮质酮,造成下丘脑-垂体-肾上腺皮质轴抑制,建立"肾阳虚"动物模型。这些模式动物研究与多组学研究结果,将更加深入地阐释中医证候在疾病发生发展中的作用规律和机制,并推动中医表型组学的进一步发展。

目前人工智能已经运用在中医面诊、舌诊、问诊、脉诊、证候鉴别及辅助诊断慢性病和多发病中。随着人工智能的发展,可以预见,未来越来越多的便捷精准的产品将会被用在医药健康领域。相关智能化设备的应用意味着临床数据的增长(包括影像病理图像、实时监控数据和治疗用药疗效等)和环境暴露数据(饮食习惯、空气状况和个性化生活方式等)的丰富,而数据流的处理和后期庞大数据的精准分析必然需要依靠机器学习来完成。正如美国国立卫生研究院院长 Francis 对未来 2030 年精准医学进行的预测:在基因、表型组和暴露组等多尺度大数据的基础上,人工智能会通过优化的算法给出新的疾病分类图谱。即以往基于一个生理系统或器官病理变化的一个或多个临床表型来定义和分类疾病的时代终将过去,取而代之是系统全面获取表型组数据基础上的精准疾病诊疗体系。事实上,利用多组学、临床和环境暴露数据,深度学习已经开始在中医疾病早期预测中发挥作用,如对慢性胃炎典型寒证、热证患者代谢与免疫分子网络失衡的特征、相关生物标志物和舌苔差异菌群的研究;在糖尿病、心血管疾病等领域,全基因组关联(genome-wide association study,GWAS)和表型组关联(phenome-wide association study,PheWAS)通过机器学习实现联合运用。

人类基因研究之后,表型组研究迅速崛起,构建中医表型组学是中医学发展的历史趋势。中医学作为一门复杂系统的科学,采用跨尺度、多维度的中医表型组学进行关联并对其进行整体分析和精准解构是现代中医学发展的需求,也是沟通中医学与现代生命科学的桥梁。中医表型组学因其理念的先进性,在精准医学发展中具有引领地位,它的出现会改变疾病分类依靠单一表型的局面,并将中医诊疗水平提高到一个新的层面。但目前该学科还处于早期发展阶段,迫切需要进一步加深多学科的合作以及国内外优势互补的合作,才能让这一新兴的学科更好地指导中医学的现代化、科学化发展。

本部"肾主骨"藏象理论与实践专著。力求解决中医理论创新与发展过程的重大科学问题,建立了中医"肾骨系统"以及"肾藏象系统""肾脑系统""肾脑骨系统"等理论体系,进一步明确了中医"肾主骨""肾藏精"理论的现代生物学基础,创立了"中医藏象系统"研究的方法学模式;以骨的"生、长、壮、老"为骨病分类标准,为骨病防治提供规律的认识和方法学指导,体现出"证病结合""异病同治"特色优势,发挥了中医药综合防病、治病与康复的作用,服务于"健康中国"战略。构建"肾主骨从基础到临床"研究范式,突破了传统基础和临床研究的瓶颈(图6-18)。

中医"肾主骨"理论属于中医脏腑理论的核心内容之一,在防治骨与脊柱关节代谢性、退变性、衰老性疾病等多系统、复杂性慢性病方面具有重要的理论指导和临床应用价值,是中医学研究中具有战略性的重大基础科学问题。利用现代科学方法、多学科交叉融合构建"肾骨系统",有利于"肾主骨"理论的长远发展和多学科融合,在诊疗方面,对于"肾骨系统"表现在人体的病理特点,利用证候表型组学进行系统梳理,处方用药时采用网络药理学进行科学探索,形成在系统生物学指导下,以中医证候表型组学和网络药理学为主要手段的"肾骨系统"体系;系统论和系统生物学的兴起为我们提供了契合中医特点的研究道路。通过多学科交叉融合,以期进一步揭示"肾主骨"理论、"肾骨系统"理论的现代科学内涵,进一步弘扬发展中医脏腑理论,不断传承精华,守正创新。

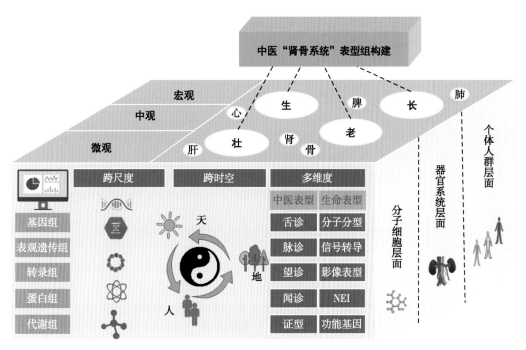

图 6-18　"肾骨系统"表型组构建示意图

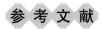

[1] JU D H，LIU M J，ZHAO H Y，et al. Mechanisms of "kidney governing bones" theory in traditional Chinese medicine[J]. Front Med，2014，8（3）：389-393.

[2] SHU B，SHI Q，WANG Y J. Shen（Kidney）-tonifying principle for primary osteoporosis：to treat both the disease and the Chinese medicine syndrome[J]. Chin J Integr Med，2015，21（9）：656-661.

[3] ZHOU Q，WOOD R，SCHWARZ E M，et al. Near-infrared lymphatic imaging demonstrates the dynamics of lymph flow and lymphangiogenesis during the acute versus chronic phases of arthritis in mice[J]. Arthritis Rheum，2010，62（7）：1881-1889.

[4] BLAINE J，CHONCHOL M，LEVI M. Renal control of calcium，phosphate，and magnesium homeostasis[J]. Clin J Am Soc Nephrol，2015，10（7）：1257-1272.

[5] KUMAR R，VALLON V. Reduced renal calcium excretion in the absence of sclerostin expression：evidence for a novel calcium-regulating bone kidney axis[J]. J Am Soc Nephrol，2014，25（10）：2159-2168.

[6] CHANG A R，ANDERSON C. Dietary phosphorus intake and the kidney[J]. Annu Rev Nutr，2017，37：321-346.

[7] BLAINE J，OKAMURA K，GIRAL H，et al. PTH-induced internalization of apical membrane NaPi2a：role of actin and myosin Ⅵ[J]. Am J Physiol Cell Physiol，2009，297（6）：C1339-1346.

[8] ISAKOVA T，CAI X，LEE J，et al. Longitudinal FGF23 trajectories and mortality in patients with CKD[J]. J Am Soc Nephrol，2018，29（2）：579-590.

[9] QUARLES L D. Endocrine functions of bone in mineral metabolism regulation[J]. J Clin Invest，2008，118（12）：3820-3828.

[10] BAAIJ J H，HOENDEROP J，BINDELS R. Magnesium in man：implications for health and disease[J]. Physiol Rev，2015，95（1）：1-46.

[11] VORMANN J. Magnesium and Kidney Health - More on the 'Forgotten Electrolyte'[J]. Am J Nephrol，2016，44（5）：379.

[12] LACSON E J R，WANG W，MA L，et al. Serum magnesium and mortality in hemodialysis patients in the United States：A Cohort Study[J]. Am J Kidney Dis，2015，66（6）：1056-1066.

[13] REBHOLZ C M，TIN A，LIU Y，et al. Dietary magnesium and kidney function decline：The healthy aging in neighborhoods of diversity across the life span study[J]. Am J Nephrol，2016，44（5）：381-387.

[14] LIANG Q，JU Y，CHEN Y，et al. Lymphatic endothelial cells efferent to inflamed joints produce iNOS and inhibit lymphatic vessel contraction and drainage in TNF-induced arthritis in mice[J]. Arthritis Res Ther，2016，18：62.

[15] HANLEY D A，WHITING S J. Does a high dietary acid content cause bone loss，and can bone loss be prevented with an alkaline diet?[J]. J Clin Densitom，2013，16（4）：420-425.

[16] CERNARO V，COPPOLINO G，VISCONTI L，et al. Erythropoiesis and chronic kidney disease-related anemia：From physiology to new therapeutic advancements[J]. Med Res Rev，2018，39（2）：427-460.

[17] NEVO E. Evolution of genome-phenome diversity under environmental stress[J]. Proc Natl Acad Sci USA，2001，98（11）：6233-6240.

[18] XU Z，SUN W，LI Y，et al. The regulation of iron metabolism by hepcidin contributes to unloading-induced bone loss[J]. Bone，2017，94：152-161.

[19] TANG D Z，HOU W，ZHOU Q，et al. Osthole stimulates osteoblast differentiation and bone formation by activation of beta-catenin-BMP signaling[J]. J Bone Miner Res，2010，25（6）：1234-1245.

[20] EGGOLD J T，RANKIN E B. Erythropoiesis，EPO，macrophages，and bone[J]. Bone，2018，119：36-41.

[21] SURESH S，RAJVANSHI P K，NOGUCHI C T. The many facets of erythropoietin physiologic and metabolic response[J]. Front Physiol，2020，10：1534.

[22] LI C，SHI C，KIM J，et al. Erythropoietin promotes bone formation through EphrinB2/EphB4 signaling[J]. J Dent Res，2015，94（3）：455-463.

[23] KIM J，JUNG Y，SUN H，et al. Erythropoietin mediated bone formation is regulated by mTOR signaling[J]. J Cell Biochem，2012，113（1）：220-228.

[24] YAN X，ZHOU Z，GUO L，et al. BMP-7-overexpressing bone marrow-derived mesenchymal stem cells（BMSCs）are more effective than wild-type BMSCs in healing fractures[J]. Exp Ther Med，2018，16（2）：1381-1388.

[25] ABULA K，MUNETA T，MIYATAKE K，et al. Elimination of BMP7 from the developing limb mesenchyme leads to articular cartilage degeneration and synovial inflammation with increased age[J]. FEBS Lett，2015，589（11）：1240-1248.

[26] SMITH E R，HOLT S G，HEWITSON T D. αKlotho-FGF23 interactions and their role in kidney disease：a molecular insight[J]. Cell Mol Life Sci，2019，76（23）：4705-4724.

[27] RINKEVICH Y，MONTORO DANIEL T，CONTRERAS-TRUJILLO H，et al. In Vivo Clonal Analysis Reveals Lineage-Restricted Progenitor Characteristics in Mammalian Kidney Development，Maintenance，and Regeneration[J]. Cell Reports，2014，7（4）：1270-1283.

[28] GUTIERREZ O M. Fibroblast growth factor 23 and disordered vitamin D metabolism in chronic kidney disease：updating the "trade-off" hypothesis[J]. Clin J Am Soc Nephrol，2010，5（9）：1710-1716.

[29] TOMIYAMA K，MAEDA R，URAKAWA I，et al. Relevant use of Klotho in FGF19 subfamily signaling system in vivo[J]. Proc Natl Acad Sci USA，2010，107（4）：1666-1671.

[30] MOE S M，CHERTOW G M，PARFREY P S，et al. Cinacalcet，fibroblast growth factor-23，and cardiovascular disease in hemodialysis：the evaluation of cinacalcet hcl therapy to lower cardiovascular events（EVOLVE）trial[J]. Circulation，2015，132（1）：27-39.

[31] BOOTH S L，CENTI A，SMITH S R，et al. The role of osteocalcin in human glucose metabolism：marker or mediator[J]. Nat Rev Endocrinol，2013，9（1）：43-55.

[32] CARCAMO-ORIVE I，GAZTELUMENDI A，DELGADO J，et al. Regulation of human bone marrow stromal cell proliferation and differentiation capacity by glucocorticoid receptor and ap-1 crosstalk[J]. J Bone Miner Res，2010，25：2115-2125.

[33] FLAK J N，ARBLE D，PAN W，et al. A leptin-regulated circuit controls glucose mobilization during noxious stimuli[J]. J Clin Invest，2017，127（8）：3103-3113.

[34] MOE S M. Renal Osteodystrophy or Kidney-Induced Osteoporosis？[J]. Curr Osteoporos Rep，2017，15（3）：194-197.

[35] BOYLE W J，SIMONET W S，LACEY D L. Osteoclast differentiation and activation[J]. Nature，2003，423：337-342.

[36] ELIAS R M，DALBONI M A，COELHO A C，et al. CKD-MBD：from the Pathogenesis to the Identification and Development of Potential Novel Therapeutic Targets[J]. Curr Osteoporos Rep，2018，16（6）：693-702.

[37] NDIP A，WILLIAMS A，JUDE E B，et al. The RANKL/RANK/OPG Signaling Pathway Mediates Medial Arterial Calcification in Diabetic Charcot Neuroarthropathy[J]. Diabetes，2011，60（8）：2187-2196.

[38] 王拥军，吴弢. 石氏伤科施杞临证经验集萃[M]. 科学出版社，北京，2016.

[39] TANG D Z，YANG Z，CHENG S，et al. Osthole inhibits osteoclast formation through activation of β-Catenin-OPG signaling[J]. Bone，2010，47：S369.

[40] YAMAUCHI T，NIO Y，MAKI T，et al. Targeted disruption of AdipoR1 and AdipoR2 causes abrogation of adiponectin binding and metabolic actions[J]. Nat Med，2007，13：332-339.

[41] FANG F，LIU G C，KIM C，et al. Adiponectin Attenuates Angio-tensin Ⅱ-Induced Oxidative Stress in Renal Tubular Cells

through AMPK and cAMP-Epac Signal Transduction Pathways[J]. Am J Physiol Renal Physiol, 2013, 304 (11): 1366-1374.

[42] MATHEW A V, OKADA S, SHARMA K. Obesity related kidney disease[J]. Curr Diabetes Rev, 2011, 17 (1): 41-49.

[43] RUTKOWSKI J M, WANG Z V, PARK A S, et al. Adiponectin promotes functional recovery after podocyte ablation[J]. J Am Soc Nephrol, 2013, 24 (2): 268-282.

[44] RAN J, XIONG X, LIU W, et al. Increased plasma adiponectin closely associates with vascular endothelial dysfunction in type 2 diabetic patients with diabetic nephropathy[J]. Diabetes Res Clin Pract, 2010, 88 (2): 177-183.

[45] NAKAMAKI S, SATOH H, KUDOH A, et al. Adiponectin reduces proteinuria in streptozotocin-induced diabetic Wistar rats[J]. Exp Biol Med, 2011, 236 (5): 614-620.

[46] CHITALIA N, RAJA R B, BHANDARA T. Serum adiponectin and cardiovascular risk in chronic kidney disease and kidney transplantation[J]. J Nephrol, 2010, 23 (1): 77-84.

[47] SAAB G, WHALEY-CONNELL A, MCFARLANE S I, et al. Obesity is associated with increased parathyroid hormone levels independent of glomerular filtration rate in chronic kidney disease[J]. Metabolism, 2010, 59 (3): 385-389.

[48] LERNER U H, OHLSSON C. The WNT system: background and its role in bone[J]. J Intern Med, 2015, 277 (6): 630-649.

[49] IYER S, AMBROGINI E, BARTELL S M, et al. FOXOs attenuate bone formation by suppressing Wnt signaling[J]. J Clin Invest, 2013, 123 (8): 3409-3419

[50] RAWADI G, VAYSSIÈRE B, DUNN F, et al. BMP-2 controls alkaline phosphatase expression and osteoblast mineralization by a Wnt autocrine loop[J]. J Bone Miner Res, 2003, 18 (10): 1842-1853.

[51] FUKUDA T, KOKABU S, OHTE S, et al. Canonical Wnts and BMPs cooperatively induce osteoblastic differentiation through a GSK3b-dependent and β-catenin-independent mechanism[J]. Differentiation, 2010, 80 (1): 46-52.

[52] ZHOU H, MAK W, KALAK R, et al. Glucocorticoid-dependent wnt signaling by mature osteoblasts is a key regulator of cranial skeletal development in mice[J]. Development, 2009, 136: 427-436.

[53] LI J, KHAVANDGAR Z, LIN S H, et al. Lithium chloride attenuates BMP-2 signaling and inhibits osteogenic differentiation through a novel WNT/GSK3-independent mechanism[J]. Bone, 2011, 48 (2): 321-331.

[54] Cavalier E, Lukas P, Carlisi A, et al. Aminoterminal propeptide of type I procollagen (PINP) in chronic kidney disease patients: the assay matters. Clin Chim Acta, 2013, 21 (425): 117-118.

[55] LEKAMWASAM S, ADACHI J D, AGNUSDEI D, et al. A framework for the development of guidelines for the management of glucocorticoid-induced osteoporosis[J]. Osteoporos Int, 2012, 23 (9): 2257-2276.

[56] REID D M, DEVOGELAER J P, SAAG K, et al. Zoledronic acid and risedronate in the prevention and treatment of glucocorticoid induced osteoporosis (HORIZON): a multicentre, double-blind, double-dummy, randomised controlled trial[J]. Lancet, 2009, 373 (9671): 1253-1263.

[57] Washimi Y, Chen H, Ito A, et al. Effect of intermittent treatment with human Parathyroid Hormone 1-34 in SAMP6 senescence-accelerated mice[J]. J Endocrinol Invest, 2010, 33 (6): 395-400.

[58] MAXENCE L, SILVIA T, STEFAN S, et al. Study of the combined effects of PTH treatment and mechanical loading in postmenopausal osteoporosis using a new mechanistic PK-PD model[J]. Biomech Model Mechanobiol, 2020, 19 (5): 1765-1780.

[59] MIYAMURA M, FUJITA S, MORITA H, et al. Circulating Fibroblast Growth Factor 23 Has a U-Shaped Association With Atrial Fibrillation Prevalence[J]. Circ J, 2015, 79 (8): 1742-1748.

[60] ZIDON T M, PADILLA J, FRITSCHE K L, et al. Effects of ERβ and ERα on OVX-induced changes in adiposity and insulin resistance[J]. J Endocrinol, 2020, 245 (1): 165-178.

[61] BELCAVELLO L, VENCIONECK D, JEAN C, et al. Mutagenicity of ipriflavone in vivo and in vitro[J]. Food Chem Toxicol, 2012, 50 (3-4): 996-1000.

[62] SAINI S, DURAISAMY A J, BAYEN S, et al. Role of BMP7 in appetite regulation, adipogenesis, and energy expenditure[J]. Endocrine, 2015, 48 (2): 405-409.

[63] GENNARI L, MERLOTTI D, NUTI R. Aromatase activity and bone loss[J]. Adv Clin Chem, 2011, 54: 129-164.

[64] BRANN D W, DHANDAPANI K, WAKADE C, et al. Neurotrophic and neuroprotective actions of estrogen: basic mechanisms and clinical implications[J]. Steroids, 2007, 72 (5): 381-405.

[65] ZHAO J W, GAO Z L, MEI H, et al. Differentiation of human mesenchymal stem cells: the potential mechanism for estrogen-induced preferential osteoblast versus adipocyte differentiation[J]. Am J Med Sci, 2011, 341 (6): 460-468.

[66] YEH M L, LIAO R W, HSU C C, et al. Exercises improve body composition, cardiovascular risk factors and bone mineral

density for menopausal women: A systematic review and meta-analysis of randomized controlled trials[J]. Applied Nursing Research, 2018, 40(4): 90-98.

[67] WU X C, ZHANG M Q. Effects of androgen and progestin on the proliferation and differentiation of osteoblasts[J]. Exp Ther Med, 2018, 16(6): 4722-4728.

[68] YARROW J F, CONOVER C F, BEGGS L A, et al. Testosterone dose dependently prevents bone and muscle loss in rodents after spinal cord injury[J]. J Neurotrauma, 2014, 31(9): 834-845.

[69] BRENNAN-SPERANZA T C, HENNEICKE H, GASPARINI S J, et al. Osteoblasts mediate the adverse effects of glucocorticoids on fuel metabolism[J]. J Clin Invest, 2012, 122(11): 4172-4189.

[70] SHI J, WANG L, ZHANG H, et al. Glucocorticoids: Dose-related effects on osteoclast formation and function via reactive oxygen species and autophagy[J]. Bone, 2015, 79: 222-232.

[71] MARIANI L H, BERNS J S. The renal manifestations of thyroid disease[J]. J Am Soc Nephrol, 2012, 23(1): 22-26.

[72] MURPHY E, GLÜER C C, REID D M, et al. Thyroid function within the upper normal range is associated with reduced bone mineral density and an increased risk of nonvertebral fractures in healthy euthyroid postmenopausal women[J]. J Clin Endocrinol Metab, 2010, 95(7): 3173-3181.

[73] BLUM M R, BAUER D C, COLLET T H, et al. Subclinical thyroid dysfunction and fracture risk: a meta-analysis[J]. JAMA, 2015, 313(20): 2055-2065.

[74] RAUCH A, SEITZ S, BASCHANT U, et al. Glucocorticoids suppress bone formation by attenuating osteoblast differentiation via the monomeric glucocorticoid receptor[J]. Cell Metab, 2010, 11(6): 517-531.

[75] ZHOU H, MAK W, ZHENG Y, et al. Osteoblasts directly control lineage commitment of mesenchymal progenitor cells through Wnt signaling[J]. J Biol Chem, 2008, 283(4): 1936-1945.

[76] 郑洪新, 谢晚晴. 肾藏象理论的系统结构[J]. 中国中医基础医学杂志, 2015, 21(11): 1339-1341+1424.

[77] 武峻艳, 王杰, 张俊龙. 肾脑相关理论探讨[J]. 中医杂志, 2016, 57(20): 1711-1714.

[78] 王拥军, 卞琴, 崔学军, 等. "肾主骨"理论研究的思路与方法[J]. 上海中医药大学学报, 2010, 24(1): 8-12.

[79] 郑洪新, 王拥军, 李佳, 等. "肾藏精"与干细胞及其微环境及NEI网络动态平衡关系[J]. 中华中医药杂志, 2012, 27(9): 2267-2270.

[80] 仝小林, 何莉莎, 赵林华. 助力精准医学: 表型组学与中医学的借鉴与融合[J]. 中国中西医结合杂志, 2018, 38(3): 368-370.